William H. Masters
Virginia E. Johnson

Homosexualität

Ullstein

Verlag Ullstein GmbH Berlin, Frankfurt/Main, Wien

Titel des Originals: Homosexuality in Perspective, erschienen
1979 bei Little, Brown and Company, Boston

Übersetzer: Samuel Wahrhaftig

Gesamtherstellung: Mohndruck Graphische Betriebe GmbH, Gütersloh
Printed in Germany 1980
ISBN 3 550 07680 0

CIP-Kurztitelaufnahme der Deutschen Bibliothek

Masters, William Howell:
Homosexualität/William H. Masters; Virginia
E. Johnson. – Frankfurt/Main, Wien: Ullstein,
1979.
Einheitssacht.: Homosexuality in perspective
<dt.>
ISBN 3–550–07680–0
NE: Johnson, Virginia E.:

Inhalt

Vorwort

Über fünfzehnhundert Jahre beachtete man im Westen jede Form sexueller Betätigung in einer typischen Weise zwiespältig und schloß dabei selbst den ehelichen Geschlechtsverkehr nicht aus. So warnte z. B. Papst Gregor d. Große in seinen »geistlichen Regeln« verheiratete Paare vor den Freuden des Geschlechtsverkehrs – sie würden »das Gesetz der Ehe übertreten«, sobald sie »ihren Geschlechtsverkehr durch die Fleischeslust beschmutzten«. Die dem westlichen Kulturkreis eigenartige Furcht vor sexueller Lust und übermäßiger sexueller Aktivität fand zu verschiedenen Zeiten ihren jeweiligen Ausdruck in bestimmten Gruppierungen, wie z. B. den Bogomil des zehnten und elften Jahrhunderts, oder ihren Nachfolgern, den Katharern, aber auch in modernen Sekten wie den Ann Lees Shakers. In dieser herkömmlichen Betrachtungsweise der menschlichen Sexualität kam ein Schamgefühl zum Vorschein, das mit selbstloser Bescheidenheit nicht viel zu tun hat. Es ist daran zu erinnern, daß sich das Wort pudenda (die Schamteile) vom lateinischen pudere, sich schämen, herleitet. Diese unselige Tradition hat sich über lange Zeit, bis heute gehalten.

Noch im neunzehnten Jahrhundert konnten Ärzte, die sich mit der Sexualität befaßten, in medizinischen Fachzeitschriften die Behauptung aufstellen, daß »nicht eine von hundert Bräuten, die als wohlerzogene, vornehme und empfindliche Frauen gelten mögen, in die Ehe aus sexuellen Bedürfnissen heraus eingewilligt hat. Wenn Frauen überhaupt daran denken, so nur mit Schaudern, wenn nicht gar mit Schrekken, auf keinen Fall verspüren sie aber ein Bedürfnis nach Sexualität.«

Die zeitgenössischen Ehehandbücher enthielten haarsträubend falsche Informationen; so wurde behauptet, daß die Frau während der Menstruation am empfänglichsten sei, während gegen Mitte ihres Zyklus eine Befruchtung nicht in Betracht käme. Zu jener Zeit war es praktisch unmöglich, die Physiologie der sexuellen Reaktionen wissenschaftlich zu untersuchen – diese Erfahrung mußte auch ein Arzt machen, der in St. Louis Anfang der siebziger Jahre des vorigen Jahrhunderts den Versuch unternahm, die Physiologie des Orgasmus zu erforschen.

Nur sehr langsam hat sich in unserem Kulturkreis dank der Arbeiten von Sigmund Freud, Alfred Charles Kinsey, William H. Masters und Virginia E. Johnson die Einsicht durchsetzen können, daß es ebenso notwendig wie wichtig ist, die Sexualfunktionen, aber auch ihre Störungen wissenschaftlich zu untersuchen. Die soziokulturellen Hindernisse, die einer solchen Forschungsarbeit im Wege standen, können angesichts der tiefverwurzelten Vorstellungen von Sünde und Scham, die in der westlichen Hemisphäre mit der Sexualität assoziiert werden, kaum überschätzt werden. Andrerseits ist es dennoch erstaunlich, welch ein langer Zeitraum nötig war, um sich endlich einer ernsthaften Erforschung eines Gebietes zuwenden zu können, dem im Leben der Menschen eine zentrale Bedeutung zukommt. Legt man das – einmal vorsichtig formuliert – weitverbreitete Vorkommen zumindest leichter sexueller Funktionsstörungen zugrunde, erscheint es verwunderlich, wie lange es dauerte, bis endlich eine systematische Studie der physiologischen Grundlagen der Behandlung sexueller Funktionsstörungen vorlag. Inzwischen scheinen jedoch die Resultate derartiger Forschungsarbeit zum Allgemeingut geworden zu sein. Jedermann kann heute ohne allzugroße Schwierigkeiten über Sexualität und ihre etwaigen Störungen sprechen. Eine solche Unbeschwertheit gegenüber der Sexualität und ihrer Erforschung ist neu: Wir verdanken sie – wie auch die meisten der grundlegenden Daten auf diesem Feld – der Arbeit von William Masters und Virginia Johnson.

Wir können ihrer Arbeit wohl tatsächlich nur dann gerecht werden, wenn wir sie nicht nur als eine wissenschaftliche Leistung, sondern darüber hinaus auch als einen allgemeinen Beitrag zur westlichen Kulturgeschichte begreifen. Masters und Johnson gewähren eine Reihe erstaunlicher Einsichten, die uns und unsere Sexualität betreffen. Sie haben Licht in eine Sphäre getragen, die von Vorurteilen, Furcht und Hemmungen umgeben war. Wir haben inzwischen gelernt, diesen wichtigen Bestandteil unseres Lebens als die Grundlage unserer zärtlichsten Gefühle und Empfindungen anzusehen. Mit der detaillierten Untersuchung der Funktion der Klitoris vor und während des Orgasmus, mit der Entdeckung der Fähigkeit der Frau zum multiplen Orgasmus sowie dem Fortbestehen der Sexualfunktionen bis ins fortgeschrittene Alter und schließlich der exakten Darstellung der Physiologie von sexueller Erregung, Orgasmus und Entspannung haben Masters und Johnson den Rahmen abgesteckt, innerhalb dessen die Menschen voller Liebe und Genuß zueinander finden können.

Nach all den Jahren bestürzender Unwissenheit ermöglichten die Werke über die sexuelle Reaktion und über funktionelle Sexualstörungen einen wissenschaftlichen Durchbruch. In gewisser Weise bereiteten diese Arbeiten durch eine allgemeine Darstellung unserer Sexualfunktionen schon die Diskussion über sexuelle Normalität und Anomalität sowie die Formen ihrer Behandlung vor. Seither ist es auch nicht mehr möglich, die Klagen über verschiedene sexuelle Schwierigkeiten zum Anlaß zu nehmen, um dahinter gar nicht existierende Krankheiten zu vermuten und behandeln zu wollen.

Am wichtigsten ist jedoch, daß uns diese beiden Bücher daran erinnert haben, uns als körperliche Wesen zu verstehen. Sie bringen uns dazu, unseren Körper aufmerksam zu beachten und seine Funktionen zu akzeptieren. Die Arbeiten von Masters und Johnson haben einen leidenschaftlich diskutierten Gegenstand zu erhellen vermocht, in dem einige unserer stärksten Triebe verwurzelt sind. Gerade hier beweist sich der Nutzen einer Wissenschaft, der es ausschließlich um die Wahrheit und um die Sache selbst geht.

Das vorliegende Werk über Homosexualität stellt die folgerichtige Fortsetzung der bisherigen Bemühungen von Masters und Johnson dar, die Phänomene der menschlichen Sexualität zu ergründen, um dadurch Möglichkeiten zur Behandlung sexueller Funktionsstörungen zu ermitteln. Ganz offensichtlich hat eine Studie über die homosexuelle Reaktion, zumal sie diese auch noch unmittelbar mit der heterosexuellen vergleicht, stark gegen weitverbreitete Vorurteile und soziale Tabus anzukämpfen. Obgleich eine beträchtliche Anzahl der Mitglieder aller westlichen Kulturen gelegentlich oder ausschließlich homosexuell verkehrte, hat die Homosexualität stets Haß, Verdammung und Verurteilung auf sich gezogen. Im Gegensatz zu Platons »Phaedrus« und »Symposium«, wo die Homosexualität als unabdingbare Voraussetzung jeder Liebe und Erotik geschildert wird, betrachtet das angelsächsische Recht Homosexualität als eine Sünde, die nicht einmal bei ihrem Namen genannt werden darf. Das hatte den Verlust jener Aufrichtigkeit zufolge, in der die platonischen Dialoge von der Homosexualität im Vergleich zur Heterosexualität gehalten waren. Das hier vorliegende Buch wird wesentlich dazu beitragen, diese verlorengegangene Aufrichtigkeit wiederzuerlangen – eine Aufrichtigkeit, die notwendig ist, um Verhältnisse, unter denen Menschen leben, zu verstehen und denjenigen unter ihnen, die der Behandlung ihrer sexuellen Probleme bedürfen, behilflich zu sein.

Die unvoreingenommene Untersuchung und der Vergleich zwischen Homo- und Heterosexuellen sowie die daraus resultierenden Therapievorschläge, die beiden Seiten die gleiche Aufmerksamkeit zuteil werden läßt, setzen Masters und Johnson wiederum in die Lage, mit Hilfe einer Vielzahl von Tatsachen unser bisheriges Verständnis der Sexualität zu erweitern. Sie weisen nach, daß keinerlei physiologische Kriterien existieren, an Hand derer eine klare Unterscheidung zwischen homosexuellen und heterosexuellen Funktionsweisen getroffen werden könnte, und daß die funktionalen Sexualstörungen von Homosexuellen ebenso behandelt werden können, wie das bei Heterosexuellen der Fall ist. Schon allein hierdurch wird eine Unzahl stereotyper Vorstellungen erschüttert, die einer normalen Funktionsweise eine anomale gegenüberstellt. Darüber hinaus findet sich in dieser Arbeit eine Konzeption gegenseitiger Toleranz, die den Individuen die Durchsetzung ihrer jeweiligen sexuellen Ausdrucksmöglichkeiten ohne Abstriche zubilligt. Hier zeichnet sich eine Ethik gegenseitiger Rücksichtnahme ab, welche die einer religiösen Tradition, die die aktive Homosexualität bedingungslos ablehnt, zu korrigieren vermag.

Ein jeder, der dieses Buch liest, wird auf eine Fülle wichtiger neuer Informationen zur Physiologie der homosexuellen Reaktionen stoßen und zudem auf Möglichkeiten hingewiesen werden, wie sexuelle Funktionsstörungen zwischen homosexuellen

Partnern behoben werden können. Ebenso lassen sich hier kritische Überlegungen über den Grad an Aufmerksamkeit oder Trägheit herauslesen, mit denen die Menschen das wohl aufregendste Drama verfolgen, in dem sie eine Rolle spielen. Die Sexualität ist eine nicht zu verleugnende Tatsache in unser aller Leben, und eigentlich ist sie noch weitaus mehr als das.

Dr. Dr. H. Tristram Englehardt
The Kennedy Institute of Ethics
Georgetown University
Washington, D. C.

Einleitung

Millionen Männer und Frauen unterhalten sexuelle Beziehungen zu gleichgeschlechtlichen Partnern. Eine beträchtliche Anzahl dieser Menschen hat ähnlich denen, die ihren Sexualpartner im jeweils anderen Geschlecht suchen und finden, vielfältige Symptome sexueller Unzufriedenheit und Not aufzuweisen, deren adäquate Behandlung bislang noch nicht möglich war.

Homosexuelle Männer oder Frauen, die an sexuellen Funktionsstörungen leiden oder sexuell unbefriedigt sind, haben den gleichen Anspruch auf eine klinisch objektiv durchgeführte Untersuchung und Behandlung ihrer Probleme, wie das bei heterosexuellen Individuen der Fall ist. Wenn aber die im Gesundheitswesen Tätigen sich zu dieser Verantwortung bekennen, müssen sie weitaus mehr als bisher von den psychophysiologischen Aspekten homosexueller Funktionen wissen, über die sie bisher nur Mutmaßungen anstellen konnten.

Je umfassender die diversen Aspekte der homosexuellen Interaktion mit wissenschaftlicher Genauigkeit festgehalten werden können, desto leichter lassen sich auch Ungereimtheiten, Widersprüche und Irrtümer bisheriger Untersuchungen bestimmen. Ein zweifellos wichtiges Nebenprodukt der hier unternommenen multidimensionalen Untersuchungen wird in dem Versuch einer Erklärung über den Zusammenhang zwischen Homosexualität und Heterosexualität zu suchen sein. Bisher waren die Untersuchungsbemühungen darauf gerichtet, einen Einblick in die psychosoziale Struktur der jeweiligen sexuellen Präferenz zu erlangen. Der vorliegende Bericht versteht sich als ein erster Schritt in Richtung der dazugehörigen, ebensowichtigen psychobiologischen Dimension. Ließe sich ein derartiger Erkenntnisfortschritt durchführen, was wir fest annehmen, so müßte sich das Studium der Sexualfunktionen des Menschen zu einem Feld uneingeschränkter wissenschaftlicher Untersuchungsarbeit ausweiten, um sich schließlich zu einer selbständigen medizinischen Disziplin entwickeln zu können.

W.H.M.
V.E.J.

Danksagung

Ohne das aufrichtige Interesse der Untersuchungspersonen sowie das Vertrauen, mit dem sich Männer und Frauen mit ihren sexuellen Problemen an uns wandten, wären weder diese Untersuchung noch die hieraus entwickelten therapeutischen Konzepte möglich gewesen. Wenn wir nunmehr diese Studie der Sexualfunktionen Homosexueller und ihrer Störungen vorzulegen vermögen, verdanken wir das wesentlich ihrer Unterstützung.

Dank gebührt auch Robert C. Kolodny, der diesen Text einer sorgfältigen Kritik unterzog und zudem den Abschnitt über Hormonforschung beisteuerte. Ferner schulden wir Raymond W. Wagoner, Sandra K. Webster, Rhea L. Dornbush, Mark F. Schwartz, Mary Jane Rosenfeld, Judy Yates und Chris Busby aufrichtigen Dank, sowie der gesamten Belegschaft des Instituts. Allen unseren Freunden und all denen, die sonst auf irgendeine Weise an dieser Studie mitgewirkt haben, möchten wir unsere Anerkennung und Hochachtung aussprechen.

VORKLINISCHE STUDIEN
1957–1970

1
Vorklinische Untersuchungen

Was ist nicht schon alles über Homosexualität geschrieben, diskutiert, gezetert oder auch nur geflüstert worden. Ganze Bibliotheken ließen sich mit Büchern über diesen Gegenstand füllen. Auch an persönlichen Bekenntnissen herrscht kein Mangel. Berühmte Persönlichkeiten der Weltgeschichte werden mit schon auffallender Emsigkeit der Homosexualität überführt, wobei es nicht nur um deren Sexualleben geht, sondern auch darum, ihr gesamtes Wirken anzugreifen oder zu verteidigen. Zwar haben die theologischen Diskussionen über die Homosexualität in unserer Gesellschaft in der Zwischenzeit ihr vormals demagogisches Niveau verlassen, und ebenso sind die psycho-sozialen Aspekte der Homosexualität bereits umfassend dargestellt worden, doch klingt dabei fast immer eine gewisse Voreingenommenheit durch.

Das anhaltende öffentliche Interesse an Fragen der Sexualität brachte es mit sich, daß sich Tausende von selbsternannten oder mit beruflichen Weihen versehenen Experten auf diesem Gebiet etablieren konnten. Derartigem vorgeblichen oder auch nur angemaßten Expertenwissen zum Trotz sehen sich die Ärzte und Therapeuten, die sich ernsthaft mit der Vielzahl der Probleme der Millionen von homosexuellen Männern und Frauen in unserer Gesellschaft zu befassen gedenken, mit einem bestürzenden Mangel an wirklich fundierten Informationen zu diesem Gegenstandskomplex konfrontiert.

Viele Jahre hindurch hat die spezifische Berufsblindheit der im Gesundheitswesen Tätigen im Verein mit dem aus der sozialen Mißbilligung der Homosexualität resultierenden gesellschaftlichen Druck Ärzte und Therapeuten davon abgehalten, ihrer legitimen Suche nach präzisen Fakten über die Homosexualität effektiv nachzukommen.

Wo fangen auf diesem Gebiet die Tatsachen an, hören die Legenden auf, und wie sind sie voneinander zu unterscheiden? Wie kann ein Zuwachs an wissenschaftlicher Objektivität erreicht werden, wenn die öffentliche Mißbilligung ihrem Gegenstand gegenüber weiterhin anhält? Tatsächlich wissen wir so wenig über die physiologischen und psychosexuellen Aspekte der Homosexualität, daß wir mit Sicherheit noch nicht einmal bestimmen können, was unsere Unwissenheit ausmacht und wie weit sie reicht. Wir können in unserer Eigenschaft als Sexualmediziner nur den Versuch eines vorurteilslosen Gesamtüberblicks homosexueller Phänomene ins Auge fassen, der sich auf eine kontinuierliche Grundlagenforschung stützt und somit die allgemeine

Anerkennung unserer ärztlichen Verantwortung gegenüber den sexuellen Problemen von Homosexuellen impliziert.

Mitte der sechziger Jahre war das Bedürfnis nach einer objektiven Untersuchung der physiologischen und psychosozialen Bedingungen der Homosexualität bereits so stark, daß sich die wohl verständlichen Bedenken, die ursprünglich im Untersuchungsteam des Instituts angesichts der möglichen publizistischen wie wissenschaftlichen Reaktionen herrschten, alsbald zerstreuten. An sich ist diese Studie nur die logische Fortsetzung unserer bisherigen Arbeit. Nachdem sich gezeigt hatte, daß derartige Studien einen wie auch immer bescheidenen Bewußtseinswandel bei breiten Bevölkerungsschichten bewirken können, die einst unter falschen Informationen über ihre Sexualität, unter nicht enden wollenden Traumata, Phobien und Tabus zu leiden hatten, stand für uns der Durchführung einer Untersuchung, die die Homosexualität zum zentralen Gegenstand hat, nichts mehr im Wege.

Untersuchungsziele in der vorklinischen Phase

Vom Ansatz her war es klar, daß es einer multidimensionalen Untersuchung bedürfe, um zu objektiv stichhaltigen Informationen zu gelangen, und die verschwommenen Vorstellungen, welche die Experten wie die Laien über die Formen homosexueller Interaktion hegen, entmystifizieren zu können. Kurz gesagt, waren (und sind) unsere Untersuchungsprogramme darauf abgestellt, einen klareren Überblick homosexuellen Verhaltens erlangen zu können. Einige Untersuchungsbereiche wurden durch das Untersuchungsteam bestimmten, von dem Institut in jahrelangen Untersuchungen der Heterosexualität entwickelten Parametern zugeordnet.

1. Die Laboruntersuchung der Physiologie der homosexuellen Reaktion bezog sich eindeutig auf die vorausgegangene Untersuchung der heterosexuellen Physiologie. Es wurde davon ausgegangen, daß es, wenn erst einmal genügend deskriptive Informationen erarbeitet worden sind, durchaus gerechtfertigt wäre, den homosexuellen mit dem heterosexuellen Reaktionszyklus zu vergleichen. Jede wesentliche physiologische Differenz zwischen diesen gegensätzlichen Formen sexuellen Verhaltens hätte unmittelbare Folgen auf die klinische Behandlung der jeweils an heterosexuellen oder homosexuellen Problemkomplexen orientierten sexuellen Funktionsstörungen.

Sollten sich auf der anderen Seite keine wesentlichen Differenzen zwischen den Reaktionsmustern Homo- und Heterosexueller feststellen lassen, wäre damit eine ganze Anzahl sexueller Mythen und Unterstellungen erschüttert. Auch in diesem Fall wäre der Wert des Untersuchungsmaterials für die klinische Behandlung unabsehbar. An dieser Stelle muß betont werden, daß ein solcher wesentlicher physiologischer Unterschied zwischen der heterosexuellen und der homosexuellen Reaktion nicht vorausgesetzt wurde, sondern sich vielmehr die Notwendigkeit einer objektiven Untersuchung gerade aus dieser Problemstellung herleitete. Sollten sich unterschiedliche sexuelle Verhaltensmuster nur einer individuellen, subjektiven Basis zuschreiben lassen, die sich unabhängig von den jeweiligen sexuellen Präferenzen bestimmen läßt, wäre vernünftigerweise jede physiologische Begründung der immer wiederkehrenden Argumente über »meine Art« gegenüber »deiner Art« hinfällig geworden.

2. Es wurde davon ausgegangen, daß der Grad der sexuellen Funktionen bei homosexuellen Untersuchungspersonen unter Laborbedingungen meßbar ist. Der Vergleich jeder spezifischen Differenz zwischen homosexuellen Männern und Frauen sowie Heterosexuellen, unter ähnlich gearteten Umständen im Labor zum Orgasmus zu gelangen, wäre für die Untersuchung von ähnlichem Interesse wie die Feststellung des Ausbleibens solcher Unterschiede. Die Messung der Stärke homosexueller Reaktion sollte neben der Häufigkeit der Orgasmusreaktionen auch solche Versuche einschließen, bei denen sich orgastische Entspannung auf Grund der Anwendung bestimmter sexueller Techniken nicht einzustellen vermochte. Es wurde angenommen, daß alle dahingehenden Informationen unabhängig davon von Wert seien, ob sich nun wesentliche Differenzen zwischen homosexuellen und heterosexuellen Reaktionsmustern ergäben oder nicht.

3. Um einen wirklich multidimensionalen Überblick über die sexuellen Funktionen bei Homosexuellen zu erlangen, wurde beschlossen, Beschreibungen und Analysen der Sexualphantasien der Untersuchungspersonen anzufertigen, die eine zusätzliche Informationsquelle erschließen würden. Nach den Erfahrungen, die das Untersuchungsteam während der ersten Studien mit Heterosexuellen sammeln konnte, wurden die Untersuchungspersonen, sobald sie mit den Teammitgliedern und der Laborumgebung vertraut geworden waren, ungewöhnlich spontan und offen und durchaus bereit, ihre subjektiven Wünsche und Eindrücke mitzuteilen. Es wurde angenommen, daß der Vergleich des Materials, das bei Interviews im Rahmen der Homosexuellenstudie gesammelt werden könnte, mit bisher unveröffentlichten Daten, die Phantasieäußerungen während der Heterosexuellenstudie betreffen, von großem Wert sein müßte.

4. Jede Untersuchung homosexueller Reaktionsmuster gewinnt einen spezifischen Blickwinkel, sobald sie zu den entsprechenden Daten, in welchen sich die heterosexuellen Reaktionsweisen spiegeln, in Bezug gesetzt werden. Obwohl eine umfangreiche Studie der Heterosexualität durchgeführt wurde, sind seitdem mehr als zehn Jahre verflossen. Daher wurde eine gleichzeitige vergleichende Studie heterosexueller Funktionen für notwendig befunden. Die Daten, auf denen das ursprüngliche Untersuchungskonzept aufbaute, reichen aus zwei Gründen für die notwendig befundene vergleichende Studie nicht aus. Zum einen waren die stimulativen Techniken Fellatio und Cunnilingus von der früheren Studie nicht erfaßt worden. Eine solche Studie in den fünfziger Jahren durchzuführen, wäre alles andere als klug gewesen; seit 1966 war es hingegen möglich, eine solche Untersuchung im

Laboratorium vorzunehmen. Es ist offensichtlich, daß jeder sinnvolle Vergleich zwischen homosexuellen und heterosexuellen Reaktionsmustern diese stimulativen Techniken, derer sich beide Gruppen bedienen, miteinbeziehen muß.

Zum anderen schien es wünschenswert, die heterosexuelle Reaktion ein weiteres Mal im Labor zu untersuchen, ohne dabei einer Atmosphäre stetig wachsenden sozialen Drucks auf das Untersuchungsteam ausgesetzt zu sein. Obwohl sich die Sicherheitsprobleme während des Homosexuellenuntersuchungsprogramms komplizierten (siehe Kapitel 4), hatte sich der extreme Druck, der auf den Abbruch der Untersuchungen zum Zeitraum der ersten Studie zielte, inzwischen merklich verringert. Als das Homosexuellenprogramm anlief, mußten die verantwortlichen Wissenschaftler nicht mehr jeden Augenblick gewahr sein, daß ihnen die Erlaubnis für ihre Untersuchungen wieder entzogen wird. Das ist vor allem einer unabhängigen Stiftung zu verdanken, die inzwischen gegründet worden war und die Arbeit von äußeren finanziellen Mitteln unabhängig machte. Deshalb war es auch möglich, die Untersuchung der homosexuellen Funktionen weitaus gemächlicher durchzuführen, als das ein Jahrzehnt zuvor der Fall war. Die gleiche Gangart konnte nun auch die vergleichende Studiengruppe, die sich mit heterosexueller Reaktion befaßte, einschlagen.

Gruppierung der Untersuchungspersonen

Es wurde beschlossen, zwei Gruppen von Untersuchungspersonen zu bilden: eine aus homosexuellen Männern und Frauen bestehende Gruppe sowie eine aus heterosexuellen Männern und Frauen (sie wurden als Studiengruppe A bezeichnet). Als nächster Schritt der Analyse wurden Daten der ursprünglichen Heterosexuellenstudie gezogen, die 1966 in »Die sexuelle Reaktion« (deutsche Veröffentlichung Frankfurt 1967) publiziert wurden. Zum Zweck des Vergleichs mit den beiden neuen Studiengruppen wurde die ursprüngliche heterosexuelle Untersuchungsgruppe auf diejenigen ihrer Mitglieder reduziert, die den an die Mitglieder der Gruppen A gestellten Anforderungen genügten (siehe Kapitel 2). Diese reduzierte Gruppe wurde als Studiengruppe B bezeichnet.

Die Kriterien, die für die Rekrutierung der ursprünglichen heterosexuellen Untersuchungsgruppe (deren ausgewählte Mitglieder nunmehr die Studiengruppe B bilden) maßgebend waren, wurden auch bei der ersten Auswahl der Mitglieder der beiden neuen Gruppen zugrunde gelegt. Sie betreffen die Altersverteilung, den Bildungsgrad sowie die Art der sexuellen Präferenz, welche nach dem Verfahren Kinseys (Kinsey u. a., 1948) definiert wurde. Zudem wurde an die männlichen homosexuellen Untersuchungspersonen die Anforderung gestellt, auf Grund eigener oder durch den Sexualpartner durchgeführter Masturbation sowie Fellatio zum Orgasmus gelangen zu können, während es den weiblichen homosexuellen Untersuchungspersonen zur Bedingung gemacht wurde, in gleicher Weise auf Masturbation bzw. Masturbation durch den Partner sowie auf Cunnilingus reagieren zu können. Die Auswahl der Untersuchungspersonen der Gruppe A wurde auf solche heterosexuellen Männer und Frauen beschränkt, die ohne weiteres einen Orgasmus mit Hilfe der Masturbation, durch Manipulation seitens des Partners, durch Fellatio oder Cunnilingus und durch den Geschlechtsverkehr erreichen konnten.

Die homosexuelle und die heterosexuelle Studiengruppe A wurden absichtlich aus Individuen zusammengestellt, die einen hohen Grad an sexueller Funktion aufweisen. Eine derartige Selektion bei der Zusammenstellung einer Untersuchungsgruppe war auch schon bei dem ursprünglichen Untersuchungsprojekt, welches nur Heterosexuelle betraf, vorgenommen worden (Studiengruppe B) und kam nun wiederum aus verschiedenen Gründen zur Anwendung: Zum einen müssen der Schutz und das Wohlergehen der Untersuchungspersonen absoluten Vorrang haben, und die Erfahrung hat gelehrt, daß diejenigen Individuen, die in ihre sexuellen Fähigkeiten ein großes Vertrauen setzen, psychisch am wenigsten gefährdet sind, wenn ihre sexuellen Funktionen unter Laborbedingungen beobachtet werden.

Zum zweiten ist es sicher einleuchtend, daß eine Untersuchung, deren unmittelbares Interesse auf die physiologische Reaktion gegenüber sexuellen Stimuli gerichtet ist, am effektivsten mit Hilfe solcher männlichen und weiblichen Untersuchungspersonen durchgeführt werden kann, die ebenso regelmäßig wie intensiv die Orgasmusphase erreichen. Drittens schließlich sind die Darstellung der Verhaltensmuster sowie des eher subjektiv geprägten Untersuchungsmaterials, die bei sexuell funktionstüchtigen Personen anfallen, als Vergleichsmaßstab für die klinische Interpretation ganz ähnlichen Materials unerläßlich, das allerdings Männer und Frauen betrifft, die unter sexuellen Funktionsstörungen zu leiden scheinen.

In diesem Zusammenhang sollte nicht vergessen werden, daß die hier getroffene Auswahl, die sich auf eine möglichst effektive Sexualfunktion der Untersuchungspersonen richtet, die zudem einen überdurchschnittlichen Ausbildungsgrad aufzuweisen haben, nicht gewährleistet, bezüglich der Gesamtbevölkerung repräsentativ zu sein. Inwieweit die Untersuchungsgruppen von der Gesamtbevölkerung abweichen, wird detailliert in Kapitel 2 ausgeführt.

Als begrifflicher Bezugsrahmen zur Bestimmung der sexuellen Präferenz wurde auf die Klassifikation von Kinsey zurückgegriffen, als Ausgangspunkt fungierte die Klasse 2. Legt man, in einem kurzen Rückblick, eine eher etwas großzügige als buchstäbliche Interpretation des Kinseyschen Schemas zugrunde, so läßt sich sagen, daß unter die Klasse 0 alle jene Männer und Frauen fallen, die niemals homosexuelle Erfahrungen gemacht haben. Klasse 1 beschreibt eine Person, deren minimale homosexuelle Erfahrung von ihren heterosexuellen Erlebnissen fast vollständig überschattet wird. In der Klasse 2 tritt eine Person auf, deren homosexuelle Erfahrungen beträchtlich größer sind als in Klasse 1, wobei jedoch immer noch heterosexuelle Beziehungen dominieren.

Die Klasse 3 wird durch eine Person repräsentiert, in deren Lebensgeschichte homo- und heterosexuelle Erlebnisse mit nahezu gleicher Häufigkeit auftreten. Trotz dieser offensichtlichen Ambivalenz hinsichtlich des Geschlechts des Sexualpartners gliedert sich seine Biographie in verschiedene Identifikationsphasen. Das Individuum der Klasse 4 verfügt über eine gewisse heterosexuelle Erfahrung, allerdings herrschen hier die homosexuellen Erlebnisse vor. Klasse 5 trifft auf Personen zu, deren homosexuelle Erfahrungen in ihrer Lebensgeschichte gegenüber den minimalen heterosexuellen Aktivitäten vollständig überwiegen. In Klasse 6 tritt schließlich ein Mann oder eine Frau auf, deren sexuelle Präferenz jener der Klasse 0 direkt entgegengesetzt ist – also ein Individuum ohne jegliche heterosexuelle Erfahrung.

Die Zuordnung der jeweiligen sexuellen Präferenz der Untersuchungspersonen in das kinseyische Klassifikationsschema wurde allein auf Grund der von ihnen geschilderten sexuellen Biographie vorgenommen, eine Klassifizierung nach bestimmten Traumsequenzen oder sexuellen Phantasien mußte unterbleiben. Sicherlich kann eine solche Klassifikation, die auf dem persönlichen Erinnerungsvermögen beruht, nicht in jedem Fall als eine zuverlässige Methode der Erfassung von Daten gelten. Immerhin ist ein solches methodisches Vorgehen, wie kritikwürdig es auch immer erscheinen mag, einfach zu realisieren; und solange es sich auf die bloße Skalierung sexueller Präferenzen beschränkt (was seine ursprüngliche Intention war), als ein durchaus wertvolles Hilfsmittel zur Klassifikation anzusehen.

Während der Rekrutierung der homosexuellen Untersuchungsgruppe wurde entschieden, Personen aller Klassen homosexueller Präferenz auszuwählen. Es konnte davon ausgegangen werden, daß es am einfachsten sein würde, Freiwillige der Klassen 5 und 6 zu erreichen; es schien jedoch wünschenswert, das ganze Spektrum homosexueller Präferenzen zu untersuchen, bis hin zu jenen Männern und Frauen, bei denen früher heterosexuelle Beziehungen vorherrschten. Deshalb wurde das Hauptaugenmerk auf die Zusammenstellung einer repräsentativen Gruppe von Männern und Frauen gerichtet, deren sexuelle Biographie der Präferenzskalierung zwischen 1 und 4 entsprach. Würden sich die Erhebungen ausschließlich mit Personen der Klassen 5 und 6 befassen, läge es durchaus im Bereich des Möglichen, daß die vorgefaßten Ansichten angesichts einer ausschließlich homosexuellen Orientierung theoretisch durchaus mögliche Varianten innerhalb der sexuellen Reaktionsmuster verdecken könnten. Weiterhin muß betont werden, daß alle für die homosexuelle Untersuchungsgruppe ausgewählten Personen zur Zeit ihrer Rekrutierung homosexuelle Beziehungen unterhielten, und zwar unabhängig von der Stärke ihrer homosexuellen Präferenz.

Die beiden heterosexuellen Untersuchungsgruppen (Studiengruppen A und B) wurden auf solche Männer und Frauen beschränkt, die nicht höher als in die Klasse 1 eingestuft werden konnten. Diese Untersuchungspersonen gingen, als sie rekrutiert wurden, ausschließlich heterosexuellen Aktivitäten nach. Es existiert eine offensichtliche Diskrepanz zwischen den beiden heterosexuellen Studiengruppen und der homosexuellen Untersuchungsgruppe, da bei der Rekrutierung heterosexueller Freiwilliger, die auch ein heterosexuelles Leben führen, die Präferenzraten zwischen 2 und 5 nicht berücksichtigt wurden. Eine absolute Konsistenz bei der Rekrutierung konnte nicht durchgehalten werden, weil die Konzeption einer heterosexuellen Studiengruppe, in der auch Individuen vertreten sind, die im Verlauf ihres Lebens beträchtliche homosexuelle Erfahrungen sammeln konnten, dem Untersuchungsteam vor 23 Jahren, als die Studiengruppe B zusammengestellt wurde, einfach noch nicht in den Sinn gekommen war. Da die Studiengruppe A den alten Richtlinien und Kriterien entsprechend zusammengestellt werden mußte, wenn ein Vergleich der Daten überhaupt möglich sein sollte, wurde diese Diskrepanz zugunsten der methodischen Konsistenz bewußt aufrechterhalten. Auf die Abweichungen in der Streuung der sexuellen Präferenz zwischen den beiden heterosexuellen Studiengruppen und der homosexuellen Untersuchungsgruppe sei hier noch einmal ausdrücklich hingewiesen. Inwieweit sich dieser Unterschied bei der Auswahl der Untersuchungspersonen auf die Endresultate auswirkt, ist unbekannt.

Um die Struktur der sexuellen Interaktion mit der größtmöglichen Genauigkeit ermitteln zu können, wurde davon ausgegangen, daß Paare untersucht werden müßten, die seit längerer Zeit in fester Beziehung miteinander lebten. Deshalb wurden im wesentlichen die Mitglieder fester Paarbeziehungen als Untersuchungspersonen ausgewählt, seien sie nun homo-, heterosexuell orientiert. Eine gefestigte heterosexuelle Beziehung wurde, zumindest für die vorliegende Untersuchung, einfach durch den Ehestand definiert; während eine feste homosexuelle Beziehung vorlag, sobald beide Partner über ein Jahr zusammengelebt hatten. Die Ungleichwertigkeit beider Definitionen war uns von Anfang an bewußt, es ließen sich jedoch keine besseren Kriterien entwickeln. Ferner ergab sich auch eine Reihe von notwendigen Abweichungen von diesen Definitionen; auf sie wird im zweiten Kapitel eingegangen. Der offensichtliche Trugschluß, der der Annahme innewohnt, ein Jahr gemeinsamen Zusammenlebens oder eine Heirat reichten hin, um von einer festen Beziehung sprechen zu können, braucht an dieser Stelle nicht weiter diskutiert zu werden. Derartige Auswahlkriterien sind schlicht und einfach die besten, die unter den obwaltenden Umständen zu haben sind. Die wirkliche Stabilität einer Beziehung wurde mit Hilfe von Tiefeninterviews ermittelt; in einigen Fällen war die Instabilität der Beziehung so evident, daß eine Teilnahme dieser Paare am Untersuchungsprogramm abgelehnt werden mußte.

Trotz dieser Konzentration des Untersuchungsprogramms auf die Interaktion zwischen Partnern, die eine feste Beziehung eingegangen sind, wurde es für notwendig befunden, auch solche Männer und Frauen miteinzubeziehen, bei denen das nicht der Fall ist. Daher wurde eine geringe Anzahl von Personen heterosexueller bzw. homosexueller Orientierung rekrutiert, aus deren Schilderungen hervorging, daß sie bisher weder feste sexuelle Beziehungen eingegangen waren, noch dazu die Absicht hatten. Im Laboratorium wurden diese Männer und Frauen, die als »assignierte Partner« bezeichnet wurden, zu »assignierten Paaren« zusammengefaßt (vgl. Kapitel 4 bis 6). Durch den Vergleich der Grundstruktur ihres Sexualverhaltens, ihrer physiologischen Reaktion, ihrer funktionalen Effektivität sowie ihrer Sexualphantasien mit denjenigen homosexueller und heterosexueller Paare, die in einer festen Beziehung lebten, eröffnete sich eine weitere Dimension für das Untersuchungsprogramm, die der wissenschaftlichen Darstellung der homosexuellen Interaktion sehr zugute kommen sollte. Die Konzeption der »festen Beziehung« und die hieraus erwachsenden Konsequenzen werden in Kapitel 2 genauer ausgeführt.

Die Kriterien, denen die Untersuchungsgruppen hinsichtlich der Altersverteilung und des Ausbildungsniveaus unterworfen wurden, leiten sich von denjenigen der ursprünglichen Heterosexuellenstudie ab. Sie werden in den Kapiteln 2 und 3 detailliert beschrieben. Das Bildungsniveau der ursprünglichen Untersuchungsgruppe lag über dem Durchschnitt, dementsprechend setzen sich auch die neuen Gruppen zusammen. Dieses statistische Manko wird methodisch wettgemacht; im Verlauf früherer Studien war nämlich das Untersuchungsteam zu der Überzeugung gelangt, daß die Untersuchungspersonen bei Zunahme ihres jeweiligen Bildungsniveaus auch in wachsendem Maße in der Lage waren, auf die an sie gerichteten Fragen genau und sorgfältig zu antworten. Da die subjektiven Äußerungen der Untersuchungspersonen von mindestens ebenso großem klinischen Wert waren wie die Beobachtungen sexueller Verhaltensweisen und physiologischer Reaktionen im Labor, ist eine derartige Abweichung durchaus zu rechtfertigen. Die Untersuchungstechniken sowie die Ergebnisse der diversen Einzeluntersuchungen im Rahmen dieser Studie werden in den folgenden Kapiteln mit der ihnen gebührenden Ausführlichkeit vorgestellt. Um den multidimensionalen Ansatz kurz zu verdeutlichen, sei darauf hingewiesen, daß jede untersuchte Person mehrmals beobachtet und interviewt wurde. Jede homosexuelle Untersuchungsperson wurde zumindest einmal während der Masturbation, der manuellen Stimulation und Fellatio oder des Cunnilingus beobachtet; dasselbe gilt für die heterosexuellen Probanden, wobei bei diesen noch die Beobachtung des Koitus hinzukam. In den meisten Fällen wurden die Probanden jedoch einer mehrfachen Beobachtung unterzogen.

Im Verlauf einer ersten Vorauswahl wurden alle Untersuchungspersonen interviewt und ihre Angaben über sexuelle Gewohnheiten oder Ängste sowie die Präferenzen aufgezeichnet. Während und nach dem Aufenthalt im Laboratorium hatten die Untersuchungspersonen Gelegenheit, ihre subjektiven Eindrücke angesichts ihrer individuellen Erfahrungen zu schildern. War es für die Probanden nicht möglich, zum Orgasmus zu gelangen, wurden sie anschließend sofort befragt, um ihre gefühlsmäßige Reaktion auf einen solchen Zwischenfall ermitteln zu können. Dasselbe Verfahren wurde angewandt, sobald irgendwelche anderen Probleme auftauchten. Zusätzlich wurden mit einer gewissen Anzahl der Untersuchungspersonen homosexueller wie heterosexueller Orientierung Tiefeninterviews durchgeführt, um

Informationen über die Grundstruktur ihrer sexuellen Phantasien zu erhalten. Die Ergebnisse dieses Untersuchungsprogramms finden sich in Kapitel 9.

Den Hauptuntersuchungen schloß sich eine Reihe von Sekundärprojekten an. Bei einer kleinen Anzahl von Untersuchungspersonen homosexueller und heterosexueller Präferenz wurden Erhebungen über rektalen Geschlechtsverkehr angestellt, bei einer ähnlich kleinen Gruppe der Gebrauch von Dildos untersucht. Die Resultate dieser sekundären Untersuchungen sind aus dem Kapitel 5 zu ersehen.

Ein ursprünglich nicht beabsichtigtes Untersuchungsprojekt wurde unter dem Eindruck des bereits laufenden Studienprogramms angesetzt. Gegenstand dieses Projekts war eine ursprünglich nicht definierte Gruppe von Frauen und Männern, deren sexuelle Präferenz unbestimmbar war und die auch keinerlei Interesse bekundeten, sich in eine vorgegebene Richtung festzulegen. Über diese Untersuchung der Bisexualität wird im Kapitel 8 berichtet.

2
Auswahl der Untersuchungsgruppen

Mit der Rekrutierung und Vorauswahl der fest liierten wie der assignierten Mitglieder der im Rahmen des Studienprogramms über die Homosexualität aufzustellenden Gruppen waren zahlreiche Probleme verbunden. Die Rekrutierungstechniken und die Methode der Vorauswahl, die angewandt wurden, um die homosexuelle Studiengruppe und die zu Vergleichszwecken gebildete heterosexuelle Studiengruppe A zusammenzustellen, werden in diesem Kapitel detailliert dargestellt. Zusätzlich wird aufgezeigt, in welcher Weise die heterosexuelle Studiengruppe aus »Die sexuelle Reaktion« dergestalt reduziert wurde, daß sie einen direkten Vergleich mit der neuen Gruppe erlaubte. Erst diese Reduktion auf bestimmte Untersuchungspersonen (Studiengruppe B) ermöglichte einen sinnvollen Vergleich der jeweiligen sexuellen Präferenzgruppen, der einer weiteren Erforschung der Sexualfunktionen des Menschen dient.

Rekrutierung der homosexuellen Studiengruppe

Fest liierte Untersuchungspersonen (Paarbeziehungen). Die Mitglieder der homosexuellen Untersuchungsgruppe wurden in einem über vier Jahre währenden Zeitraum (1964–1968) angeworben. Gerade während der sechziger Jahre war es schwierig, ausreichend stabile homosexuelle Paare zu finden. Die hiesigen Einrichtungen, die in diesem Fall am ehesten Abhilfe versprachen, wie homophile Organisationen, Aktivistengruppen, homosexuelle Bars, Hilfsorganisationen oder medizinische Institutionen erschienen zu diesem Zweck schon deshalb ungeeignet, da nach einer mit ihrer Hilfe zustande gekommenen Kontaktaufnahme die Anonymität der Untersuchungspersonen nicht mehr gewährleistet war. Darüber hinaus bekannten sich zu jener Zeit die in einer festen homosexuellen Beziehung Lebenden öffentlich nur selten zu ihrer sexuellen Präferenz, viele von ihnen vermieden es sogar, im homosexuellen Milieu zu verkehren. Schließlich hätte wohl auch die Zahl der auf lokaler Ebene überhaupt zu ermittelnden homosexuellen Paare für die vom Institut projektierte Untersuchung kaum ausgereicht. Deshalb wurde von vornherein die Entscheidung getroffen, homosexuelle Paare weniger im lokalen als im überregionalen Maßstab zu kontaktieren.

Die ersten Kontakte mit stabilen homosexuellen Paaren wurden nach den für die

Heterosexuellenstudie im Jahre 1957 entwickelten Richtlinien zunächst auf lokaler Ebene aufgenommen, wobei sich durch die Mitarbeit bestimmter sozialer Institutionen im Erziehungsbereich ermöglichen ließ, daß unsere Absicht auch in den angrenzenden Gebieten bekannt wurde. Als die Arbeit weiter fortgeschritten war, informierten die mitarbeitenden Paare solche aus anderen Gegenden. Das Problem, stabile homosexuelle Paare zu einer ernsthaften und interessierten Mitarbeit zu bewegen, verschwand in dem Maße, in dem die bereits im Laboratorium untersuchten Paare davon Freunden und Bekannten erzählten, die ebenso stabile homosexuelle Beziehungen unterhielten.

Eine weitere Schwierigkeit, die bei der Auswahl und Rekrutierung der heterosexuellen Studiengruppen nicht aufgetreten war (vgl. hierzu Kapitel 1), lag in der Entscheidung begründet, Personen verschieden starker homosexueller Präferenz zu untersuchen, um die gesamte Kinseysche Präferenzskala abdecken zu können (Klasse 1 bis 6). Die den Klassen 5 und 6 entsprechenden Personen, bei welchen also homosexuelle Erfahrungen dominieren, waren relativ leicht zu rekrutieren. In diesen Klassen fanden sich weitaus mehr freiwillige Untersuchungspersonen als in den niedrigeren; es konnte von ihnen jedoch nur eine begrenzte Anzahl zugelassen werden, um die beabsichtigte Balance der unterschiedlichen Präferenzraten auch wirklich wie geplant aufrechtzuerhalten.

Am schwierigsten war es, Freiwillige der Klasse 1 zur Teilnahme an der Studie zu bewegen. Obwohl diesen Männern und Frauen auf Grund der Klassifizierung nur ein relativ geringer Anteil an homosexuellen Erfahrungen zugebilligt werden konnte, sollte ihre sexuelle Reaktion im Laboratorium sich doch vollständig an homosexuellen Stimuli orientieren. Angesichts der geforderten Prädominanz heterosexueller Erfahrungen im Leben dieser Männer und Frauen mußten für diese Gruppe besonders strenge Auswahlkriterien geltend gemacht werden. Aspiranten der Präferenzklasse 1 wurden nur dann zum Programm zugelassen, wenn sie eine über drei Monate währende ununterbrochene homosexuelle Beziehung vorweisen konnten. Das war die einzige Ausnahme, die von dem Kriterium abwich, nach dem einer Paarbeziehung erst nach Ablauf eines Jahres Stabilität zuerkannt werden dürfe. Demgemäß konnte davon ausgegangen werden, daß eine der Klasse 1 zuzurechnende Untersuchungsperson, deren homosexuelle Erfahrungen von ihren heterosexuellen also weit übertroffen werden, sich erst kurze Zeit vor Beginn der Untersuchung auf eine homosexuelle Beziehung konzentriert haben konnte. Andrerseits reichte es abstrakt gesehen bei einer Person, die etwa 40 Jahre alt ist, auch aus, wenn sie bei deutlicher Vorherrschaft heterosexueller Erlebnisse irgendwann einmal in ihrem Leben eine dreimonatige feste homosexuelle Beziehung eingegangen war, um den Anforderungen der Klasse 1 zu genügen – für diese Untersuchung käme sie sodann allerdings nicht mehr in Frage (s. u.).

Die Zuordnung derjenigen Personen, die über große homosexuelle wie heterosexuelle Erfahrungen verfügten, wurde mit der größtmöglichen Sorgfalt durchgeführt

(Klassen 2 bis 4). Nach ausführlichen Gesprächen mit den Probanden wurde die jeweilige Präferenzklasse durch das Untersuchungsteam festgelegt. Dabei muß freilich berücksichtigt werden, daß es wohl jedem Individuum schwerfällt, objektiv seinen homosexuellen und heterosexuellen Anteil zu bestimmen, sobald es beiden Formen sexueller Interaktion intensiv nachkommt. Für die Sexualwissenschaften sind Untersuchungspersonen dieser Präferenzklassen scheinbar besonders ergiebig. Generell läßt sich bei Individuen, die sich in die Klassen 2, 3 und 4 einordnen lassen, eine überdurchschnittliche sexuelle Kontaktfreude beobachten; zumindest nach Ansicht der Interviewer war ihre sexuelle Aktivität beträchtlich größer als bei sonstigen Gleichaltrigen.

Die Bestimmung der Zugehörigkeit zu Klasse 3 war mit den größten Schwierigkeiten verbunden. Eine relative Ausgeglichenheit ist in diesem Fall nur unter Mühen zu konstatieren, weil der Interviewer immer dann, wenn er versuchte, die homosexuellen von den heterosexuellen Komponenten zu trennen, mit einer Geschichte konfrontiert wurde, in der eine Vielzahl von Sexualpartnern beiderlei Geschlechts eine Rolle spielte. Die häufig nur unzureichende Erinnerung dieser Untersuchungspersonen an den Durchschnittsbetrag an sexuellen Interaktionen mit den jeweiligen Partnern vergrößerte die Probleme noch. Derartige Ungenauigkeiten sind bei Interviews, durch die eine sexuelle Biographie rekonstruiert werden soll, beinahe unvermeidlich, vor allem aber dann, wenn es sich um Männer und Frauen handelt, die mit einer großen Zahl von Sexualpartnern verkehrt haben.

Es muß noch einmal darauf hingewiesen werden, daß Männer und Frauen der Präferenzklassen 2, 3 und 4 (wie auch diejenigen der Klasse 1) nur dann als Mitglieder der homosexuellen Untersuchungsgruppe zugelassen wurden, wenn sie zum Zeitpunkt der Selektion auch ein im wesentlichen homosexuell orientiertes Leben führten.

Assignierte Untersuchungspersonen (ohne feste Paarbeziehungen). Die assignierten Untersuchungspersonen für die homosexuelle Studiengruppe wurde durch einfache Mundpropaganda angeworben. Es war hierfür nicht notwendig, auf Prostituierte zurückzugreifen. Die überwiegende Mehrheit der Frauen und Männer, die die assignierten Paare bilden sollten, wurden auf lokaler Ebene angesprochen; sie waren in ausreichender Anzahl vorhanden. Sie alle pflegten einen Lebensstil, der ihrem Desinteresse an einer festen Beziehung entsprach. Ihr häufiger Partnerwechsel entsprang ihrem offen geäußerten Wunsch nach sexueller Befriedigung, und ihr sexuelles Interesse war eher quantitativ als qualitativ ausgerichtet. Den Geschlechtsverkehr im Laboratorium sahen diese homosexuellen Männer und Frauen als eine weitere Gelegenheit zur sexuellen Kontaktaufnahme an, der sie mit einer offensichtlichen Neugierde entgegensahen. Sie wurden vom Institut unter diesen Bedingungen durchweg akzeptiert.

Vorauswahl

Nachdem die potentiellen Untersuchungspersonen ausfindig gemacht worden waren, wurden sie einer methodisch geregelten Vorauswahl unterworfen. Zunächst wurden sie telefonisch kontaktiert. Sodann wurden sie darüber informiert, auf Grund welcher Hinweise und Empfehlungen gerade sie angesprochen werden. Die Konzeption und der Zweck des Untersuchungsprogramms wurden ihnen genau erklärt, ferner ihre Altersgruppe, ihr Bildungsgrad und, soweit vorhanden, die ungefähre Intensitätsrate ihrer Beziehung ermittelt. Sofern sie ihr Interesse an einer Mitarbeit bekundeten, wurde ein persönliches Interview durchgeführt.

Sobald sich im Interview herausstellte, daß der oder die Betreffende über einen gewissen Grad an befriedigender homosexueller Beziehung verfügte, wurde der Versuch unternommen, die jeweilige psychosoziale Lebensgeschichte zu rekonstruieren. Die diversen Episoden wurden in von den beiden Mitgliedern des Untersuchungsteams getrennt vorgenommenen Interviews aufgezeichnet. Darauf folgten eine umfassende medizinische Untersuchung, die üblichen Labortests und die Registrierung der individuellen Krankengeschichten. Wenn sich im Verlauf dieser Untersuchungen weder psychotische noch ernsthaft neurotische Defekte zeigten und die Untersuchungsperson zudem auch physisch gesund war, wurde sie zur Teilnahme an dem Untersuchungsprogramm eingeladen. Alle in Frage kommenden Personen wurden umfassend über die möglichen Unannehmlichkeiten und Risiken aufgeklärt, die sich aus ihrer Teilnahme ergeben könnten. Zu der Zeit, als das Programm begann, waren noch keine verbindlichen Richtlinien zum Schutz von Untersuchungspersonen unter Laboratoriumsbedingungen in Kraft; trotzdem glaubte der Vorstand des Instituts seine Zustimmung zu dem Untersuchungsprogramm geben zu können.

Auswahlkriterien (Aussonderung ungeeigneter Untersuchungspersonen)

Bei der weiteren Auswahl diente die Feststellung der sozialen Stabilität, über welche die Untersuchungspersonen verfügten, als ein wesentlicher Faktor. Sicherlich muß soziale Stabilität in Zusammenhang mit dem jeweiligen Alter eingeschätzt werden. Als das Programm Mitte der sechziger Jahre in Angriff genommen wurde, schien eine sozial gefestigte Beziehung zwischen männlichen Homosexuellen im Alter von 21 bis 30 Jahren kaum im Interesse der Betroffenen. Mit Ausnahme der 51 bis 60 Jahre alten Homosexuellen, von denen es zu wenig gab, um umfassende Vergleiche anstellen zu können, wurden aus keiner anderen Altersgruppe so viele potentielle Probanden ausgesondert, wie bei den männlichen Homosexuellen zwischen 21 und 30 Jahren. Ungefähr dreimal soviel Individuen dieser Altersgruppe gelangten in die Vorauswahl, als schließlich untersucht wurden (vgl. Tabelle 3–1, Kapitel 3). Dieses ungewöhnliche Zahlenverhältnis resultiert aus dem instabilen, geradezu nomadenhaften Charakter, der dieser Altersgruppe zugeschrieben werden kann. Ähnliche Probleme tauchten auf, als es darum ging, heterosexuelle männliche Untersuchungspersonen dieser Altersgruppe zu rekrutieren (vgl. Tabelle 3–11, Kapitel 3). Hatten die männlichen Homosexuellen, die in die Vorauswahl zu diesem Programm gekommen waren, das dreißigste Lebensjahr überschritten, so zeigte sich eine deutlich wachsende Tendenz der sozialen Stabilisierung ihrer Beziehungen.

Es ist sicher von Interesse, daß ein männliches Paar in die Vorauswahl einbezogen und interviewt wurde, bei dem ein Partner Mitte sechzig war, während der andere das siebzigste Lebensjahr schon überschritten hatte. Bedauerlicherweise konnten beide nicht an der Untersuchung teilnehmen, da sich im Verlauf des Eingangsinterviews herausstellte, daß einer der Partner mit erektilen Unsicherheiten zu kämpfen hatte, was während der Vorauswahl nicht festgestellt werden konnte.

Bei der Auswahl weiblicher Homosexueller (wie auch Heterosexueller) wurden 18- bis 20jährige Untersuchungspersonen akzeptiert, die bereits ein vollwertiges Sexualverhalten herausgebildet hatten, da Frauen in Missouri bereits mit achtzehn mündig werden. Es bestand ein großes Interesse daran, genaue Daten über junge Frauen zu ermitteln, die bereits zu dieser frühen Zeit behaupten, ausschließlich homosexuell orientiert zu sein (vgl. dazu Kinsey u. a., 1953).

Ein älteres Paar mit Partnern, die Mitte sechzig bzw. Anfang siebzig waren, wurde ebenfalls erfaßt und interviewt. Diese Personen wurden jedoch zur Untersuchung nicht zugelassen, da man davon ausgehen mußte, daß ihre extreme Furcht vor der Möglichkeit, daß ihre Teilnahme bekannt werden könnte (sie lebten in der näheren Umgebung), sie im Laboratorium unter unvertretbaren sozialen Druck gebracht hätte (Tabelle 3–6, Kapitel 13). Zwei Männer sowie zwei Frauen wurden aus gesundheitlichen Gründen abgelehnt. Die beiden Männer wurden zurückgewiesen, da sie an einer ernsten Hypertension litten, bei einer der Frauen wurde Diabetes diagnostiziert. Alle drei waren über 51 Jahre alt und standen in festen Beziehungen. Eine 31jährige Frau wurde ausgesondert, nachdem sich während des Interviews herausgestellt hatte, daß sie sich wegen einer Geschlechtskrankheit in ärztlicher Behandlung befand.

Auswahl der heterosexuellen Studiengruppe A

Die heterosexuelle Studiengruppe A wurde während der letzten beiden Jahre (1967 und 1968) des homosexuellen Untersuchungsprogramms rekrutiert. Gemäß der bei der Zusammenstellung der ursprünglichen heterosexuellen Studiengruppe sowie der homosexuellen Studiengruppe angewandten Methoden wurden ein weiteres Mal die Lehrkörper und die Studentenvertreter der örtlichen Institutionen, die dafür geeignet schienen, von dem Vorhaben informiert. Anschließend setzte die Mundpropaganda ein; gelegentlich wurden auch Freunde, die aus anderen Gegenden stammten, zur Mitarbeit aufgefordert. An sich gab es so gut wie keine Schwierigkeiten, stabile Paarbeziehungen am Ort des Instituts zur Mitarbeit zu gewinnen, obwohl ein beträchtlicher Prozentsatz (22 %) der Frauen und Männer der Studiengruppe A auf überregionaler Ebene angeworben wurden. Die Vorgehensweise bei der Auswahl der assignierten heterosexuellen Partner war mit derjenigen identisch, die oben für assignierte homosexuelle Partner dargelegt wurde.

Selektionskriterien (Aussonderung ungeeigneter Untersuchungspersonen)

Da die Untersuchungspersonen der heterosexuellen Studiengruppe A in keinem Fall über eine höhere Präferenzklasse als 1 verfügen sollten, mußten anfangs bereits 21 potentielle Probanden abgewiesen werden. Zwölf der 114 männlichen (Tabelle 3–11) sowie 9 der 121 weiblichen Freiwilligen (Tabelle 3–14, Kapitel 3) wurden abgelehnt, weil sie entweder eine höhere homosexuelle Präferenz als 1 aufwiesen, oder aber ein homosexuelles Erlebnis innerhalb des vorhergehenden Jahres, vom Beginn der Befragung an gerechnet, vorzuweisen hatten.

Von den insgesamt 57 männlichen und 57 weiblichen Probanden, die schließlich für die Studiengruppe A ausgewählt wurden, gehörten zwei Männer und eine Frau der Altersgruppe zwischen 51 und 60 Jahren an. Tatsächlich waren jeweils vier Frauen und Männer dieser Altersgruppe interviewt worden, es mußten jedoch zwei der Männer und drei der Frauen abgelehnt werden. Ein Mann wurde aus medizinischen Gründen (Diabetes) abgelehnt, ein anderer, weil er zeitlebens zur vorzeitigen Ejakulation neigte. Zwei der drei Frauen dieser Altersgruppe konnten aus dem einfachen Grund nicht mitarbeiten, weil sie hierfür nicht die nötige Zeit aufbringen konnten; eine andere Frau plante, eine Ehe einzugehen, die ihrer Mitarbeit an dem Untersuchungsprogramm ein vorzeitiges Ende gesetzt hätte.

Die Rate der Zurückweisungen war bei den Männern in den Altersgruppen 21 bis 30 und 51 bis 60 am höchsten (Tabelle 3–11, Kapitel 3), während sie bei den Frauen vorzugsweise die Altersgruppen 41 bis 50 und 51 bis 60 betraf (Tabelle 3–14, Kapitel 3). In den Tiefeninterviews, die während der Phase der Vorauswahl unternommen wurden, stellte sich ein hohes Maß an sozialer Instabilität in den Beziehungen der männlichen Altersgruppe der 21- bis 30jährigen heraus. Vielleicht war das Untersuchungsteam in der Beurteilung der sozialen Stabilität übertrieben streng, auf jeden Fall wurden bei der Auswahl der männlichen Heterosexuellen exakt die gleichen Maßstäbe wie bei den gleichaltrigen Homosexuellen angelegt. Die medizinischen Gründe, die zur Abweisung eines relativ hohen Prozentsatzes der kleinen Zahl älterer Männer führten, wurden schon erwähnt.

Bei den älteren heterosexuellen Frauen, die die höchste Rückweisungsquote aufwiesen, traten gänzlich andere Probleme auf. Schwierigkeiten machten hier nicht etwa soziale Instabilitäten – das Gegenteil war der Fall. Diese heterosexuellen Frauen fürchteten sich davor, daß sie erkannt werden könnten; sie hatten offene

Angst vor einer sozialen Ächtung. Sobald sich derartige Ängste zeigten, wurden die Betreffenden von der Teilnahme am Untersuchungsprogramm ausgeschlossen. Das Untersuchungsteam war der Ansicht, daß sich derartige Bedenken negativ auf die Fähigkeit zur sexuellen Interaktion im Laboratorium auswirken würden.

Das Untersuchungsteam konstatierte, daß die älteren Frauen der Studiengruppe A ebenso häufig Ängste dieser Art äußerten, wie das auch bei den gleichaltrigen Frauen des zehn Jahre zurückliegenden heterosexuellen Studienprogramms der Fall gewesen war. Darüber hinaus ist es sicher von Interesse, daß homosexuelle Frauen dieser Altersgruppe nur sehr selten derartige Bedenken anmeldeten. Das zuvor beschriebene ältere homosexuelle Paar stellt in dieser Hinsicht eine Ausnahme dar.

Eine Ablehnung aus medizinischen Gründen war ausgesprochen selten. Wie bereits ausgeführt, wurden ein Mann wegen Diabetes und eine jüngere Frau wegen einer Hypertension abgewiesen. Eine alleinstehende Frau in der Altersgruppe 21 bis 30 mußte abgewiesen werden, nachdem sich in der medizinischen Untersuchung herausgestellt hatte, daß sie schwanger war.

Entstehung der heterosexuellen Studiengruppe B (Reduktionsprozeß)

Die Studiengruppe B wurde, wie in Kapitel 1 beschrieben, aus ausgewählten Mitgliedern der früheren Heterosexuellenstudie zusammengesetzt (Die sexuelle Reaktion, 1966). Der Reduktionsprozeß, auf Grund dessen die Studiengruppe B gebildet werden konnte, soll im Folgenden detailliert dargestellt werden. Er wurde mit dem Ziel vorgenommen, all jene Teilnehmer der alten Studie ausfindig zu machen, die den Anforderungen genügen konnten, die an die Probanden der heterosexuellen Studie A gestellt werden mußten. Anschließend erst würde ein Vergleich der Daten untereinander sowie mit denjenigen der homosexuellen Studiengruppe möglich werden.

Während der damaligen Studie, die neun Jahre in Anspruch nahm, wurden 276 verheiratete Paare, 106 alleinstehende Frauen und 36 ledige Männer als Probanden eines umfassenden Laborprogramms auf die physiologischen Aspekte ihrer heterosexuellen Funktionen hin untersucht. Insgesamt waren also 382 Frauen und 312 Männer als Untersuchungspersonen in der Heterosexuellenstudie tätig. Von den 276 verheirateten Paaren, die an dem Programm mitgearbeitet hatten, konnten 19 weder bei der Masturbation oder Manipulation ihres Partners noch beim Koitus beobachtet werden. Fellatio und Cunnilingus sind nicht untersucht worden. Es gab eine ganze Reihe von Gründen, weshalb diese Paare nicht an dem gesamten Studienprogramm teilnehmen konnten, und sobald sich einer der Partner bestimmten sexuellen Aktivitäten gegenüber reserviert verhielt, wurde auch nicht der Versuch unternommen, ihn doch noch dazu zu veranlassen. Da bei diesen 19 Paaren keine vollständige Mitarbeit zu erreichen war, wurden sie auch statistisch nicht weiter erfaßt.

Weiterhin gab es sechs verheiratete Paare, an denen sexuelle Reaktionen während der Schwangerschaft untersucht werden konnten. Fünf dieser Paare hatten schon vor Beginn der Schwangerschaft mit der Mitarbeit am Projekt begonnen; sie alle nahmen nach Abschluß der Schwangerschaft wieder an den laufenden Untersuchungen teil. Das statistische Material aus dem Zeitraum der Schwangerschaft wurde nicht in Betracht gezogen, wohingegen sich das Material, das vor und nach der Schwangerschaft gewonnen wurde, verwenden ließ.

Es blieben 257 verheiratete Paare übrig, die sich zu stimulativen Techniken wie Masturbation und Manipulation des Partners sowie koitalen Aktivitäten bereit fanden. Die große Mehrzahl der verheirateten Paare haben, nachdem sie erst einmal in das Programm integriert worden waren, über einen Zeitraum von einem bis zu sechs Jahren an dem Untersuchungsprogramm mitgearbeitet.

Ein Großteil der 106 alleinstehenden Frauen, die als mögliche Probanden für die Studiengruppe B in Frage hätten kommen können, waren im Laboratorium nicht dazu aufgefordert worden, auf stimulative Techniken zu reagieren. Weiterhin wurde mit sieben Frauen, die über eine künstliche Vagina verfügten, eine besondere Gruppe gebildet, um die Folgen ihrer Vaginalagenesie untersuchen zu können; diese Gruppe wurde ebenfalls aus der allgemeinen Statistik herausgenommen (Masters und Johnson, 1961). Achtundvierzig der ledigen Frauen hatten nur an Experimenten teilgenommen, bei denen ein künstlicher Koitus untersucht wurde (Masters und Johnson 1966/Johnson u. a., 1970). Da die Interaktion mit einem männlichen Sexualpartner in diesen Fällen im Laboratorium nicht untersucht wurde, konnte die Orgasmusfähigkeit dieser Frauen auch nicht zu Vergleichszwecken herangezogen werden.

Schließlich gab es noch 27 alleinstehende Frauen, die sich ausschließlich dazu bereitgefunden hatten, ihre Masturbationspraktiken untersuchen zu lassen, und nicht damit einverstanden waren, mit einem assignierten männlichen Partner in irgendeine Form sexueller Interaktion zu treten. Auch diese Frauen kamen offensichtlich nicht für einen Vergleich mit den anderen Studiengruppen in Betracht. Von den 106 alleinstehenden heterosexuellen Frauen, die über die Jahre an den unterschiedlichsten Untersuchungsprogrammen teilgenommen hatten, erklärten sich 24 dazu bereit, als Partner in einem assignierten Paar zu fungieren, wobei die Sexualfunktionen von Männern und Frauen beobachtet wurden, die in keiner festen Beziehung leben.

Von den 36 ledigen Männern, die an der ersten Heterosexuellenstudie teilgenommen hatten, erklärten sich sieben nur ausschließlich dazu bereit, unter Laborbedingungen zu masturbieren; diese geringe Anzahl ließ sich ebenfalls statistisch nicht verwenden.

Im Verlauf des ursprünglichen Studienprogramms hatten sich also nur 24 alleinstehende Frauen sowie 29 alleinstehende Männer heterosexueller Orientierung bereitgefunden, ohne jegliche Einschränkungen im Labor zu agieren. Eine Frau

Tabelle 2–1

Studiengruppe B (Reduktionstabelle): Männliche Untersuchungspersonen

Alter	Ursprüngliche Gesamtzahl*	Anzahl der Reduzierung	Studiengruppe B (reduz. Anzahl)	Prozentsatz
21–30	120	6	114	39,9
31–40	111	2	109	38,1
41–50	42	4	38	13,3
51–60	19	5	14	4,9
61–70	14	3	11	3,8
71–80	4	4	0	0
81–90	2	2	0	0
Insgesamt	312	26	286	100
				(1957–1965)

* siehe Masters and Johnson (1966), S. 13.

Tabelle 2–2

Studiengruppe B (Reduktionstabelle): Weibliche Untersuchungspersonen

Alter	Ursprüngliche Gesamtzahl*	Anzahl der Reduzierung	Studiengruppe B (reduz. Anzahl)	Prozentsatz
18–20	2	1	1	0,4
21–30	182	41	141	50,2
31–40	137	32	105	37,4
41–50	27	12	15	5,3
51–60	23	8	15	5,3
61–70	8	4	4	1,4
71–80	3	3	0	0
Insgesamt	382	101	281	100
				(1957–1965)

* siehe Masters and Johnson (1966), S. 13.

hatte während einer Periode von vier Jahren drei assignierte männliche Partner, drei andere Frauen kamen auf zwei männliche Partner, so daß im ganzen 29 assignierte Paare an der ersten Studie beteiligt waren. Es gab elf schwarze, verheiratete Paare, die als potentielle Probanden für die Studiengruppe B angesehen werden konnten. Eines dieser Paare mußte aus statistischen Erwägungen ausscheiden, es blieben also zehn schwarze Paare unter den restlichen 257 festen Beziehungen zurück. Von den fest liierten Paaren waren zwei amerikanisch-spanischer Herkunft. Keiner der 29 assignierten männlichen und 24 assignierten weiblichen Partner war schwarz oder spanischer Abkunft. Die beiden alleinstehenden schwarzen Frauen wurden ausgesondert, da sie nur an Experimenten mitgearbeitet hatten, bei denen ein künstlicher Koitus erfolgte.

Ergebnisse des Reduktionsprozesses

Die Ergebnisse des Reduktionsprozesses sind aus den Tabellen 2-1 und 2-2 zu ersehen. In der ersten Spalte der jeweiligen Tabelle wird, nach Altersgruppen unterteilt, die Anzahl derjenigen Männer bzw. Frauen angeführt, aus der sich die ursprüngliche heterosexuelle Studie zusammensetzte. Die zweite Spalte gibt über die Anzahl derjenigen Probanden jeder Altersgruppe Auskunft, die sich nicht zu allen Arten stimulativer Tätigkeiten bereitfanden, und deshalb statistisch nicht verwendet werden konnten. Die dritte Spalte enthält das Reduktionsresultat, die Anzahl der Frauen und Männer, die zur Bildung der Studiengruppe B herangezogen werden konnten, und einen Vergleich mit der Untersuchung des Grades heterosexueller Funktionen in der Studiengruppe A ermöglichen würde. In der letzten Spalte findet sich der Prozentsatz der Probanden jeder Altersgruppe, der den Anteil der insgesamt 281 Frauen und 286 Männer, die nunmehr die Studiengruppe B bildeten, im Hinblick auf die ursprüngliche Gesamtzahl der schon früher untersuchten Probanden ausdrückt.

Da die Auswahlkriterien hinsichtlich der homosexuellen wie der heterosexuellen Studiengruppe A mit denen identisch waren, die bei der Reduzierung der ersten Heterosexuellenstudie zugrunde gelegt wurden, war die Möglichkeit eines umfassenden Datenvergleichs gewährleistet. Die statistischen Vergleiche, die zwischen den drei Hauptgruppen durchgeführt werden konnten, werden in Kapitel 10 dargelegt.

Die Tabelle 2–3 verzeichnet die Schulbildung der männlichen Mitglieder der Untersuchungsgruppe B. Die 83,6 % betragende Rate an männlichen Collegeabsolventen und Graduierten der Studiengruppe B ist die höchste der drei Gruppen, diejenige der beiden anderen Gruppen (82 % bei den männlichen Homosexuellen und 79 % bei den männlichen Heterosexuellen der Studiengruppe A, vgl. Tabellen 3–4 und 3–12, Kapitel 3) sind hiermit jedoch durchaus vergleichbar.

Die Schulbildung der heterosexuellen Frauen, die in die reduzierte Gesamtgruppe

Tabelle 2–3

Studiengruppe B: Schulbildung der männlichen Untersuchungspersonen (N = 286)

Alter	N	High School*	College*	Graduierte*
21–30	114	22	47	45
31–40	109	19	40	50
41–50	38	5	16	17
51–60	14	0	6	8
61–70	11	1	8	2
Insgesamt	286	47 (16,4 %)	117 (40,9 %)	122 (42,7 %)
				(1957–1965)

* Ausschlaggebend ist die Einschreibung an der Schule.

aufgenommen wurden (Studiengruppe B), ist aus der Tabelle 2–4 zu ersehen. Von ihnen hatten 61,9 % eine College- oder Graduiertenausbildung erhalten. Diese Angaben entsprechen ungefähr jenen, welche von den homosexuellen (67,1 %) und heterosexuellen (70,2 %) Frauen der Studiengruppe A ermittelt werden konnten; und sie stimmten ebenso mit den ursprünglichen Vorstellungen überein, die das Untersuchungsteam entwickelt hatte, wenn es einen Anteil von 60 bis 70 % an

Tabelle 2–4

Studiengruppe B: Schulbildung der weiblichen Untersuchungspersonen (N = 281)

Alter	N	High School*	College*	Graduierte*
18–20	1	1	0	0
21–30	141	45	69	27
31–40	105	42	43	20
41–50	15	6	7	2
51–60	15	11	3	1
61–70	4	2	2	0
Insgesamt	281	107 (38,1 %)	124 (44,1 %)	50 (17,8 %)
				(1957–1965)

* Ausschlaggebend ist die Einschreibung an der Schule.

Collegebesucherinnen innerhalb der Gruppe der weiblichen Probanden als wünschenswert ins Auge gefaßt hatte. Die Frauen der Studiengruppe B wiesen den geringsten Bildungsgrad auf, obwohl das Untersuchungsteam keine Mühen gescheut hatte, um Frauen mit einer möglichst hohen Schulbildung zu gewinnen. Es darf in diesem Zusammenhang jedoch nicht vergessen werden, daß diese weiblichen Probanden bereits ab 1957 (bis 1965) in eine Untersuchung einwilligten, wogegen die anderen Gruppen zwischen 1964 und 1968 zusammengestellt wurden. Aus dieser zeitlichen Differenz von beinahe einem Jahrzehnt läßt sich vielleicht das Anwachsen der Zahl von Frauen erklären, die das College besuchten.

Zusammenfassung

In diesem Kapitel wurden die Methoden zur Auswahl der Probanden sowie die damit verbundenen Probleme dargestellt. Zudem wurde aufgezeigt, wie die Vergleichbarkeit der beiden heterosexuellen Studiengruppen untereinander sowie der homosexuellen Untersuchungsgruppe erreicht werden konnte. Durch Anwendung bestimmter Kriterien, nach denen die heterosexuelle Gruppe B gebildet wurde, konnte eine vergleichbare Form für alle Untersuchungsgruppen entwickelt werden. Die statistische Analyse der Gruppenzusammensetzung wird in Kapitel 10 geschildert. In allen Untersuchungsgruppen weicht das Bildungsniveau vom repräsentativen Durchschnitt deutlich nach oben hin ab. Die Gründe für diese Abweichung, die bereits in der ersten Studie bewußt in Kauf genommen wurde, werden erläutert, sie gelten auch für die nachfolgenden Studien. Weitere Variablen wie Religionszugehörigkeit, sozioökonomischer Status, Beruf und regionale Verschiedenheiten, konnten nicht berücksichtigt werden und können deshalb auch nicht Gegenstand der Analyse sein.

3
Form und Struktur der Studiengruppen

Im vorliegenden Kapitel werden die wesentlichen Daten, die von der homosexuellen und der heterosexuellen Studiengruppe A ermittelt wurden, in tabellarischer Form dargestellt und erläutert. Die Auswahlkriterien wurden in Kapitel 2 beschrieben, hier werden nun die Altersverteilung, die Präferenzraten, die Schulbildung zusammen mit den medizinischen Daten und den die Heirat und die Schwangerschaft betreffenden Zahlen vorgestellt. Eine gesonderte Darstellung des statistischen Materials der bisexuellen Studiengruppe findet sich in Kapitel 18.

Die homosexuelle Studiengruppe

Die homosexuelle Studiengruppe umfaßte insgesamt 176 Probanden. Die Mehrzahl dieser homosexuellen Untersuchungspersonen wurden aus St. Louis selbst oder den umliegenden akademischen Einrichtungen rekrutiert.

Vierundneunzig männliche homosexuelle Probanden nahmen an dem Untersuchungsprojekt teil (Tabelle 3–1). Vierundachtzig dieser Männer lebten in festen

Tabelle 3–1
Homosexuellenstudie: Auswahl der männlichen Probanden
(N = 94)

Alter	Anzahl der Männer			Prozentueller Anteil
	Erfaßt	Interviewt	Ausgewählt	
21–30	104	62	33	35,1
31–40	81	61	48	51,0
41–50	18	14	12	12,8
51–60	5	3	1	1,1
61–70	1	1	0	0
71–80	1	1	0	0
Insgesamt	210	142	94	100
				(1964–1968)

Beziehungen, es existierten demnach 42 Paare. Elf dieser festen Beziehungen dauerten schon über zehn Jahre, 14 weitere Paare waren mehr als fünf Jahre zusammen. Die restlichen zehn männlichen Probanden, die nicht in einer festen Beziehung lebten, waren aufgrund ihrer Lebensart ausgewählt worden, die eine anhaltende emotionale Beziehung zu ihren Sexualpartnern weder möglich machte noch wünschenswert erscheinen ließ. Fünf dieser Männer bedienten sich Schwulenbars, öffentlicher Toiletten oder anderer Treffpunkte auf der Suche nach einem gelegentlichen Sexualpartner. Keiner dieser zehn homosexuellen Männer hatte jemals eine homosexuelle oder heterosexuelle Beziehung, die länger als drei Monate dauerte, und sie hatten von sich aus auch kein Interesse daran, eine länger andauernde Bindung einzugehen. Gemäß ihren Schilderungen war es ihnen im Fall einer Interaktion mit einem Sexualpartner vor allem um ihre sexuelle Befriedigung zu tun. Drei der alleinstehenden Probanden waren damit einverstanden, mit mehr als einem Partner im Laboratorium getestet zu werden. Einer der Männer wurde bei verschiedenen Gelegenheiten mit drei assignierten Partnern zusammengebracht, die beiden anderen wurden jeweils zwei Partnern zugeführt. Die sieben assignierten Paare, die mit Hilfe dieser zehn Probanden gebildet werden konnten, wurden den 42 festen homosexuellen Beziehungen hinzugefügt, so daß schließlich 49 männliche homosexuelle Paare im Laboratorium agierten (Tabelle 3–2).

Tabelle 3–2

Homosexuellenstudie: Anzahl der männlichen Paare
(Probanden N = 94, Paare N = 49)

84 Probanden in fester Beziehung	42 Paare
Studie (A) mit 3 assignierten Partnern	3 Paare
Studie (B) mit 2 assignierten Partnern	2 Paare
Studie (C) mit 2 assignierten Partnern	2 Paare
Insgesamt	49 Paare
	(1964–1968)

Die Altersverteilung der männlichen Probanden reichte von 21 bis 54 Jahre, wobei die höchste Konzentration in der Altersgruppe 31 bis 40 vorlag (Tabelle 3–1). Die Kinseyschen Präferenzraten 1 bis 6 sind wie geplant vorhanden, die höchste Konzentration ist hier bei den Klassen 3, 5 und 6 anzutreffen (Tabelle 3–3). Die Schulbildung der männlichen Probanden unterteilt sich in 18 % High-School-Besucher, 41,5 % Collegeabsolventen und 40,5 % Graduierte (Tabelle 3–4).

Tabelle 3–3

Homosexuellenstudie: Klassifikation der sexuellen Präferenzen der männlichen Probanden (N = 94)

	Kinseysche Präferenzskala							
Alter	0	1	2	3	4	5	6	Insgesamt
21–30	0	0	6	9	5	5	8	33
31–40	0	2	5	8	8	15	10	48
41–50	0	2	0	3	0	4	3	12
51–60	0	0	0	0	0	0	1	1
Insgesamt	0 (0%)	4 (4,3%)	11 (11,7%)	20 (21,3%)	13 (13,8%)	24 (25,5%)	22 (23,4%)	94 (100%)

(1964–1968)

Tabelle 3–4

Homosexuellenstudie: Schulbildung der männlichen Probanden (N = 94)

Alter	N	High School*	College*	Graduierte*
21–30	35	6	14	15
31–40	47	8	20	19
41–50	11	3	4	4
51–60	1	0	1	0
Insgesamt	94	17 (18,0%)	39 (41,5%)	38 (40,5%)

(1964–1968)

* Ausschlaggebend ist die Einschreibung an der Schule.

In der männlichen homosexuellen Studiengruppe wurden nur wenige Erkrankungen der Genitalorgane festgestellt (Tabelle 3–5). Zwei der Probanden hatten eine nicht bösartige Hypertrophie der Prostata, ein weiterer Proband litt unter einer Hernia inguinalis. Acht der Männer waren unbeschnitten.

Zwölf Fälle von Gonorrhö waren früher bei den Probanden diagnostiziert worden, wobei nur zehn der 94 Männer behandelt worden waren, da sich zwei von ihnen jeweils einmal im Laufe eines homosexuellen und eines heterosexuellen Sexualkontakts infiziert hatten.

Tabelle 3–5

Homosexuellenstudie: Erklärungen der Genitalorgane bei männlichen Probanden (N = 94)

Ergebnisse	Altersgruppen 21–30	31–40	41–50	51–60
Erkrankungen				
benigne Hypertrophie der Prostata	0	0	1	1
Hernia inguinalis (mit Beschwerden)	0	1	0	0
Gonorrhö-Infektion (ausgeheilt)	7	4	1	0
Zusätzliche Merkmale				
Penis nicht beschnitten	3	3	1	1
				(1964–1968)

Zweiundachtzig weibliche Untersuchungspersonen wurden zur Beobachtung im Laboratorium zugelassen, von denen 76 Frauen in festen Beziehungen zueinander standen, und somit 38 feste Paare gebildet werden konnten. Das Alter der weiblichen Probanden reichte von 20 bis 54, die höchste Konzentration war hier in der Altersgruppe 21 bis 30 anzutreffen (Tabelle 3–6).

Tabelle 3–6

Homosexuellenstudie: Auswahl der weiblichen Probanden (N = 82)

Alter	Anzahl der Frauen Erfaßt	Interviewt	Ausgewählt	Prozentueller Anteil
18–20	5	4	1	1,2
21–30	72	54	37	45,1
31–40	68	41	31	37,8
41–50	17	14	10	12,2
51–60	3	3	3	3,7
61–70	1	1	0	0
71–80	1	1	0	0
Insgesamt	167	118	82	100
				(1964–1968)

Sechs der Frauen waren an längerfristigen Beziehungen nicht interessiert. Eine Untersuchungsperson hatte zwei Jahre vor Beginn des homosexuellen Untersuchungsprogramms eine sechsmonatige feste lesbische Beziehung gehabt. Drei der alleinstehenden weiblichen Probanden suchten sich ihre Sexualpartner in Bars oder schlossen sich Lesbiergruppen an. Als Zweck ihrer sexuellen Interaktionen gaben sie an, daß sie auf diesem Weg vor allem eine Entspannung zu erreichen suchten. Nur in einem einzigen Fall hatte eine weibliche Untersuchungsperson im Zeitraum von sechs Monaten vor Beginn der Rekrutierung ein heterosexuelles Erlebnis.

Zwei der Frauen, die keine feste Beziehung unterhielten, bildeten mit jeweils zwei anderen Frauen vier assignierte Paare. Insgesamt konnten also 42 weibliche homosexuelle Paare im Laboratorium beobachtet werden (Tabelle 3–7).

Tabelle 3–7

Homosexuellenstudie: Anzahl der weiblichen Paare
(Probanden N = 82, Paare N = 42)

76 Probanden in fester Beziehung	38 Paare
Studie (D) mit 2 assignierten Partnern	2 Paare
Studie (E) mit 2 assignierten Partnern	2 Paare
Insgesamt	42 Paare
	(1964–1968)

Tabelle 3–8

Homosexuellenstudie: Klassifikation der sexuellen Präferenzen
der weiblichen Probanden (N = 82)

	Kinseysche Präferenzskala							
Alter	0	1	2	3	4	5	6	Insgesamt
18–20	0	0	0	0	1	0	0	1
21–30	0	0	5	12	10	4	6	37
31–40	0	2	5	6	6	5	6	30
41–50	0	1	1	2	1	2	4	11
51–60	0	0	0	0	0	1	2	3
Insgesamt	0 (0%)	3 (3,6%)	11 (13,4%)	20 (24,4%)	18 (22,0%)	12 (14,6%)	18 (22,0%)	82 (100%)
								(1964–1968)

Alle Präferenzraten waren vorhanden, die höchste Konzentration war in den Klassen 3, 4 und 6 anzutreffen (Tabelle 3–8). Von den weiblichen Probanden hatten 32,9 % nur die High School besucht, während 51,2 % das College absolvierten und 15,9 % Graduierte waren (Tabelle 3–9).

Tabelle 3–9

Homosexuellenstudie: Schulbildung der weiblichen Probanden (N = 82)

Alter	N	High School*	College*	Graduierte*
18–20	1	1	0	0
21–30	38	11	20	7
31–40	30	8	17	5
41–50	10	5	4	1
51–60	3	2	1	0
Insgesamt	82	27 (32,9 %)	42 (51,2 %)	13 (15,9 %)
				(1964–1968)

* Ausschlaggebend ist die Einschreibung an der Schule.

Pathologica im Beckenbereich waren in der weiblichen Untersuchungsgruppe kaum anzutreffen (Tabelle 3–10). Die Zystozelen, Urethrozelen und Rektozelen, die bei

Tabelle 3–10

Homosexuellenstudie: Erkrankungen der Beckenorgane bei weiblichen Probanden (N = 82)

	Altersgruppen				
Ergebnisse	18–20	21–30	31–40	41–50	51–60
Zystozele	0	2	3	1	0
Urethrozele	0	2	2	1	0
Rektozele	0	1	2	1	0
Hysterektomie	0	0	1	2	1
Myomatosis uteri	0	0	1	1	0
Becken- u. Labien-Varikositäten	0	0	1	0	0
Becken-Endometriose	0	0	1	0	0
Gonorrhö (ausgeheilt)	0	2	2	0	0
					(1964–1968)

der Routineuntersuchung entdeckt wurden, waren nach vorausgegangenen Schwangerschaften vorhanden. Bei einer Frau waren die Zystozele und Rektozele erkrankt. Bei vier der Frauen war eine Hysterektomie vorgenommen worden, in einem dieser Fälle wurden die Eierstöcke entfernt. Bei zwei der Frauen wurde Myomatosis uteri diagnostiziert, als die medizinische Voruntersuchung durchgeführt wurde.

Eine der Frauen hatte Becken- und Labien-Varikositäten, welche sexuelle Aktivitäten sehr erschwerten. Ein Fall von asymptomatischer Becken-Endometriose wurde zufällig entdeckt. Bei vier Frauen war schon einmal Gonorrhö diagnostiziert und behandelt worden. Drei dieser Frauen gaben an, während heterosexueller Kontakte infiziert worden zu sein. Die dritte Frau, die mit der Präferenzrate 6 klassifiziert worden war, konnte die Infektionsquelle nicht genau angeben, da sie sehr viele weibliche Partner aufweisen konnte und jede sexuelle Betätigung mit männlichen Sexualpartnern verneinte.

Heterosexuelle Studiengruppe A

Die heterosexuelle Studiengruppe A wurde aus 50 verheirateten und sieben assignierten Paaren gebildet. Elf der 50 verheirateten Paare wurden überregional rekrutiert, während die assignierten heterosexuellen Untersuchungspersonen alle aus St. Louis stammten.

Die Altersspanne der männlichen Probanden dieser Gruppe reichte von 21 bis 57 Jahren, die höchste Konzentration wies die Altersguppe 31 bis 40 auf (Tabelle 3–II).

Tabelle 3–11

Heterosexuelle Studiengruppe A: Auswahl der männlichen Probanden (N = 57, Verheiratet N = 50, Assigniert N = 7)

	Anzahl der Männer			
Alter	Erfaßt	Interviewt	Ausgewählt	Prozentueller Anteil
21–30	44	29	17	29,8
31–40	49	37	30	52,6
41–50	15	11	8	14,0
51–60	6	4	2	3,5
Insgesamt	114	81	57	100
				(1964–1968)

Mit Ausnahme eines Mannes, dem die Präferenzrate 1 zugesprochen wurde, hatte keiner der Probanden eine höhere Rate als Klasse 0. Der in Klasse 1 eingeordnete Mann hatte in den letzten beiden Jahren vor Beginn der Studie keinerlei homosexuelle Kontakte. Von den Probanden dieser Gruppe hatten 21 % die High School und 35,1 % das College besucht, 43,9 % waren Graduierte (Tabelle 3–12).

Tabelle 3–12

Heterosexuelle Studiengruppe A: Schulbildung der männlichen Probanden (N = 57)

Alter	N	High School*	College*	Graduierte*
21–30	17	3	6	8
31–40	30	6	9	15
41–50	8	2	4	2
51–60	2	1	1	0
Insgesamt	57	12 (21,0%)	20 (35,1%)	25 (43,9%)
				(1967–1968)

* Ausschlaggebend ist die Einschreibung an der Schule.

Die Zahl der Erkrankungen der männlichen Genitalorgane war in der Studiengruppe A gering (Tabelle 3–13). Eine einzige benigne Hypertrophie wurde während der

Tabelle 3–13

Heterosexuelle Studiengruppe A: Erkrankungen der Genitalorgane bei männlichen Probanden (N = 57)

	Altersgruppen			
Ergebnisse	21–30	31–40	41–50	51–60
Erkrankungen				
benigne Hypertrophie der Prostata	0	0	0	1
Hernia inguinalis (mit Beschwerden)	0	1	1	0
Gonorrhö-Infektion (ausgeheilt)	2	2	3	0
Syphilis-Infektion (ausgeheilt)	1	0	0	0
Zusätzliche Merkmale				
Penis nicht beschnitten	0	1	1	0
				(1967–1968)

medizinisch-physiologischen Voruntersuchung festgestellt, weiterhin kamen noch zwei Hernia inguinalis vor, die jedoch keinerlei ernsthafte Beschwerden verursachten. Sieben Fälle von Gonorrhö und einer von Syphilis (die alle mit Erfolg behandelt worden waren) wurden während der Interviews bekannt. Nur zwei der Männer, beide verheiratet, waren unbeschnitten.

Die jüngste der ausgewählten weiblichen Untersuchungspersonen war 21 Jahre alt, die älteste 56 (Tabelle 3–14). Wie man angesichts der Alterskonzentration bei den dazugehörigen männlichen Probanden erwarten durfte, waren die meisten Frauen im Alter zwischen 21 und 30 Jahren.

Von den Probanden dieser Gruppe waren 29,8 % auf der High School, 45,6 % auf dem College und 24,6 % Graduierte (Tabelle 3–15).

Tabelle 3–14

Heterosexuelle Studiengruppe A: Auswahl der weiblichen Probanden (N = 57, Verheiratet N = 50, Assigniert N = 7)

Alter	Anzahl der Frauen			Prozentueller Anteil
	Erfaßt	Interviewt	Ausgewählt	
21–30	46	32	27	47,4
31–40	52	39	23	40,3
41–50	17	13	6	10,5
51–60	6	4	1	1,8
Insgesamt	121	88	57	100
				(1967–1968)

Tabelle 3–15

Heterosexuelle Studiengruppe A: Schulbildung der weiblichen Probanden (N = 57)

Alter	N	High School*	College*	Graduierte*
21–30	27	7	12	8
31–40	23	7	11	5
41–50	6	3	2	1
51–60	1	0	1	0
Insgesamt	57	17 (29,8 %)	26 (45,6 %)	14 (24,6 %)
				(1967–1968)

* Ausschlaggebend ist die Einschreibung an der Schule.

Ähnlich wie bei den entsprechenden Männern, waren auch hier Erkrankungen der Genitalien selten (Tabelle 3–16). Zwei Urethrozelen, vier Zystozelen und drei Rektozelen wurden bemerkt. Eine der Frauen, die eine dreifache Hernia aufwies, zeigte zwar Symptome, war jedoch keinen Schmerzen ausgesetzt. Bei zwei Frauen war eine Hysterektomie vorgenommen worden, in beiden Fällen blieben die Ovarien erhalten. Alle vier vorliegenden Fälle von Gonorrhö waren erfolgreich behandelt worden.

Tabelle 3–16

Heterosexuelle Studiengruppe A: Erkrankungen der Beckenorgane bei weiblichen Probanden (N = 57)

	Altersgruppen			
Ergebnisse	21–30	31–40	41–50	51–60
Erkrankung				
Urethrozele	1	1	0	0
Zystozele	1	2	1	0
Rektozele	1	1	1	0
Hysterektomie	0	0	1	1
Becken- u. Labien-Varikositäten	0	2	2	1
Cervicale Lakaration	1	1	0	0
Gonorrhö (ausgeheilt)	2	2	0	0

(1967–1968)

Repräsentativität von Minderheiten

Der Versuch, schwarze homosexuelle Paare zu gewinnen, blieb bei den Männern ohne jeden Erfolg. Dagegen gab es ein schwarzes lesbisches Paar, dem eine feste Beziehung mit der Präferenzrate 6 zugrunde lag, und das der Altersgruppe 21 bis 30 bzw. 31 bis 40 angehörte.

Auch die Suche nach schwarzen, heterosexuellen Paaren war nur teilweise erfolgreich, in der Studiengruppe A gab es drei derartige feste Beziehungen. Bei zwei dieser Paare hatten die Partner die High School besucht, der Ehemann des dritten schwarzen Paars war graduiert, während seine Frau das College absolviert hatte. Ferner gab es noch ein Ehepaar spanisch-amerikanischer Abstammung, beide Eheleute waren auf der High School gewesen.

Keiner der assignierten Untersuchungspersonen gehörte einer ethnischen Minderheit an.

Ehe und Schwangerschaft

Der wohl auffälligste Kontrast zwischen der homosexuellen Studiengruppe und der heterosexuellen Studiengruppe A ist in den unterschiedlichen Schwangerschafts- und Vaterschaftsraten zu suchen. Wie vorauszusehen, war die Zahl der Ehen wie der Schwangerschaften in der heterosexuellen Gruppe ungleich höher. Während die homosexuelle Gruppe 26 Ehen und 33 Schwangerschaften bei den 82 homosexuellen Frauen vorzuweisen hatte, waren 66 Ehen und 81 Schwangerschaften bei den 57 heterosexuellen Frauen zu verzeichnen (vgl. Tabellen 3–17 und 3–18). Von den 94 homosexuellen Männern waren 15 verheiratet und 11 von ihnen hatten vermutlich gezeugt, bei den 57 heterosexuellen Männern finden sich hingegen 72 Heiraten und 93 vermutete Vaterschaften (vgl. Tabellen 3–19 und 3–20).

Es ist wichtig, darauf hinzuweisen, daß homosexuell Orientierte, entgegen einem weit verbreiteten Vorurteil, der Ehe und dem Kinderkriegen einen hohen Wert beimessen. Um diese These zu stützen, werden im Anschluß die dazu vorliegenden Aussagen der homosexuellen Probanden ausführlicher dargestellt als die diesbezüglichen Interviewergebnisse aus der heterosexuellen Studiengruppe.

Tabelle 3–17

Homosexuellenstudie: Heirat und Schwangerschaft der weiblichen Probanden (N = 82)

	Altersgruppen					
	18–20	21–30	31–40	41–50	51–60	Insgesamt
Anzahl der Probanden	1	37	31	10	3	82
Anzahl der Ehen	0	11	9	5	1	26
Schwangerschaften	1	13	14	5	0	33
Geburten und Frühgeburten	0	8	10	3	0	21
Fehlgeburten	0	1	0	0	0	1
Abtreibungen	1	4	4	2	0	11

(1964–1968)

Tabelle 3–18

Heterosexuelle Studiengruppe A: Heirat und Schwangerschaft der weiblichen Probanden (N = 57)

	Altersgruppen				
	21–30	31–40	41–50	51–60	Insgesamt
Anzahl der Probanden	27	23	6	1	57
Anzahl der Ehen	30	28	7	1	66
Schwangerschaften	26	46	9	0	81
Geburten und Frühgeburten	17	40	8	0	65
Fehlgeburten	1	2	0	0	3
Abtreibungen	8	4	1	0	13

(1967–1968)

Tabelle 3–19

Homosexuellenstudie: Heirat und vermutliche Vaterschaft der männlichen Probanden (N = 94)

	Altersgruppen				
	21–30	31–40	41–50	51–60	Insgesamt
Anzahl der Probanden	33	48	12	1	94
Anzahl der Ehen	4	9	2	0	15
Auf Probanden vermutlich zurückzuführende Schwangerschaften	4	6	1	0	11
davon Geburten und Frühgeburten	2	4	1	0	7
davon Fehlgeburten	0	0	0	0	0
davon Abtreibungen	2	2	0	0	4

(1964–1968)

Tabelle 3–20

Heterosexuelle Studiengruppe A: Heirat und vermutliche Vaterschaft der männlichen Probanden (N = 57)

	Altersgruppen				
	21–30	31–40	41–50	51–60	Insgesamt
Anzahl der Probanden	17	30	8	2	57
Anzahl der Ehen	19	38	12	3	72
Auf Probanden vermutlich zurückzuführende Schwangerschaften	16	59	13	5	93
davon Geburten und Frühgeburten	14	50	9	4	77
davon Fehlgeburten	0	1	0	0	1
davon Abtreibungen	2	8	4	1	15
					(1967–1968)

Homosexuelle Studiengruppe: Der Stellenwert von Ehe und Schwangerschaft

Die eine weibliche Untersuchungsperson der Altersgruppe 18 bis 20 war im Alter von siebzehn Jahren schwanger geworden und hatte etwa im dritten Monat abgetrieben. Von den 37 Probanden der Altersgruppe 21 bis 30 waren elf verheiratet (vgl. Tabelle 3–17). Neun dieser Frauen waren dreizehn Mal schwanger gewesen, es lagen acht Geburten bzw. Frühgeburten, eine Fehlgeburt und vier Aborte (darunter drei freiwillige) vor. Keine der Frauen dieser Altersgruppe war öfter als zweimal schwanger.

Die in dieser Hinsicht wohl interessanteste Geschichte stammt von einer Frau, die verheiratet gewesen war und behauptete, nur fünf Mal in ihrem Leben Geschlechtsverkehr mit einem Mann gehabt zu haben, worauf sie in die Präferenzklasse 5 eingeordnet wurde. Sie hatte eine Tochter geboren sowie eine Fehlgeburt im fünften Monat gehabt. Ihrem Bericht zufolge war ihr Ehemann »an Sex nicht interessiert«, so suchte sie sexuelle Entspannung in einer lesbischen Beziehung. Nach einer gewissen Zeit ließ sie sich scheiden und baute ein festes homosexuelles Verhältnis auf, in das die Tochter ohne Schwierigkeiten integriert werden konnte.

Von den 31 weiblichen Untersuchungspersonen der Altersgruppe 31 bis 40 waren neun verheiratet. Zehn dieser Frauen waren insgesamt vierzehnmal schwanger gewesen: acht Geburten, zwei Frühgeburten und vier freiwillige Abtreibungen. Von den neun verheirateten Frauen dieser Gruppe hatte bemerkenswerterweise eine drei

Kinder geboren, während eine andere nach der Geburt zweier Kinder eine Abtreibung durchführen ließ. Beide Frauen waren vor, während und nach ihren Ehen homosexuell aktiv und wurden in die Präferenzklassen 2 bzw. 3 eingeordnet. Die restlichen acht Schwangerschaften entfielen auf jeweils eine Frau. Eine unverheiratete Frau dieser Altersgruppe hatte ihr Baby nach der Geburt zur Adoption freigegeben.

Von den zehn weiblichen Probanden der Altersgruppe 41 bis 50 waren fünf verheiratet, drei Geburten und zwei freiwillige Abtreibungen wurden ermittelt. In der Altersgruppe 51 bis 60 war eine der drei Frauen (Klasse 5) einmal verheiratet gewesen (die Ehe dauerte nur drei Tage), Schwangerschaften lagen hier keine vor.

Es ist interessant, daß bei den 21 Geburten und Frühgeburten, die unter den 82 Frauen der homosexuellen Studiengruppe verzeichnet wurden, nur in einem einzigen Fall gestillt wurde. Dieser Versuch wurde jedoch schon nach zwei Wochen wieder aufgegeben, da die betreffende Frau »es einfach nicht mochte«. Allem Anschein nach hatte es mit der Milchproduktion keine Schwierigkeiten gegeben.

Obwohl die Anzahl der Heiraten für Mitglieder eines homosexuellen Untersuchungsprogramms recht hoch zu sein scheint, waren sieben der 26 Ehen doch nur kurz, sie dauerten nicht länger als sechs Monate. Der längste Zeitraum einer Ehe betrug 13 Jahre (Klasse I). Zwei der Ehen waren nicht legalisiert, da sie aber schon über fünf Jahre geführt worden waren, wurden sie statistisch als Ehen erfaßt, die Frauen waren mit 2 bzw. 3 klassifiziert worden.

Von den 94 männlichen Probanden der homosexuellen Untersuchungsgruppe waren 15 verheiratet (Tabelle 3–19). Drei der verheirateten Untersuchungspersonen wurden in die Präferenzklasse 1 eingestuft, sechs in Klasse 2, vier in Klasse 3, und jeweils eine in die Klassen 4 und 5. Die längste Ehe, die eines 46jährigen Probanden der Klasse 1, dauerte 17 Jahre, die kürzeste (Klasse 5) war nach einer Woche beendet.

In der gesamten männlichen Studiengruppe gab es nur elf vermutete Vaterschaften. Diese hatten sieben Geburten und vier Aborte zur Folge. Fünf der Geburten waren ehelich, ebenso zwei unfreiwillige Aborte. Zwei Abtreibungen und die beiden anderen Geburten wurden von männlichen Untersuchungspersonen erwähnt, die zwar niemals verheiratet, aber davon überzeugt waren, daß sie für die Schwangerschaften verantwortlich waren.

Die Ehe- und Vaterschaftsstatistik der männlichen homosexuellen Probanden erlaubt einige interessante Vermutungen; trotzdem muß aber dieses Material mit gebührender Vorsicht interpretiert werden, da alle vorliegenden Angaben nur vorläufige Schlüsse zulassen. Von besonderem Interesse ist jedoch die auffällig niedrige Zahl der Vaterschaften bei den männlichen Untersuchungspersonen, die einen niedrigeren Grad der Fruchtbarkeit ihres Spermas vermuten lassen. Wie oben schon ausgeführt wurde, lassen sich nur elf Schwangerschaften der gesamten männlichen Untersuchungsgruppe zuordnen (sieben Geburten und vier Abtreibungen).

Allein zwei der Ehen, nämlich die des Probanden der Klasse 1 und die eines Probanden der Klasse 2, führten zusammengenommen zu vier Geburten und einer unfreiwilligen Abtreibung. So kommen also auf die restlichen 92 Mitglieder der homosexuellen männlichen Studiengruppe nur drei Geburten, zwei freiwillige Abtreibungen sowie ein unfreiwilliger Abort.

Diese Zahlen sind angetan, Neugierde zu erwecken. Um der an sich naheliegenden Möglichkeit einer nur geringen Anzahl heterosexueller Koiti bei männlichen Homosexuellen zu begegnen, wurden die 46 Probanden der Klassen 5 und 6, bei denen heterosexuelle Erfahrungen entweder nur minimal oder überhaupt nicht vorhanden waren, aus der statistischen Betrachtung ausgeschaltet. Übrig blieben elf Schwangerschaften, die von 48 Männern der Klassen 1 bis 4 angegeben wurden. Zwei der Probanden waren für fünf dieser Schwangerschaften verantwortlich, so daß auf die restlichen 46 homosexuellen Untersuchungspersonen nur sechs vermutete Schwangerschaften entfielen.

Eine Reihe wichtiger Faktoren konnte jedoch in dieser einfachen Aufstellung nicht berücksichtigt werden. So der Gebrauch von Verhütungsmitteln; die Fruchtbarkeit des jeweiligen weiblichen Partners; Befruchtungen, die den männlichen Partnern unbekannt blieben; oder auch Befruchtungen, die ihnen zu unrecht zugeschrieben wurden, sind einige wenige, und sicher längst noch nicht alle Faktoren, die berücksichtigt werden müßten, bevor verbindliche Aussagen über die Fruchtbarkeit des männlichen Homosexuellen gemacht werden können. Am wichtigsten wäre es in diesem Zusammenhang vielleicht, die Fruchtbarkeitsrate jener männlichen Homosexuellen festzustellen, die wirklich wünschten, Vater eines Kindes zu werden. Bedauerlicherweise sind zu diesem Thema keine systematischen Daten gesammelt worden. Zusammenfassend läßt sich sagen, daß aufgrund des vorliegenden Materials der Eindruck entstehen konnte, daß die Fruchtbarkeitsrate in der männlichen Untersuchungsgruppe relativ gering war.

Um wissenschaftlich haltbare Aussagen zu diesem Komplex machen zu können, war die untersuchte Gruppe leider von vornherein viel zu klein. Eine spezielle Studie zu diesem Gegenstand wurde weder bei der männlichen noch bei der weiblichen Untersuchungsgruppe angefertigt. Die Untersuchungsinteressen lagen anderswo, so daß die die männliche Fruchtbarkeit betreffenden Mutmaßungen erst nachträglich angestellt werden konnten. Der zunächst einzig haltbare Schluß, der aus dem vorliegenden Material gezogen werden kann, ist die Notwendigkeit einer systematischen klinischen Untersuchung der oben aufgeworfenen Fragen und Vermutungen. Einige Jahre später wurde zu diesem Thema am Institut eine Untergruppe homosexueller Männer zusammengestellt; dabei stellte sich heraus, daß bei einem beträchtlichen Teil dieser Männer die Anzahl der Spermien unter dem Durchschnitt lag (vgl. Kolodny u. a., 1971).

Heterosexuelle Studiengruppe: Ehe und Schwangerschaft

Unter den 57 heterosexuellen Frauen waren 66 Heiraten und 81 Schwangerschaften anzutreffen (vgl. Tabelle 3–18). Die 57 heterosexuellen Männer waren 72 Ehen eingegangen, und brachten es auf 93 ihnen zugeschriebene Schwangerschaften (vgl. Tabelle 3–20).

Vergleicht man die den 50 verheirateten und sieben ledigen Männern zugeschriebenen Schwangerschaften mit denen ihrer weiblichen Partner, so scheint es auf den ersten Blick verwirrend, daß die 57 Männer 93 Schwangerschaften für sich angeben, während die 57 Frauen nur auf 81 Schwangerschaften kommen. Diese Diskrepanz erklärt sich in erster Linie daraus, daß die Männer dieser Gruppe 72mal verheiratet waren, die Frauen hingegen nur 66mal. Zudem muß das etwas höhere Durchschnittsalter der männlichen Probanden in Rechnung gestellt werden, wodurch, rein statistisch gesehen, mehr Gelegenheiten zur Befruchtung bestanden. Acht der 57 Frauen waren niemals schwanger gewesen, fünf der 57 Männer niemals an der Entstehung einer Schwangerschaft beteiligt.

Von Interesse ist in diesem Zusammenhang die Gruppe der sieben heterosexuellen Männer und Frauen, die als assignierte Paare in der Studiengruppe A zusammenarbeiteten. Während der Laborphase war keiner dieser Männer und Frauen verheiratet, doch waren die Männer vor dieser Zeit sechs Ehen eingegangen (ein Mann wurde zweimal geschieden), während von den Frauen vier verheiratet waren. Obwohl in dieser Gruppe zur Zeit der Untersuchung niemand über eine feste Beziehung verfügte, waren nur zwei der Männer und eine Frau der Ansicht, daß sie auch für die Zukunft jedes Interesse daran aufgegeben hätten. Jeder dieser sieben Männer und Frauen behauptete von sich, vollständig auf alle Arten der sexuellen Stimulation reagiert zu haben, die im Rahmen des Laborprogramms beabsichtigt waren. Hauptsächlich sorgten sie sich um ihre eigene physische Attraktivität bzw. für diejenige, die sie von ihren assignierten Partnern erhofften.

Zusammenfassung

Im vorliegenden Kapitel wurde die Zusammensetzung der homosexuellen und heterosexuellen Studiengruppe A vorgestellt. Einschließlich der Darstellung des Reduktionsprozesses, aus dem sich die Studiengruppe B herleitet (siehe Kapitel 2), wurden bisher insgesamt drei der vier Hauptuntersuchungsgruppen beschrieben. Diese Studiengruppen werden benötigt, um die Fähigkeit homosexueller Männer und Frauen zur sexuellen Reaktion unter Laborbedingungen im Vergleich zu heterosexuellen Untersuchungsgruppen zu erkennen. Weiterhin besteht durch die Existenz dieser Studiengruppen eine bisher einmalige Gelegenheit, die sexuelle Physiologie sowie das Sexualverhalten von Männern und Frauen homosexueller und heterosexueller Präferenz unmittelbar vergleichen zu können. Schließlich können von diesen homosexuellen und heterosexuellen Untersuchungsgruppen Parallelen zu der bisexuellen Studiengruppe – der vierten Hauptgruppe – gezogen werden, die in Kapitel 8 beschrieben wird.

4
Untersuchungspersonen im Laboratorium

Die Durchführung eines Programms zur Erforschung der grundlegenden physiologischen und psychosozialen Aspekte der menschlichen Sexualität ist mit den verschiedenartigsten Problemen belastet. Zum Teil hängt der Erfolg eines solchen, im Grunde in der Öffentlichkeit immer noch umstrittenen Projekts, davon ab, inwieweit es gelingt, auf die emotionalen Bedürfnisse der Männer und Frauen einzugehen, die sich zur Mitarbeit entschlossen haben. So trägt beispielsweise die peinlich genaue Vorausplanung der Termine erheblich zur Sicherheit aller Beteiligten bei, was sich wiederum positiv auf die Probanden auswirkt, in deren Situation jegliche psychosoziale Unterstützung willkommen ist, ohne die das Projekt nicht erfolgreich hätte zu Ende geführt werden können.

Die ängstlicheren homosexuellen Paare sowie viele ältere Männer und Frauen jeder sexuellen Präferenz benötigten intensiven Zuspruch, bis sie Vertrauen faßten; sobald sich jedoch alle Sicherheitsmaßnahmen als effektiv erwiesen hatten, waren sie ohne Einschränkungen zur Mitarbeit bereit. Es ist in diesem Zusammenhang unbedingt notwendig, daß das Untersuchungsteam eine distanziert-professionelle Atmosphäre schafft und aufrechterhält, die es den Probanden ermöglicht, sich derart spontan zu verhalten, daß ihre sexuelle Reaktion unverfälscht beobachtet werden kann und sie sich zudem in der Lage sehen, Interviewfragen offen zu beantworten. Das wichtigste in dieser Hinsicht war wahrscheinlich die über zehnjährige Erfahrung des Untersuchungsteams, die es ihm ermöglichte, das Laboratorium den Bedürfnissen der Untersuchungspersonen soweit anzupassen, daß diese sich in der ungewohnten Umgebung gut zurechtfinden. Eine derartige vertrauliche Atmosphäre kam nicht nur der ungestörten Aufzeichnung der physiologischen Daten entgegen, sie erleichterte auch wesentlich die systematische Befragung der Untersuchungspersonen.

Im vorliegenden Kapitel soll auf die hier angesprochenen Probleme näher eingegangen werden. Die Befürchtungen und Bedenken der Untersuchungspersonen wie der Mitglieder des Untersuchungsstabes werden gesondert hervorgehoben. Die Ausstattung des Laboratoriums wird ebenso geschildert wie die Maßnahmen zur Wahrung der Anonymität der Probanden. Ferner soll auch noch der Akklimatisierungsprozeß an die Laborumgebung dargestellt werden, der mitunter Schwierigkeiten bereitete. Schließlich sollen die Gründe derjenigen Homosexuellen dargestellt werden, die für sich Ausnahmen von der standardisierten Prozedur im Laboratorium geltend machten.

Terminplanung

Trotz aller Anstrengungen gab es mit der Terminplanung bei den homosexuellen Probanden immer wieder Schwierigkeiten. Bei den heterosexuellen Untersuchungspersonen ließ sich der Terminplan weitaus besser einhalten, da die meisten von ihnen in der näheren Umgebung wohnten; während die homosexuellen Paare, vor allem diejenigen, die eine feste Beziehung hatten und weit entfernt von St. Louis lebten, mit diversen Widrigkeiten zu kämpfen hatten. Vorübergehende Erkrankungen, unvorhersehbare berufliche Zwänge, das Einsetzen der Menstruation, wichtige soziale Verpflichtungen, die Kinder, Verspätungen im Luftverkehr waren nur einige (und längst nicht alle) Probleme, deren man bei der Terminplanung gewahr sein mußte. Ohne den beinahe unbegrenzten Willen zur Kooperation, den die überwiegende Mehrzahl der Probanden an den Tag legte, wäre diese Untersuchung niemals zu ihrem Abschluß gelangt. Ob nun Termine in letzter Minute wieder geändert werden mußten oder gar falsch angesetzt worden waren – die hohe Bereitschaft zur Mitarbeit schien darunter nicht zu leiden –, allen fehlerhaften Dispositionen wurde mit Geduld begegnet. Für das Untersuchungsteam wirkte sich das Verhalten der Probanden in dieser Hinsicht äußerst positiv aus, es war gleichermaßen bestärkend und ermutigend.

Die Labortermine für die homosexuelle Studiengruppe wurden meist auf Freitagnacht, Samstagnachmittag und -abend sowie Sonntagmorgen festgelegt. Diese an den Wochenenden orientierte Terminplanung kam den Interessen der homosexuellen Probanden wie auch denen des Untersuchungsteams sehr entgegen. Während jene keine beruflichen Nachteile zu befürchten hatten und sich auch für die Anreise mehr Zeit nehmen konnten, hatten die Mitglieder des Untersuchungsteams die übrige Woche für andere Aufgaben frei. So war es ihnen z. B. während der beiden letzten Jahre der Homosexuellenstudie (1967 und 1968) an den Wochentagen und den dazugehörigen Abenden möglich, die heterosexuelle Studiengruppe A zu untersuchen.

Anzahl der Untersuchungspersonen

In dem 14 Jahre umfassenden Zeitraum zwischen 1957 und 1970 waren insgesamt 1076 Männer und Frauen zumindest einmal als Untersuchungsperson im Laboratorium tätig. Die große Mehrzahl der Probanden nahmen mehrmals an der Datenerfassung im Rahmen eines bestimmten Projektes teil. An den verschiedenen Untersuchungen des Instituts arbeiteten 415 Paare mit, die eine feste Beziehung unterhielten. Die Gesamtzahl der assignierten Paare läßt sich nicht angeben, weil eine Anzahl Männer und Frauen mit mehr als einem assignierten Partner an einem der Projekte teilnahm. Die übrigen Untersuchungspersonen wurden in Projekten eingesetzt, bei denen eine Teilnahme von Paaren nicht notwendig war. Diese Projekte befaßten sich beispielsweise mit der Erforschung intravaginaler chemischer Verhütungsmittel (Johnson und Masters, 1962, Johnson u. a., 1970) oder der Physiologie der künstlichen Vagina (Masters und Johnson, 1961).

Um einen schnellen Gesamtüberblick zu ermöglichen, wird in der Tabelle 4–1 die Anzahl der Männer und Frauen aufgelistet, die an den jeweiligen Projekten teilnahmen, ferner wird das Entstehungsjahr der Gruppen genannt. Keine der Untersuchungspersonen wurde nochmals für eine andere Studiengruppe genommen. Auch wurde niemals einer der Patienten des Instituts als Untersuchungsperson angeworben.

Tabelle 4–1

Anzahl der Untersuchungspersonen im Laboratorium

Studiengruppe	männl.	weibl.	Paare (feste Bez.)
I. Ursprüngl. heterosex. Studiengruppe (1957–1965)*	312	382	276
II. Heterosexuelle Studiengruppe A (1967–1968)	57	57	50
III. Homosexuelle Studiengruppe (1964–1968)	94	82	42 (männl.) 38 (weibl.)
IV. Bisexuelle Studiengruppe (1968–1970)	6	6	0
Assignierte Partner (heterosex.)**	8	14	...
Assignierte Partner (homosex.)	11	13	...
Gruppe rektaler Geschlechtsverkehr***			
Heterosexuell	7	7	4
Homosexuell	10	0	2
Gruppe Dildo-Anwendung			
Heterosexuell	1	3	1
Homosexuell	0	6	2
Insgesamt	506	570	415

* Diese Gruppe wurde zur Studiengruppe B reduziert, um die ursprünglich gesammelten Daten mit jenen der Studiengruppe A vergleichen zu können (siehe Kap. 2).

** Wurden nur bisexuellen Partnern assigniert.

*** Kleine Gruppen, die nur zum Zweck der Erforschung dieses bestimmten Gegenstands gebildet wurden.

Hinweis: Keine Untersuchungsperson nahm an mehr als einer Studiengruppe teil.

Einwände und Bedenken der Untersuchungspersonen

Die Mitarbeit der Untersuchungspersonen im Laboratorium brachte unvermeidliche Probleme mit sich. Dabei ist es kaum möglich, irgendwelche Prioritäten anzugeben, da die unüberschaubare Vielzahl der psychosozialen Gegebenheiten, die ein solches umstrittenes Untersuchungsprogramm mit sich bringt, sehr schnell dazu führt, daß zumindest in den Augen des Probanden jede Kleinigkeit als großes Problem erscheinen kann, und auch der geringste Anlaß die große Krise heraufzubeschwören vermag.

Am häufigsten wurden Bedenken gegen die sexuellen Aktivitäten im Laboratorium laut, vor denen man sich fürchtete und welchen man sich nicht gewachsen glaubte. Relativ groß war auch die Angst, als Teilnehmer an der Untersuchung erkannt zu werden. Andere Ängste, wie die vor mangelnder physischer Attraktivität auf den Partner, waren seltener – jedenfalls waren alle derartigen hemmenden Faktoren oft auch Anlaß zur Besorgnis auf seiten des Untersuchungsteams.

Die Furcht vor dem Verlust der Anonymität war am häufigsten bei den homosexuellen Paaren anzutreffen, insbesonders unter den älteren Männern und Frauen, obwohl sie bei den heterosexuellen und bisexuellen Probanden ebenfalls nicht fehlte. Schutz- und Sicherheitsmaßnahmen zugunsten aller Mitarbeiter und des Aufzeichnungsmaterials waren seit Beginn der ersten Untersuchung der heterosexuellen Physiologie während der fünfziger Jahre immer schon die größte Wichtigkeit beigemessen worden. Obwohl die Homosexuellenstudie in den sechziger Jahren durchgeführt wurde, hatten sich die Sicherheitsprobleme eher noch verschärft; der Schutz nicht nur der homosexuellen und bisexuellen Probanden, sondern auch des Institutspersonals mußte noch verstärkt werden.

Jeder einzelnen potentiellen Untersuchungsperson wurde von vornherein klargemacht, daß es eine perfekte Garantie ihrer Anonymität einfach nicht geben kann. Jedem Einzelnen wurde jedoch zugesichert, daß alles nur Menschenmögliche unternommen würde, um seine Anonymität auch für die Zukunft zu gewährleisten.

Eine der routinemäßigen Sicherheitsmaßnahmen bestand darin, das aufgezeichnete Material sorgfältig unter Verschluß zu halten. Geschlechtsverkehr wurde im Laboratorium normalerweise nur in den frühen Morgen- oder den späten Abendstunden ausgeübt bzw. an den Wochenenden, wobei in jedem Fall die Anzahl des Laborpersonals auf ein Minimum reduziert wurde. Eine ganze Reihe von Sicherheitsvorkehrungen wurde getroffen, die hier nicht näher beschrieben werden können, da sie sonst ihre Wirksamkeit einbüßen würden. Nach Wissen des Untersuchungsteams haben von den mehreren hundert Männern und Frauen, die als Untersuchungspersonen in den diversen Projekten agierten, nur sechs als Teilnehmer eines Untersuchungsprogramms identifiziert werden können – sie alle hatten sich aus freiem Willen dazu entschlossen, ihre Beteiligung öffentlich einzugestehen. Vermutlich werden auch viele der Probanden ihre Teilnahme an einem der Projekte über kurz oder lang mit ihren Freunden besprochen haben, ohne daß das zur Kenntnis des Untersuchungsteams gelangte. Und, als ob dieser ganze Bereich nicht schon kompliziert genug wäre, es tauchen immer wieder Leute auf, die von sich behaupten, im Laboratorium beobachtet worden zu sein, bei denen das in Wirklichkeit gar nicht zutrifft.

Die Furcht vor der mangelnden Effektivität der sexuellen Interaktion unter Laborbedingungen wurde von den Probanden auf dutzend verschiedene Arten artikuliert; solche Ängste waren weder festen Beziehungen noch assignierten Partnern fremd. Es ist vielleicht von Interesse, daß es während der fünfziger Jahre vor allem die Männer waren, die derartige Bedenken äußerten, wohingegen Mitte der sechziger Jahre sich vorwiegend die Frauen mit dieser Problematik zu befassen begannen. Die einzige Gruppe, die von derlei Erwägungen vollkommen unberührt blieb, waren die Bisexuellen. Keine einzige bisexuelle Untersuchungsperson äußerte sich auch nur einmal zu diesem Thema.

Die Furcht vor mangelnder Effektivität der sexuellen Interaktion unter Laborbedingungen wurde zu Anfang in gewisser Hinsicht auch von dem Untersuchungsteam geteilt. Es war davon ausgegangen, daß sich schon vorhandene Probleme der sexuellen Befriedigung im Labor zu gravierenderen Funktionsstörungen verstärken könnten – tatsächlich ist jedoch so etwas niemals geschehen. Trotz aller zu Beginn geäußerten Befürchtungen: Die wenigen Frauen und Männer, die bei einer bestimmten Gelegenheit (mit einer Ausnahme, vgl. Kapitel 6 und 11) mit solchen Schwierigkeiten zu kämpfen hatten, gerieten dabei oder danach niemals außer Fassung und äußerten auch keine ernsthaften Bedenken, noch schienen solche Vorkommnisse irgendwelche Auswirkungen auf ihr Privatleben zu haben. Ihre mangelnde sexuelle Aktivität erklärten sie mit Sätzen wie »Ich war müde«, »Ich konnte mich nicht richtig einbringen«, oder »Heute war einfach nicht der richtige Tag«, wobei sie der nächsten Gelegenheit mit Vertrauen und Zuversicht entgegensahen.

Ein erfolgreiches Sexualleben, befriedigende sexuelle Erlebnisse schaffen Selbstvertrauen. Es wäre allerdings vermessen zu glauben, daß eine sexuell aktive Persönlichkeit ihr sechzigstes Lebensjahr erreicht, ohne nicht auch einmal Fehlschläge erlebt zu haben. Derartige Fehlfunktionen, die selten genug auftreten, scheinen sexuell erfahrene Männer und Frauen kaum jemals ernsthaft zu beunruhigen. Diejenigen, die mit dem Institut bei dessen Untersuchungen zusammenarbeiteten, verfügten über beträchtliche sexuelle Erfahrungen und kamen mit ihren ohnehin nur selten auftretenden Fehlfunktionen gut zurecht.

Normalerweise kommt es nur bei sexuell relativ unerfahrenen Männern oder Frauen vor, daß sich eine einmalig auftretende Funktionsstörung so dramatisch auswirkt, daß jede sexuelle Verrichtung plötzlich mit Angst verbunden wird. Wenn das Institut also das Konzept verfolgte, möglichst nur sexuell erfahrene Männer und Frauen für die Teilnahme an den Laborprogrammen zu gewinnen, hat das darin seinen wesentlichen Grund, daß eben diese Personen eine mögliche Effektivitätsstörung objektiv einschätzen und ohne Schwierigkeiten verkraften können. Die funktionale Effektivität der Untersuchungspersonen wird detailliert in Kapitel 6 dargestellt.

Die Sorge über die persönliche Attraktivität, die Zweifel, ob man dem Partner auch wirklich begehrenswert erscheint, wurden vorzugsweise von den männlichen wie weiblichen assignierten Untersuchungspersonen homosexueller wie heterosexueller Orientierung geäußert. Männer und Frauen, die in einer festen Beziehung lebten, kannten solche Bedenken kaum.

Gelegentlich stellte sich das Problem auch umgekehrt: Würde der assignierte Partner auch ausreichend attraktiv sein? Würde man Zeit genug finden, um mit dem bisher unbekannten Partner vor der seuxellen Interaktion auch persönlich vertraut zu werden? Würde der Partner vielleicht überzogene sexuelle Erwartungen hegen, oder sich nicht richtig einbringen bzw. sich kooperationsunwillig zeigen? All diese Ängste wurden ebenfalls häufig von assignierten Untersuchungspersonen geäußert, sie konnten in Gesprächen mit dem Untersuchungsteam wenigstens teilweise neutralisiert werden.

Eine der voraussehbaren Komplikationen jedes Studienprogramms ist die Möglichkeit, daß sich die Untersuchungspersonen exhibitionistisch zu betätigen suchen. Obwohl der freiwilligen Mitarbeit an solchen Studien wohl auch immer ein exhibitionistisches Element innewohnt, kam es doch im Verlauf der diversen Projekte niemals zu offen exhibitionistischen Handlungen. Die Toilette und das Aus- und Anziehen fanden in privater Zurückgezogenheit statt, weder hierbei noch bei all den anderen unvermeidlichen Gelegenheiten, die sich im Laufe jeder Untersuchung der Physiologie der menschlichen Sexualität geradezu zwangsläufig ergeben müssen, ließ sich irgendeine Form offenen Exhibitionismus beobachten. Die assignierten Partner gingen höflich und rücksichtsvoll miteinander um, und auch die verheirateten Paare waren sichtlich darum bemüht, sich untereinander verständnisvoll zu verhalten.

Einige der assignierten Untersuchungspersonen erwähnten auch das Risiko, sich im Labor mit einer Geschlechtskrankheit zu infizieren, sie wurden auf die umfassende Vorauswahl der Probanden verwiesen. Schließlich stellte sich auch die Befürchtung des Untersuchungsteams als unbegründet heraus, daß die Untersuchungspersonen den Versuch unternehmen könnten, sie in welcher Form auch immer in die sexuellen Handlungen im Laboratorium einzubeziehen. Weder in der verbalen noch in der nonverbalen Kommunikation zwischen den Untersuchungspersonen und dem Team ließ sich auch nur ein derartiger Versuch feststellen. Die männlich/weibliche Zusammensetzung des Untersuchungsteams tat ein übriges, um solche unliebsamen Zwischenfälle zu verhindern und den Untersuchungspersonen das notwendige Vertrauen zu geben.

Das Untersuchungsteam war stets bemüht, aus seiner (doppelgeschlechtlichen) Zusammensetzung den größtmöglichen Nutzen zu ziehen. So wurden alle psychosozialen Hintergrundberichte von jeweils beiden Teammitgliedern getrennt aufgezeichnet, die physiologischen Untersuchungen fanden immer in Gegenwart des anderen statt. Am wichtigsten jedoch wird wohl sein, daß niemals irgendeine Form sexueller Aktivität, ob nun allein oder mit einem Partner, von den Probanden im Laboratorium verlangt wurde, solange nicht beide Mitglieder des Untersuchungsteams anwesend waren. Die einzige Ausnahme von dieser Regel wurde in dem Fall gemacht, in dem eine einzelne Untersuchungsperson oder ein Paar darauf bestand, sich erst einmal allein mit der Laborumgebung vertraut zu machen. Ohne diese von einem zweigeschlechtlichen Untersuchungsteam professionell gewährleistete Sicherheit wäre es vielen Untersuchungspersonen wohl unmöglich gewesen, frei und ungehemmt unter Laborbedingungen zu agieren.

Das Laboratorium

Die homosexuelle Studiengruppe, die heterosexuelle Studiengruppe A und die bisexuelle Studiengruppe wurden in einem Laboratorium untersucht, das von seiner Ausrüstung und seiner Einrichtung her im wesentlichen dem Labor entsprach, in dem zehn Jahre zuvor die erste heterosexuelle Studiengruppe beobachtet worden war. Auch die Geräte, die zur Messung und Aufzeichnung der Daten verwendet wurden, entsprachen jenen Aggregaten, die bei der ersten Untersuchung der physiologischen Reaktion heterosexueller Untersuchungspersonen in Gebrauch waren. Da es von vornherein feststand, daß die Daten aller Gruppen miteinander verglichen werden sollten, schien eine möglichst gleichartige Datenaufzeichnung im Interesse wissenschaftlicher Objektivität wünschenswert.

Die Temperatur im Laboratorium wurde auf konstante 78 Grad Fahrenheit festgesetzt. Die Beleuchtung wurde so abgestimmt, daß das Licht einerseits nicht zu grell schien, auf der anderen Seite aber alle Gegenstände gut sichtbar blieben. Außengeräusche wurden gedämpft, wenn auch nicht völlig abgeschirmt. Einige der Untersuchungspersonen baten um Hintergrundmusik, die in diesem Fall abgespielt wurde.

Bevor sie an einem der Untersuchungsprogramme des Instituts mitgearbeitet hatten, waren über 90 % der Untersuchungspersonen noch niemals bei sexuellen Aktivitäten beobachtet worden. Da auf keinen irgendein Druck ausgeübt werden sollte, und es zudem möglichst verhindert werden mußte, daß im Zusammenhang mit dem Laboratorium irgendwelche Angstgefühle aufkamen, wurde das Team der Beobachter klein gehalten. Außer den beiden Mitgliedern des Untersuchungsteams nahmen nur gelegentlich Mitglieder des Laborpersonals an Beobachtungen teil.

Akklimatisierungsprozeß

Für viele der Untersuchungspersonen war eine Akklimatisierung an die Umgebung des Laboratoriums unbedingt erforderlich, sie hätten sich ansonsten kaum zur sexuellen Interaktion an diesem Ort bereitgefunden. Während dieser Akklimatisierungsphase wurde ein kurzes Gespräch über die Konzeption und die Ziele des Untersuchungsprogramms geführt. Vor jeder im Labor durchgeführten Datenerhebung wurde die Bedeutung dieses ganz spezifischen Experiments ausführlich erörtert. Es wurde auf technische Probleme verwiesen, der Stellenwert der zu erwartenden Informationen angesprochen, die in Betracht zu ziehenden klinischen Risiken wurden, sofern sie bekannt waren, dargestellt. Nach Abschluß jeder Sitzung wurde mit jedem Probanden nochmals über die Gründe diskutiert, die die Anwendung der eben durchgeführten Untersuchungsmethoden notwendig erscheinen ließen. Alle diese Maßnahmen wurden nicht nur deshalb getroffen, weil sie die Probanden in ihrem Willen zur Mitarbeit bestärkten, sondern auch aus dem Anspruch heraus, jenen ethischen Anforderungen zu genügen, die bei jedem wissenschaftlichen Untersuchungsprogramm, das sich unmittelbar mit Menschen befaßt, berücksichtigt werden müssen.

Gerade im Laboratorium zeigten sich alle Probanden äußerst kooperativ, und viele von ihnen begannen, sich ernsthaft für die Untersuchungsziele der jeweiligen Programme zu interessieren; insbesonders traf das auf die homosexuellen Untersuchungspersonen zu. Viele der Vorschläge, die die Untersuchungspersonen unterbreiteten, waren von wirklichem Wert; der freie Informationsfluß zwischen den Probanden und dem Untersuchungsteam kam so der Untersuchung sehr zugute.

Akklimatisierung an das Laboratorium

Als nächster Schritt wurden die Untersuchungspersonen mit der Einrichtung des Laboratoriums vertraut gemacht. Die Funktionsweise der Geräte, die die Daten der physiologischen Reaktion aufzeichneten, wurde soweit wie möglich vorgeführt.

Die Probanden wurden aufgefordert, sich ganz nach eigenem Gutdünken mit der Laboreinrichtung anzufreunden, bevor sie hier bei der sexuellen Interaktion beobachtet würden. Wenn auf Seiten der Untersuchungspersonen das Bedürfnis vorhanden war, zuerst unbeobachtet im Labor zu agieren, so wurde dem sofort stattgegeben. Eine solche Möglichkeit schien angezeigt, wenn (1.) der Proband den Wunsch hierzu offen aussprach, (2.) sich das aus seinem Verhalten bei den vorhergehenden Interviews schließen ließ, oder wenn das (3.) aufgrund seiner psychosexuellen Biographie sinnvoll erschien.

Im weiteren Sinne sind auch die Vorinterviews sowie die physiologischen Untersuchungen, die das Untersuchungsteam vorgenommen hatte, zum Akklimatisierungsprozeß hinzuzurechnen. Im Verlauf dieser Vorbereitungen entstand um das Untersuchungsteam eine Art von professioneller Aura, die sich für die unmittelbare Untersuchung als ausgesprochen nützlich erwies.

Es konnte beobachtet werden, daß die homosexuellen Probanden normalerweise weitaus weniger oft um eine Gelegenheit zur Akklimatisierung nachkamen, als das bei heterosexuellen Untersuchungspersonen der gleichen Altersgruppen und ähnlichen Bildungsgrades der Fall war. So benötigten zum Beispiel von den 16 assignierten homosexuellen Partnern nur sechs eine gewisse Zeit, in der sie sich im Laboratorium akklimatisierten. Von den 14 heterosexuellen Probanden der Studiengruppe A hingegen bestanden neun auf einer entsprechenden Vorbereitung. Diese Diskrepanz hinsichtlich des sexuellen (Selbst-)Vertrauens und der Einfühlung in eine fremde Umgebung, wie sie sich hier zwischen den homosexuellen und heterosexuellen assignierten Untersuchungspersonen eröffnet, gewinnt noch dadurch an Bedeutung, daß die Mitglieder beider Gruppen über große sexuelle Erfahrungen verfügten. Eine weiterführende Diskussion dieses Gegenstandes findet sich in Kapitel 11.

Vergleicht man die festen Beziehungen miteinander, so fällt auf, daß die homosexuellen Paare im Laboratorium weitaus seltener unter psychosozialen Druck gerieten als die heterosexuellen. Umgekehrt zeigte sich jedoch während des physischen Akts wie in den ihn betreffenden Kommentaren, daß die Beobachtung der isoliert vorzunehmenden Masturbation den Mitgliedern der homosexuellen Untersuchungsgruppe ungleich mehr Schwierigkeiten bereitete. Diese Variationen des psychosozialen Verhaltens werden in Kapitel 11 nochmals angesprochen.

In der bisexuellen Untersuchungsgruppe äußerte sich keinerlei Bedürfnis nach einer Akklimatisierung vor Beginn der sexuellen Interaktion im Laboratorium.

Kommunikation zwischen den homosexuellen Untersuchungspersonen

Unabhängig von der sexuellen Präferenz wurden alle Untersuchungspersonen aufgefordert, ihre sexuellen Aktivitäten gemäß ihren eigenen Vorstellungen im Laboratorium zu entfalten. Es stand ihnen soviel Zeit zur Verfügung, wie sie wollten, und sie wurden gebeten, so frei und offenherzig (verbal wie nichtverbal) zu reagieren, wie es ihnen wünschenswert erschien. Einige Male wurde in Erwägung gezogen, standardisierte Instruktionen zu verfassen, in denen, nach Zeitintervallen geordnet, die Partner wechselseitig zur Initiative ermuntert werden sollten usw.; solche Pläne wurden jedoch zugunsten eines spontanen Verhaltens und einer ebensolchen sexuellen Reaktion wieder fallengelassen. In den festen männlichen homosexuellen Beziehungen folgte die sexuelle Interaktion einem gleichsam familiären Grundmuster, das von beiden Partnern umstandslos akzeptiert wurde. Während die aufeinander reagierenden Partner die vielen Variationen der grundlegenden Techniken sexueller Stimulation durchspielten, hatten sie kaum das Bedürfnis, über ihre Aktivitäten zu diskutieren. Gleichgültig, welche Art der Stimulation zur Anwendung kam oder wer sich ihrer als erster bediente, hatten die Untersuchungspersonen fast immer sofort eine Erektion und ejakulierten auch, bevor die experimentelle Sitzung zu Ende war (vgl. Kapitel 6). Die assignierten männlichen homosexuellen Probanden A, B und C (vgl. Kapitel 13), die im Labor mit bisher unbekannten männlichen Partnern zusammentrafen, diskutierten bestimmte Vorgehensweisen mit ihrem Gegenüber – wenn auch nur kurz. Meist bestand die Diskussion nur aus einer Frage oder einem Vorschlag, oft beschränkte sie sich auch nur auf einen nonverbalen Ausdruck wie einen Augenkontakt oder eine Handbewegung, die jeweils ausreichend erschienen, um sich mit dem Partner zu verständigen. Das Untersuchungsteam mischte sich hier auf keine Weise ein.

Die festen lesbischen Beziehungen hatten eine ebenso feste wie individuelle Struktur der sexuellen Interaktion herausgebildet. Wer wen wie zu stimulieren hatte, und ob eine gegenseitige und/oder wechselseitige Stimulation ins Auge gefaßt werden sollte, wurde im Laboratorium kaum besprochen. Die Stimulationen erfolgten freiflutend, rückhaltlos und zerfielen nicht in strikt verschiedene zeitliche Phasen. Die Untersuchungspersonen erreichten fast immer vor Abschluß der Sitzung einen Orgasmus. Im Verlauf der Untersuchungen hatten über 50 % der Frauen mindestens einmal einen multiplen Orgasmus erlangt (vgl. Kapitel 6). Vergleicht man damit die sexuelle Interaktion der assignierten lesbischen Paare, so fallen einige Unterschiede ins Auge. Während die ersten stimulativen Aktivitäten noch von beiden Partnern ausgingen, übernahm alsbald einer der Partner die Initiative. Diese Übernahme der Kontrolle ging ohne jede verbale Kommunikation vonstatten, häufig konnten auch keine nonverbalen Äußerungen hierzu festgestellt werden, obwohl in einem Fall das weitere Vorgehen besprochen wurde, als das Paar schon physisch interagierte.

Die einzige Einschränkung, der alle Paare unterworfen wurde, zielte darauf ab, sich bei der jeweiligen Gelegenheit auf die anstehende Technik der Stimulation zu beschränken, also Masturbation, Manipulation des Partners oder Fellatio/Cunnilingus bzw. bei heterosexuellen Personen den Coitus. Beim Coitus wurde allerdings jede Technik sexueller Stimulation akzeptiert.

Rückzugsmöglichkeit

Bei der Beobachtung der sexuellen Reaktion auf Stimulation durch Masturbation wurde den heterosexuellen wie homosexuellen Männern und Frauen, sofern sie es wünschten, eine »Rückzugsmöglichkeit« eingeräumt. Sie galt ausschließlich für diesen Teil der Untersuchung und lief darauf hinaus, daß die Masturbation im Laboratorium nicht in Gegenwart des Sexualpartners erfolgen mußte, und daß ferner das Laborpersonal auf die beiden Mitglieder des Untersuchungsteams reduziert wurde. Bei vielen homosexuellen Frauen und Männern wurde die masturbatorische Reaktion in Abwesenheit des Partners gemessen. 57 der 94 männlichen und 49 der 82 weiblichen Homosexuellen lehnten es ab, während der Masturbation von ihrem Partner beobachtet zu werden. Interessanterweise weigerten sich all jene Probanden, die bereit waren, im Labor mit assignierten Partnern zu verkehren (vgl. Kapitel 5), vor den Augen ihrer Partner zu masturbieren. Im Gegensatz dazu bestanden nur weniger als ein Drittel der Mitglieder der heterosexuellen Studiengruppen A und B (Männer wie Frauen) auf einer »Rückzugsmöglichkeit«. Wir verfügen bisher über keine ausreichend sichere Erklärung dieser Diskrepanz.

Ausnahmen von der vollständigen Teilnahme an dem Programm

Unter den Mitgliedern der homosexuellen Studiengruppe gab es fünf, die nicht am gesamten Programm, das für das Laboratorium vorgesehen war, teilnehmen wollten, was angesichts der besonderen Umstände akzeptiert werden mußte. Zwei Männer und drei Frauen verlangten eine solche Einschränkung ihrer sexuellen Interaktion. Einer der Männer wollte ausschließlich die Rolle des Stimulators spielen, während ein anderer Mann darauf bestand, nur die Rolle des Stimulanden einzunehmen. Von den drei Frauen (X, Y und Z) weigerte sich Frau X, im Laboratorium zu masturbieren, während die Frauen Y und Z darauf bestanden, nur die Rolle des Stimulators zu spielen. Mit Ausnahme eines Mannes waren alle homosexuellen Probanden, die innerhalb der sexuellen Interaktion nur eine eingeschränkte Rolle zu spielen beabsichtigten, älter als 30 Jahre und standen in festen Beziehungen. Solange ihr diesbezüglicher Wunsch das Untersuchungsprogramm nicht allzu stark berührte, konnte er akzeptiert werden.

Von den heterosexuellen Probanden der Studiengruppe A bestand keiner auf einer Einschränkung des vorgesehenen Laborprogramms; soweit das in der Studiengruppe B der Fall war, wurden diese Untersuchungspersonen aus der statistischen Betrachtung ausgeklammert.

Im Anschluß soll kurz auf die psychosoziale Biographie derjenigen Probanden eingegangen werden, die sich geweigert hatten, das gesamte, für das Laboratorium vorgesehene Programm zu absolvieren.

Frau X, Altersgruppe 31 bis 40, Präferenzrate 2, weigerte sich im Laboratorium zu masturbieren. Um ihre Weigerung zu erklären, berichtete sie von einer traumatischen Erfahrung, die ihr in ihrer Jugendzeit zugestoßen war. Sie war durch ihre Mutter bei der Masturbation überrascht worden, wurde hart bestraft (ihr Vater peitschte sie aus, ihre Mutter erkannte ihr für lange Zeit sämtliche Vorrechte ab) und war seitdem auf äußerste Vorsicht bedacht, schloß sorgfältig die Türen ab, versteckte sich auf der Toilette und traf andere Sicherheitsmaßnahmen, wenn sie masturbieren wollte. Die Schuldgefühle, die sie entwickelte, hatten mehr mit dem Entdecktwerden als mit der Masturbation selbst zu tun. Frau X verfügte ursprünglich über eine heterosexuelle Orientierung, begann im Alter von 18 Jahren mit dem Geschlechtsverkehr und unterhielt bis kurz nach ihrem dreißigsten Geburtstag eine ganze Anzahl lockerer sexueller Beziehungen zu Männern. Gelegentlich hatte sie dabei einen Orgasmus, doch meist mußte sie sich nach einem sexuellen Erlebnis mit einem Mann zurückziehen und masturbieren, um eine sexuelle Entspannung zu erreichen. Schließlich wurde sie mit einer Frau bekannt, die einige Jahre älter war als sie und die Präferenzrate 6 aufwies. Mit ihr ging sie eine feste Beziehung ein, das Paar war bei Beginn der Laboruntersuchung schon über zweieinhalb Jahre zusammen. Trotz dieser ausgeglichenen und befriedigenden Beziehung sah sich Frau X nicht in der Lage, vor den Augen ihrer Partnerin zu masturbieren, obwohl diese es tat und sie dazu aufforderte, ihr mit der gleichen Offenheit zu begegnen. Weder bei der Manipulation des Partners noch beim Cunnilingus gab es irgendwelche Probleme; es gelang Frau X jedoch nicht, ihre diesbezügliche frühere Konditionierung zu durchbrechen und offen zu masturbieren.

Frau Y gehörte der Altersgruppe 41 bis 50 an (Präferenzklasse 5) und war im Alter von 20 Jahren, in dem sie noch Jungfrau war, von einer Gruppe vergewaltigt worden. Die physischen Verletzungen, die sie dabei erleiden mußte, waren so stark, daß zwei chirurgische Eingriffe im Vaginalbereich notwendig waren. Die Vergewaltigung wurde in der Kleinstadt, in der sie lebte, bekannt, und sie war daraufhin nicht nur bösartigen Kommentaren ausgesetzt, sondern mußte sich auch dauernd sexueller Anträge der Männer erwehren. Von ihrer Familie wurde ihr keinerlei psychotherapeutische Unterstützung zuteil, so daß sie mit ihrer Situation nur fertig werden konnte, indem sie strikt jeden sexuellen Umgang mit Männern ablehnte.

Achtzehn Monate nach der Vergewaltigung, die dazu geführt hatte, daß sie keinerlei soziale oder gar sexuelle Beziehung zu Männern mehr zu unterhalten wünschte, übernahm Frau Y selber im wachsenden Maße eine rein männliche Rolle. Sie zog in eine größere Stadt, gewann an Selbstbewußtsein, kleidete sich betont männlich, bildete eine tiefe Stimme aus und ging bewußt daran, ein lesbisches Leben zu führen. Zur Zeit des Untersuchungsprogramms unterhielt sie bereits seit vier Jahren eine feste Beziehung, in der sie eindeutig dominierte. Sie hatte diese Beziehung bewußt vorbereitet, indem sie ihre beste Freundin verführte und zu einer homosexuellen Beziehung überredete.

Die sexuelle Initiative in der Beziehung ging stets von Frau Y aus, die ihrer Partnerin durch Manipulation oder Cunnilingus bzw. beides zu einem Orgasmus verhalf. Sie war jedoch zu keinerlei Änderungen im Interaktionsschema bereit, da ihr jede Form physischer Zuneigung, die sie selbst zum Objekt machte, widerstrebte. Wie ihre Partnerin bemerkte, masturbierte Frau Y während der Nacht, um ein Nachlassen der sexuellen Spannung zu erreichen. Sie bestand darauf, sich umzuziehen und zu schminken, ohne dabei beobachtet zu werden, obwohl sie hierbei ihrer Partnerin unbedingt zuschauen wollte. Sie lehnte es nicht grundsätzlich ab, im Laboratorium zu masturbieren, weigerte sich jedoch, das in Gegenwart der Partnerin zu tun. Sie masturbierte zweimal im Laboratorium und hatte dabei jedesmal einen multiplen Orgasmus.

Die 29jährige Frau Z der Präferenzklasse 4 hatte sich der lesbischen Liebe zugewandt, nachdem sie fortgesetzt zum Inzest gezwungen worden war. Sie war zwölf, als ihre Mutter starb, ihr Vater sah davon ab, sich wieder zu verheiraten. In der Familie lebte noch ein Bruder, der drei Jahre älter war. Ihr Vater, der zu dieser Zeit stark trank, zwang sie zum ersten Mal zum Geschlechtsverkehr, als sie 19 Jahre alt war. Nachdem ihr Bruder dahinter gekommen war, forderte er sie ebenfalls zum Geschlechtsverkehr auf und drohte ihr, ansonsten alles ihren Freunden zu verraten. Beinahe zwei Jahre lang war sie beiden Männern zu Willen, wobei sie keinerlei sexuelle Lust empfand; häufig mußte ein künstliches Gleitmittel verwendet werden.

Mit 21 Jahren verließ Frau Z die Familie, lehnte jede Art sozialer Interaktion mit Männern ab, frequentierte lesbische Lokale und hatte eine Vielzahl homosexueller Erlebnisse, die sie jedoch niemals bis zur Orgasmusphase brachten. Schließlich gelang es ihr, eine länger andauernde Beziehung (mehr als drei Jahre) aufzubauen.

Frau Z bestand ebenfalls auf ihrer dominierenden Rolle. Sie ergriff die Initiative, befriedigte ihre Partnerin durch Manipulation oder Cunnilingus, war jedoch ebenfalls nicht dazu zu bewegen, sich durch ihre Partnerin befriedigen zu lassen. Die Partnerin vermutete – wie sich herausstellte, zu Recht –, daß Frau Z hin und wieder einen Vibrator benutzte, um sich heimlich zu befriedigen. In dieser festen Beziehung spielte der Komplex Ankleiden/Schminken etc. keine wesentliche Rolle.

Auch Frau Z war bereit, im Laboratorium zu masturbieren, allerdings, ebenso wie im vorigen Fall, nicht in Gegenwart der Partnerin.

Die beiden homosexuellen Männer, die sich weigerten, am gesamten an sich vorgesehenen Laborprogramm teilzunehmen, baten darum, sich auf eine eingeschränkte Rolle innerhalb der sexuellen Interaktion beschränken zu dürfen. Während der eine Mann ausschließlich in der Rolle des Stimulators agieren wollte, hatte der andere nur am Stimuliertwerden Interesse.

Der Stimulator hatte die Präferenzrate 4 und gehörte der Altersgruppe 41 bis 50 an. Er behauptete, sich nicht mehr genau erinnern zu können, wann er mit der Masturbation begonnen habe. Er masturbierte zwischen fünf- und siebenmal in der Woche. Er war zur Ansicht gelangt, daß ihm kein männlicher Partner – und er hatte viele gehabt – einen derartigen Grad an Befriedigung verschaffen könne, wie er ihn für sich allein zu erreichen vermochte. Auch die sexuelle Interaktion mit Frauen hatte sich für ihn als unbefriedigend herausgestellt. Deshalb untersagte er auch seit ungefähr zehn Jahren jedem seiner Sexualpartner, ihn zu befriedigen. Bevor er als Untersuchungsperson angenommen wurde, machte er dem Untersuchungsteam seine Vorstellungen dezidiert klar.

Innerhalb seiner gegenwärtigen festen Beziehung befriedigte er von Anfang an seinen Partner durch Manipulation oder Fellatio; ging es um seine eigene Befriedigung, so masturbierte er, wobei ihm sein Partner normalerweise zuschaute. Die Beziehung bestand bereits seit zwei Jahren und wurde von beiden Partnern als befriedigend empfunden.

Der Stimuland gehörte der Altersgruppe 21 bis 30 an und verfügte über die Präferenzrate 6. Als er 15 Jahre alt war, wurde er durch seine beiden älteren Brüder sexuell manipuliert, die allerdings nur bei sich selbst eine Ejakulation zuließen. Diese Beziehung dauerte weitere vier Jahre an, ohne daß er jemals die Rolle des Stimulators eingenommen hätte. In der homosexuellen Subkultur behielt er dann diese Rolle bei. Wie zu erwarten war, ging er fast nur Beziehungen mit älteren Männern ein. Zeitweise nahm er Geld an, ohne jedoch jemals als hauptberuflicher Prostituierter zu arbeiten.

Er war vollständig homosexuell orientiert, seine Mitarbeit im Laboratorium machte er von der Bedingung abhängig, nur die Rolle des Stimulanden einnehmen zu müssen. Er nahm als assignierte Untersuchungsperson an dem Projekt teil.

Zusammenfassung

In diesem Kapitel wurden neben Terminproblemen bestimmte Sicherheitsmaßnahmen erläutert, darüber hinaus wurde auf gewisse Bedenken und Ängste eingegangen. Ein weiterer Abschnitt handelt von der kommunikativen Situation im Laboratorium. Es wurde vor allem Wert darauf gelegt, die anfallenden Schwierigkeiten aus dem Blickwinkel der homosexuellen Untersuchungsgruppe darzustellen, ohne die heterosexuelle Studiengruppe dabei allzusehr zu vernachlässigen. Die zwei homosexuellen Männer und drei homosexuellen Frauen, die nicht das gesamte Programm, das für das Laboratorium vorgesehen war, absolvieren konnten, wurden kurz vorgestellt, ihre Gründe wurden anhand ihrer psychosexuellen Biographie aufgezeigt.

5
Vergleich sexueller Verhaltensmuster

Für die Darstellung der im Laboratorium vorgenommenen Beobachtungen sexueller Verhaltensmuster gelten grundsätzlich vier Einschränkungen:

Zum ersten ist es keineswegs sicher, daß das im Laboratorium beobachtete und aufgezeichnete Sexualverhalten homosexueller oder heterosexueller Paare genau damit übereinstimmt, was sich in der Zurückgezogenheit des eigenen Schlafzimmers abspielt. Diese Möglichkeit einer unterschiedlichen physiologischen Reaktion in einer gewohnten Umgebung gegenüber den Laborbedingungen darf auf keinen Fall außer acht gelassen werden. Die Tatsache der Beobachtung sexueller Reaktionszyklen bewirkt die Existenz einer zusätzlichen Variablen von nicht zu unterschätzender Bedeutung. Schon als 1966 die Ergebnisse der ersten Untersuchung der heterosexuellen Physiologie veröffentlicht wurden, war auf diese Schwierigkeit bei der Interpretation der im Laboratorium gewonnenen Resultate hingewiesen worden.

Zum zweiten kann jede zu Vergleichszwecken angefertigte Beschreibung menschlichen Sexualverhaltens nur immer bestimmte vorherrschende Elemente betonen; all jene Verhaltensmuster, die nicht mit einer gewissen Regelmäßigkeit immer wieder auftauchen, müssen zwangsläufig unter den Tisch fallen. Das Erkenntnisinteresse des Untersuchungsteams war nicht auf außergewöhnliches Sexualverhalten eingerichtet, sondern auf den Verlauf eines möglichst allgemeingültigen Reaktionszyklus.

Drittens war das Institut all die Jahre hindurch bestrebt, nur wirklich sexuell erfahrene Untersuchungspersonen (gleichgültig welcher sexueller Präferenz und unabhängig davon, ob sie in festen Beziehungen lebten oder nicht) als Mitarbeiter zu gewinnen. Diese Probanden waren kaum jemals in ihrem Leben mit Potenzproblemen konfrontiert worden, und die vom Untersuchungsteam entwickelten Selektionskriterien waren ja auch gerade so ausgelegt, daß Untersuchungspersonen ausgewählt werden konnten, deren sexuelle Reaktion leicht und ohne Schwierigkeiten vonstatten ging. Um zuverlässige Informationen über die Grundmuster der sexuellen Interaktion beim Menschen erhalten zu können, war es unerläßlich, mit Männern und Frauen zusammen zu arbeiten, die ausgesprochen wirkungsvoll auf sexuelle Stimuli reagierten. Die homosexuellen und heterosexuellen Probanden, die sorgfältig für die Untersuchungsprogramme des Instituts ausgewählt wurden, stellen also keinen repräsentativen Querschnitt der erwachsenen Bevölkerung der USA dar.

Viertens schließlich können auch versierte Beobachter, die hunderte von männlichen und weiblichen Reaktionszyklen im Laboratorium verfolgten, bei der Beurteilung eines bestimmten Sexualverhaltens zu unterschiedlichen Ergebnissen kommen. Aber auch unabhängig von aller professionellen Erfahrung sollte den Interpretationen menschlichen Sexualverhaltens grundsätzlich immer mit einer angemessenen Vorsicht begegnet werden – gerade auf diesem Gebiet sind Irrtümer nicht auszuschließen.

Diese vier Einschränkungen sollte man sich stets vergegenwärtigen, wenn man mit den durch das Untersuchungsteam angestellten Vergleichen homosexueller und heterosexueller Reaktionsweisen konfrontiert wird.

Vergleich des Sexualverhaltens: Masturbation

Im Laufe der Jahre wurden hunderte von Masturbationszyklen im Laboratorium beobachtet. Es ist sicherlich von Interesse, daß die an sich minimalen Unterschiede im Masturbationsverhalten kaum etwas mit der sexuellen Präferenz zu tun zu haben scheinen, sie sind wesentlich geschlechtsbedingt. Zwar konnte eine gewisse Vielfalt an unterschiedlichen Masturbationstechniken beobachtet werden, doch waren derartige Variationen in der homosexuellen Studiengruppe ebenso häufig anzutreffen wie bei den heterosexuellen Probanden. Allen Männern und Frauen war es vollständig freigestellt, in welcher Position und mit Hilfe welcher Techniken sie im Laboratorium masturbierten.

Die selbststimulative Tätigkeit der Männer richtete sich von Anfang an auf ihren Penis. Dazu wurde gewöhnlich eine (die dominierende) Hand benutzt. Bis zum Zeitpunkt der vollständigen Erektion schien die Stimulation wenig zielgerichtet. Ungefähr drei von fünf Männern masturbierten, indem sie auf dem Rücken im Bett lagen, jeweils einer der fünf masturbierte im Stehen, während die übrigen sich dazu hinsetzten oder mit dem Gesicht nach unten liegend masturbierten. In der ersten Phase verteilte sich die Stimulation auf Schaft und Glans, während das Skrotum nur selten in die Manipulation miteinbezogen wurde.

Sobald eine relativ vollständige Erektion erreicht wurde, nahmen Geschwindigkeit und Heftigkeit der Bewegungen zu. Normalerweise konzentrierte sich die Aufmerksamkeit nunmehr auf den Penisschaft, während der Glans nur sekundäre Aufmerksamkeit zuteil wurde. Waren die Männer ermüdet, so benutzten sie die andere Hand; beide Hände gleichzeitig wurden nur in den wenigsten Fällen benutzt. Mit Beginn des zweiten Stadiums der männlichen Orgasmusphase (Ejakulation) verlangsamten die meisten Männer ihre heftige Schüttelbewegung oder hörten ganz damit auf und hielten während der Ejakulation den Penis ruhig in der Hand. Nur wenige Männer setzten die Manipulation auf die Dauer der ganzen Ejakulationsphase fort.

Einige wenige Männer homosexueller wie heterosexueller Orientierung masturbierten erfolgreich, indem sie mit dem Gesicht nach unten liegend ihren Penis gegen das Bettlaken preßten. In diesen Fällen wurde so gut wie gar nicht mit den Händen manipuliert, was die Beobachtung der Masturbation sehr erschwerte. Ferner wurden zwei heterosexuelle Männer beobachtet, die masturbierten, indem sie ihren erigierten Penis zwischen ihren Schenkeln rieben. Diese Technik wurde jedoch weitaus häufiger von Frauen angewandt, die auf diese Weise ihren klitoralen Bereich reizten.

In keinem einzigen Fall konnte bei der Beobachtung des männlichen Masturbationszyklus eine Ejakulation mit nichterigiertem Penis festgestellt werden.

Es gab kein spezifisches Masturbationsverhalten, auf Grund dessen sich eine Frau einer eher homosexuellen bzw. heterosexuellen Orientierung zuordnen ließ. Ungefähr vier von fünf Frauen masturbierten in der Rückenlage, der Rest masturbierte stehend oder mit dem Gesicht nach unten liegend, wobei die Vulva an dem Bettzeug gerieben wurde. Zu Beginn der Selbststimulation konzentrierten sich die Frauen im allgemeinen nicht im gleichen Maß auf ihre Klitoris, wie das die Männer mit ihrem Penis taten. Einige der Frauen berührten zunächst für kurze Zeit ihre Brüste, andere streichelten gelegentlich ihren Unterleib, um anschließend die Innenseiten ihrer Oberschenkel zu stimulieren, und/oder manipulierten ihre Labien, bevor sie ihre Klitoris ertasteten. Sobald sie jedoch bei der Klitoris angelangt waren, wurde der Kontakt in der Regel aufrechterhalten.

Im weiteren Verlauf der Manipulation wurde die Glans clitoridis direkt stimuliert, wobei mit wachsender sexueller Erregung die Geschwindigkeit der Stimulation zunahm, die sich nunmehr auf den Corpus clitoridis bzw. den gesamten Mons nubis ausweitete. Ähnlich wie bei den Männern wurde die Manipulation meist nur mit einer Hand vorgenommen, doch verlangsamten die meisten Frauen, sobald sie ermüdeten, lieber die Geschwindigkeit der Manipulation, als auf die andere (nicht dominante) Hand auszuweichen. Weitaus bewußter als die Männer variierten die Frauen die Geschwindigkeit und den Druck beim Streicheln ihrer Genitalien, sie waren unter Umständen auch eher dazu bereit, mit der Stimulation der Klitoris zu einem gewissen Zeitpunkt aufzuhören, und später wieder einzusetzen. Während des Orgasmus setzten die meisten Frauen im Gegensatz zu den Männern ihre manipulative Tätigkeit fort, wobei sich allerdings das Tempo merklich verlangsamte und die Bewegungen unregelmäßiger wurden.

Gelegentlich benutzten homosexuell wie heterosexuell orientierte Frauen die Technik des Schenkelzusammenpressens zur Masturbation. Dabei wird durch das Zusammenpressen der Schenkel ein stimulierender Druck auf die klitorale Zone ausgeübt. Manche Frauen bevorzugten einen konstanten Druck, während andere den Druck durch Muskelanspannung und -entspannung variierten. Meist wurden diese Techniken in Rücken- oder Bauchlage angewandt, zwei der Frauen der weiblichen Studiengruppe bedienten sich ihrer im Sitzen. Obwohl die dazu geeigneten Utensilien im Laboratorium nicht vorhanden waren, berichtete eine Reihe homosexueller wie heterosexueller Frauen, daß sie mit Hilfe der Dusche masturbierten. Vibratoren wurden im Laboratorium nicht benutzt, obwohl Probanden aller weiblichen Studiengruppen sich dieses Hilfsmittels schon bedient hatten.

Interaktion innerhalb einer festen Beziehung

Die Entscheidung darüber, welcher der Partner bei der Manipulation des anderen bzw. bei Fellatio/Cunnilingus den aktiven Part übernehmen solle, wurde von dem jeweiligen Paar vor Beginn der sexuellen Interaktion selbst getroffen.

In einem Punkt unterschied sich die Verhaltensweise der homosexuellen Paare ganz wesentlich von den sexuellen Aktivitäten der heterosexuellen Paare: Die homosexuellen Paare nahmen sich ausgiebig Zeit zur sexuellen Interaktion; für jeden Beobachter wurde alsbald offensichtlich, daß sie sich bewußt darum bemühten, den Stimulationsprozeß zu verlangsamen. Dieser Eindruck wurde durch spätere Befragungen bestätigt. Die Interaktion der homosexuellen Paare schien weitaus entspannter abzulaufen als die der Heterosexuellen, zumal man den Eindruck gewinnen mußte, daß auch das subjektive Engagement der Partner innerhalb der homosexuellen Interaktion größer war als bei den heterosexuellen Paaren.

Die homosexuellen Paare pflegten sich nur langsam in Erregung zu versetzen und verweilten in jedem Stadium stimulativer Reaktion, wobei sie bemüht schienen, jeglichen Zuwachs an lustvoller Erregung umfassend wahrzunehmen. Art und Weise der stimulativen Annäherung wären eher als frei-flutend denn als bestimmt oder zielgerichtet zu beschreiben, sie hatten einen Charakter, der fast niemals den Eindruck aufkommen ließ, die Partner wollen »die Sache so schnell wie möglich hinter sich bringen«. Das lustvolle Aufeinandereingehen schien (in jeder Phase der sexuellen Erregung) absolute Priorität zu genießen; das orgastische Erlebnis schien nur den Rang eines letzten unter vielen gleichberechtigten Schritten einzunehmen.

Im Kontrast hierzu erschien das Verhalten der verheirateten Paare ungleich erfolgsorientierter. Der permanente Druck, »die Sache hinter sich zu bringen«, wurde schon bei der Partnermanipulation und Fellatio/Cunnilingus bemerkbar, diese Atmosphäre verstärkte sich noch beim Koitus.

Die vorherrschende heterosexuelle Verhaltensweise war die der zielgerichteten Stimulation, die, unabhängig von der jeweiligen Form der sexuellen Interaktionen, einen bestimmten Zweck zu erfüllen hatte. Die Mehrzahl der verheirateten Paare, die alle Erregungsphasen einschließlich der Plateauphase durchliefen, verwandten weitaus weniger Zeit als die homosexuellen Paare darauf, aus jeder Phase einen maximalen Lustgewinn zu schöpfen. Manchmal hinterließen sie gar den Eindruck, daß es ihnen eher darum ging, ein bestimmtes Programm zu absolvieren, als im Orgasmus subjektive Entspannung zu finden.

Interessanterweise war diese Art der Zielorientierung, bei der der ungestörte Ablauf eines fixen Interaktionsschemas den gegenseitigen Austausch lustvoller Stimuli ersetzte, fast ebenso häufig bei heterosexuellen Frauen wie bei ihren männlichen Partnern zu finden. Die Befragungen unmittelbar nach den Sitzungen bestätigten diesen Eindruck: Die heterosexuellen Männer und Frauen konzentrierten sich während der gesamten sexuellen Interaktion darauf, ihren Orgasmus zu erreichen. Anscheinend machte sich dieser sozio-kulturelle Druck nicht nur beim Koitus bemerkbar, sondern wirkte sich auch auf alle anderen Formen heterosexueller Interaktion aus.

Selbstverständlich gab es Ausnahmen von dieser verallgemeinernden Einschätzung des Sexualverhaltens homosexueller bzw. heterosexueller Paare. Es gab homosexuelle Paare, die ausschließlich orgasmusfixiert waren ebenso wie verheiratete Paare, die jede Phase gegenseitiger Erregung ohne Rücksicht darauf auskosteten, ob sie nun dem Orgasmus dienlich schien oder nicht. In der Regel folgte jedoch das Sexualverhalten der homosexuellen und heterosexuellen Paare den soeben beschriebenen Mustern.

Vergleich des Sexualverhaltens: Stimulation des weiblichen Partners

Die sexuelle Interaktion der lesbischen Partnerinnen, die eine feste Paarbeziehung eingegangen waren, begann gewöhnlich mit einem umfassenden Körperkontakt. Das Umarmen, Küssen und Streicheln galt dem gesamten Körper, erst nach einer gewissen Zeit konzentrierte sich das sexuelle Interesse auf die Brüste oder den Genitalbereich. Nur sechs der 76 homosexuellen weiblichen Probanden, die in festen Beziehungen standen, begannen unmittelbar mit der Stimulation der Brust der Partnerin, und nur eine der Frauen begann sofort damit, die Genitalien ihrer Partnerin zu stimulieren.

Im Gegensatz hierzu dauerte der Körperkontakt bei den heterosexuellen Paaren oft nicht länger als 30 Sekunden bis zu einer Minute, anschließend wurden sofort die Brüste und der Genitalbereich stimuliert. Dieser Zeitraum war beträchtlich kürzer als jener, der zum gleichen Zweck bei den homosexuellen Paaren aufgebracht wurde. Bei der am häufigsten beobachteten Verhaltensweise begann der Mann sofort mit der Stimulation der Brüste oder der Genitalien seiner Partnerin.

Die Stimulation der Brüste nahm bei den lesbischen Paaren weitaus mehr Zeit in Anspruch als unter heterosexuellen Partnern. Die gesamte Brust wurde manuell und oral gereizt, wobei den Brustwarzen besondere Aufmerksamkeit zuteil wurde. Auffallend war in diesem Zusammenhang, daß die Stimulatorin beinahe skrupellos darauf bedacht war, zur Stimulation jeder einzelnen Brust dieselbe Zeit aufzuwenden. Mehr als zehn Minuten wurden manchmal auf die Reizung der Brüste verwandt, erst dann richtete sich das sexuelle Interesse auf die Genitalien. Bereits in der Phase der Bruststimulation sonderten die stimulierten Frauen Vaginalsekrete ab, bei vielen Gelegenheiten war das auch bei der Stimulatorin der Fall (vgl. Kapitel 7). Zweimal gelangte ein weibliches Mitglied einer festen lesbischen Paarbeziehung allein auf Grund der Stimulation ihrer Brüste zum Orgasmus, ohne daß ihre Genitalien berührt worden wären.

Das lesbische Brustspiel schien vor allem darauf ausgerichtet, das subjektive Lustempfinden der Partnerin zu erhöhen. Während der langen »Spielperiode« reagierte der Stimulator meist sehr sensibel auf alle nonverbalen Äußerungen und schien eher darum bemüht zu sein, den unmittelbaren Bedürfnissen des Sexualpartners zu genügen, als ihn möglichst schnell in die nächsthöhere Phase sexueller Erregung versetzen zu wollen. Eine derartige Stimulation, die den Partner nicht unter sexuellen Leistungsdruck setzt, steigert die sexuelle Erregung zwar nur langsam, dafür aber um so intensiver.

Im Liebesspiel der verheirateten Paare kam der Stimulation der weiblichen Brüste nur periphere Bedeutung zu. Die Ehemänner schienen nur gerade soviel Zeit darauf zu verwenden, wie sie benötigten, um sich selber in eine gewisse Erregung zu versetzen. In den meisten Fällen schienen die Männer so mit ihrer eigenen sich verstärkenden sexuellen Erregung beschäftigt zu sein, daß sie kaum noch auf die konkreten Bedürfnisse ihrer Frauen einzugehen vermochten. Nur bei recht wenigen Gelegenheiten konnte man den Eindruck gewinnen, daß der Ehemann sich darum bemühte, bewußt auf die unmittelbaren sexuellen Ansprüche seiner Frau einzugehen, und daß es ihm nicht darum zu tun war, sie möglichst schnell durch die verschiedenen Abschnitte eines feststehenden Interaktionsschemas zu hetzen. So war es auch nicht überraschend, daß die heterosexuellen Frauen – im Gegensatz zu den lesbischen – nur in den seltensten Fällen dazu kamen, während der Bruststimulation durch ihren Ehemann schon Vaginalsekrete abzusondern, auch konnte in diesem Zusammenhang kein weiblicher Orgasmus beobachtet werden.

Von vier Ausnahmen abgesehen, berichteten alle lesbischen Untersuchungspersonen, die in festen Beziehungen lebten, daß sie die Stimulation ihrer Brüste als subjektiv erregend empfinden. Eine derartig hohe Anteilnahme war unter den heterosexuellen Frauen nicht anzutreffen. Fast ein Drittel der Frauen der heterosexuellen Studiengruppe A sowie der ersten Heterosexuellenstudie (aus der die Studiengruppe B abgeleitet wurde) vertrat die Ansicht, daß ihre Brüste keine besonders erogene Zone darstellten. Demgegenüber waren jedoch alle Frauen der Auffassung, daß ihre Brüste bei der sexuellen Erregung ihrer Männer eine wichtige Rolle spielen. Viele der verheirateten Frauen behaupteten, daß sich ihre Erregung über die Stimulation ihrer Brüste mittelbar von dem Vergnügen herleite, das ihre Männer dabei empfänden.

Inwieweit der hier aufgezeigte Unterschied hinsichtlich der Bruststimulation das Ergebnis eines größeren Einfühlungsvermögens der lesbischen Frauen ist, kann mit letzter Sicherheit nicht gesagt werden. Es ist aber selbstverständlich sehr wohl möglich, daß der beobachtete höhere Grad subjektiver Wahrnehmung auf seiten der Stimulatorin sich auf die stimulierte Partnerin zurückvermittelt, wodurch der Lustgewinn beider erhöht wird. Für diese Annahme spricht schon die Tatsache, daß häufig beide lesbische Partner während der Phase der Brustreizung vaginal zu sekretieren beginnen.

Es gab noch einen weiteren wichtigen Unterschied im Verhalten zwischen den Partnern einer lebischen und einer heterosexuellen Beziehung. Die lesbischen Frauen waren sich durchweg bewußt, daß die weibliche Brust, und besonders die Brustwarzen, während der Menstruation weitaus empfindlicher reagieren, als das sonst der Fall ist, und daß ihre Berührung mitunter sogar schmerzhaft sein kann. Deshalb erkundigten sich die weiblichen Stimulatoren zu Beginn der Bruststimulation auch häufig bei ihren Partnerinnen, ob sie ihnen möglicherweise Schmerzen zufügten. Einigemale wurden sie gebeten, besonders vorsichtig zu verfahren, in zwei Fällen mußte die Brustreizung eingestellt werden, da die Brüste der Stimulandin zu empfindlich waren. Während all der Jahre erörterte keiner der Ehemänner der beiden heterosexuellen Untersuchungsgruppen jemals im Laboratorium mit seiner Frau die Frage, ob seine körperliche Hinwendung zu ihren Brüsten ihr nicht unangenehm sein könnte. Bei drei Gelegenheiten wurden die Ehemänner gebeten, die Stimulation der Brüste mit größerer Vorsicht vorzunehmen; keine der heterosexuellen Frauen verlangte jedoch von ihrem Mann, überhaupt damit aufzuhören.

Aus den Beobachtungen des Untersuchungsteams ging hervor, daß Frauen häufig physischen Schmerzen ausgesetzt waren, sobald sich das Liebesspiel ihrer Männer mit ihren Brüsten befaßte. Obwohl sie in der nachträglichen Befragung meist die Vermutung der Beobachter bestätigten, daß sie unter menstruationsbedingten Empfindlichkeiten der Brust zu leiden hatten, wurden die Ehemänner hiervon niemals informiert. Als Grund wurde gewöhnlich angegeben, daß »er doch so gern mit meinen Brüsten spielt, und ich ihn deshalb nicht zurückweisen möchte«. Befragte man die Männer darüber, reagierten sie erstaunt, da sie darüber nichts wußten, und stellten verwundert die Frage: »Warum hat sie mir davon nichts gesagt?«

Die Reizung der Genitalien war bei den lesbischen Paaren so angelegt, daß zunächst einmal Mons nubis, Labien, Schenkelinnenflächen und Vaginaeingang manipuliert wurden, bevor sich die Stimulation auf die Klitoris konzentrierte. Jeder klitorale Kontakt, der gleich mit Beginn der genitalen Reizung erfolgte, war hier rein zufällig. Nach einem ersten Kontakt mitder Glans (Glans clitoridis) richtete sich die stimulative Aktivität vorzugsweise auf den Schaft der Klitoris (Corpus clitoridis).

Die genitale Reizung innerhalb fester lesbischer Beziehungen folgte zwei unterschiedlichen Verhaltensmustern. Zum einen war eine zeitaufwendige, wenig zielgerichtete Vorgehensweise anzutreffen, die durchaus auch einen Rückfall von der bereits erreichten Stufe der sexuellen Erregung erlaubte, die allerdings anschließend in der Regel wieder erreicht wurde. Ein solcher »alternierender Zyklus« konnte sich einige Male wiederholen, bis die orgastische Entspannung erreicht wurde.

Der zweite vorherrschende Typus lesbischer Genitalreizung war zielgerichteter, die sexuell reagierende Frau wurde kontinuierlicher und mit rasch anwachsender Intensität stimuliert, bis sie einen Orgasmus erreicht hatte. Kurz danach wurde ihre Klitoris ein weiteres Mal stimuliert und ihr so die Gelegenheit gegeben, ihr orgastisches Erlebnis zu wiederholen. Wie zu erwarten war, wurde auch eine Kombination aus beiden Verhaltensmustern recht häufig beobachtet, obwohl die meisten lesbischen Paare eines der eben beschriebenen Verhaltensmuster bevorzugten.

Die Stimulation der weiblichen Genitalien durch die heterosexuellen Männer konzentrierte sich in ungefähr der Hälfte der Fälle sofort auf die Klitoris, ansonsten wurden zuvor die Labien, der Vaginaeingang und das Innere der Vagina manipuliert. Wiederum ließ sich ein wesentlicher Unterschied zwischen dem lesbischen und dem männlich-heterosexuellen Verhalten feststellen: Bei der Stimulation der Vaginalgegend gingen die lesbischen Sexualpartner nur äußerst selten über die Reizung des Vaginaeingangs hinaus: falls sie mit einem Finger eindrangen, erreichten sie immer nur das äußere Drittel der Vagina. Die heterosexuellen Ehemänner beschränkten ihre Stimulation hingegen nicht nur auf den Scheideneingang; häufig führten sie einen oder mehrere Finger tief in die Vagina ihrer Ehefrau ein. Es war ganz offensichtlich, daß viele Frauen kaum Vergnügen an einer derartigen Stimulation hatten oder gar unter diesem tiefen Eindringen, das mit den Fingern vorgenommen wurde, Schmerzen litten – besonders dann, wenn sie gleich zu Beginn der genitalen Reizung erfolgte. Auch hier war die Kommunikation zwischen den Eheleuten, soweit überhaupt vorhanden, ausgesprochen unzureichend. Nur zwei der heterosexuellen Frauen baten ihre Männer, von dieser Form der Manipulation abzusehen. Bei der Befragung reagierten die Frauen wie schon zuvor auf das Problem der Brustmanipulation. Ungefähr ein Drittel der befragten Frauen ging davon aus, daß ein tiefes manuelles Eindringen ihre Männer erregen würde, aus diesem Grund würden sie sie auch tolerieren. Die übrigen zwei Drittel der heterosexuellen Frauen reagierten zwiespältig oder behaupteten, beim manuellen Eindringen Lust zu empfinden, vor allem dann, wenn sie erst während einer späteren Phase der Reizung der Genitalien vorgenommen wird.

Ein weiterer grundlegender Unterschied läßt sich zwischen der homosexuellen und heterosexuellen Manipulation der Klitoris nachweisen. Die bei den lesbischen Paaren vorherrschende Form wurde bereits dargestellt. Die Art und Weise der heterosexuellen Manipulation unterschied sich hiervon: Sobald der männliche Partner einen ersten Kontakt zur Klitoris hergestellt hatte, versuchte er im allgemeinen, nur noch die Glans clitoridis zu reizen. Er kam höchstens zufällig mit dem Corpus clitoridis in Berührung, nachdem er den Kontakt mit der Glans verloren hatte; ein Phänomen, das wiederum mit der Rückbildung der Klitoris während der Plateauphase des weiblichen Reaktionszylus zusammenhängt.

Schließlich konnte noch ein weiterer wesentlicher Unterschied bei der manipulativen Behandlung der Klitoris beobachtet werden – eine Differenz, die sich auf unterschiedliche sexuelle Verhaltensmuster zurückführen läßt. Die jeweilige Behandlung der Klitoris entsprach nämlich den spezifischen Masturbationstechniken des heterosexuellen männlichen bzw. homosexuellen weiblichen Partners. Mit anderen Worten: Die Ehemänner neigten dazu, die Klitoris ihrer Partnerin auf die gleiche Art und Weise und mit Hilfe derselben Techniken zu reizen, die sie selbst zur Masturbation verwandten. Ebenso verhielt es sich mit den lesbischen Partnerinnen, deren Verhaltensformen und -techniken genau dem entsprachen, was bei ihnen während der Masturbation im Laboratorium beobachtet worden war.

In der Regel behandelten also die Ehemänner die Klitoris ihrer Frauen auf dieselbe Art, mit der sie masturbierten – also mit Hilfe schneller und kräftig ausgeführter Bewegungen. Die Manipulation seitens der lesbischen Partner war wesentlich sanfter und erschien deshalb auch angenehmer oder zumindest weniger anstrengend.

Die wenigen Männer, deren klitorale Reizung vom allgemeinen Schema abwich, wurden eingehend über die Ursachen ihres Verhaltens befragt. Die meisten Ehemänner gaben an, daß entweder ihre Ehefrau oder irgendwelche andere Frauen sie darauf hingewiesen hätten, daß für sie eine zärtlichere Behandlung der Klitoris lustvoller sei. Die Antworten derjenigen Männer, welche die Klitoris ihrer Frauen mit unangemessener Heftigkeit stimulierten, liefen wiederum darauf hinaus, daß ihre weiblichen Partnerinnen sie zu diesem Komplex nicht informiert hatten, oder aber, daß sie früher einmal um eine sanftere Behandlung gebeten worden waren, diese Bitte aber in der Zwischenzeit wieder verdrängt hätten.

Vergleich des Sexualverhaltens: Stimulation des männlichen Partners

Die homosexuelle Interaktion der fest liierten männlichen Paare folgte ähnlichen Verhaltensmustern, wie sie oben für lesbische Beziehungen beschrieben wurden. Zunächst wurde beträchtliche Zeit auf den Körper des Partners verwandt, nur selten wurde die sexuelle Interaktion mit direkter genitaler Stimulation eröffnet. Nach einem ersten Körperkontakt, Umarmungen, Küssen oder Liebkosungen waren häufig die Brustwarzen das nächste bestimmte Ziel der sexuellen Annäherung. Nur elf der 42 männlichen homosexuellen Paare (vgl. Kapitel 3) verzichteten in einem frühen Stadium der sexuellen Interaktion vollständig auf jede Manipulation der Brustwarzen. Ebenso wie bei den lesbischen Paaren kamen manuelle wie orale Stimulationstechniken zur Anwendung, allerdings konnte ein Bemühen, auf beide Brustwarzen dieselbe Zeit zu verwenden, bei den männlichen Homosexuellen nicht beobachtet werden. Wenn nicht schon eine Versteifung des Penis stattgefunden hatte, war sie spätestens in dieser Phase der sexuellen Aktivität festzustellen. Mit der Zeit erreichte die Erektion ein fortgeschrittenes Stadium, gelegentlich waren unregelmäßige Zuckungen des Beckens zu bemerken. Das physiologisch bedingte An- und Abschwellen des voll erigierten Penis (vgl. Kapitel 7) ließ sich beobachten, solange die Stimulation fortgesetzt wurde. Obwohl die übliche präejakulative Schleimabsonderung der Cowperschen Drüsen häufig festgestellt werden konnte, reagierte keiner der Männer direkt mit einer Ejakulation auf die Reizung seiner Brustwarzen. Weniger als ein Viertel der männlichen Stimulatoren erigierte während der Reizung der Brustwarzen ihrer Partner.

Die homosexuelle Technik der Stimulation der männlichen Brustwarzen unterschied sich wesentlich von derjenigen verheirateter Paare. Nur äußerst selten befaßte sich eine Frau mit den Brustwarzen ihres Ehemanns, in den seltenen Ausnahmefällen war die Reizung nur von kurzer Dauer und bewirkte auch, im Gegensatz zu den homosexuellen Paaren, keine Erektion.

Offensichtlich ist die erotische Stimulation der Brustwarzen bei den homosexuellen männlichen Paaren weitaus verbreiteter als bei heterosexuellen Männern, die verheiratet sind. Sieht man einmal von der Rollenverteilung innerhalb der Paare ab, so üben fast drei Viertel der homosexuellen Partner in irgendeiner Form gegenseitige Bruststimulation aus, während nur ungefähr 3 bis 4 % der verheirateten Männer auf diese Weise von ihren Frauen sexuell gereizt werden.

Auch die Techniken der genitalen Reizung waren verschieden. Wiederum war der Zeitaufwand der homosexuellen Interaktion größer, die männlich-männliche Interaktionsform erschien weniger zielgerichtet als die weiblich-männliche Stimulation der Genitalien. Die Hinwendung zur genitalen Zone umfaßte bei den männlichen Homosexuellen die Stimulation der Schenkelinnenseiten, des Anus, des Perineum, des Skrotum und des gesamten Unterleibs, wohingegen sich die Ehefrauen meist auf Penis und Skrotum ihrer Männer beschränkten.

Die Verzögerungstechniken, deren sich auch die lesbischen Paare bedienten, konnten auch bei den Interaktionsformen der männlichen Homosexuellen beobachtet werden. Sobald der stimulierte Mann die Plateauphase erreichte, beobachtete ihn sein Partner mit besonderer Aufmerksamkeit und achtete auf nonverbale Hinweise, die ihm Auskunft über den sexuellen Spannungszustand des Stimulanden gaben. Mit dem gegenüber dem eigenen Geschlecht charakteristischen Einfühlungsvermögen reizten viele der männlichen Stimulatoren das Frenulum des Penis, eine äußerst empfindliche Stelle, die auf dessen Rückseite dicht neben der Corona glandis gelegen ist. Sooft es möglich war, wurden die Stimulanden bis dicht an den Orgasmus herangeführt, danach der Grad der sexuellen Erregung wieder vermindert, um ihn anschließend wieder zu erhöhen.

Bei einer gewissen Anzahl von Gelegenheiten bat auch der Stimuland seinen ihn stimulierenden Partner, mit der Reizung auszusetzen, um eine vorzeitige Ejakulation zu vermeiden. Es war offensichtlich, daß derartige Verzögerungstechniken nicht etwa erst im Laboratorium angewandt wurden, sondern zu den grundlegenden Verhaltensmustern homosexueller Paare zu zählen sind. Unabhängig davon, welcher Partner nun die Rolle des Stimulators bzw. des Stimulanden einnahm, konnten solche Verzögerungstechniken, die normalerweise ein äußerst hohes Maß an sexuellem Vergnügen gewährleisten, recht oft im Laboratorium beobachtet werden. Auf ihre spezifische Verhaltensweise angesprochen, gaben die homosexuellen männlichen Probanden, die eine feste Beziehung unterhielten, gewöhnlich zur Antwort, daß sie ihren Parnter genau auf die Art und Weise zu befriedigen suchten, in der sie selbst stimuliert zu werden wünschten. Andrerseits kam es freilich auch vor, daß die Partner über die bestmögliche Form gegenseitiger Befriedigung diskutiert hatten oder bei passender Gelegenheit verbal darüber kommunizierten, was ihnen augenblicklich die größte sexuelle Lust bereiten würde.

Die Frauen, die die genitale Zone ihrer Ehemänner stimulierten, schenkten dem Unterleib, den Schenkeln und dem Perineum kaum Beachtung, obwohl das Skrotum recht häufig gereizt wurde. Die Frauen konzentrierten ihre Bemühungen im wesentlichen auf den Penisschaft und weniger auf die Glans penis. Das Frenulum wurde nur selten gesondert stimuliert. Nachdem mit der Manipulation des Penis begonnen worden war, wurden stetig rhythmische Bewegungen beibehalten, bis der männliche Partner zu seinem Höhepunkt gelangte. Während der Ejakulation vergrößerten sich noch Geschwindigkeit und Stärke der manipulativen Bewegung.

Nur selten gelang es einer der Frauen, das präorgastische Stadium bei ihrem Mann zu erlangen und ihn anschließend für längere Zeit dank Anwendung geeigneter Techniken auf dieser Ebene hoher sexueller Erregung zu belassen. In den wenigen Fällen, in denen eine der Frauen eine dementsprechende Verhaltensweise an den Tag legte, ähnelte die offen-lustbetonte Reaktion des Mannes sehr dem Verhalten eines mit Hilfe ähnlicher Techniken behandelten homosexuellen Mannes.

Die Ehefrauen wurden in Abwesenheit ihres Gatten über Art und Herkunft der von ihnen ausgeübten Penismanipulation interviewt. Nur drei der Frauen berichteten, daß ihnen ihre Männer konkrete Vorschläge unterbreitet hätten, wie ihr Penis zu stimulieren sei und sie dabei auf die besondere Empfindlichkeit des Frenulum hingewiesen oder die erwünschte Stärke des manuellen Drucks beschrieben hätten. Weitverbreitet war unter den Ehefrauen die Furcht, daß eine zu heftige Manipulation des Penis zu Verletzungen führen könnte. Neben derartigen Bedenken war der stimulative Umgang mit dem Penis allein der persönlichen Erfahrung und dem eigenen Gutdünken überlassen. Oft wurde die Tatsache der Ejakulation als ausreichender Beweis für die Qualität der manipulativen Technik gewertet.

Diejenigen Frauen, die eine Reihe von Verzögerungstechniken entwickelt hatten, auf Grund derer es ihnen möglich war, den Zeitpunkt der Ejakulation ihres Mannes hinauszuzögern, vertraten die Ansicht, daß sie sich gegenüber ihrem Partner eben so verhalten würden, wie sie es von seiner Seite für sich selbst ersehnten. Die befragten Ehemänner waren meistens der Auffassung, daß ihre Frauen ihren Penisschaft nicht kräftig genug mit ihrer Hand umschließen würden. Keiner der Männer, der das erklärte, hatte jemals zuvor die Initiative ergriffen und seiner Frau gegenüber sein dahin gehendes Bedürfnis offen erwähnt.

Stimulationstechniken wie Fellatio oder Cunnilingus erfordern bei heterosexuellen wie homosexuellen Paaren gewisse Vorbereitungen, wie beispielsweise einen allgemeinen Körperkontakt, Stimulation der Brust oder Manipulation der Genitalien usw. Das Untersuchungsteam war jedoch der Ansicht, daß derartige Vorspiele durchaus mit denjenigen Stimulationstechniken vergleichbar sind, die bei den einzelnen Paaren während der Manipulation des Partners schon beobachtet werden konnten. Deshalb wird an dieser Stelle auf eine detaillierte Beschreibung des Vorspiels verzichtet.

Verallgemeinernd läßt sich sagen, daß wiederum die homosexuellen Männer und Frauen, die in einer festen Beziehung lebten, eine zeitaufwendigere und lustbetontere Form der sexuellen Interaktion pflegten. Sie nahmen sich wesentlich mehr Zeit für das Vorspiel, und sie drängten auch ihren Partner nicht auf irgendeine Weise zum Orgasmus. Im Verlauf von Fellatio/Cunnilingus geäußerte Befürchtungen, mit dem Sexualakt nicht zuende kommen zu können, beschränkten sich fast ausschließlich auf die heterosexuelle Studiengruppe.

Sobald das Vorspiel vorüber war, zeigten sich beträchtliche Unterschiede bei der Ausübung dieser oralen Techniken. Diese Differenzen ließen sich jedoch nicht einfach bestimmten sexuellen Rollenpräferenzen zurechnen, wie das bei der sexuellen Interaktion in Form der Partnermanipulation durchaus angemessen erschien. Die wesentlichen Unterschiede, die die Interaktion der homosexuellen wie der heterosexuellen Studiengruppen betrafen, waren bei der Ausübung des Cunnilingus anzutreffen, jene waren präferenz- und geschlechtsspezifischer Natur.

Fellatio

Bei der Ausübung der Fellatio waren in technischer Hinsicht nur minimale Unterschiede zwischen den homosexuellen und heterosexuellen Paaren festzustellen. Was die funktionale Effektivität anbelangt, war so gut wie keine Differenz zwischen sexuell erfahrenen männlichen Partnern einer homosexuellen Beziehung und den sexuell erfahrenen Ehefrauen zu beobachten, die auf ganz ähnliche Art und Weise ihre Männer stimulierten. Die homosexuellen Männer agierten wiederum ihrem allgemeinen Verhaltensmuster entsprechend ohne jegliche Hast, auch in diesem Fall waren sie sehr um einen Verzögerungseffekt bemüht. Allerdings standen ihnen diesmal die Frauen kaum nach: Auch sie zeigten sich ganz offensichtlich daran interessiert, den männlichen Partner optimal zu stimulieren. Dem gleichgeschlechtlichen Einfühlungsvermögen scheint bei der Fellatio hiernach keine wesentliche Bedeutung zuzukommen.

Der einzige bemerkenswerte Unterschied zwischen der homosexuellen und heterosexuellen Fellatio betraf das Herunterschlucken des Ejakulats. In beiden Gruppen pflegten die Männer intraoral zu ejakulieren. Die Mehrzahl der homosexuellen Stimulatoren verschluckte während des Orgasmus ihres Partners das Ejakulat, während die meisten Frauen, die assignierten weiblichen Probanden eingeschlossen, es nicht herunterschluckten. Freilich war das Verhalten der Untersuchungspersonen auch häufig von Fall zu Fall verschieden, manche schluckten bei der Gelegenheit das Ejakulat, bei einer anderen hingegen nicht, deshalb ist es auch kaum möglich, in dieser Beziehung eine allgemeingültige Aussage zu treffen. Sicher läßt sich nur sagen, daß, sieht man einmal von dem individuellen Grad der sexuellen Erfahrung ab, nur minimale Unterschiede hinsichtlich der sexuellen Effektivität homosexueller und heterosexueller Fellatio im Laboratorium beobachtet werden konnten.

Cunnilingus

Mit dem Cunnilingus verhielt es sich gänzlich anders. Es gab, einfach gesprochen, eigentlich keinen Vergleich zwischen der Geschicklichkeit, welche die lesbischen Paare hierbei bewiesen, und der stimulativen Technik der heterosexuellen Männer. Nicht nur, daß die lesbischen Partner einen weitaus höheren Grad sexueller Befriedigung aufgrund dieser spezifischen Technik erreichten, die lesbische Stimulatorin brachte sich auch beträchtlich ungehemmmter in das Interaktionsschema ein, als es den heterosexuellen Männern bei ihren Ehefrauen möglich schien. Die homosexuellen Frauen waren, gerade auch was ihre Technik beim Cunnilingus anbelangt, durchweg erfindungsreicher, und nahmen zudem den Vorteil gleichgeschlechtlichen Einfühlungsvermögens wahr. Es war ihnen klar, wie bei der Partnerin ein Höchstmaß an Lust erreicht werden konnte, und sie bemühten sich, diesem Wissen gemäß in der Praxis zu verfahren.

Die lesbische Form des Cunnilingus begann mit der Stimulierung der Brust, danach des Unterleibs und anschließend der Oberschenkel. Bevor die Klitoris berührt wurde, waren die Labien und häufig auch der Vaginaeingang gereizt worden. Sobald sich die Stimulation auf die Klitoris konzentrierte, ließ sich ein breites Spektrum verschiedenartigster Techniken beobachten – es reichte von einem kraftvollen Reizen hin bis zu einem beinahe unmerklichen, zärtlich-verhaltenen Kontakt. Diese ganze Bandbreite oraler Stimulationsmöglichkeiten wurde nach und nach in diversen Variationen durchgespielt, je intensiver die Stimulation erfolgte, desto höher stieg auch augenscheinlich der Grad subjektiver Erregung auf seiten der Stimulandin.

An der sexuellen Erregung der Stimulandin nahm die lesbische Stimulatorin starken Anteil. In den meisten Fällen sonderte sie ebenfalls reichliche Mengen eigenen Vaginalsekrets ab, zweimal konnte sogar beobachtet werden, wie die Stimulatorin auf den multiplen Orgasmus der Stimulandin mit einem eigenen Orgasmus reagierte.

Trotz der ähnlichen Ausgangslage in Hinblick auf die sexuelle Erfahrung und die

Anwendung unterschiedlicher sexueller Techniken konnten die männlichen heterosexuellen Probanden mit Hilfe des Cunnilingus längst nicht den Grad an funktionaler Effektivität erreichen, der bei den lesbischen Paaren die Regel war. Ihre stimulative Technik war längst nicht so differenziert und ausgebildet wie die der lesbischen Stimulatoren, die Reizung der Klitoris wurde relativ gleichförmig und heftig bis zum Orgasmus der Partnerin vorgenommen. Demgemäß wirkte auch die subjektive Anteilnahme, welche die heterosexuellen Frauen an den Tag legten, ungleich geringer.

Zwar hatten die männlichen Stimulatoren während des Cunnilingus eine Erektion und schienen auch sichtlich sexuell erregt, jedoch ejakulierte unabhängig vom Grad der sexuellen Reaktion der Partnerin keiner der Männer während dieser Form der oralen Stimulation.

In nachträglichen Interviews vertraten die meisten Ehemänner die Ansicht, daß der Cunnilingus von ihnen normalerweise als ein Mittel zum Zweck (Koitus) angesehen werde, und sie deshalb auch auf die Effektivität der Stimulationstechniken nicht den Wert legen würden, der sie ihr möglicherweise zugemessen hätten, wenn sie den Cunnilingus als Selbstzweck betrachtet haben würden. Die heterosexuellen Frauen verhielten sich in dieser Hinsicht anders – sie vertraten die Auffassung, daß Fellatio für sie gewissermaßen eine Herausforderung darstelle; sie sahen in ihr eine Technik, die sie möglichst perfekt zu beherrschen wünschten, um vor sich selbst als sexuell attraktive Frau zu gelten. Ihre Ehemänner hatten hierzu keine analogen Vorstellungen entwickelt, sie verspürten keinerlei sozialen Druck, sich als Experten oraler Stimulation profilieren zu müssen. Die Rolle, die ihnen gesellschaftlich zugewiesen wurde (und weiterhin wird), beschränkt sich lediglich auf sexuelle Effektivität im Rahmen des Koitus. Ein solcher soziokultureller Einfluß kann kaum überschätzt werden; selbst ein sexuell äußerst erfahrener Mann hat sich das kulturelle Dogma zu eigen gemacht, daß der Koitus das Ein und Alles jeglicher sexueller Befriedigung sei. Es ist durchaus möglich, daß das im Vergleich zu den lesbischen Frauen offensichtliche Unvermögen zu einer wirklich differenzierten oralen Stimulation auf derartige soziokulturell vermittelte, unbewußte Normen zurückgeht.

Zur Interaktion assignierter Partner

Bereits nach dieser ersten skizzenhaften Darstellung der sexuellen Interaktion, wie sie im Laboratorium beobachtet werden konnte, läßt sich eine Reihe von Unterschieden im Sexualverhalten fester homosexueller Beziehungen und heterosexueller Ehepaare aufzeigen. Im Verlauf der Beobachtung der Verhaltensmuster der assignierten homosexuellen und heterosexuellen Paare verwischten sich jedoch die klaren Unterschiede wieder, die zuvor die umstandslose Zuordnung bestimmter Stimulationstechniken bei der Partnermanipulation bzw. Fellatio/Cunnilingus entsprechend der jeweiligen geschlechtlichen Präferenz ermöglichten. Die assignierten männlichen und weiblichen Partner mit überwiegend homosexueller Präferenz verwandten weitaus weniger Zeit auf den ersten, den gesamten Körper umfassenden Kontakt als diejenigen homosexuellen Probanden, die miteinander eine feste Beziehung eingegangen waren. Gleichgültig, ob es sich um Partnermanipulation oder Fellatio/Cunnilingus handelte, eröffneten die assignierten lesbischen Paare ihre Interaktion mit einer unmittelbaren, direkten Zuwendung zur Brust und den Genitalien, während die assignierten männlichen Paare fast immer auf die Stimulation der Brustwarzen verzichteten. Auch eine direkte Annäherung an die Genitalien des Partners ohne jegliches Vorspiel war zu beobachten.

Den bei den lesbischen wie auch den männlichen homosexuellen Paaren so häufig anzutreffenden Verzögerungstechniken, die in der Verlangsamung bzw. Beschleunigung der Stimulation während der Manipulation des Partners und Fellatio/Cunnilingus ihren Ausdruck fanden, wurden von den assignierten homosexuellen Paaren weitaus geringere Bedeutung zugemessen; falls sie überhaupt vorkamen, waren sie nur von relativ kurzer Dauer.

Allerdings gab es eine Abweichung von diesem generellen Schema: In einem Fall verlangte der assignierte Partner ausdrücklich, mit Hilfe von Verzögerungstechniken über einen langen Zeitraum hinweg stimuliert zu werden. Dabei handelte es sich um den männlichen homosexuellen Probanden, der ausschließlich stimuliert zu werden wünschte (vgl. Kapitel 4).

Die assignierten lesbischen Paare verlangsamten mitunter den Stimulationsprozeß, sie bedienten sich offenbar öfters bestimmter Verzögerungstechniken als die Männer. Jedoch waren der Zeitaufwand und die Vielzahl der Variationen kaum mit den ausgeklügelten Interaktionsformen zu vergleichen, die innerhalb fester lesbischer Beziehungen gepflegt werden.

Kurz gesagt, die assignierten homosexuellen Paare schienen wesentlich erfolgsorientierter und zeigten im Verlauf der sexuellen Interaktion nur wenig von der sensiblen gegenseitigen Rücksichtnahme, die das Verhalten der fest liierten homosexuellen Paare auszeichnet. Der Orgasmus war das allgegenwärtige Ziel, das auf dem schnellstmöglichen Wege erreicht werden mußte, und der Stimulator kam dieser Aufgabe mit allem Eifer und in der Hoffnung nach, alsbald »selbst an die Reihe zu kommen«.

Sieht man einmal vom vollständigen Fehlen jeglicher Verzögerungstechniken ab, stimmten die sexuellen Verhaltensmuster bei beiden heterosexuellen Gruppen hinsichtlich der manuellen und oralen Stimulation des Partners regelrecht überein. Alle assignierten heterosexuellen Partner waren in der Tat ausgesprochen zielorientiert; ihre Fixierung auf den Orgasmus übertraf noch die der assignierten homosexuellen Paare.

Unabhängig von der jeweiligen Stimulationstechnik, die im Rahmen des Laborprogramms von ihnen verlangt wurde, richtete sich bereits die erste Annäherung direkt auf die genitale Zone des Partners. Zwar wurden die weiblichen Brüste von den männlichen Probanden manuell und oral gereizt, doch verlief diese Stimulation nur eilig und oberflächlich. Sobald die assignierte heterosexuelle Frau erregt war, konzentrierte sie sich sofort auf ihre Beckenbewegungen. Obwohl die assignierten weiblichen heterosexuellen Untersuchungspersonen über eine umfangreiche sexuelle Erfahrung verfügten und ein hoher Prozentsatz von ihnen die Orgasmusphase erreichte (vgl. Kapitel 6), schien sie dieses Erlebnis subjektiv nur wenig zu berühren. Es bleibt noch festzustellen, daß die assignierten heterosexuellen Männer den Techniken der Partnermanipulation und der Fellatio gegenüber ebenfalls ein eindeutig instrumentelles Verhältnis an den Tag legten; ihr unmittelbares Interesse schien wesentlich auf das Nachlassen ihres sexuellen Spannungszustandes gerichtet zu sein.

Geschlechtsverkehr in festen Beziehungen

Der gesamte Ablauf der koitalen Interaktion bietet weitaus mehr Möglichkeiten für sexuelles Fehlverhalten als jede andere Form der sexuellen Zuwendung. Wie oben bereits erwähnt wurde, pflegten die manuellen und/oder oralen Stimulationen einen kursorischen Charakter anzunehmen und auf einen kurzen Zeitraum beschränkt zu sein, sobald sie nur als Vorspiel zum Koitus fungierten – das läßt sich zumindest im Vergleich zu der gemächlichen und dennoch lustbetonten Vorgehensweise der Homosexuellen sagen, die sich bestimmter Verzögerungstechniken bedienten. Die präkoitalen Stimulationen fielen bei denselben Partnern weitaus oberflächlicher und weniger lustbetont aus, als die Anwendung derselben Stimulationstechniken unter der Auflage, sie möglichst bis zum Orgasmus zu verwenden. Die der präkoitalen Interaktion innewohnende Zielorientierung verringerte die subjektive Konzentration auf das unmittelbare Hier und Jetzt und wirkte sich dementsprechend negativ auf die stimulative Qualität der manuellen oder oralen Aktivitäten aus. Die in dieser Phase auftretenden Schwierigkeiten vermehrten sich jedoch noch, sobald der eigentliche koitale Prozeß einsetzte.

Von zwei Ausnahmen abgesehen, traf in allen hier beobachteten Fällen der Mann die Entscheidung, wann der eigentliche Koitus zu beginnen habe. Aus seinem Verhalten wurde ersichtlich, daß ihm seine eigene sexuelle Erregung als wichtigstes Kriterium seiner Entscheidung galt. Er wartete bewußt den Zeitpunkt ab, zu dem er sich selbst ausreichend erregt glaubte und setzte dabei gleiches automatisch bei der Frau voraus, um unmittelbar danach nach dem Vaginaleingang zu suchen und seinen Penis einzuführen (oder es wenigstens zu versuchen). Nur in den seltensten Fällen erkundigte sich der Mann bei seiner Partnerin, ob ihre sexuelle Erregung bereits ebenfalls im Anstieg begriffen sei. Andrerseits verzichteten die Frauen in der Regel auch darauf, ihren Partner über diese wichtige Frage verbal oder nonverbal zu informieren. Solcherart falsche Vorstellungen über den Ablauf des Reaktionszyklus und/oder mangelhafte Kommunikation führten häufig zu einem Fehlverhalten, unter dem beide Partner zu leiden hatten.

Befragte man diese immerhin sexuell erfahrenen Männer nach ihrer Methode, den richtigen Zeitpunkt für den Beginn des eigentlichen Koitus festzulegen, so war die häufigste Antwort, »ich wußte, daß sie bereit war, denn ihre Vulva war feucht«. Obwohl nun aber ein gewisses Maß an Vaginalsekretion von dem männlichen Partner zurecht als physiologische Bereitschaft zum Eindringen angesehen werden kann, heißt das noch lange nicht, daß die Frau auch psychisch dazu bereit ist.

Ein weiterer Störfaktor, unter dem die weiblichen Partner zu leiden hatten, trat auf, sobald der eigentliche Koitus begonnen hatte. In 90 % der beobachteten Fälle entschied der Mann, nachdem er seinen Penis in die Vagina eingeführt hatte, über die Art und Weise der mit dem Penis ausgeführten Stoßbewegung. Ein solches Verhalten zwang die Frauen, sich nicht nur für den Augenblick, sondern während des gesamten Koitus an den Mann anzupassen, der allein die Geschwindigkeit, die Stärke und die Eindringtiefe seiner Penisbewegungen bestimmte. Dieser Anpassungszwang bewirkte bei vielen Frauen zumindest zeitweise, daß sie sich selbst in den Koitus nicht richtig einzubringen vermochten – eine Erfahrung, die übrigens unabhängig von dem Grad der Reaktion auf die präkoitale Stimulation auftrat.

Liegt eine vollständige männliche Dominanz vor, so droht schon aus physiologischen Gründen eine ungenügende sexuelle Befriedigung der Frau, da nämlich in einem solchen Fall der Zeitraum von der Penetration bis zur Ejakulation meist zu kurz ist. Doch, selbst wenn die Frau bei einer solchen Gelegenheit orgastisch reagieren sollte, ist ihre subjektiv-psychische Anteilnahme nur gering.

Freilich erlauben alle soeben aufgezählten Störfaktoren (Bestimmung des Zeitpunkts des Eindringens, die Suche nach dem Vaginaeingang usw.) einschließlich der Anpassung der Frau an die Art und Weise der Penisbewegung eine positive Transformation an sich negativer Verhaltensweisen in lustbetonte Verzögerungstechniken. Dieser Transformationsprozeß, in dessen Verlauf potentielle Fehlerquellen zu sexuellem Lustgewinn verarbeitet werden, war bei einigen sexuell besonders erfahrenen heterosexuellen Untersuchungspersonen zu beobachten. In diesen Fällen war der Koitus für beide Partner außergewöhnlich befriedigend. Allerdings muß angemerkt werden, daß eine solche Transformation nicht gerade häufig vorkam.

Gerade auch die Möglichkeiten, die die koitalen Bewegungen zur Steigerung der Lust bieten, wurden von manchen Paaren intensiv ausgenutzt. Hierbei wurden Stärke, Geschwindigkeit und Eindringtiefe der Penisbewegungen bewußt variiert. Diese Vorgehensweise in Verbindung mit einem zeitweisen Aussetzen der koitalen Bewegung, das zur Beobachtung des Partners benutzt werden konnte, bewirkte ein stetiges Anwachsen der sexuellen Erregung auf beiden Seiten. Die Möglichkeiten des Lustgewinns sind bei der Anwendung solcher Techniken annähernd unbegrenzt. Bei den heterosexuellen Paaren, die im Laboratorium beobachtet wurden, stand einer effektiven weiblichen Reaktion die absolute männliche Kontrolle der koitalen Bewegungen als Haupthindernis entgegen. Kam jedoch der Faktor gegenseitiger Zusammenarbeit ins Spiel, wie er bei einigen Gelegenheiten beobachtet wurde, konnte es als sicher gelten, daß der weibliche Orgasmus intensiver ausfiel und auch länger dauerte, als das gemeinhin der Fall ist. Selbstverständlich darf nicht vergessen werden, daß die Anwendung der soeben beschriebenen Verzögerungstechniken nur solange möglich ist, als der männliche Partner über eine ausreichende Ejakulationskontrolle verfügt.

Welche Position während des Geschlechtsverkehrs einzunehmen sei, wurde dem Gutdünken der Paare überlassen. Es war klar, daß in der Regel eine koitale Position gewählt wurde, die den Dominanzansprüchen des Mannes entsprach. Gewöhnlich war die Entscheidung für eine bestimmte Stellung also Sache des Mannes, die Frauen warteten einfach ab und fügten sich dann den Ansprüchen ihres Partners. In über 80 % der Fälle nahm der Mann die dominierende Position ein, in den übrigen Fällen war es umgekehrt. Nur äußerst selten (bis 2 % der Fälle) begab sich die Frau während des Geschlechtsverkehrs in die Knie-Brust-Position. Keine dieser drei Stellungen behinderte in irgendeiner Weise die adäquate klinische Beobachtung.

Geschlechtsverkehr unter assignierten Partnern

Während der Beobachtung des Koitus legten die assignierten heterosexuellen Paare ein ähnliches Verhalten wie bei der Partnermanipulation bzw. Fellatio/Cunnilingus an den Tag: Die kurze stimulative Hinwendung zur weiblichen Brust und/oder den Genitalien stand am Anfang der sexuellen Interaktion, ein anders geartetes Vorspiel war so gut wie nie festzustellen. Die assignierten Partner begannen mit dem eigentlichen Koitus, sobald der Mann erigierte und die Frau sekretierte. Die männliche Dominanz war im koitalen Interaktionsschema außerordentlich stark. Die assignierten weiblichen Partner, die über eine umfangreiche sexuelle Erfahrung verfügten, paßten sich der männlichen Vorherrschaft routiniert an. Der Koitus nahm den Charakter einer gegenseitigen Masturbation an, bei der sich jeder der Partner vorwiegend auf seine eigenen Bedürfnisse konzentrierte. Da auch die männlichen Partner sexuell erfahren waren, waren sie in der Lage, den Zeitpunkt ihrer Ejakulation hinauszuschieben, so daß die meisten der assignierten weiblichen Probanden orgastisch zu reagieren vermochten. Hin und wieder waren auch in dieser Gruppe zärtliche Verzögerungstechniken zu beobachten, sie blieben jedoch die Ausnahme. Die subjektiv-psychische Anteilnahme, die unmittelbar nach dem Sexualakt erfragt wurde, war bei den assignierten Paaren in der Regel geringer als in festen Beziehungen.

Verhaltensweisen nach dem Orgasmus

Die während der Rückbildungsphasen der sexuellen Reaktionszyklen zu beobachtenden Verhaltensweisen waren eher geschlechtsspezifischer Natur als durch die jeweilige Präferenz bedingt. Obwohl die sexuelle Interaktion im Laboratorium keinerlei zeitlichen Begrenzungen unterlag, legten die männlichen Untersuchungspersonen nach dem Orgasmus Verhaltensweisen an den Tag, als ob sie unter Zeitdruck stünden, wohingegen die weibliche Rückbildungsphase in dieser Hinsicht geradezu entgegengesetzt verlief.

Nachdem die männlichen Probanden einen Orgasmus mit Hilfe der Masturbation, durch Partnermanipulation, Fellatio oder Geschlechtsverkehr erreicht hatten, pflegten sie sich nur kurze Zeit auszuruhen. Obwohl sie ihr orgastisches Erlebnis sichtlich in Anspruch genommen hatte, erholten sie sich schnell und waren alsbald bereit, das Bett zu verlassen. Die orgastische Reaktion der Mehrzahl der weiblichen Probanden auf Masturbation, Partnermanipulation, Cunnilingus oder Geschlechtsverkehr war mindestens ebenso umfassend und tiefgreifend, sie bewahrten jedoch nach dem Orgasmus mehr Ruhe und hatten offensichtlich auch kein Interesse daran, sofort das Bett zu verlassen.

Wenn sich eine Gelegenheit hierzu ergab, wandte sich die Frau nach ihrem Orgasmus ihrem männlichen oder weiblichen Sexualpartner zu und schmiegte sich an ihn, um normalerweise anschließend mit geschlossenen Augen auszuruhen. Solange der Partner nicht neuerlich sexuelle Aktivitäten entwickelte oder sie durch sein Verlassen störte, wurde die Frau nach einer gewissen Zeit gewöhnlich müde und schlief häufig ein. Besonders oft war diese Verhaltensweise nach einem multiplen Orgasmus zu beobachten. Die Männer schliefen nur in seltenen Fällen nach ihrer Ejakulation im Laboratorium ein.

Soweit die Männer und insbesondere die Frauen Interesse daran bekundeten, ihr orgastisches Erlebnis zu wiederholen, ließen sich wiederum unterschiedliche Verhaltensmuster beobachten. Während der Mann nach dem Orgasmus eine kurze Ruheperiode benötigte, in der er für sexuelle Stimulationen unempfänglich blieb, gelangten die sexuell erfahrenen Frauen ohne Schwierigkeiten und Unterbrechungen von einem orgastischen Erlebnis zum anderen. Ganz offensichtlich existierte für sie keine Zeitspanne, in der sie nicht auf stimulative Techniken hätten reagieren können. Sieht man einmal von dem geschlechtsspezifischen Unterschied hinsichtlich der Möglichkeiten sofortiger post-orgastischer Reaktion ab, so bleibt ein auf die Wiederholung des Orgasmus gerichtetes Verhalten bei allen nur denkbaren Kombinationen von Sexualpartnern dasselbe: Ob die Partner männlich oder weiblich, homosexuell oder heterosexuell, fest liiert oder assigniert waren – sobald sie im Verlauf ihrer sexuellen Interaktion das Interesse an einem weiteren Orgasmus bekundeten, verzichteten sie alle auf eine Wiederaufnahme des Vorspiels und konzentrierten sich vollständig auf den genitalen Kontakt. Die Zielorientierung auf den Orgasmus war in solchen Fällen geradezu übermächtig, und so führte die direkte genitale Kontaktaufnahme auch meist zu dem erwünschten Erfolg, falls nicht schon vorher unbemerkt eine Sättigung der Triebansprüche eingetreten war.

Andere Arten sexuellen Verhaltens

Neben den bisher beschriebenen sexuellen Praktiken wurden im Institut auch der rektale Geschlechtsverkehr sowie der Gebrauch von künstlichen Phalli (Dildo) untersucht. Beide Untersuchungsprojekte begannen 1970 und wurden auch im gleichen Jahr beendet. Ihre Durchführung schien für den Versuch, den homosexuellen Reaktionszyklus und die dazugehörigen sexuellen Interaktionsformen näher zu bestimmen, einfach unerläßlich. Wiederum wurde besonderer Wert darauf gelegt, homo- und heterosexuelle Verhaltensmuster miteinander zu vergleichen. Da die Untersuchung des Gebrauchs von Vibratoren in physiologischer Hinsicht wenig Neues versprach, wurde hierauf verzichtet.

Rektaler Geschlechtsverkehr

Bisher lagen noch keine Veröffentlichungen vor, welche die Physiologie des rektalen Koitus zum Gegenstand hatten. Die 1970 im Institut vorgenommene Untersuchung wurde in kleinem Rahmen mit einer begrenzten Anzahl von Untersuchungspersonen beider Präferenzgruppen durchgeführt, die zweimal während des rektalen Geschlechtsverkehrs im Laboratorium beobachtet werden konnten. Fünf homosexuelle Männer und ihre Partner (zwei feste und drei assignierte Paare) sowie sieben heterosexuelle Frauen und ihre Partner (vier verheiratete und drei assignierte Paare) arbeiteten bei diesem Projekt mit dem Institut zusammen. Gemäß den allgemeinen Richtlinien des Instituts war weder ein Proband der Studiengruppe »rektaler Koitus« noch der Studiengruppe »Gebrauch künstlicher Phalli« Mitglied irgendeiner anderen Studiengruppe, die jemals durch das Institut untersucht worden war.

Legt man die soeben geschilderten Bedingungen zugrunde, lassen sich keinerlei signifikante Differenzen hinsichtlich der physiologischen Reaktion homosexueller oder heterosexueller Teilnehmer an rektalem Geschlechtsverkehr aufzeigen. Deshalb gelten auch die folgenden Beschreibungen der physiologischen und psychologischen Begleitumstände des rektalen Koitus für beide Arten sexueller Orientierung. Etwaige geringe Unterschiede werden im Text ausgewiesen. Da die Physiologie der Erektion und Ejakulation in früheren Veröffentlichungen ausführlich dargestellt wurde, konzentrierte sich in diesem Fall das Untersuchungsinteresse nicht auf den Penetrator, sondern auf den Penetrierten.

Von einer Ausnahme abgesehen, konnte keinerlei Sekretion in der rektalen Zone festgestellt werden, die aufgrund sexueller Stimulation eingetreten wäre und einen

Schmierungseffekt verursacht hätte. Eine Frau, die seit Jahren rektal penetriert wurde, sonderte unmittelbar vor der Penetration eine äußerst geringe Menge einer schleimigen Flüssigkeit an ihrem Aftereingang ab. Ihrer Antwort auf die nachträgliche Befragung war zu entnehmen, daß sie sich dieses Effekts durchaus bewußt war. Allerdings hatte sich dieser Effekt erst während der letzten drei Jahre eingestellt, obwohl sie schon seit über zehn Jahren rektalen Geschlechtsverkehr pflegte. Ferner behauptete sie, stets selbst den Zeitpunkt der Penetration zu bestimmen; sie verweigerte das Einführen des Penis, solange sie nicht das Gefühl hatte, »feucht genug zu sein«. Obwohl zum Zeitpunkt beträchtlicher sexueller Erregung ihre Vagina normal sekretierte, drang dieser Schleim nicht bis zum Anus vor. Es war im Rahmen dieser Untersuchung nicht möglich, die genaue Quelle dieser Analabsonderung zu bestimmen. Von dieser Ausnahme abgesehen, griffen die Probanden beim rektalen Geschlechtsverkehr auf künstliche Gleitmittel zurück. In ungefähr der Hälfte der beobachteten Fälle wurde zu diesem Zweck Speichel verwendet.

Die beim analen Geschlechtsverkehr eingenommenen Positionen lassen sich geschlechtsspezifisch zuordnen. Alle sieben Frauen bevorzugen hierbei die Knie-Brust-Lage, während nur zwei der fünf Männer diese Position einnahmen. Die restlichen drei männlichen Probanden lagen einfach hingestreckt mit ihren Gesichtern nach unten.

Unmittelbar vor der analen Penetration zeigte sich bei allen Sexualpartnern ein hoher Grad an sexueller Erregung, der sich bei den männlichen wie den weiblichen Penetrierten zusätzlich dergestalt äußerte, daß ihr rektaler Schließmuskel unregelmäßig zu zucken begann. Diese Zuckungen traten auf, sobald sich die Afteröffnung etwas erweitert hatte, und hörten auf, nachdem der Schließmuskel durch den eindringenden Penis noch weiter gedehnt wurde.

Die Reaktion des Schließmuskels auf die Penetration hing von der Anzahl und Häufigkeit bereits vorgenommener rektaler Koiti ab. In allen Fällen reagierte der Schließmuskel auf die erste penetrative Bemühung mit einem unwillkürlichen Schutzmechanismus: Er zog sich abrupt zusammen. Hatte rektaler Geschlechtsverkehr zuvor nur selten stattgefunden, verblieb der Muskel für eine Minute oder sogar noch länger in dieser Stellung, ansonsten erfolgte seine Entspannung bereits nach 15 oder 30 Sekunden. Je häufiger der rektale Koitus bisher ausgeübt worden war, desto schneller und vollständiger entspannte sich der Schließmuskel. Nach diesem ersten unwillkürlichen Zusammenziehen erlaubte der Schließmuskel dem Penis ein relativ leichtes Eindringen in den Dickdarm – ein Vorgang, der ohne größere Komplikationen vonstatten ging.

Nach der vollständigen Penetration erfolgte eine zweite physiologische Reaktion. Mit Beginn der koitalen Bewegungen zog sich der Schließmuskel wieder zusammen und schloß sich eng um den Penisschaft.

In 13 der 24 im Laboratorium beobachteten Fälle von rektalem Geschlechtsverkehr hatten die Penetrierten zu Anfang unter Schmerzen zu leiden, die jedoch mit der vollständigen Penetration aufhörten. Die Kontrolle des koitalen Bewegungsrhythmus oblag jedesmal dem Penetrator, die weiblichen Partner reagierten hierauf mit präzisen Gegenbewegungen, die genau jenen entsprachen, die auch bei der vaginalen Penetration zu beobachten sind. Nur einer der penetrierten Männer reagierte in der Form auf seinen Partner, daß er von sich aus Gegenbewegungen ausführte. Normalerweise aber verblieben die männlichen Penetrierten in einer passiven Rolle, während sich die weiblichen als re-aktive Sexualpartner verhielten.

Während 11 der 14 Sitzungen, in denen weibliche Probanden anwesend waren, wurde auf Grund des rektalen Geschlechtsverkehrs von ihnen die Orgasmusphase erreicht, in drei Fällen konnte ein multipler Orgasmus beobachtet werden. Die männlichen Probanden reagierten indessen nicht in der gleichen Art und Weise. Nur in zwei von zehn Fällen gelangte ein Penetrierter zum Orgasmus, wobei zu berücksichtigen ist, daß beide während des Akts masturbierten.

Im Verlauf des weiblichen Orgasmus zuckte der rektale Schließmuskel mit der gleichen Frequenz wie der Vaginaeingang (Ostium vaginae) in Intervallen von ungefähr 0,8 Sekunden. Nach drei- bis fünfmaligem Zucken verlängerten sich die Intervalle. Der rektale Schließmuskel zuckte allerdings nicht, wenn der Orgasmus beider Partner nur der Selbststimulation zu verdanken war.

Die Verhaltensweisen der Penetratoren wiesen während der Orgasmusphase keinerlei Unterschied auf, gleichgültig, ob sie Männer oder Frauen zum Partner hatten.

Der Gebrauch künstlicher Phalli (Dildos)

Drei lesbische Paare und drei heterosexuelle Frauen wurden im Laboratorium während der Anwendung von Dildos beobachtet. Alle homosexuellen Paare (zwei feste Beziehungen, ein assigniertes Paar) folgten demselben Verhaltensmuster: Eine der Frauen bediente sich des Dildos zur Stimulation ihrer Partnerin, die andere nahm die Rolle der Stimulandin ein. Zwei der heterosexuellen Frauen (eine davon verheiratet) benützten den Dildo zur Masturbation, bei der dritten wurde er von ihrem Ehemann benutzt. Jede der Frauen wurde während dreier Sitzungen im Laboratorium beobachtet. Für diese Studie gelten prinzipiell die gleichen Einschränkungen wie für die Erhebungen über den rektalen Koitus – die Zahl der Probanden sowie die der im Laboratorium untersuchten Interaktionen war zu gering, um zu systematisch gesicherten Resultaten gelangen zu können. Doch schien, ebenso wie beim rektalen Geschlechtsverkehr, die Relevanz des zu erforschenden Gegenstandes nicht groß genug zu sein, um eine über die Sichtung allgemeiner Informationen herausgehende Untersuchung zu rechtfertigen.

Über die erste Phase der sexuellen Interaktion mit Hilfe des Dildos läßt sich nicht allzuviel sagen. Alle drei lesbischen Paare sowie das verheiratete Paar gingen von einem allgemeinen stimulativen Körperkontakt alsbald zur Stimulation von Brust und Genitalien der Stimulandin über, bevor sie den Dildo benutzten. Beide Partner schienen dieses Vorspiel zu genießen, indem keiner von beiden eine dominierende Rolle einnahm. Die beiden heterosexuellen Frauen, die den Dildo zur Masturbation verwandten, stimulierten ihre Genitalien zunächst manuell und reizten die Klitoris auch direkt mit dem Dildo, bevor sie ihn in ihre Vagina einführten. Von den ansonsten beobachteten Verhaltensmustern wich im Grunde nur der Beginn der Einführungsphase merklich ab. Jedes der drei homosexuellen Paare benutzte den Dildo auf eine andere Art, die ihren jeweils unterschiedlichen, im Laufe der Zeit erworbenen Verhaltensweisen entsprach. So nahm das lesbische Paar A nach einer ersten kurzen Stimulation der Genitalien eine Position ein, bei der sich die Dildobenutzerin mit weitgespreizten Beinen hinsetzte, während die Stimulandin sich mit dem Rücken so auf sie legte, daß sich ihr Becken zwischen den Beinen ihrer Partnerin befand. Nachdem der Dildo äußerst vorsichtig eingeführt worden war, variierte die Benutzerin die Stärke und Geschwindigkeit ihrer Bewegungen. Sie behielt diese Verzögerungstechnik bei, bis ihre Partnerin ein Stadium fortgeschrittener sexueller Erregung erreicht hatte. Sobald dieser Zeitpunkt eintrat, wurde die Frequenz der Bewegung erhöht und der Dildo dabei tief in die Vagina gestoßen. Mit Eintritt des Orgasmus wurde diese heftige Stoßbewegung beibehalten, bis sie auf ein Zeichen der Stimulandin hin unterbrochen wurde. Nach einer Pause von nicht einmal einer Minute begann die Stimulatorin wiederum damit, den Dildo langsam und rücksichtsvoll hin- und herzubewegen. Nachdem sich aufs Neue ein hoher Grad an sexueller Erregung eingestellt hatte, wurde nochmals auf die oben schon beschriebene Art verfahren. In jeder der drei Sitzungen reagierte die Stimulandin mit einem multiplen Orgasmus. Die Interaktion wurde schließlich auf ihr Verlangen hin beendet, sie hatte einen ausreichenden Grad an sexueller Sättigung gefunden.

Die pseudokoitale Position, die das lesbische Paar B beim Gebrauch des Dildos einnahm, unterschied sich wesentlich von der des ersten Paares. Die Stimulandin nahm in diesem Fall die Knie-Brust-Position ein, die Stimulatorin saß seitlich neben ihr auf dem Bett. Nach den Prämilinarien wurde der Dildo sofort tief in die Vagina eingeführt, die mit ihm verübten Bewegungen wurden von Anfang an mit recht hohem Tempo ausgeführt. Die Stimulandin reagierte sofort mit Gegenbewegungen, und erreichte nach kurzer Zeit die Orgasmusphase. Während zweier Sitzungen gab sich die Stimulandin mit einem Orgasmus zufrieden, wogegen sie bei der dritten Gelegenheit einen multiplen Orgasmus hatte. Auch in diesem Fall bedeutete die Stimulandin ihrer Partnerin, ob sie die Reizung nach dem ersten Orgasmus fortsetzen sollte oder nicht.

Das lesbische Paar C simulierte mit Hilfe des Dildos den Koitus. Der Dildo, der knapp über der Symphysis ossium pubis angebracht wurde und somit von seiner Stellung her exakt einem erigiertem Penis entsprach, war an einem geschirrartigen System von Lederriemen befestigt, das schon für sich allein von diesem Paar in einem Maße libidinös besetzt worden war, daß es als Stimulanz in der ersten Erregungsphase fungieren konnte. Nach einer ersten manuellen Stimulation der Brust und der Genitalien penetrierte die Stimulatorin ihre Partnerin mit der gebotenen Vorsicht und ging sodann zu einem Bewegungsablauf über, der faktisch dem eines Mannes während des Koitus entsprach. Die Stimulandin verhielt sich adäquat und antwortete mit den typischen Gegenbewegungen. Nachdem eine vollständige Penetration erreicht worden war, wurde mit Hilfe des Dildos eine Vielzahl von Bewegungen unterschiedlicher Geschwindigkeit und Tiefe vorgenommen, bis die Stimulandin orgastisch reagierte. Bei zwei Gelegenheiten erreichte sie einen multiplen Orgasmus, das andere Mal war sie bereits nach einem Orgasmus befriedigt. Dieser pseudokoitale Vorgang unterlag der Kontrolle der Stimulandin, sie bedeutete der Partnerin, ob sie aufzuhören habe oder die Stimulation fortsetzen sollte.

Interessant war in diesem Fall auch die Reaktion der Stimulatorin: Ihr Mons pubis wurde durch den angeschnallten Dildo stimuliert und zudem war ihre psychische Anteilnahme an der sexuellen Erregung ihrer Partnerin so groß, daß sie selbst in einer der drei anberaumten Sitzungen einen Orgasmus bekam.

Die beiden heterosexuellen Frauen, die den Dildo als Hilfsmittel zur Masturbation benutzten, nahmen zu diesem Zweck die übliche Rückenlage ein. Nachdem der Dildo in die Vagina eingeführt worden war, wurden Geschwindigkeit und Eindringtiefe variiert, bis sich der Orgasmus einstellte. Eine der Frauen reagierte in allen drei Sitzungen orgastisch, einmal hatte sie einen multiplen Orgasmus. Die andere Frau gelangte zweimal zum Orgasmus, das dritte Mal war es ihr indes nicht möglich, die Orgasmusphase zu erreichen. Sie war der Ansicht, daß ihre diesbezüglichen Schwierigkeiten damit zusammenhängen würden, daß sie ihrem individuellen Reaktionsverlauf während der Dildoanwendung nicht immer vollständig entsprechen könne.

Bei dem verheirateten Paar fungierte der Dildo als notwendiges Zubehör einer kompletten koitalen Interaktion. Der Dildo wurde solange benutzt, bis die orgastische Entspannung bei der Frau eingetreten war, dann erst penetrierte sie der Mann mit seinem Penis und verschaffte sich Befriedigung. Beide Partner gaben an, ihr im Laboratorium demonstriertes Interaktionsschema nach mehr als vier Jahren der Ehe entwickelt zu haben. Da die Frau auf einer Gelegenheit zum multiplen Orgasmus bestand, der Mann andrerseits sehr schnell ejakulierte und überdies nach der Ejakulation gewöhnlich rasch ermüdete, verwandte dieses Paar einen Dildo, um auch der Frau sexuelle Befriedigung zu ermöglichen.

Das Einführen des Dildos in die Vagina der Frau erfolgte in diesem Fall in einer Vielzahl von Stellungen; Eindringtiefe und Geschwindigkeit der Dildobewegungen wurden unregelmäßig verändert. Nachdem die Frau mehrmals hintereinander orgastisch reagiert hatte und sexuell befriedigt war, führte er seinen Penis ein und führte schnelle Stoßbewegungen aus, bis er nach kurzer Zeit ejakulierte.

Die von den homosexuellen Paaren und heterosexuellen Frauen verwendeten Dildos wiesen unterschiedliche Längen und Durchmesser auf. Die Probanden bedienten sich auch im Laboratorium immer ihres eigenen Dildos.

Unabhängig davon, ob die Untersuchungspersonen nun homosexuell oder heterosexuell waren, ließen sich unterschiedliche Verhaltensweisen bei der Anwendung eines Dildos kaum beobachten. Bei jeder Gelegenheit variierte die pseudokoitale Technik der Dildoanwendung in bestimmten Einzelheiten, was an erster Stelle auf das Verhalten der Stimulandin zurückzuführen war. Die Stimulatoren, die an sich nur eine sekundäre Rolle einnahmen, hatten an der sexuellen Erregung ihrer Partnerinnen regen Anteil und schienen durch deren offene Darstellung ihrer sexuellen Lust sehr beeindruckt zu sein.

Vokalisierung sexueller Erregungszustände

Die vokale Reaktion auf sexuelle Erregungszustände hing nicht nur mit den einzelnen Individuen, die im Laboratorium beobachtet wurden, zusammen – sie war auch bei denselben Individuen von Zeit zu Zeit unterschiedlich. Je weiter die sexuelle Spannung bei Männern oder Frauen anstieg, desto stärker wurde auch ihre Vokalisation. Die meisten Probanden vokalisierten zu Beginn der Orgasmusphase relativ unkontrolliert, während der Plateauphase gingen dann jedoch viele Männer und Frauen zu einer eher kontrollierten Vokalisation über. In dieser Hinsicht konnte weder ein Unterschied zwischen verheirateten und assignierten Paaren noch der homosexuellen und der heterosexuellen Studiengruppe festgestellt werden.

Die Mitglieder der bisexuellen Studiengruppe (vgl. Kapitel 8) hatten die geringsten Hemmungen, der Vokalisation ihrer sexuellen Lust freien Lauf zu lassen.

Kurz gesagt, Männer wie Frauen pflegten ihre steigenden sexuellen Spannungen im Laboratorium zu vokalisieren. Je größer die sexuelle Reaktionsfähigkeit des betreffenden Individuums war, desto größer schien auch die soziale Sicherheit zu sein, die eine Vokalisierung sexueller Erregungszustände erlaubte.

Zusammenfassung

Unterschiedliche homosexuelle und heterosexuelle Verhaltensweisen lassen sich vor allem bei festen Beziehungen feststellen. Dagegen verhalten sich assignierte Paare, seien sie nun homo- oder heterosexueller Orientierung, auf die gleiche Weise zielgerichtet, wenn sie so schnell und effektiv wie möglich die Auflösung ihres sexuellen Spannungszustandes anstreben. Unleugbar trug wohl die Existenz des Laboratoriums und das hiermit implizite Interesse am Erreichen der Orgasmusphase das ihre zu der beobachteten Zielorientierung vieler männlicher wie weiblicher Untersuchungspersonen bei. Dennoch hielt diese Umgebung die Mitglieder fester homo- und heterosexueller Beziehungen nicht davon ab, sexuell auf eine differenzierte Art und Weise zu reagieren.

Das vorliegende Kapitel ermöglicht einen Überblick der Reaktionsmuster homosexueller und heterosexueller Untersuchungspersonen, die entweder in festen Beziehungen miteinander lebten oder aber assignierte Paare bildeten. Wie schon gesagt, existieren beträchtliche Unterschiede zwischen den Reaktionsweisen fester homosexueller und fester heterosexueller Beziehungen. Andrerseits sind jedoch die Differenzen zwischen den Verhaltensweisen fester Beziehungen und assignierter Paare noch ungleich größer, wobei es keine Rolle spielt, ob diese nun homosexuell oder heterosexuell orientiert sind. Die Diskussion dieser Resultate wird in Kapitel 11 fortgesetzt.

Unter Zugrundelegung homosexueller und heterosexueller Interaktionsmuster wurden verschiedene stimulative Techniken untersucht, die einer weiteren Erforschung der Homosexualität dienlich schienen. Diverse Abweichungen von den üblichen Stimulationstechniken wurden ebenfalls berücksichtigt. Kurz gesagt, dieses Kapitel behandelte die sexuellen Verhaltensmuster, die im Laboratorium von homosexuellen und heterosexuellen Untersuchungspersonen unter Anleitung des Untersuchungsteams vorgeführt wurden.

6
Vergleich der funktionalen Effektivität

Die funktionale Effektivität der Sexualität war bisher noch niemals der zentrale Gegenstand einer systematischen wissenschaftlichen Untersuchung gewesen. Nur mit ihrer Hilfe ließe sich die Frage nach der Quote orgastischer Fehlfunktionen bei sexuell erfahrenen Männern und Frauen heterosexueller oder homosexueller Präferenz hinreichend beantworten. Doch ist dies nicht die einzige Frage, die in diesem Zusammenhang noch der Beantwortung harrt. So wäre es beispielsweise wichtig zu wissen, ob homosexuelle Beziehungen eine höhere Funktionsstörungsquote aufweisen als heterosexuelle. Oder existiert möglicherweise ein geschlechtsspezifischer Unterschied zwischen der sexuellen Effektivität erfahrener Männer und Frauen? Derartige Informationen wurden bislang, wie gesagt, nicht veröffentlicht, und auch das in diesem Kapitel vorgestellte Material ist nicht geeignet, auf all diese Fragen eine eindeutige Antwort zu geben. Ein Anfang aber soll hier gemacht werden.

Zunächst wird in diesem Kapitel eine differenzierte Funktionsstörungsquote eingeführt, die diejenigen Männer und Frauen homosexueller oder heterosexueller Orientierung betrifft, deren sexuelle Reaktion unter Laborbedingungen beobachtet werden konnte. Es muß allerdings daran erinnert werden, daß bei allen Studiengruppen darauf Wert gelegt wurde, mit Männern und Frauen zusammenzuarbeiten, deren psychosoziale Biographie keinerlei sexuelle Funktionsstörungen aufwies. Die an dieser Stelle beschriebenen Reaktionsmuster innerhalb fester Beziehungen oder assignierter Paare, die stimulative Techniken wie Masturbation, Partnermanipulation, Fellatio/Cunnilingus bzw. den Geschlechtsverkehr betreffen, sind also immer nur als solche an sich sexuell effektiver Individuen zu verstehen. Diese Untersuchungsgruppen können keinesfalls als repräsentativer Querschnitt der amerikanischen Gesellschaft gelten. Zumindest aber kann ein Eindruck davon vermittelt werden, wie sexuell funktionstüchtige Individuen in bestimmten Ausnahmesituationen (und darum handelt es sich ja bei einer Laboruntersuchung menschlicher Sexualfunktionen) auf homosexuelle und heterosexuelle Stimuli reagieren.

Obwohl aus dem hier vorliegenden Material keine verallgemeinernden Schlüsse gezogen werden können, kann es doch über einige Teilaspekte Auskunft geben, und mit Hilfe vergleichbarer Daten seinen Teil zur Erkenntnis der sexuellen Interaktion beitragen.

Die Funktionsstörungsquote gibt die Anzahl der Fälle an, bei denen innerhalb der homosexuellen Studiengruppe unter Anwendung der Stimulationstechniken Masturbation, Partnermanipulation und Fellatio/Cunnilingus kein Orgasmus erreicht werden konnte. Dasselbe gilt für die heterosexuellen Studiengruppen A und B, wobei zu beachten ist, daß einerseits in diesen Untersuchungsgruppen der Koitus in die statistisch-methodische Betrachtung aufgenommen wurde, andererseits aber in der heterosexuellen Studiengruppe B Fellatio/Cunnilingus nicht untersucht werden konnten. Die statistische Betrachtung der funktionalen Effektivität der Sexualität wurde geschlechts- und präferenzspezifisch aufgeschlüsselt; gewisse individuelle Fälle von Funktionsstörungen werden gesondert diskutiert. Ein statistischer Gesamtvergleich aller hier angesprochenen Untersuchungsergebnisse findet sich in Kapitel 10.

Homosexuelle Studiengruppe

Weibliche Untersuchungspersonen. An dem Untersuchungsprogramm nahmen 82 lesbische Probanden teil (vgl. Tab. 6–1), die die Beobachtung von 709 sexuellen Reaktionszyklen im Laboratorium ermöglichten. Von diesen Frauen waren 76 eine feste Beziehung eingegangen (38 Paare), darüber hinaus wurden vier assignierte Paare gebildet (vgl. Tab. 3–7). Eine der Frauen verlangte, nicht im Laboratorium masturbieren zu müssen, zwei andere Frauen bestanden auf einem eingeschränkten Rollenverhalten – sie wollten nur als Stimulatorin und nicht als Stimulandin agieren (vgl. Kapitel 4). Somit wurden 211 Masturbationszyklen von 81 weiblichen homosexuellen Probanden im Laboratorium ausgeübt. Durch Partnermanipulation wurden

Tabelle 6–1

Homosexuellenstudie: Funktionale Effektivität der weiblichen Untersuchungspersonen (N = 82), 709 beobachtete Reaktionszyklen*

Art der Stimulation	Anzahl der beobachteten R-Zyklen	Anzahl der Funktionsstörungen	Quote der Funktionsstörungen	Quote %
Masturbation	211	2	1 : 105,5	0,95
Partner-stimulation	306	2	1 : 153,0	0,65
Cunnilingus	192	1	1 : 192,0	0,52
Insgesamt	709	5	1 : 141,8	0,71
				(1964–1968)

* Drei der Probanden waren nur teilweise an dieser Studie beteiligt.

306 Reaktionszyklen und durch Cunnilingus weitere 192 Reaktionszyklen absolviert, an denen 80 der 82 lesbischen Frauen vollständig und die restlichen beiden teilweise partizipiert hatten (vgl. Tab. 6–1).

Den 38 festen lesbischen Paaren ist die Beobachtung von insgesamt 669 sexuellen Reaktionszyklen zu verdanken, die übrigens vier assignierten Paare brachten es auf 40 Sitzungen (vgl. Tab. 6–2).

Tabelle 6–2

Homosexuellenstudie: Funktionale Effektivität bei festen lesbischen Beziehungen (Paare N = 38) und assignierten Paaren (N = 4), 709 beobachtete Reaktionszyklen*

Status der Beziehung	Anzahl der Paare	Anzahl der beobachteten R-Zyklen	Anzahl der Funktionsstörungen	Quote der Funktionsstörungen	Quote %
Feste Beziehungen	38	669	5	1 : 133,8	0,74
Assignierte Paare	4	40	0	0	0
Insgesamt	42	709	5	1 : 141,8	0,71

(1964–1968)

* Die vier assignierten Paare wurden mit Hilfe von sechs Probanden gebildet.

In fünf Fällen gelang es den Mitgliedern einer festen Paarbeziehung nicht, den Zustand orgastischer Entspannung zu erreichen. Zwei der Masturbationsversuche scheiterten, zwei der Frauen vermochten es nicht, auf die Manipulation ihrer Partnerin orgastisch zu reagieren, eine weitere Frau hatte Probleme mit dem Cunnilingus (vgl. Tab. 6–1, 6–5). Allerdings muß in diesem Zusammenhang berücksichtigt werden, daß alle beobachteten Fehlfunktionen bei jeweils verschiedenen Personen nur ein einziges Mal auftauchten und sich in den übrigen Sitzungen nicht wiederholten. Diese fünf Funktionsstörungen des Reaktionszyklus hatten an sich unbedeutende, vorübergehende Geschehnisse zum Anlaß. So hatte sich in einem der Fälle eine Frau einige Tage vor der Laborsitzung mit Schnupfenviren infiziert. Bei einer anderen Gelegenheit hatte gerade die Menstruation unter heftigen Krämpfen eingesetzt. Keine der Frauen zeigte sich in irgendeinem der Fälle über das Ausbleiben des Orgasmus besorgt.

Bei den 40 Reaktionszyklen, die von den vier assignierten Paaren im Laboratorium durchgeführt wurden, trat keine Funktionsstörung auf (vgl. Tab. 6–2).

Männliche Untersuchungspersonen. Von den 94 männlichen Probanden, die an der Homosexuellenstudie vollständig oder teilweise mitarbeiteten, konnten im Laboratorium 538 Reaktionszyklen vorgewiesen werden (vgl. Tab. 6–3). Von diesen Männern entfielen 82 auf feste Beziehungen (41 Paare), ferner wurden sieben assignierte Paare gebildet (vgl. Tab. 3–2). Alle 94 Probanden konnten während der Masturbation beobachtet werden; bei 126 masturbatorischen Reaktionszyklen wurde nur in einem Fall keine Erektion erreicht und auch nicht ejakuliert (vgl. Tab. 6–3).

Tabelle 6–3

Homosexuellenstudie: Funktionale Effektivität der männlichen Untersuchungspersonen (N = 94), 538 beobachtete Reaktionszyklen*

Art der Stimulation	Anzahl der beobachteten R-Zyklen	Anzahl der Funktionsstörungen	Quote der Funktionsstörungen	Quote %
Masturbation	126	1	1 : 126,0	0,79
Partnerstimulation	195	2	1 : 97,5	1,02
Fellatio	217	1	1 : 217,0	0,46
Insgesamt	538	4	1 : 134,5	0,75
				(1964–1968)

* Zwei der Probanden waren nur teilweise an dieser Studie beteiligt.

Einhundertfünfundneunzig Reaktionszyklen wurden in dieser Untergruppe durch Manipulation des Partners veranlaßt. Einer der Männer, der in einer festen Beziehung stand, legte Wert darauf, ausschließlich als Stimulator zu agieren, und einer der assignierten Untersuchungspersonen sah sich nur in der Lage, die Rolle des Stimulanden einzunehmen (vgl. Kap. 4). Unter den 93 Probanden, die gleicherweise als Stimulatoren wie Stimulanden zur Verfügung standen, wurden zwei Fälle beobachtet, in denen kein Orgasmus erreicht werden konnte. Diesselbe Gruppe demonstrierte im Laboratorium 217 Reaktionszyklen, die durch Fellatio ausgelöst wurden. Nur in einem Fall wurde hierbei keine Erektion erreicht und auch nicht orgastisch reagiert (vgl. Tab. 6–3, 6–5).

Alle vier hier angesprochenen Funktionsstörungen entfielen auf die Mitglieder der 41 festen Beziehungen; 471 Reaktionszyklen wurden von dieser Gruppe im Laboratorium ausgeübt (vgl. Tab. 6–4). Drei der vier Männer konnten zu einem gewissen

Zeitpunkt keine Erektion entwickeln bzw. aufrechterhalten und erreichten auch nicht den Grad sexueller Erregung, der notwendig ist, um ejakulieren zu können. Diese Erektionsstörungen entfielen jeweils ein Mal auf eine der drei beobachteten Arten von Stimulationstechniken. In einem Fall vermochte ein Mann nicht zu ejakulieren, obwohl er nach einer ausgedehnten Stimulation über eine vollständige Erektion verfügte; dieses Vorkommnis wird noch an anderer Stelle innerhalb dieses Kapitels behandelt werden. Bei keinem der vier Männer trat eine der soeben geschilderten Fehlfunktionen ein zweites Mal auf.

Tabelle 6–4

Homosexuellenstudie: Funktionale Effektivität bei festen männlichen Beziehungen (Paare N = 41) und assignierten Paaren (N = 7), 538 beobachtete Reaktionszyklen*

Status der Beziehung	Anzahl der Paare	Anzahl der beobachteten R-Zyklen	Anzahl der Funktions-störungen	Quote der Funktions-störungen	Quote %
Feste Beziehungen	41	471	4	1 : 117,8	0,85
Assignierte Paare	7	67	0	0	0
Insgesamt	48	538	4	1 : 134,5	0,74
					(1964–1968)

* Die sieben assignierten Paare wurden mit Hilfe von zehn Probanden gebildet.

Die Mitglieder der sieben assignierten Paare absolvierten ihre 67 von insgesamt 538 im Laboratorium beobachteten Reaktionszyklen ohne jede Fehlfunktion (vgl. Tab. 6–4).

Geschlechtsspezifisch aufgeschlüsselter Vergleich. Vergleicht man die sexuelle Funktionstüchtigkeit an Hand des Kriteriums der Geschlechtszugehörigkeit, fallen nur geringe Unterschiede ins Auge. Dabei muß selbstverständlich berücksichtigt werden, daß die bisher aufgeführten Stimulationstechniken Masturbation, Partnermanipulation und Fellatio/Cunnilingus auch die geringsten Risiken für etwaig auftretende Funktionsstörungen bieten (vgl. Tab. 6–5). Zwar liegt die Zahl der weiblichen Reaktionszyklen, die im Rahmen dieser Studie beobachtet werden konnten, um 171 über der der männlichen Untersuchungsgruppe. Auf der anderen Seite ist dieser Überhang den multiple-orgastischen Erlebnissen der lesbischen

Probanden zu verdanken – eine Eigenart, die generell nur äußerst selten bei Männern auftritt und die im Verlauf dieser Untersuchung kein einziges Mal beobachtet werden konnte. Die Ergebnisse der Untersuchung des homosexuellen Sexualverhaltens stützen demnach die schon früher aufgestellte These des Instituts, daß die Frau hinsichtlich ihrer orgastischen Potenz dem Manne von Natur aus überlegen ist.

Tabelle 6–5

Homosexuellenstudie: Geschlechtsspezifisch aufgeschlüsselter Vergleich der Funktionsstörungsquoten (männliche Untersuchungspersonen N = 94), weibliche Untersuchungspersonen N = 82**)*

Geschlecht bzw. Art der Stimulation	Anzahl der beobachteten R-Zyklen	Anzahl der Funktions-störungen	Quote der Funktions-störungen	Quote %
Männlich				
Masturbation	126	1	1 : 126,0	0,79
Partnerstimulation	195	2	1 : 97,5	1,02
Fellatio	217	1	1 : 217,0	0,46
Insgesamt	538	4	1 : 134,5	0,75
Weiblich				
Masturbation	211	2	1 : 105,5	0,95
Partnerstimulation	306	2	1 : 153,0	0,65
Cunnilingus	192	1	1 : 192,0	0,52
Insgesamt	709	5	1 : 141,8	0,71
				(1964–1968)

* Zwei der Probanden waren nur teilweise an dieser Studie beteiligt.
** Drei der Probanden waren nur teilweise an dieser Studie beteiligt.

Die Funktionsstörungsquote betrug demnach bei den homosexuellen Männern 0,75 und bei den homosexuellen Frauen 0,71 (vgl. Tab. 6–5). Ein derartig geringer Unterschied ist statistisch gesehen nicht signifikant (vgl. Kap. 10). Zwar wies die lesbische Untersuchungsgruppe gegenüber der männlichen homosexuellen Untersuchungsgruppe eine Fehlfunktion mehr auf, dagegen wirkten sich jedoch ihre 171 zusätzlichen Reaktionszyklen statistisch letztlich zu ihren Gunsten aus. Nimmt man das Erreichen des Orgasmus zum Maßstab bei der Messung der funktionalen Effektivität, so läßt sich aber trotz der multiple-orgastischen Potenz der homosexuellen Frauen keinerlei Überlegenheit hinsichtlich der funktionalen Effektivität bei

Frauen konstatieren. Sie scheint bei lesbischen Frauen wie homosexuellen Männern gleich groß zu sein.

Heterosexuelle Studiengruppen

Die in diesem Abschnitt aufgeführten Daten, aus denen sich die Effektivität der sexuellen Reaktion heterosexueller Paare herauslesen läßt, wurden auf die prinzipiell gleiche Art und Weise erhoben, wie das zuvor bei der homosexuellen Untersuchungsgruppe der Fall war. In der Studiengruppe A wurden alle drei Arten sexueller Stimulation erfaßt, die auch innerhalb der homosexuellen Studiengruppe beobachtet werden konnten: Masturbation, Partnermanipulation sowie Fellatio bzw. Cunnilingus. In der heterosexuellen Studiengruppe B wurden aus den oben beschriebenen Gründen (vgl. Kap. 1) nur Masturbation und Partnermanipulation datenmäßig erfaßt, Fellatio/Cunnilingus konnten zu jener Zeit noch nicht im Labor beobachtet werden. In beiden heterosexuellen Gruppen richtete sich ein Hauptaugenmerk des Untersuchungsteams auf die Ausübung des Koitus. Von der funktionalen Effektivität der männlichen und weiblichen Mitglieder der heterosexuellen Gruppen wird noch an anderer Stelle in diesem Kapitel die Rede sein.

Bei all dem darf allerdings nicht vergessen werden, daß die Erfassung der Daten der heterosexuellen Studiengruppe B teilweise mehr als zehn Jahre hinter denjenigen der homosexuellen Studiengruppe sowie der heterosexuellen Studiengruppe A zurückliegt.

Heterosexuelle Studiengruppe A

Weibliche Untersuchungspersonen. Wie schon in Kapitel 3 ausgeführt, erklärten sich 50 verheiratete und sieben assignierte Paare zur Mitarbeit an dieser Untersuchung bereit. Bei den 57 Frauen wurden insgesamt 462 Reaktionszyklen beobachtet, hierbei traten in vier Fällen Funktionsstörungen auf. Von den insgesamt 462 Reaktionszyklen wurden 142 durch Masturbation hervorgerufen – hierbei trat keine einzige Fehlfunktion auf. Im Verlauf von zwei der 161 durch Partnermanipulation ausgelösten Reaktionszyklen konnte der Orgasmus nicht erreicht werden, und auch bei den 159 Cunnilingi traten zweimal Funktionsstörungen auf (vgl. Tab. 6–6).

In einer der Sitzungen, während der der Orgasmus nicht durch Cunnilingus erlangt werden konnte, war die weibliche Probandin Mitglied eines assignierten Paares (vgl. Tab. 6–7). Der Grund hierfür war in dem offensichtlichen Fehlverhalten des männlichen Partners zu suchen, dessen orale Stimulation seiner psychosozialen Biographie zum Trotz uneffektiv ausfiel. Er war jedoch den Ratschlägen seiner Partnerin zugänglich, so daß in den folgenden Sitzungen keinerlei Funktionsstörungen mehr auftraten. Die restlichen drei Funktionsstörungen entfielen auf die 50 verheirateten Paare.

Tabelle 6–6

Heterosexuelle Studiengruppe A: Funktionale Effektivität der weiblichen Untersuchungspersonen (N = 57), 462 beobachtete Reaktionszyklen

Art der Stimulation	Anzahl der beobachteten R-Zyklen	Anzahl der Funktionsstörungen	Quote der Funktionsstörungen	Quote %
Masturbation	142	0	0	0
Partnerstimulation	161	2	1 : 80,5	1,24
Cunnilingus	159	2	1 : 79,5	1,26
Insgesamt	462	4	1 : 115,5	0,87

(1967–1968)

Tabelle 6–7

*Heterosexuelle Studiengruppe A: Funktionale Effektivität der weiblichen verheirateten (N = 50) und assignierten (N = 7) Untersuchungspersonen, 462 beobachtete Reaktionszyklen**

Status der Beziehung	Anzahl der Paare	Anzahl der beobachteten R-Zyklen	Anzahl der Funktionsstörungen	Quote der Funktionsstörungen	Quote %
Verheiratet	50	418	3	1 : 139,3	0,72
Assigniert	7	44	1	1 : 44,0	2,27
Insgesamt	57	462	4	1 : 115,5	0,87

(1967–1968)

* Die beobachteten Zyklen wurden durch Masturbation, Partnermanipulation und Cunnilingus hervorgerufen.

In allen drei Fällen lagen keine außergewöhnlichen Ursachen für die Fehlfunktion vor, die Frauen wurden während dieser Sitzungen einfach nicht ausreichend erregt. Gründe hierfür waren weder körperliche Erschöpfung noch akute soziopsychologische Probleme. Bei keiner der vier weiblichen Untersuchungspersonen traten derartige Störungen ein zweites Mal auf.

Männliche Untersuchungspersonen. Der Tabelle 6–8 läßt sich entnehmen, daß 384 Reaktionszyklen von 57 männlichen Probanden im Laboratorium beobachtet werden konnten. Im Verlauf der 123 durch Partnermanipulation ausgelösten Reaktionszyklen kam es zu einer einzigen Störung, die die Erektion bzw. Ejakulation unmöglich machte. Während der 146 Fellatii trat ebenfalls eine einzige Funktionsstörung auf. (115 mal wurden die Männer bei der Masturbation beobachtet, hierbei kam es zu einer Fehlfunktion.) Alle drei Funktionsstörungen ereigneten sich während der sexuellen Interaktion der verheirateten Paare (vgl. Tab. 6–9).

Auch in den soeben angesprochenen Fällen waren die Störungen von geringer

Tabelle 6–8

Heterosexuelle Studiengruppe A: Funktionale Effektivität der männlichen Untersuchungspersonen (N = 57), 384 beobachtete Reaktionszyklen

Art der Stimulation	Anzahl der beobachteten R-Zyklen	Anzahl der Funktionsstörungen	Quote der Funktionsstörungen	Quote %
Masturbation	115	1	1 : 115,0	0,87
Partnerstimulation	123	1	1 : 123,0	0,81
Fellatio	146	1	1 : 146,0	0,68
Insgesamt	384	3	1 : 128,0	0,78

(1967–1968)

Tabelle 6–9

*Heterosexuelle Studiengruppe A: Funktionale Effektivität der männlichen verheirateten (N = 50) und assignierten (N = 7) Untersuchungspersonen, 384 beobachtete Reaktionszyklen**

Status der Beziehung	Anzahl der Paare	Anzahl der beobachteten R-Zyklen	Anzahl der Funktionsstörungen	Quote der Funktionsstörungen	Quote %
Verheiratet	50	332	3	1 : 110,7	0,90
Assigniert	7	52	0	0	0
Insgesamt	57	384	3	1 : 128,0	0,78

(1967–1968)

* Die beobachteten Zyklen wurden durch Masturbation, Partnermanipulation und Fellatio hervorgerufen.

Bedeutung und nur vorübergehend. Die Probanden erreichten zwar einen Erregungsgrad, der ihnen eine Erektion ermöglichte, diese erwies sich jedoch auf die Dauer als nicht funktionsfähig, so daß keiner der drei Männer zu ejakulieren vermochte. Alle drei beobachteten Störungen traten jedoch bei drei verschiedenen Männern jeweils nur einmal auf.

Bei den assignierten Paaren war überhaupt keine Fehlfunktion festzustellen (vgl. Tab. 6–9).

Geschlechtsspezifisch aufgeschlüsselter Vergleich. Vergleicht man die Funktionsstörungsquoten der männlichen und weiblichen Probanden innerhalb der heterosexuellen Studiengruppe A miteinander, so lassen sich keine signifikanten klinischen Unterschiede hinsichtlich der Effektivität der sexuellen Reaktion feststellen (vgl. Tab. 6–10). Die prozentuale Fehlerquote beträgt in dieser Gruppe auf seiten der Männer 0,78, während die Frauen eine Quote von 0,87 aufweisen. Auch diese Untersuchungsreihe wurde mit einem statistischen Überhang weiblicher Reaktionszyklen abgeschlossen (78); wiederum wird diese vergleichsweise hohe Zahl der weiblichen Fähigkeit zum multiplen Orgasmus verdankt. Eine weitere Betrachtung des Phänomens der zwischen den Geschlechtern ausgeglichenen sexuellen Effektivität findet sich in den Kapiteln 10 und 11.

Tabelle 6–10

Heterosexuelle Studiengruppe A: Geschlechtsspezifisch aufgeschlüsselter Vergleich der Funktionsstörungsquoten (männliche Untersuchungspersonen N = 57, weibliche Untersuchungspersonen N = 57)

Geschlecht bzw. Art der Stimulation	Anzahl der beobachteten R-Zyklen	Anzahl der Funktionsstörungen	Quote der Funktionsstörungen	Quote %
Männlich				
Masturbation	115	1	1 : 115,0	0,87
Partnerstimulation	123	1	1 : 123,0	0,81
Fellatio	146	1	1 : 146,0	0,68
Insgesamt	384	3	1 : 128,0	0,78
Weiblich				
Masturbation	142	0	0	0
Partnerstimulation	161	2	1 : 80,5	1,24
Cunnilingus	159	2	1 : 79,5	1,26
Insgesamt	462	4	1 : 115,5	0,87

(1967–1968)

Heterosexuelle Studiengruppe B

Weibliche Untersuchungspersonen. An dieser ersten Untersuchung nahmen 257 verheiratete sowie 24 ledige Frauen teil, die assignierten männlichen Partnern zugeteilt wurden. Diese insgesamt 281 Frauen wurden während der Masturbation und der Manipulation durch den Partner im Laboratorium beobachtet. Wie schon gesagt, war es zu jener Zeit unmöglich, den Cunnilingus im Laboratorium auszuüben. Im Ganzen wurden 1513 weibliche Reaktionszyklen mit Hilfe der soeben genannten Stimulationstechniken ausgelöst. Im Verlauf der 670 beobachteten Masturbationen kam es viermal zu Fehlfunktionen, wohingegen bei 843 Partnermanipulationen sechs Funktionsstörungen festgestellt wurden (vgl. Tab. 6–11).

Tabelle 6–11

Heterosexuelle Studiengruppe B: Funktionale Effektivität der weiblichen Untersuchungspersonen (N = 281), 1513 beobachtete Reaktionszyklen

Art der Stimulation	Anzahl der beobachteten R-Zyklen	Anzahl der Funktions-störungen	Quote der Funktions-störungen	Quote %
Masturbation	670	4	1 : 167,5	0,57
Partner-stimulation	843	6	1 : 140,5	0,72
Cunnilingus	0	0	0	0
Insgesamt	1513	10	1 : 151,3	0,66

(1957–1965)

* Im Rahmen dieser Untersuchung wurde keine Beobachtung des Cunnilingus vorgenommen.

Alle zehn Fehlschläge entfielen auf die verheirateten Paare, die 1437 Reaktionszyklen im Laboratorium absolvierten. Bei den 24 Frauen, mit deren Hilfe 29 assignierte Paare gebildet werden konnten, die auf 76 Reaktionszyklen im Laboratorium kamen, wurde keine einzige Fehlfunktion beobachtet (vgl. Tab. 6–12).

Männliche Untersuchungspersonen. Insgesamt 257 verheiratete und 29 alleinstehende Männer absolvierten im Laboratorium 826 Reaktionszyklen (vgl. Tab. 6–13). Hierbei traten sieben Funktionsstörungen auf. Drei der 387 durch Masturbation veranlaßten sexuellen Reaktionszyklen führten nicht zur Ejakulation. In zwei dieser Fälle gelang es den männlichen Probanden nicht, eine Erektion zu erreichen und zu ejakulieren; im dritten Fall wurde zwar eine langandauernde Erektion erreicht,

Tabelle 6–12

Heterosexuelle Studiengruppe B: Funktionale Effektivität der weiblichen verheirateten (N = 257) und assignierten (N = 24) Untersuchungspersonen, 1513 beobachtete Reaktionszyklen

Status der Beziehung	Anzahl der Paare	Anzahl der beobachteten R-Zyklen	Anzahl der Funktionsstörungen	Quote der Funktionsstörungen	Quote %
Feste Beziehungen	257	1437	10	1 : 143,7	0,69
Assignierte Paare	29**	76	0	0	0
Insgesamt	286	1513	10	1 : 151,3	0,66
					(1957–1965)

* Die beobachteten Zyklen wurden durch Masturbation und Partnermanipulation hervorgerufen, Cunnilingus wurde nicht beobachtet.

** Die 29 assignierten Paare wurden mit Hilfe der 24 ledigen Frauen gebildet.

Tabelle 6–13

Heterosexuelle Studiengruppe B: Funktionale Effektivität der männlichen Untersuchungspersonen (N = 286), 826 beobachtete Reaktionszyklen

Art der Stimulation	Anzahl der beobachteten R-Zyklen	Anzahl der Funktionsstörungen	Quote der Funktionsstörungen	Quote %
Masturbation	387	3	1 : 129,0	0,77
Partnerstimulation	439	4	1 : 109,8	0,91
Fellatio*	0	0	0	0
Insgesamt	826	7	1 : 118,0	0,85
				(1957–1965)

* Daten über Fellatio wurden nicht erhoben.

jedoch keine Ejakulation. Diese ejakulativen Schwächen waren weder zuvor jemals aufgetreten, noch waren sie ein zweites Mal im Laboratorium zu beobachten. Während der 439 Reaktionszyklen, welche durch die Manipulation des weiblichen Sexualpartners verursacht wurden, gelang es vier männlichen Probanden bei jeweils einer Gelegenheit nicht, orgastisch zu reagieren. In drei der Fälle vermochten sie nur unzureichend zu erigieren, im vierten Fall gelangte der Mann trotz langandauernder Stimulation und vollständiger Erektion nicht zum Orgasmus. Die insgesamt sieben Fehlfunktionen, die bei den männlichen Probanden dieser Gruppe im Laboratorium beobachtet werden konnten, verteilten sich auf die 739 Reaktionszyklen, die von verheirateten Paaren ausgeübt worden waren. Bei den 29 assignierten Paaren, die 87 derartige Reaktionszyklen im Laboratorium absolvierten, trat keine einzige Funktionsstörung auf (vgl. Tab. 6–14).

Tabelle 6–14

*Heterosexuelle Studiengruppe B: Funktionale Effektivität der männlichen verheirateten (N = 257) und assignierten (N = 29) Untersuchungspersonen, 826 beobachtete Reaktionszyklen**

Status der Beziehung	Anzahl der Paare	Anzahl der beobachteten R-Zyklen	Anzahl der Funktionsstörungen	Quote der Funktionsstörungen	Quote %
Verheiratet	257	739	7	1 : 105,6	0,95
Assigniert	29	87	0	0	0
Insgesamt	286	826	7	1 : 118,0	0,85
					(1957–1965)

* Daten über Fellatio wurden nicht erhoben.

Geschlechtsspezifisch aufgeschlüsselter Vergleich. Vergleicht man die Funktionsstörungsquoten der männlichen und weiblichen Probanden innerhalb der heterosexuellen Studiengruppe B miteinander, so lassen sich keine signifikanten klinischen Unterschiede hinsichtlich der Effektivität der sexuellen Reaktion feststellen (vgl. Tab. 6–15). Die Fehlerquote belief sich in dieser Studiengruppe auf 0,85 bei den Männern und 0,66 bei den Frauen. Die weibliche Untergruppe wies zwar drei Funktionsstörungen mehr auf, sie hatte jedoch auch 687 zusätzliche Reaktionszyklen absolviert. Auch hier bewies sich die multiple-orgastische Fähigkeit des weiblichen Geschlechts. Zur weiteren Diskussion sei an dieser Stelle nochmals auf die Kapitel 10 und 11 verwiesen.

Tabelle 6–15

Heterosexuelle Studiengruppe B: Geschlechtsspezifisch aufgeschlüsselter Vergleich der Funktionsstörungsquoten (männliche Untersuchungspersonen N = 286, weibliche Untersuchungspersonen N = 281)

Geschlecht bzw. Art der Stimulation	Anzahl der beobachteten R-Zyklen	Anzahl der Funktions-störungen	Quote der Funktions-störungen	Quote %
Männlich				
Masturbation	387	3	1 : 129,0	0,77
Partnerstimulation	439	4	1 : 109,8	0,91
Fellatio*	0	0	0	0
Insgesamt	826	7	1 : 118,0	0,85
Weiblich				
Masturbation	670	4	1 : 167,5	0,57
Partnerstimulation	843	6	1 : 140,5	0,72
Cunnilingus*	0	0	0	0
Insgesamt	1513	10	1 : 151,3	0,66

(1957–1965)

* Daten über Fellatio und Cunnilingus wurden in der heterosexuellen Studiengruppe B nicht erhoben.

Gesamtübersicht der heterosexuellen Studiengruppen A und B

Die Tabelle 6–16 gewährt einen Gesamtüberblick der statistischen Daten, die mit Hilfe der heterosexuellen Studiengruppen A und B erarbeitet werden konnten. Es zeigt sich, daß praktisch keine Differenz zwischen der funktionalen Effektivität heterosexueller Männer und Frauen besteht, die unter Laborbedingungen sexuell agieren. Ganz offensichtlich liegt die Anzahl der weiblichen Reaktionszyklen, die der Masturbation, der Partnermanipulation oder dem Cunnilingus zu verdanken waren, weit über der der Männer (+ 765), so daß ihr höherer Betrag an Funktionsstörungen (+ 4) bei der Berechnung der Funktionsstörungsquote nicht ins Gewicht fällt (0,83 bei den Männern gegenüber 0,76 bei den Frauen).

Eine detailliertere Betrachtung dieser statistischen Ergebnisse erfolgt in Kapitel 10. An dieser Stelle genügt es, darauf hinzuweisen, daß letztlich in den heterosexuellen Studiengruppen A und B dasselbe wie in der homosexuellen Studiengruppe zu beobachten war: Es existiert kein geschlechtsspezifischer Unterschied hinsichtlich der sexuellen Reaktion auf eine effektiv vorgenommene Stimulation.

Tabelle 6–16

Heterosexuelle Studiengruppen A und B: Geschlechtsspezifisch aufgeschlüsselter Vergleich der Funktionsstörungsquoten (männliche Untersuchungspersonen N = 343, weibliche Untersuchungspersonen N = 338)

Geschlecht bzw. Art der Stimulation	Anzahl der beobachteten R-Zyklen	Anzahl der Funktions-störungen	Quote der Funktions-störungen	Quote %
Männlich				
Masturbation	502	4	1 : 125,5	0,80
Partnerstimulation	562	5	1 : 112,4	0,89
Fellatio*	146	1	1 : 146,0	0,68
Insgesamt	1210	10	1 : 121,0	0,83
Weiblich				
Masturbation	812	4	1 : 203,0	0,49
Partnerstimulation	1004	8	1 : 125,5	0,80
Cunnilingus*	159	2	1 : 79,5	1,26
Insgesamt	1975	14	1 : 141,1	0,76

(1957–1965, Gruppe B)
(1967–1968, Gruppe A)

* Daten über Fellatio und Cunnilingus wurden nur in der Studiengruppe A erhoben.

Funktionale Effektivität während des Koitus

Die funktionale Effektivität, die männliche wie weibliche Untersuchungspersonen in koitalen Reaktionszyklen aufwiesen, wird in dem folgenden Abschnitt an Hand der in den heterosexuellen Studiengruppen A und B vorgenommenen Beobachtungen statistisch dargestellt. Es handelt sich hierbei also um dieselben Untersuchungspersonen, deren Reaktion auf Masturbation und Partnermanipulation (Studiengruppen A und B) sowie Fellatio/Cunnilingus (Studiengruppe A) in den vorigen Abschnitten dieses Kapitels statistisch erfaßt worden ist.

Heterosexuelle Studiengruppe A

Weibliche Untersuchungspersonen. Die 57 Paare der Studiengruppe A absolvierten insgesamt 189 koitale Reaktionszyklen im Laboratorium. Hiervon sind jedoch in der Statistik sieben Fälle abzuziehen, bei denen sich aufgrund männlicher Fehlfunktionen auf seiten der Frau kein Orgasmus einzustellen vermochte. Im Verlauf der restlichen 182 Reaktionszyklen ereigneten sich sechs weibliche Funktionsstörungen (vgl. Tab. 6–17), die dazu führten, daß bei fünf der verheirateten Paare und einem assignierten Paar die Frau während einer Sitzung keinen Orgasmus erreichen konnte.

Die Ursachen dieser fünf mißglückten Versuche, den Orgasmus zu erreichen, waren keineswegs außergewöhnlicher Natur. Vier der Frauen führten an, daß sie psychisch nicht ausreichend in die sexuelle Interaktion involviert waren. Eine der Frauen behauptete, während des Geschlechtsverkehrs durch eine vaginale Anomalie gestört worden zu sein. Eine nachfolgende Untersuchung ergab, daß ihre Vagina eine Pilzinfektion aufwies. In dem Fall des assignierten Paares fühlte sich die Frau physisch nicht wohl, da sie noch unter den Nachwirkungen einer Angina zu leiden hatte.

Tabelle 6–17

*Heterosexuelle Studiengruppe A: Funktionale Effektivität während des Koitus, weibliche Untersuchungspersonen (N = 57) 189 beobachtete Reaktionszyklen**

Status der Beziehung	Anzahl der Paare	Anzahl der beobachteten R-Zyklen	Anzahl der Funktionsstörungen	Quote der Funktionsstörungen	Quote %
Verheiratet	50	157	5	1 : 31,4	3,18
Assigniert	7	25	1	1 : 25,0	4,00
Insgesamt	57	182*	6	1 : 30,3	3,30

(1967–1968)

* Von den 189 beobachteten Reaktionszyklen kommen hier nur 182 in Betracht, da in 7 Fällen männliche Fehlfunktionen auftraten.

Männliche Untersuchungspersonen. Unter den männlichen Mitgliedern der heterosexuellen Studiengruppe A gab es vier Fälle von Erektionsschwierigkeiten sowie drei von vorzeitiger Ejakulation, so daß insgesamt sieben Funktionsstörungen im Verlauf von 189 im Laboratorium beobachteten Reaktionszyklen auftraten. Jeweils ein Fall von erektiver Schwäche und vorzeitiger Ejakulation war bei den assignierten Paaren zu verzeichnen, die restlichen Fehlfunktionen entfielen auf die Gruppe der verheirateten Paare (vgl. Tab. 6–18).

Die vier Fälle von Erektionsschwäche ereigneten sich noch vor dem eigentlichen Koitus. Bei der assignierten männlichen Untersuchungsperson trat eine derartige

Funktionsstörung während seiner ersten Sitzung im Laboratorium auf; nach seinem eigenen Bekunden machte ihn die Laborumgebung zunächst unsicher. Die drei Funktionsstörungen, die unter den verheirateten Männern zu verzeichnen waren, traten zu verschiedenen Zeitpunkten auf. Einer der Männer reagierte vom Beginn der Stimulation an nicht mit dem erwünschten Erfolg; er vermochte keine Erektion zu erlangen. Der zweite Mann hatte zwar bereits erigiert, die Erektion hörte indes auf, sobald er den Penis in die Vagina einzuführen versuchte. Der dritte Ehemann wurde durch einen äußeren Anlaß abgelenkt, der zum Verlust seiner Erektion führte. Den beiden zuletzt angeführten Männern war es nicht möglich, eine vollständige Erektion während der betreffenden Sitzung zurückzuerlangen. Die vorzeitige Ejakulation trat bei einem männlichen Mitglied eines assignierten Paares auf, bei dem das bisher noch niemals der Fall war; die beiden übrigen derartigen Fälle wurden an einem Ehepaar beobachtet, das eine latente Tendenz hierzu aufwies, davon zuvor aber nichts gesagt hatte.

Tabelle 6–18

Heterosexuelle Studiengruppe B: Funktionale Effektivität während des Koitus, männliche Untersuchungspersonen (N = 57), 189 beobachtete Reaktionszyklen

Status der Beziehung	Anzahl der Paare	Anzahl der beobachteten R-Zyklen	Funktionsstörungen Impotenz	vorz. Ejak.	(insges.)	Quote der Funktionsstörungen	Quote %
Verheiratet	50	161	3	2	(5)	1 : 32,2	3,11
Assigniert	7	28	1	1	(2)	1 : 14,0	7,01
Insgesamt	57	189	4	3	(7)	1 : 27,0	3,70
							(1967–1968)

Die männlichen und weiblichen Probanden der Untersuchungsgruppe A nahmen alle auftretenden Funktionsstörungen mit Gelassenheit hin. Sie traten, von einer Ausnahme abgesehen, auch in keiner der folgenden Sitzungen mehr auf und waren demnach mit Recht als unproblematisch angesehen worden. Der Ehemann, der zur vorzeitigen Ejakulation neigte und dadurch seine Frau im Verlauf zweier Sitzungen am Orgasmus hinderte, wurde anschließend durch das Untersuchungsteam therapeutisch behandelt (vgl. Masters/Johnson, Funktionelle Sexualstörungen, Frankfurt 1971), was zu einer vollständigen Heilung führte.

Geschlechtsspezifisch aufgeschlüsselter Vergleich. Auch in dieser Versuchsreihe war die Übereinstimmung der männlichen und weiblichen Funktionsstörungsquote erstaunlich hoch. Sie betrug bei den Frauen 3,3 % und bei den Männern 3,7 % (vgl. Tab. 6–17 bzw. Tab. 6–18), wobei die Differenz von 0,4 % klinisch nicht ins Gewicht fällt.

Heterosexuelle Studiengruppe B

Vorbemerkung (Daten über weibliche Reaktionszyklen). An dieser Stelle scheint eine kurze Erläuterung von Genesis und Geltung des vorliegenden statistischen Materials notwendig zu sein. Als das Institut das ursprüngliche Forschungsprogramm im Jahre 1966 abschloß, das der Untersuchung heterosexueller Reaktionszyklen diente, waren insgesamt Daten von 7500 weiblichen Reaktionszyklen aufgezeichnet worden. Die Studiengruppe B greift auf dieses Material zurück, das nach bestimmten Kriterien (vgl. Kapitel 2) gesichtet wurde. Von den insgesamt 7500 vorliegenden weiblichen Reaktionszyklen waren 1513 entweder durch Masturbation oder durch Partnermanipulation hervorgerufen. Dieses Material wurde bereits in den vorigen Abschnitten dieses Kapitels verwendet.

Weiterhin wurden 613 Zyklen mit Hilfe künstlicher Mittel verursacht; darüber hinaus waren 1295 Reaktionszyklen entweder so angelegt, daß auf das Erreichen des Orgasmus von vornherein kein Wert gelegt wurde (das hing mit dem jeweiligen Gegenstand der Untersuchung zusammen) oder aber die Frauen aufgrund von Fehlfunktionen nicht orgastisch zu reagieren vermochten. Schließlich waren die Aufzeichnungen in neun Fällen zu lückenhaft, um als statistisches Material für die Studiengruppe B herangezogen werden zu können. So verbleiben also 4106 weibliche Reaktionszyklen, die durch den Koitus verursacht wurden und den bereits angeführten Kriterien genügen, die bei der Bildung der Studiengruppe B zugrunde gelegt wurden.

Wichtig ist in diesem Zusammenhang auch die Art und Weise der durch das Untersuchungsteam vorgenommenen Beobachtungen. Wurde im Laboratorium ein Koitus ausgeführt, so konzentrierte sich das Untersuchungsinteresse immer nur auf den Reaktionszyklus einer der Probanden. Deshalb läßt sich auch mit Sicherheit sagen, daß von den Mitgliedern der Studiengruppe B 4106 Koitii ausgeübt wurden, bei denen die weibliche Probandin als die eigentliche Untersuchungsperson fungierte (vgl. Tab. 6–19). Selbstverständlich setzt das auf seiten der männlichen Sexualpartner eine dementsprechende funktionale Effektivität voraus, da die physiologische Reaktion der Frau ohne die erektive Potenz und die Ejakulationskontrolle des Mannes während des Geschlechtsakts nicht ermittelt werden könnte. Nachdem sich im Verlauf einer Sitzung ergab, daß die weibliche Untersuchungsperson kurz vor dem Orgasmus stand (bzw. ihn offenbar nicht zu erreichen vermochte) und somit die Beoachtung ihrer Reaktionsmuster vorerst eingestellt werden konnte, wurden die Männer zur Ejakulation ermuntert. Erst nach dieser Aufforderung bemühten sich dann die männlichen Probanden bewußt darum, eine orgastische Entspannung zu erzielen.

Diese hier angedeutete Verfahrensweise wurde modifiziert, sobald sich das Untersuchungsinteresse auf den Ablauf des männlichen Reaktionszyklus richtete. Auch in diesem Fall war es selbstverständlich notwendig, daß der weibliche Sexualpartner während des Koitus adäquat reagierte. Allerdings konnte in dieser Phase der Untersuchung die weibliche Orgasmuserwartung nicht in dem soeben beschriebenen Maße berücksichtigt werden. Wenn sich jedoch mit Abschluß des Beobachtungs- und Meßverfahrens bei dem männlichen Probanden herausstellte, daß die Frau sexuell noch nicht befriedigt war, wurde sie dazu aufgefordert, ihren Wünschen und Bedürfnissen Ausdruck zu verleihen, und ihr männlicher Partner wurde angehalten, entsprechend zu reagieren.

Neben diesen soeben angeführten methodischen Gründen einer geschlechtsspezifisch vorgenommenen Beobachtung koitaler Reaktionszyklen existiert noch ein weiterer, der mit der Forschungsstrategie des Instituts zusammenhängt. Sieht man einmal von einigen speziellen Forschungsprojekten ab (z. B. die Studie über die Physiologie der intravaginalen Verhütung, Johnson und Masters 1962 und 1970), so war die Untersuchung diverser Aspekte der weiblichen Physiologie im wesentlichen schon abgeschlossen, bevor sich das Forschungsinteresse des Untersuchungsteams auf die Physiologie des männlichen Reaktionszyklus richtete.

Die Auswahl der verbleibenden 4106 koitalen weiblichen Zyklen war demnach so betrieben worden, daß eine vollständige Aufzeichnung des gesamten Reaktionszyklus vom Beginn der stimulativen Tätigkeit an vorliegen mußte. Eine derartig umfangreiche Beobachtung fördert selbstverständlich mannigfache Variationen weiblicher Reaktionsmuster zutage. Sie umfassen beispielsweise unterschiedliche Brustreaktionen, die Farbtönung während des »sex-flush«, die unterschiedliche Färbung der Labien, die Vaginalsekretion, Form und Ausprägung der Plateauphase, den unterschiedlichen Beginn und die Dauer der vaginalen Kontraktionen während des Orgasmus, die diversen EKG-Werte, und was der physiologischen Reaktionen mehr sind. Je effektiver dabei die weiblichen Probanden reagierten, je größer sich ihre jeweiligen sexuellen Spannungszustände darstellten, desto mehr Informationen konnten auch gewonnen werden.

Mögliche Störfaktoren. Bei einem Vergleich der vorliegenden Daten muß berücksichtigt werden, daß die koitale Interaktion während des ersten großen heterosexuellen Untersuchungsprogramms häufig unterbrochen werden mußte, da sehr detaillierte physiologische Untersuchungen vorgenommen wurden. Theoretisch gesehen birgt das selbstverständlich die Möglichkeit einer Störung des weiblichen Reaktionszyklus in sich. Allerdings wurde diese methodische Verfahrensweise auch bei der Beobachtung der Masturbation und Partnermanipulation angewandt, so daß hier unter gewissen Einschränkungen von einer Übereinstimmung der äußeren Bedingungen ausgegangen werden kann. Anders verhielt es sich in diesem Zusammenhang mit der Untersuchung der homosexuellen Studiengruppe und der heterosexuellen Studiengruppe A: Hier wurde die Aufzeichnung physiologischer Reaktionsmuster auf ein Minimum reduziert (vgl. hierzu Kapitel 7).

Schließlich muß noch darauf hingewiesen werden, daß während der Beobachtung der weiblichen Reaktionszyklen 133 Fälle von männlichen Funktionsstörungen auftraten, die es den Frauen unmöglich machten, ihren Orgasmus zu erreichen. Diese Fälle wurden aus der statistischen Betrachtung ausgeklammert.

Weibliche Untersuchungspersonen. Wie schon an anderer Stelle in diesem Kapitel beschrieben wurde, setzte sich die heterosexuelle Studiengruppe B aus 257 verheirateten und 29 assignierten Paaren zusammen, letztere wurden mit Hilfe von 24 Frauen gebildet (vgl. Tab. 6–12 und 6–14). Gerade auf eine koitale Reaktion wurde in dieser Versuchsreihe großer Wert gelegt, so daß bei ihrem Abschluß 3494 weibliche Reaktionszyklen seitens der verheirateten Frauen vorlagen. Die Anzahl der Fehlfunktionen betrug bei den verheirateten Frauen 94, während die assignierten weiblichen Probanden insgesamt 479 koitale Zyklen absolvierten, in deren Verlauf es zu 14 Funktionsstörungen kam (vgl. Tab. 6–19).

Die Funktionsstörungsquote bzw. die aus ihr abgeleitete Prozentrate wurde auf der Basis von 3973 weiblichen Reaktionszyklen berechnet (vgl. Fußnote Tab. 6–19), sie betrug 1:36,8 bzw. 2,72 %. Die diesbezügliche Differenz zwischen den verheirateten und assignierten weiblichen Untersuchungspersonen war relativ gering, was angesichts der bei den Männern verzeichneten Resultate besondere Erwähnung verdient (vgl. Tab. 6–20).

Tabelle 6–19

Heterosexuelle Studiengruppe B: Funktionale Effektivität während des Koitus, weibliche Untersuchungspersonen (N = 281), 41 006 beobachtete Reaktionszyklen***

Status der Beziehung	Anzahl der Paare	Anzahl der beobachteten R-Zyklen	Anzahl der Funktionsstörungen	Quote der Funktionsstörungen	Quote %
Verheiratet	257	3494	94	1 : 37,2	2,69
Assigniert	29*	479	14	1 : 34,2	2,92
Insgesamt	286	3973**	108	1 : 36,8	2,72

(1957–1965)

* Vier der 24 ledigen Frauen fanden sich bereit, im Laboratorium mit einem zweiten männlichen Partner zu koitieren.

** Von den ursprünglich beobachteten 4106 beobachteten Reaktionszirkeln wurden die 133 abgezogen, die aufgrund männlicher Funktionsstörungen vorzeitig abbrachen.

Unter den verheirateten Paaren wiesen neun der Frauen während zweier Sitzungen Funktionsstörungen auf, vier Frauen derselben Kategorie erreichten während drei verschiedener Sitzungen keinen Orgasmus. Das deckte sich bei diesen 13 Frauen mit ihren privaten Erfahrungen, sie hatten bereits bei Beginn der Untersuchung darauf hingewiesen, daß sie nicht in jedem Fall einen Orgasmus erreichen würden. Hierfür machen sie meist mangelnde Konzentration oder emotionale Abwesenheit verantwortlich.

Bei den assignierten Paaren traten bei zwei der Frauen während zweier Sitzungen Funktionsstörungen auf, die restlichen Fälle beschränkten sich auf einzelne Episoden. Wiederum hatten diese Frauen zuvor angekündigt, daß es möglich sei, daß sie ihren Orgasmus nicht zu jeder Gelegenheit erreichen würden.

Vorbemerkung (Daten über männliche Reaktionszyklen). Während 2500 Reaktionszyklen konzentrierte sich die Beobachtung im Laboratorium auf den männlichen Reaktionsablauf, hierbei wurden 826 Zyklen durch Masturbation oder Partnermanipulation hervorgerufen. Die in diesem Zusammenhang ermittelte funktionale Effektivität der männlichen Probanden ist aus der Tabelle 6–15 zu ersehen.

Die verbleibenden 1674 koitalen männlichen Reaktionszyklen dienten der Erforschung der vielgestaltigen männlichen Verhaltensweisen während des Geschlechtsakts. Besonderer Wert wurde dabei auf die Art und Weise der mit dem Penis ausgeführten koitalen Bewegungen gelegt, ferner auf die physiologische Reaktion der Hoden, der Harnblase sowie der Prostata, schließlich war das gesamte männliche Verhalten während der Ejakulation von besonderem Interesse.

Betrachtet man die funktionale Effektivität der im Laboratorium beobachteten männlichen Probanden unter statistischen Gesichtspunkten, erscheint es angemessen, die 1674 speziell bei den Männern beobachteten Reaktionszyklen den 4106 koitalen Zyklen hinzuzuzählen, die während der Phase absolviert wurden, in der die Beobachtung der weiblichen Reaktionszyklen im Vordergrund standen. Wie oben schon angedeutet wurde, waren in diesem Fall die männlichen Reaktionen nur von sekundärem Interesse; immerhin lassen sich jedoch auch in diesem Zusammenhang Aussagen über die Effektivität der männlichen Probanden machen, da ohne sie auch kein entsprechender weiblicher Reaktionszyklus zustande gekommen wäre. Deshalb ist es gerechtfertigt, von insgesamt 5780 männlichen Zyklen auszugehen, zumindest was diesen Abschnitt der Untersuchung anbelangt.

Männliche Untersuchungspersonen. Im Verlauf der soeben erwähnten 1674 männlichen Reaktionszyklen traten 80 Funktionsstörungen auf; bei den restlichen 4106 Koiti wurden 133 Fehlfunktionen festgestellt. Während der direkten Beobachtung des männlichen Reaktionszyklus betrug also die Funktionsstörungsquote 4,78 %, wohingegen sie sich im anderen Fall auf 3,24 % belief. Vermutlich spiegelt sich in diesen Zahlen die Tatsache wider, daß selbst sexuell erfahrene Männer unter dem indirekten Leistungsdruck zu leiden haben, den eine derartige wissenschaftliche Beobachtung auszuüben vermag.

Insgesamt waren also bei den männlichen Probanden der heterosexuellen Studiengruppe B 213 Fehlfunktionen bei 5780 koitalen Zyklen zu verzeichnen (vgl. Tab. 6–20). Diese soeben erwähnte Tabelle gibt nicht nur über den einzelnen männlichen Probanden Auskunft, sondern sie unterscheidet auch zwischen verheirateten und ledigen Männern.

Tabelle 6–20

*Heterosexuelle Studiengruppe B: Funktionale Effektivität während des Koitus, männliche Untersuchungspersonen (N = 286), 5780 beobachtete Reaktionszyklen**

Status der Beziehung	Anzahl der Paare	Anzahl der beobachteten R-Zyklen	Funktionsstörungen Impotenz	Funktionsstörungen vorz. Ejak.	Funktionsstörungen (insges.)	Quote der Funktionsstörungen	Quote %
Verheiratet	257	5179	156	18	(174)	1 : 29,8	3,36
Assigniert	29	601	33	6	(39)	1 : 15,4	6,49
Insgesamt	286	5780	189	24	(213)	1 : 27,2	3,69

(1957–1965)

* Diese Gesamtzahl setzt sich aus den 1674 Reaktionszyklen zusammen, die direkt bei der Untersuchung der männlichen Physiologie beobachtet wurden, sowie den 4106 männlichen Zyklen, die infolge der Untersuchung des weiblichen Reaktionszyklus anfielen.

Bei den 257 verheirateten Männern traten im Verlauf von 5179 koitalen Zyklen 156 Fälle von Impotenz auf, und 18mal kam es zu einer vorzeitigen Ejakulation. Derartige erektive wie ejakulative Schwächen wurden als Funktionsstörungen definiert. Die 29 assignierten Paare koitierten 601mal im Laboratorium. Hierbei kam es zu 33 Erektionsschwächen und sechs vorzeitigen Ejakulationen. Addiert man die Funktionsstörungsquoten der verheirateten und assignierten männlichen Sexualpartner dieser Untersuchungsgruppe, so beläuft sie sich bei den koitalen Zyklen auf 1:27,2 oder 3,68 %.

Fälle von ejakulativer Impotenz, wie sie bei der heterosexuellen und homosexuellen Reaktion auf die Partnermanipulation bzw. bei der heterosexuellen Masturbation auftauchten, konnten in diesem Fall nicht beobachtet werden.

Die koitale Funktionsstörungsquote war in der Gruppe der assignierten Männer beinahe doppelt so groß wie unter den verheirateten männlichen Probanden. Wir verfügen bisher über keinen hinreichenden Grund, der uns eine solche statistisch signifikante Differenz zu erklären vermag. Merkwürdigerweise ist ein derartig krasser Unterschied bei der Reaktion auf Masturbation und Partnermanipulation nicht vorhanden (vgl. Tab. 6–14).

Die 156 fehlgeschlagenen Versuche, eine Erektion entweder zu erlangen oder durchzuhalten, gehen auf sieben verheiratete Männer zurück, die während zweier Sitzungen mit diesem Problem konfrontiert wurden, sowie einen weiteren verheirateten Probanden, der im Verlauf dreier Sitzungen unter diesen Funktionsstörungen litt. Jedoch ist dabei in Rechnung zu stellen, daß die besagten Männer über Jahre hinweg an diesem Untersuchungsprogramm mitarbeiteten. Der zeitliche Mindestabstand zwischen dem Auftreten der Fehlfunktionen betrug 18 Monate, bei dem Probanden mit dem dreimaligen Versagen sogar 20 Monate während einer Gesamtdauer von fünf Jahren. Die verbleibenden Störungen traten vereinzelt auf. Die Ursachen der männlichen Potenzschwierigkeiten reichten ähnlich wie bei den Frauen bis ins Unbewußte hinein: Sie tauchten nur im Laboratorium auf und schienen ansonsten bisher im Eheleben noch nicht vorgekommen zu sein.

Bei vier Männern, die als assignierte Probanden fungierten, kam es im Verlauf zweier Sitzungen zu erektiven Fehlfunktionen, die, zeitlich gesehen, wiederum weit auseinander lagen. In keinem dieser Fälle erfolgten sie hintereinander, und nach den Versicherungen der Betroffenen waren sie ansonsten noch niemals aufgetreten.

Geschlechtsspezifisch aufgeschlüsselter Vergleich. Auch innerhalb der heterosexuellen Studiengruppe B wiesen die Funktionsstörungsquoten während des Koitus einen ähnlich hohen Betrag auf. Die Quote belief sich auf 2,72 % bei den Frauen (vgl. Tab. 6–19) und 3,68 % bei den Männern (vgl. Tab. 6–20). Dieser Unterschied schien unbedeutend, weitere Details werden in Kapitel 10 und 11 erläutert.

Ejakulationsschwierigkeiten

Drei Männer vermochten im Verlauf jeweils einer Sitzung nicht zu ejakulieren, zwei entstammten der heterosexuellen Studiengruppe B und einer der homosexuellen Studiengruppe. Bei keinem dieser Männer war eine derartige Dysfunktion zuvor jemals aufgetreten, allerdings wiederholte sie sich auch in keinem dieser Fälle. In der nun folgenden ausführlicheren Beschreibung sollen die Hintergründe dieses Phänomens beleuchtet werden.

Einer der Männer, Mitglied der heterosexuellen Studiengruppe B, vermochte während der Masturbation nicht zu ejakulieren. Zwar war die Erektion schnell und vollständig hergestellt, doch während der nächsten halben Stunde erfolgte trotz intensiver Selbststimulation keine Ejakulation. Sogar in den Pausen zwischen den direkten masturbatorischen Aktivitäten hielt sich die Erektion durch und schwoll nur ungefähr auf die Hälfte bis zu drei Vierteln des größtmöglichen Volumens ab.

Die ejakulative Schwäche trat im Verlauf der ersten Sitzung auf, die der Proband im Laboratorium verbrachte. Er hatte weder um eine Eingewöhnung in die Laborbedingungen gebeten, noch war er jemals bei sexuellen Aktivitäten beobachtet worden. Während seines zweiten Besuchs im Laboratorium masturbierte er und ejakulierte innerhalb von drei Minuten. Insgesamt verbrachte er elf weitere Sitzungen im Labor, wobei er masturbierte, durch seine Partnerin manipuliert wurde und Geschlechtsverkehr ausübte, ohne daß nochmals irgendwelche Ejakulationsschwierigkeiten beobachtet werden konnten. Dies war jedoch der einzige derartige auf die Masturbation bezogene Fall, der im Laboratorium bei einem Mitglied der heterosexuellen Studiengruppe B festgestellt werden konnte.

Ein zweiter Mann, ebenfalls Mitglied der heterosexuellen Studiengruppe B, konnte im Verlauf einer Partnermanipulation nicht zum Orgasmus gelangen. Bevor er sich zur Mitarbeit bereiterklärt hatte, war er bereits seit drei Jahren verheiratet. Bisher hatte er noch keine Ejakulationsstörung bei sich beobachten können. Während der Masturbation hatte er ohne jeden Zwischenfall ejakuliert, bei der ersten Partnermanipulation im Laboratorium blieb die Ejakulation hingegen aus, obwohl ihn seine Frau über 25 Minuten hinweg intensiv und kräftig stimulierte. Das Ehepaar zeigte sich über diesen Zwischenfall besorgt und trug sich mit dem Gedanken, die Mitarbeit an dem Untersuchungsprogramm einzustellen. Die Eheleute entschlossen sich dann aber doch, an dem Projekt weiterhin teilzunehmen, und es tauchten keine Ejakulationsprobleme mehr auf. Der Mann ejakulierte in der nachfolgenden Zeit achtmal im Laboratorium, er reagierte gleichermaßen effektiv auf Masturbation, Partnermanipulation und während des Koitus. Ansonsten war unter den 439 Partnermanipulationen, die innerhalb der heterosexuellen Studiengruppe B vorgenommen wurden, kein ähnlich gelagerter Fall anzutreffen.

Schließlich hatte einer der männlichen Homosexuellen ähnliche Probleme bei der Partnermanipulation. Er war in seinem bisherigen Leben allem Anschein nach noch niemals mit einer sexuellen Funktionsstörung konfrontiert worden, und auch er ejakulierte nach einer einmaligen Dysfunktion im Laboratorium ohne weitere Schwierigkeiten. Sein fester Freund (die Beziehung bestand zu diesem Zeitpunkt schon über zwei Jahre) teilte ebenfalls mit, daß ihm bislang bei seinem Partner noch niemals Ejakulationsprobleme aufgefallen wären. Nach dem einmaligen Versagen ejakulierte der Proband fünfmal unter Laborbedingungen und absolvierte dabei ohne jede Fehlfunktion Masturbation, Partnermanipulation und Fellatio. Während der 195 Reaktionszyklen, die innerhalb der homosexuellen Studiengruppe mit Hilfe der Partnermanipulation vorgenommen wurden, war dies der einzige Fall, in dem es zu keiner Ejakulation kam.

Ungefähr einen Monat nach Auftreten der Funktionsstörung wurden die Probanden durch das Untersuchungsteam nach ihren subjektiven Gefühlen in Zusammenhang mit den soeben geschilderten Episoden befragt. Dafür gab es einige Gründe. Zum einen existierten permanente Bedenken, ob nicht doch die Schutzmaßnahmen, die den Untersuchungspersonen zugute kommen sollten, allzu lückenhaft wären. Hatte das zurückliegende Ereignis vielleicht ein latentes Trauma bei dem Probanden hinterlassen? Wie groß war die Wahrscheinlichkeit, daß eine derartige Fehlfunktion auch bei anderen Untersuchungspersonen auftrat? Nachdem sich diese und ähnliche Befürchtungen ein wenig gelegt hatten, richtete sich das Interesse des Untersuchungsteams auf jede Information, die etwas zur Erklärung dieses Phänomens beitragen mochte und zudem die klinische Behandlung chronischer Ejakulationsschwäche vielleicht erleichterte. Obwohl die drei Männer unabhängig voneinander interviewt wurden, gaben sie doch im wesentlichen identische Antworten.

In jeder der soeben beschriebenen Episoden verspürten die Probanden zunächst einen initiierenden Wunsch nach sexuellen Aktivitäten, der alsbald in sinnliches Wohlbefinden aufgrund der selbst (oder durch den Partner) vorgenommenen sexuellen Stimulation überging.

Die Erektion entwickelte sich bei der homosexuellen Untersuchungsperson schon während des Vorspiels, bei den beiden heterosexuellen Probanden stellte sie sich zu Beginn der Erregungsphase ein, nachdem die Reizung des Penis aufgenommen worden war. Daraufhin stieg bei allen Probanden die sexuelle Erregung stark an, bis die Plateauphase erreicht worden war. Nach jeder der vorliegenden Beschreibungen zu urteilen, hatten die Probanden vom psychophysiologischen Gesichtspunkt aus das Stadium sexueller Erregung erreicht, in dem sie subjektiv dem Gefühl unterliegen, die Ejakulation stünde unmittelbar bevor, ohne jedoch soweit auf der Plateauphase fortgeschritten zu sein, um auch wirklich ejakulieren zu können.

Dem Untersuchungsteam war aufgefallen, daß in einem jeden Fall, in dem die Plateauphase zwar erreicht wurde, die orgastische Entspannung durch die Ejakulation aber nicht stattfand, die betroffenen Männer mit einem eigenartig ängstlichen Gesichtsausdruck entweder von ihrem Partner oder durch die eigene Hand einen vermehrten Druck auf den Penisschaft verlangten bzw. selbst ausübten; oder aber die Schnelligkeit der Penisstimulation zu vergrößern trachteten. Zu diesem Zeitpunkt versuchte offenbar jeder der drei Männer die Ejakulation zu erzwingen – aber sie blieb aus.

In der ausführlichen Beschreibung ihrer Funktionsstörung gaben alle drei Männer an, daß sie kurz nach ihrem Empfinden, die Ejakulation stünde unmittelbar bevor, das Gefühl gehabt hätten, sie könnten den nunmehr erreichten Grad der Erregung ins Unendliche ausdehnen, ohne ejakulieren zu müssen. Zwar bestand das Gefühl, sogleich ejakulieren zu können, weiterhin fort, gleichzeitig aber hatten sie schon jedes reale Ejakulationsverlangen aufgegeben. Subjektiv stellte sich das für sie so dar, daß sie nur noch in einer Woge sexueller Lust existierten, die in alle Ewigkeit weiterbestünde. Sobald sich dieser Anschein von unendlichem interesselosen Wohlgefallen in die bewußte Empfindung verwandelte, im Augenblick nicht ejakulieren zu können, versuchten die Männer, die Ejakulation zu erzwingen. Gelang das ihnen nicht, wurden sie ängstlich und verloren fast vollständig das zuvor erworbene Lustgefühl.

Nachdem die drei Männer verbal darauf aufmerksam gemacht hatten, daß sie wahrscheinlich nicht ejakulieren würden, wurden die stimulativen Aktivitäten alsbald eingestellt. Nach einer kurzen Pause verlangte jeder der Probanden, daß die Stimulation wiederum aufgenommen werde bzw. nahm sie selbst wieder auf. Doch das außerordentliche Lustgefühl, das sich während der ersten Periode eingestellt hatte, erlangten sie in keinem der vorliegenden Fälle mehr. Nach mehreren stimulativen Anläufen, die sich immer wieder ausschließlich auf den Penis konzentrierten, und etwa 20 Minuten in Anspruch nahmen, wurde die Sitzung auf den Vorschlag des Untersuchungsteams hin beendet.

Alle drei Männer vertraten die Ansicht, daß sich ihre Erregung zwar während der gesamten Stimulation durchgehalten hätte, andrerseits aber nach der ersten Pause stark nachgelassen hätte. Sie schrieben dieses Phänomen ihrer wachsenden Furcht vor einem Mißlingen ihres Reaktionszyklus zu.

Feste und assignierte Beziehungen

Anfangs ist es wahrscheinlich nützlich, den Zweck einer Gegenüberstellung von festen und assignierten Beziehungen unter Gesichtspunkten der funktionalen Effektivität kurz zu erläutern. Die Ausgangsfrage lautet ganz einfach, ob diejenigen Männer und Frauen, die eine wie auch immer geartete feste sexuelle Beziehung eingegangen sind, über einen höheren Grad (bzw. gleichen oder niedrigeren Grad) an funktionaler Effektivität verfügen, als das bei Männern und Frauen der Fall ist, die keinerlei längerfristige emotionale Beziehung zueinander entwickelt haben. Die zweite in diesem Zusammenhang wichtige Frage lautet ganz ähnlich, schließt hierbei aber noch die explizite Unterscheidung der sexuellen Präferenz mit ein. Beide Fragen werden durch die Tabellen 6–21 und 6–22 hinreichend beantwortet.

Sieht man die stimulativen Techniken Masturbation, Partnermanipulation und Fellatio/Cunnilingus als Grundmuster sexueller Stimulation beim Menschen an, läßt sich der zusätzliche Faktor der sexuellen Präferenz ohne großen methodischen Aufwand der ersten Frage über den Zusammenhang zwischen dem Status der Paare und der sexuellen Effektivität beifügen.

Die Tabelle 6–21 besagt, daß trotz minimaler statistischer Differenzen zwischen festen und assignierten Beziehungen hinsichtlich der durch das Erreichen des Orgasmus definierten funktionalen Effektivität kein Unterschied auszumachen ist, der klinische Bedeutung beanspruchen könnte. Zwar liegen bei den assignierten Beziehungen relativ gesehen weniger Funktionsstörungen der sexuellen Reaktionszyklen vor (und zwar in allen drei Studiengruppen), doch muß man berücksichtigen, daß die Anzahl der von den festen Beziehungen absolvierten Reaktionszyklen auch sehr viel größer ist.

Das Resultat aller hier unternommenen statistischen Bemühungen besagt ganz einfach, daß bei der sexuellen Reaktion von Männern oder Frauen auf sexuell stimulative Techniken (Masturbation, Partnermanipulation, Fellatio/Cunnilingus) im Laboratorium weder das Geschlecht noch die sexuelle Präferenz einen wesentlichen Einfluß auf die funktionale Effektivität ausübt.

Tabelle 6–21

Homosexuelle und heterosexuelle Studiengruppen A und B: Funktionale Effektivität bei manipulativer Stimulation

Studiengruppe, Art der Stimulation und Status der Beziehung	Weiblich			Männlich		
	Anzahl der Paare	Anzahl der Zyklen	Funktionsstörungsquote	Anzahl der Paare	Anzahl der Zyklen	Funktionsstörungsquote
Homosexuelle Studiengruppe: Masturbation, Partnermanipulation, Fellatio/Cunnilingus *						
feste Beziehungen	38	669	0,74	41	471	0,85
assignierte Beziehungen	4	40	0	7	67	0
Heterosexuelle Studiengruppe A: Masturbation, Partnermanipulation, Fellatio/Cunnilingus **						
feste Beziehungen	50	418	0,72	50	332	0,90
assignierte Beziehungen	7	44	2,27	7	52	0
Heterosexuelle Studiengruppe B: Masturbation und Partnermanipulation ***						
feste Beziehungen	257	1437	0,69	257	739	0,95
assignierte Beziehungen	29	76	0	29	87	0

* Siehe Tabellen 6–2 und 6–4.
** Siehe Tabellen 6–7 und 6–9.
*** Siehe Tabellen 6–12 und 6–14.

Tabelle 6–22

Heterosexuelle Studiengruppen A und B: Funktionale Effektivität während des Koitus

Studiengruppe und Status der Beziehung	Weiblich			Männlich		
	Anzahl der Paare	Anzahl der Zyklen	Funktionsstörungsquote	Anzahl der Paare	Anzahl der Zyklen	Funktionsstörungsquote
Heterosexuelle Studiengruppe A *						
feste Beziehungen	50	157	3,18	50	161	3,11
assignierte Beziehungen	7	25	4,00	7	28	7,01
Heterosexuelle Studiengruppe B **						
feste Beziehungen	257	3494	2,69	257	5179	3,36
assignierte Beziehungen	29	479	2,92	29	601	6,49

* Siehe Tabellen 6–17 und 6–18.
** Siehe Tabellen 6–19 und 6–20.

Die Tabelle 6–22 stellt zusätzlich die sexuelle Reaktion verheirateter und assignierter Paare während des Koitus in den heterosexuellen Studiengruppen A und B dar. Hier zeigt sich allerdings ein anderes Bild. Gleichgültig, ob sich nun die Anzahl der koitalen Reaktionszyklen auf wenige hundert oder einige tausend belief, war das Ergebnis immer das gleiche: Die verheirateten Paare wiesen stets eine niedrigere Funktionsstörungsrate auf als die assignierten. Trotz einer gewissen statistischen Unsicherheit, die aus der unverhältnismäßig unterschiedlichen Größe der miteinander verglichenen Beträge herrührt, kann dennoch gesagt werden, daß die funktionale Effektivität während des Koitus bei festen Beziehungen größer ist als bei assignierten Paaren. Betrachtet man hingegen den Koitus unter einem geschlechtsspezifischen Aspekt, sind Unterscheidungen nicht so klar zu treffen. Zwischen den Männern und Frauen, die in festen Beziehungen leben, existiert keinerlei klinisch relevante Differenz. In den assignierten Paaren weisen hingegen die Männer eine weitaus höhere Funktionsstörungsquote auf, als das bei den Frauen der Fall ist. Möglich ist, daß in diesem Zusammenhang ein gewisser soziokultureller Druck, der vor allem auf dem assignierten männlichen Probanden lastet und ihn unter sexuellen Leistungsstreß setzt, eine Rolle spielt. Eine erschöpfende Erklärung dieser klinischen Differenz vermag das Untersuchungsteam jedoch gegenwärtig nicht zu geben.

Selbstverständlich gilt das hier vorgestellte statistische Material immer nur unter der Voraussetzung, daß es sich bei den Untersuchungspersonen um sexuell erfahrene Männer und Frauen handelte. Sieht man von dieser und den zu Beginn dieses Kapitels gemachten Einschränkungen ab, läßt dieses Material doch einige interessante Schlüsse zu. So erscheint vor dem Hintergrund der ermittelten Daten die weit verbreitete Annahme unsinnig, nach der der Mann allein als ausgesprochener Experte in Sachen Sexualität gelten könne, dessen sexuelle Effektivität über jener der Frau läge.

Auch die häufig anzutreffende Behauptung »Ich kann es besser als Du« entbehrt jeder Grundlage. Hinsichtlich der funktionalen Effektivität besteht nämlich kein grundlegender Unterschied zwischen Homo- und Heterosexuellen.

Schließlich bleibt festzustellen, daß der Koitus das größte Risiko einer Funktionsstörung in sich birgt. Bei denselben Männern und Frauen liegt hier die Fehlerquote weit über der, die bei den von ihnen ausgeübten stimulativen Praktiken ermittelt wurde. Dieser gesamte Problemkomplex wird nochmals in Kapitel 11 angesprochen.

Zusammenfassung

Dieses Kapitel enthält statistisches und klinisches Material, das eine gesicherte Aussage über die sexuelle Effektivität von Männern und Frauen unter diversen Gesichtspunkten ermöglicht. Neben Geschlecht und sexueller Präferenz der Untersuchungspersonen wurden die Form der sexuellen Interaktion und der Status der Beziehungen berücksichtigt. Wichtig ist, daß das statistische Material in einer Form präsentiert wurde, die einen Vergleich zwischen heterosexuellen und homosexuellen Reaktionsmustern erlaubt. Die funktionale Effektivität, die durch das Erreichen des Orgasmus definiert wurde, weist bei allen in diesem Kapitel dargestellten Differenzen eine erstaunliche Regelmäßigkeit auf. Die höchste Funktionsstörungsquote war bei den koitalen Reaktionszyklen zu beobachten, hier ist gewissermaßen das Risiko einer Fehlfunktion am größten. Schließlich wurden einige detailliertere Fallstudien angeführt, die das Phänomen der männlichen Ejakulationsschwäche aufhellen sollen. Die Statistiken, die auf einer 14jährigen Forschungsarbeit im Laboratorium basieren, werden in Kapitel 10 noch weiter ausgeführt. Die Schlußfolgerungen, die aus ihnen gezogen werden können, behandelt das Kapitel 11.

7
Physiologie der Homosexualität

Die systematischen Informationen, die während des letzten Vierteljahrhunderts zur Physiologie der menschlichen Sexualität zusammengetragen werden konnten, sind im wesentlichen der Mitarbeit heterosexueller Männer und Frauen zu verdanken, die sich bereiterklärt haben, im Laboratorium sexuell zu agieren. Die bereits durchgeführten Untersuchungen der heterosexuellen Physiologie erleichtern wesentlich jede Erforschung der homosexuellen Physiologie. Die vier Phasen des sexuellen Reaktionszyklus des Menschen sind bekannt; die Anatomie der sekundären und primären Sexualorgane konnte auch unter den Bedingungen ihrer Stimulation untersucht werden; die Reaktionen des gesamten Körpers während eines wie auch immer gearteten sexuellen Kontaktes konnten ermittelt werden; schließlich wurden eine verblüffend große Übereinstimmung oder zumindest Ähnlichkeiten in der sexuellen Physiologie von Männern und Frauen entdeckt.

Eine Vielzahl von Sexualwissenschaftlern hat im Laufe der Zeit unser Wissen über die menschliche Sexualität beträchtlich vergrößert. Der zentrale Gegenstand ihrer Bemühungen war jedoch bisher immer nur die sexuelle Physiologie der heterosexuellen Männer und Frauen gewesen – die Reaktionsmuster der homosexuellen Männer und Frauen blieben also unberücksichtigt. Demnach ist die Frage, ob ein fundamentaler Unterschied zwischen heterosexuellen und homosexuellen Reaktionsformen besteht vom physiologischen Standpunkt aus noch nicht beantwortet. Nach einer vierjährigen intensiven Beobachtung Hunderter von Reaktionszyklen, die von homosexuellen Männern und Frauen im Laboratorium absolviert wurden, wobei sie eine Vielzahl stimulativer Techniken verwandten, kann die Antwort auf diese Frage nur ein klares »Nein« sein. Alle physiologischen Reaktionsmuster, die ursprünglich bei den heterosexuellen Untersuchungspersonen beobachtet worden waren, tauchten auch bei den homosexuellen Probanden auf. Es konnte keine einzige Reaktionsweise ermittelt werden, die ausschließlich Homosexuellen vorbehalten wäre. Die beobachteten physiologischen Reaktionen verliefen vom Beginn der Erregungsphase an bis zu den Ausläufern der Rückbildungsphase in geschlechtsspezifischer Weise ab, unabhängig davon, ob die jeweiligen Probanden heterosexuell oder homosexuell waren. Der einzige schwerwiegende Unterschied, der festgestellt werden konnte, war nicht physiologischer Natur; er bezog sich auf die sensitiveren Verhaltensweisen der homosexuellen Stimulatoren (vgl. hierzu Kapitel 5).

Selbstverständlich existieren in gewissen Details zwischen der physiologischen

Reaktion bei Homosexuellen und Heterosexuellen doch bestimmte Differenzen – sie sind aber keineswegs gravierend. Ein in diesem Sinne hervorstechender Unterschied wäre die unterschiedliche Stärke der Vasokongestion, die an den sekundären und primären Geschlechtsorganen zu beobachten war. Auf diese Problematik wird in Kapitel 8 gesondert eingegangen.

Da die grundlegenden physiologischen Reaktionsmuster auf alle nur denkbaren Formen effektiver sexueller Stimulation bereits ausführlich an anderer Stelle beschrieben wurden, scheint es wenig sinnvoll, sie an dieser Stelle noch einmal zu wiederholen. Wer die Absicht verfolgt, sich über die anatomischen Einzelheiten des sexuellen Reaktionszyklus unter Laborbedingungen eingehender zu informieren, sei auf das Buch »Die sexuelle Reaktion« verwiesen.

Sexuelle Reaktionsmuster: Schematische Diagramme

Der schematisch dargestellte Verlauf des sexuellen Reaktionszyklus bei heterosexuellen Männern sowie der heterosexueller Frauen wird an dieser Stelle als Gedächtnisstütze nochmals angeführt. Dieser geschlechtsspezifisch repräsentative Reaktionsablauf gilt nach den soeben dargelegten Erkenntnissen ebenso für homosexuelle Männer und Frauen. Jede einzelne Phase des heterosexuellen Reaktionszyklus ist identisch mit den homosexuellen Reaktionsmustern.

Die Reaktionszyklen männlicher und weiblicher Homosexueller wurden nur zu Beginn des Untersuchungsprogramms detailliert aufgezeichnet. Nachdem es klar war, daß keine gravierenden Unterschiede zu den bereits ermittelten Daten auftraten, wurde auf eine weitere Aufzeichnung physiologischer Informationen verzichtet, da diese außer einer etwaigen Störung der Untersuchungspersonen nichts mehr bewirken konnte.

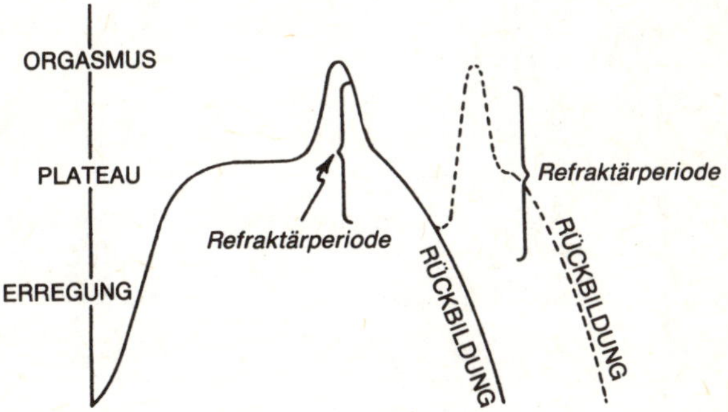

Darstellung 7–1

siehe schematische Darstellung des männlichen Reaktionszyklus in »Die sexuelle Reaktion«

Natürlich muß man sich bei derartigen Darstellungen immer vor Augen halten, daß es sich hierbei um schematische Diagramme im wahrsten Sinne des Wortes handelt. Die Darstellung 7-I, die den schematischen Verlauf eines männlichen Reaktionszyklus abbildet, könnte unter Umständen auch eine etwas andere Kurve aufweisen, dennoch ist diese Illustration eine wenn auch etwas idealisierte, so doch immer auch repräsentative und gültige Abbildung des männlichen Reaktionsverlaufs, unabhängig davon, ob dieser Mann eine homosexuelle oder eine heterosexuelle Orientierung besitzt.

Die drei verschiedenen Kurven, die den weiblichen Reaktionszyklus darstellen sollen, bilden drei prototypische Verlaufsformen ab. Auch von diesen drei Hauptlinien gibt es natürlich in Wirklichkeit mannigfache Abweichungen. Das Verlaufsmuster A repräsentiert die häufigste Variante des weiblichen Reaktionszyklus. Der zweite Scheitelpunkt der gestrichelten Linie soll die physiologische Möglichkeit der Frau ausdrücken, einen multiplen Orgasmus zu erreichen, das heißt selbstverständlich nicht, daß das immer der Fall sein müßte.

In der Kurve B spiegelt sich die sexuelle Frustration der Frau aufgrund einer wie immer gearteten Funktionsstörung. Charakteristisch ist in diesem Zusammenhang die relativ lange Plateauphase und vor allem das nur langsame Abklingen der Rückbildungsphase, das häufig von einem Gefühl eines von innen übermäßig belasteten Beckens begleitet wird.

Die Kurve C zeichnet das gewissermaßen explosive Potential, das der weiblichen

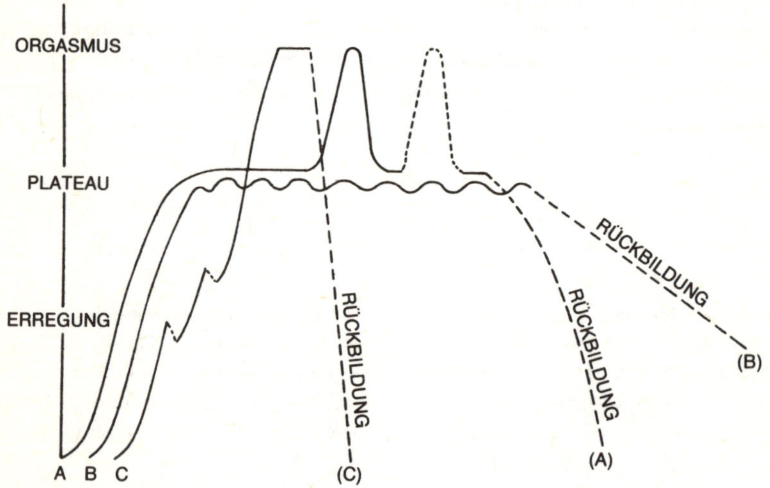

Darstellung 7–2

siehe Literaturnachweis 7–1

Sexualität innewohnt, sobald sie auf zärtliche »Verzögerungstechniken« reagiert, wobei die Stimulation mit wechselnder physiologischer Intensität erfolgt. Die Rückbildungsphase fällt hier in der Regel sehr kurz aus, häufig ist sie von einem Zustand allgemeiner Lethargie begleitet, die in der Regel zum Einschlafen führt.

Wie die Darstellung 7–2 zeigt, ist der weibliche Reaktionszyklus unabhängig von der jeweiligen sexuellen Präferenz der Frau.

Der auffälligste Unterschied zwischen der männlichen und weiblichen Rückbildungsphase betrifft die Tatsache, daß der Mann in jedem Fall vor der Aufnahme weiterer sexueller Aktivitäten eine gewisse Refraktärzeit benötigt. Meist hängt die Dauer dieses Zeitraums unmittelbar mit dem Alter des Mannes zusammen. Die Refraktärzeit ist dadurch definiert, daß in ihr der Mann nicht zum Orgasmus befähigt ist, wobei etwaige Stimulationen oder auch das Fortbestehen der Erektion in diesem Zusammenhang keine Rolle spielen.

Die wesentliche Differenz zwischen dem männlichen und dem weiblichen Reaktionszyklus ist darin zu suchen, daß der Mann nicht zum multiplen Orgasmus befähigt ist. Die heterosexuelle oder homosexuelle Frau vermag von einem orgastischen Erlebnis zum nächsten fortzuschreiten, ohne im Grad ihrer Erregung unter das Niveau der Plateauphase abzusinken.

Der homosexuelle oder heterosexuelle Mann muß hingegen vor jedem neuen Orgasmus bis zu einem relativ niedrigen Stadium der Erregungsphase gelangen. Die meisten Männer benötigen eine Pause von zumindest mehreren Minuten, bevor sie ein zweites Mal ejakulieren können. Mit wachsendem Alter kann dieser Zwischenraum um Stunden und sogar Tage anwachsen.

Da die vier Phasen des sexuellen Reaktionszyklus: Erregungsphase, Plateauphase, Orgasmusphase und Rückbildungsphase bei Heterosexuellen wie Homosexuellen beiderlei Geschlechts zu beobachten waren, werden sie im folgenden auch ohne Einschränkungen bei der Beschreibung homosexueller Reaktionszyklen gebraucht.

Die Physiologie bei Homosexuellen: Reaktionen des gesamten Körpers

Die physiologischen Reaktionen homosexueller Männer und Frauen auf sexuelle Stimulationen beschränken sich keineswegs auf die Geschlechtsorgane. Wie auch bei heterosexuellen Individuen, reagiert der gesamte Körper auf sexuelle Spannungszustände. Am einfachsten läßt sich dieser Vorgang aus der um sich greifenden Myotonie (hier: Anwachsen der Muskelspannung) sowie den diversen Vasokongestionen (hier: Blutstauungen) ersehen.

Es existieren, wie man sich vorstellen kann, eine ganze Reihe besonderer und allgemeiner physiologischer Reaktionen auf das Anwachsen eines sexuellen Spannungszustandes. Sobald sich das sexuelle Interesse vergrößert, steigen auch die

Atemfrequenz, die Pulsfrequenz und der Blutdruck. Die Auswirkungen reichen vom Verdauungssystem über die Nierenfunktion bis hin zum Nervensystem, und sogar die Sinnesfunktionen verändern sich: Geräusche, visuelle Eindrücke und Gerüche erhalten eine veränderte Charakteristik.

Ein breitangelegter Vergleich der unter analogen Bedingungen durchgeführten elektrokardiographischen Aufzeichnungen diverser Körperfunktionen bei homo- und heterosexuellen Männern und Frauen während verschiedener Phasen der sexuellen Stimulation ließ keine wesentlichen Unterschiede in der extragenitalen Reaktion zwischen Homosexuellen und Heterosexuellen erkennen. Atemfrequenz, Ansteigen des Blutdrucks und der zirkulierenden Blutmenge etc. differierten je nach dem Grad der sexuellen Erregung, den die einzelnen Probanden aufwiesen; all das hatte jedoch nichts mit der sexuellen Präferenz der einzelnen zu tun. Da das relevante elektrokardiographische Material bereits in dem Buch »Die sexuelle Reaktion« publiziert und auch von einigen anderen Sexualforschern ausführlich dargestellt wurde (Fletcher und Cantwell, 1977, Littler u. a., 1974, Stein 1977), wird an dieser Stelle davon abgesehen, noch einmal darauf einzugehen. Das Ansteigen der Muskelspannung sowie die Verkrampfung bestimmter Muskeln im gesamten Körper läßt sich während sexueller Aktivitäten bei beiden Geschlechtern feststellen. Beispiele für eine allgemeine Myotonie ließen sich im Verlauf der sexuellen Interaktion der männlichen wie weiblichen Untersuchungspersonen im Laboratorium beobachten. So traten unter anderem an Händen und Füßen Karpopedalspasmen auf, die Muskeln des Unterleibs kontraktierten, die Gesichts- und Nackenmuskeln wurden spürbar angespannt. Der muskuläre Komplex im perinealen Bereich zog sich ebenso zusammen wie die Muskulatur, welche die Organe im weiblichen Unterleib unterstützt. Ein derartiges Ansteigen der Spannung ganzer muskulärer Komplexe beginnt mit dem Eintreten der Erregungsphase und verstärkt sich in der Plateauphase.

Ein Beispiel für die verstärkte Anspannung eines besonderen Muskels sind die unwillkürlichen Kontraktionen des rektalen Schließmuskels, die häufig bei männlichen und weiblichen Homosexuellen während der Plateauphase zu beobachten waren (vgl. Kapitel 5). Dieselbe unbewußte Reaktion wurde auch bei heterosexuellen Untersuchungspersonen wahrgenommen.

Das soeben geschilderte Phänomen wachsender Muskelanspannung erreicht mit dem Orgasmus ebenfalls seinen Höhepunkt, ihr Nachlassen ist eine wesentliche Eigenschaft der Rückbildungsphase. Wird der Orgasmus hingegen nicht erreicht, können muskuläre Verspannungen mitunter noch über Stunden anhalten.

Ein weiteres bedeutendes Kennzeichen der physiologischen Reaktion auf sexuelle Stimuli, das bei homosexuellen wie heterosexuellen Männern und Frauen regelmäßig auftritt, ist die entweder dicht unter der Haut oder in bestimmten Organen selbst auftretende Blutstauung (Vasokongestion). Das beste Beispiel für eine superfizielle Vasokongestion ist wohl der »sex-flush« (Sexualröte), der sich bei manchen Individuen über fast die gesamte Körperoberfläche verbreiten kann, parallel zur Intensität des nahenden Orgasmus. Dieses Phänomen erscheint entweder zum Ende der Erregungsphase oder zu Beginn der Plateauphase des sexuellen Reaktionszyklus und verschwindet unmittelbar nach dem Orgasmus. Wird der Orgasmus nicht erreicht, wird das Verschwinden des sex-flush verzögert. Sein Verschwinden erfolgt in der umgekehrten Reihenfolge seines Erscheinens: Er verschwindet schnell von Rücken, Gesäß, unterem Teil des Abdomens, Armen und Oberschenkeln. Langsamer bildet er sich an der Brustwand, den Brüsten, Hals und Gesicht zurück. Zuletzt ist er noch am ursprünglich ersten Ort seines Auftretens, dem Epigastrium, zu beobachten.

Die eigentlichen Vasokongestionen sind am ehesten bei den primären und sekundären Geschlechtsorganen sichtbar. So gehen beispielsweise Veränderungen wie die Vergrößerung der weiblichen Brust, die Erektion des Penis und die Entwicklungen im oberen Drittel der Vagina während verschiedener Phasen der sexuellen Stimulation mit Hilfe konzentrierten venösen Blutes vonstatten. Etwaige Varikositäten der Venen an Becken und Beinen treten sichtbar hervor, sobald die sexuelle Erregung im Ansteigen begriffen ist. Auf derartige spezifische anatomische Reaktionen wird im jeweils sinnvollen Zusammenhang noch eingegangen werden. Es mag in psychologischer wie auch in physiologischer Hinsicht von Interesse sein, daß sichere Anzeichen für eine vollwertige Vasokongestion der Geschlechtsorgane bei den homosexuellen Frauen, die sich in einer festen Beziehung etabliert hatten, weitaus häufiger beobachtet werden konnten, als das bei den assignierten lesbischen Frauen der Fall war. Wie in Kapitel 5 beschrieben wurde, benötigten die lesbischen Frauen mit fester Beziehung einen außergewöhnlich hohen Zeitaufwand bei der sexuellen Stimulation. Im Durchschnitt nahm ihre sexuelle Interaktion viel mehr Zeit in Anspruch, als diejenige lesbischer Frauen ohne feste Beziehung, oder bisexueller Frauen in ihrer homosexuellen Phase, von heterosexuellen Frauen gar nicht zu reden.

Es war offensichtlich, daß der stärkere Blutandrang mit dem höheren Zeitaufwand und den dabei verwendeten Verzögerungstechniken zusammenhängen mußte. Denn er war bei den assignierten lesbischen Paaren, die relativ rasch ihren Reaktionszyklus absolvierten, wie auch bei den wenigen festen lesbischen Beziehungen, die ein hiermit identisches Sexualverhalten an den Tag legten, längst nicht so ausgeprägt. In diesem Zusammenhang ist auch erwähnenswert, daß in den seltenen Fällen, in denen heterosexuelle Frauen durch ihre Ehemänner zärtlich über einen großen Zeitraum hinweg stimuliert wurden, sich an Brust und Genitalien eine ebenso starke Konzentration von venösem Blut zeigte.

Dieselbe wachsende Vasokongestion der Sexualorgane wurde während der Interaktion der festen männlichen homosexuellen Beziehungen beobachtet. Auch diese Probanden nahmen sich für die zärtliche und intensive Stimulation ihres Partners während Partnermanipulation und Fellatio sehr viel Zeit. Wiederum war das gleiche Phänomen festzustellen: Je länger und intensiver die Stimulation, desto stärker der Blutandrang in den Sexualorganen. Derselbe Effekt zeigte sich auch, wenn Frauen ihre Männer in der gleichen Art und Weise sexuell stimulierten. Mitunter war eine derartig ausgeprägte physiologische Reaktion auch bei den assignierten männlichen Paaren und bei bisexuellen Männern wahrzunehmen, sie war aber eher die Ausnahme als die Regel.

Somit läßt sich also mit Sicherheit sagen, daß der ausgesprochen starke Blutandrang, der so oft in den Geschlechtsorganen homosexueller Stimulanten nachgewiesen wurde, keine exklusive Eigenschaft der homosexuellen Physiologie ist. Er hängt nicht mit der sexuellen Präferenz, sondern mit Art und Weise der sexuellen Stimulation zusammen.

Sexualorgane

Die physiologischen Veränderungen, denen die primären und sekundären Geschlechtsorgane während einer effektiven sexuellen Stimulation unterliegen, sollen in diesem Abschnitt noch einmal in Kürze behandelt werden.

Weibliche Geschlechtsorgane

Die weibliche Brust hat bei der homosexuellen Stimulation eine hervorragende Bedeutung. In Kapitel 5 wurde beschrieben, daß die Mitglieder einer festen lesbischen Beziehung auf die Reizung der Brust großen Wert legen und ihr daher auch ein entsprechender Zeitaufwand zukommt. Die Brustwarzen erigieren mit Beginn der Erregungsphase oder wenige Augenblicke später, falls sie nicht unvollständig ausgebildet oder gänzlich invertiert sind. In der späten Erregungsphase entwickelt sich eine deutliche Füllung des Brustwarzenhofes. Bis die Frau die letzte physiologische Steigerung zum Orgasmus erlebt, nehmen Brüste, die noch nicht gestillt haben, um etwa ein Viertel ihrer ursprünglichen Ruhegröße zu. Da nur eine der lesbischen Untersuchungsperonen ein Baby über einen Zeitraum von zwei Wochen gestillt hatte (vgl. Kapitel 3), konnte im Verlauf aller beobachteter lesbischer Reaktionszyklen eine eindeutige Vergrößerung des Brustvolumens festgestellt werden. Wenn die Bruststimulation lange Zeit andauerte, waren sogar Vergrößerungen um ungefähr ein Drittel der Ruhegröße zu beobachten – ein Betrag, den heterosexuelle Frauen im Laboratorium praktisch niemals erreichten.

Eine nur in der lesbischen Untersuchungsgruppe auftretende Reaktionsweise verdient besondere Erwähnung. Während der sexuellen Interaktion wurde nicht nur auf die Veränderung des Brustvolumens der Stimulantin geachtet, sondern auch diejenige der Stimulatorin beobachtet. Obwohl die lesbischen Paare fast immer ein wechselseitiges Stimulationsverhalten entwickelten, das auch die sexuelle Erregung der Stimulatorin förderte, vergrößerten sich deren Brüste nicht in dem gleichen Maß wie bei der Stimulantin. Gelegentlich traten allerdings auch bei der Stimulatorin

Vergrößerungen des Brustvolumens um etwa ein Viertel der ursprünglichen Ausmaße auf, besonders auffällig war das im Fall des lesbischen Paares, dessen eines Mitglied nur als Stimulatorin agierte und die ihrer Partnerin nicht erlaubte, sie auf irgendeine Weise physisch zu stimulieren (vgl. Kapitel 5).

Aus dem eben Geschilderten läßt sich ablesen, daß die physiologische Veränderung der Brust wie überhaupt das Anwachsen der sexuellen Erregung nicht nur der physischen Stimulation zu verdanken ist, sondern daß es auch psychische Ursachen hat. Auch die subjektive Anteilnahme, die verbale und nonverbale Kommunikation mit dem Sexualpartner entscheiden über Grad und Intensität der sexuellen Erregung.

Die in diesem Zusammenhang auftretenden Zeitsequenzen sind ebenso interessant: Erst 2 bis 5 Minuten, nachdem es offensichtlich war, daß sich die Brüste der Stimulantin vergrößert hatten, schwollen auch die Brüste der Stimulatorin an. In einem Fall erfolgte diese spezifische Reaktion erst nach mehr als 5 Minuten, in keinem Fall war sie vor diesem durch die Reaktion der Stimulantin bestimmten Zeitpunkt zu beobachten.

Im Verlauf der Orgasmusphase waren keine besonderen Reaktionen der Brust zu erkennen. Während der Rückbildungsphase verlief das Abschwellen der Brust weitaus schneller, wenn zuvor ein Orgasmus erreicht worden war.

Auch an den weiblichen Genitalien war eine intensive Vasokongestion zu beobachten, die sich im Fortgang der lesbischen Interaktion in wachsendem Maße verstärkte. Dieser Vorgang konnte besonders gut beobachtet werden, da er bei der Masturbation, der Partnermanipulation und auch dem Cunnilingus besser sichtbar ist als während des Koitus. Wiederum konnten die einschlägigen physiologischen Reaktionen, die das Anwachsen der sexuellen Erregung begleiteten, bei beiden lesbischen Partnern, der Stimulatorin und der Stimulantin, festgestellt werden.

Zu der Zeit, da die Genitalien direkt stimuliert wurden, hatten sich beinahe alle lesbischen Paare bereits in ein Rollenschema integriert, das zwar eine klare Unterscheidung von Stimulatorin und Stimulantin erlaubt, andrerseits aber nicht starr festgelegt ist. Beide Sexualpartner hatten zumeist an ihren Körpern und insbesondere ihren Brüsten sexuelle Stimulation empfangen, und unabhängig davon, ob sie nun die Rolle der Stimulatorin oder der Stimulantin einnahmen, sonderten beide das Vaginalsekret ab, welches der Lubrikation der Genitalien dient.

Eine effektive sexuelle Stimulation gleich welcher Art vorausgesetzt, nimmt die vaginale Lubrikation der Frau bereits in einer frühen Reaktionsphase ihren Anfang. Sie setzt innerhalb weniger Sekunden nach Beginn der Stimulierung ein. Die Bartholinischen Drüsen, die das Sekret produzieren, sondern die Gleitsubstanz jedoch nicht gleichmäßig ab, die Produktion bemißt sich unmittelbar an dem jeweiligen Grad der sexuellen Erregung.

Homosexuelle wie heterosexuelle Frauen absolvieren die Phasen ihres Reaktionszyklus in der Regel nicht mit gradliniger Kontinuität, sondern mit gewissen Unterbrechungen, während derer ihre Erregung absinkt oder zumindest nicht mehr steigt. Zu den hierfür verantwortlichen Störfaktoren zählen die Reduktion der vorgenommenen Stimulation, Geräusche oder sonstige sinnliche Eindrücke, die nichts mit dem Sexualakt zu tun haben, oder auch fehlerhafte Stimulationstechniken, die sogar das Ende der vaginalen Lubrikation bewirken können. Bis in die späte Plateauphase hinein ist der sexuelle Reaktionszyklus der Frau gleich welcher sexueller Präferenz für derartige Störungen recht anfällig.

Wie bereits beschrieben wurde, setzte die Lubrikation zu Beginn der sexuellen Interaktion bei beiden lesbischen Partnern ein. Nachdem jedoch die genitale Reizung etwas fortgeschritten war, übertraf die Sekretion der Stimulantin diejenige der Stimulatorin. Doch auch in diesem Fall gab es Ausnahmen. Die beiden Frauen, die ausschließlich die Rolle der Stimulatorin einnahmen (vgl. Kapitel 5), sekretierten während der genitalen Reizung ihrer Partnerinnen ebenso stark wie diese. In einem Fall war innerhalb einer festen lesbischen Beziehung zu beobachten, daß eines der Mitglieder immer stärker sekretierte als das andere – wobei es keine Rolle spielte, wer als Stimulatorin oder Stimulantin fungierte.

Auch bezüglich der vaginalen Lubrikation waren keine präferenzbedingten Unterschiede auszumachen. Bemerkenswert war in diesem Zusammenhang aber die unterschiedliche Reaktion, die die heterosexuellen Frauen auf manuelle oder orale Stimulationen ihrer Ehemänner zeitigten, die sie damit entweder auf den Koitus einzustimmen dachten, oder mit deren Hilfe unmittelbar zum Orgasmus fortgeschritten werden sollte. Im ersten Fall, da Partnermanipulation und Cunnilingus zu den Präliminarien gezählt werden können, war die Lubrikation unregelmäßiger und in ihrem Volumen auch geringer als im zweiten Fall, wo auf den Koitus verzichtet wurde. Möglicherweise hängt das mit der soziokulturellen Bewertung des Koitus zusammen, der ohnehin die störanfälligste Form des sexuellen Reaktionszyklus darstellt.

Auch die Reaktion der Klitoris hatte mit den unterschiedlichen Präferenzen der Frauen nichts zu tun. Die wichtigste physiologische Reaktion der Klitoris, ihre Retraktion auf den vorderen Symphysenrand während der späten Plateauphase, ereignet sich unabhängig von der jeweiligen Form der Stimulation. Ob eine präorgastische Ausdehnung der Glans clitoridis erfolgt, die der präejakulativen Physiologie der Glans des Penis korrespondiert, konnte nicht ermittelt werden, da jene sich hinter das Präputium zurückzieht und somit nicht mehr sichtbar ist.

Die orgastische Manschette (orgasmic platform), die sich im äußeren Drittel der Vagina bildet, geht auf eine ausgesprochen intensive Vasokongestion zurück, die sich beim Erreichen der Plateauphase ereignet. Diese Gefäßstauung, die auch die mit venösem Blut prall gefüllten Labia minora umfaßt, schafft die anatomische Grundlage für die physiologische Reaktion beim Orgasmus. Diese bulbäre Vasokongestion läuft zwar als unwillkürliche Reaktion ab, ist aber von der Intensität der Stimulation abhängig und kann als wesentliches Kriterium dafür gelten, ob die Plateauphase erreicht werden konnte oder nicht. Die orgastische Manschette hat auch im weiteren Verlauf des weiblichen Reaktionszyklus keine statische Dimension; in dieser Hinsicht entspricht sie exakt der Erektion des Penis, die gleichartigen Schwankungen ausgesetzt ist. Das verzögernde Sexualverhalten, daß der lesbischen Interaktion eigen ist (vgl. Kapitel 5), begünstigte die starke Ausbildung der orgastischen Manschette. Der Grad der sexuellen Erregung, den diese Frauen erreichten, war bekanntlich außergewöhnlich hoch. Die Kontraktionen, die während des Orgasmus an der orgastischen Manschette sowie dem Uterus auftreten, waren bei den lesbischen Frauen mit jenen der heterosexuellen Frauen identisch. Zwar existieren hier immer individuelle Unterschiede, was die Dauer und Intensität dieser Kontraktionen anbelangt, doch hängen sie offensichtlich nicht mit der sexuellen Präferenz der Frauen zusammen. Die Untersuchungsergebnisse, die die Arbeit mit der bisexuellen Studiengruppe erbrachte, stützen diese These (vgl. Kapitel 8).

Mit der Entstehung der orgastischen Manschette gehen noch weitere Vaskokongestionen im Genitalbereich einher. Bei der Farbveränderung der Labia minora handelt es sich um einen Blutstau dicht unter der Oberfläche, der sich bei den lesbischen Paaren besonders eindrucksvoll ausnahm. Die zeitlichen Sequenzen dieses Vorgangs entsprechen ungefähr denen bei der Bildung der orgastischen Manschette. Da die lesbischen Probanden im Laboratorium verhältnismäßig wenig Reaktionszyklen absolvierten (vgl. Kapitel 2), konnte die burgunderrote Einfärbung der Labia minora kurz vor dem Orgasmus leider nur zweimal intensiv studiert werden. Normalerweise reicht an diesem Teil des weiblichen Sexualorgans die Farbskala von einem hellen Rosa bis hin zu einem kräftigen Dunkelrot. Ein derartiger Farbwechsel ist ein sicheres Zeichen dafür, daß die Frau ihren Orgasmus erreichen wird, falls sie nicht sehr gestört werden sollte.

Reaktionen wie die unwillkürliche Verlängerung der Vagina und die Vergrößerung ihres Durchmessers sind im Zusammenhang mit der lesbischen Interaktion nicht von großem Interesse, es sei denn, es wird ein Dildo benutzt. Es existieren jedoch noch andere physiologische Veränderungen im Beckenbereich, die für die lesbische Reaktion gewisse Konsequenzen mit sich bringen.

Während einer langanhaltenden sexuellen Stimulation vergrößert sich der Uterus beträchtlich, vor allem dann, wenn er einer Frau gehört, die bereits mehrmals gebar. Das Volumen des Corpus uteri nimmt bei solchen Frauen häufig um 50 % zu, bei den Nulliparae liegt der Betrag etwa um 20 bis 25 %. Wird der im Reaktionszyklus anwachsende sexuelle Spannungszustand nicht mit Hilfe des Orgasmus gelöst, kann eine solche intensive und tiefliegende Vasokongestion zu schmerzhaften Stichen, Krämpfen oder sogar andauernden heftigen Schmerzen im Lumbalbereich führen.

Vier weibliche Mitglieder der homosexuellen Studiengruppe, die in feste sexuelle Beziehungen integriert waren, klagten über ein Völlegefühl und leichte, kaum merkbare Beckenschmerzen. Diese vier Frauen wurden unmittelbar vor Beginn der sexuellen Stimulation untersucht. Eine zweite Untersuchung wurde kurz vor dem

Orgasmus vorgenommen, zu einer Zeit also, da die Gefäßstauung im Beckenbereich ihr größtes Ausmaß erreicht hat. Schließlich wurden sie nach dem Abklingen ihrer sexuellen Erregung ein drittes Mal untersucht. Bei allen vier Frauen wurde der Orgasmus mit Hilfe der Partnermanipulation herbeigeführt, er fiel äußerst intensiv aus, was sich schon daran zeigte, daß die orgastische Manschette mindestens zehn- und höchstens dreizehnmal kontrahierte. Alle vier Frauen, die sich zu einer aktiven Mitarbeit bereiterklärt hatten, wurden in zwei separaten Sitzungen dreimal hintereinander einer gründlichen Untersuchung ihres Beckenbereichs unterzogen, was selbstverständlich eine effektive Reaktion auf die an ihnen vorgenommene Partnermanipulation voraussetzt. Die Möglichkeit einer unbeabsichtigten sexuellen Stimulation während der Untersuchung ist zwar nicht vollkommen auszuschließen, doch fanden alle Sitzungen und Untersuchungen unter identischen Bedingungen statt.

Im Verlauf der Untersuchungen verdichtete sich bei den Beobachtern der Eindruck, daß sich die Ovarien um 30 bis 40 % ihrer ursprünglichen Ruhegröße ausgedehnt hatten; eine Vergrößerung, die in der postorgastischen Phase einer recht raschen Rückbildung unterliegt.

Diese Beobachtung ist zunächst einmal nichts anderes als ein subjektiver Eindruck desjenigen, der die Untersuchung vornahm. Sie ist keineswegs als gesicherte Erkenntnis zu betrachten und wird sich in Zukunft vielleicht nur als ein Beispiel für »wishful thinking« erweisen. Obwohl das bei den Ovarien anzutreffende Gewebe dichter als das der Hoden ist, ist die Blutversorgung der Eierstöcke ausgesprochen großzügig ausgelegt. Es wäre theoretisch durchaus möglich, daß eine venöse Kongestion nicht nur in Vagina und Uterus, sondern auch in den Ovarien anzutreffen ist. Allein die physiologische Bedeutung, die den Ovarien zukommt, macht eine weitere Erforschung dieses Phänomens unbedingt erforderlich.

Eine weibliche homosexuelle Untersuchungsperson klagte über regelmäßige Schmerzen, die sich im unteren Viertel ihres Unterleibs einstellten, sobald sie mit Hilfe der Verzögerungstechniken ihrer Partnerin für längere Zeit unmittelbar vor dem Zustand orgastischer Entspannung fixiert wurde. Diese Frau war leibliche Mutter zweier Kinder, hatte einen Abort erlebt (vgl. Kapitel 3) und litt unter Varikositäten an Becken und Beinen. Sie behauptete, daß sie in den vorangegangenen drei Jahren unter Unterleibsschmerzen litt, die auftraten, wenn eine langandauernde sexuelle Stimulation nicht zum Orgasmus führte.

Eine erste Untersuchung wurde wiederum vor dem Beginn der Stimulation vorgenommen. Die anschließende Untersuchung wurde durchgeführt, nachdem die Schmerzen eingesetzt hatten. Es zeigte sich, daß die breiten Gewebebänder, die den Uterus stützen, mit venösem Blut gefüllt waren und der Uterus selbst seine Größe beträchtlich ausgedehnt hatte. Eine Vergrößerung der Ovarien war nicht definitiv festzustellen. Vermutlich verursachten die Varikositäten des Beckens in diesem Stadium des Blutandrangs schon leichte Schmerzen, möglicherweise war auch die Vergrößerung des Corpus uteri daran beteiligt.

Das Betasten der Ovarien während der Untersuchung verstärkte den vorher beinahe unmerklichen Schmerz im unteren Viertel des Unterleibs wesentlich. Die untersuchte Frau war relativ stoisch veranlagt, es war klar, daß der Schmerz weit über das hinausging, was ansonsten bei der Betastung der Ovarien zu verspüren ist. Jeder Schmerzeindruck verschwand, sobald sie orgastisch reagiert hatte. Bei der Nachuntersuchung hatte sich der ursprüngliche Zustand der Organe wieder hergestellt, auch der starke Druckschmerz beim Betasten der Ovarien war verschwunden.

Inwieweit solche physiologischen Vorgänge im Körper der Frau der Vasokongestion der Hoden während der späten Plateauphase entspricht, ist natürlich fraglich, aber durchaus im Bereich des Möglichen. Im übrigen muß noch darauf hingewiesen werden, daß die soeben geschilderten Beschwerden im Beckenbereich nicht etwa nur bei Frauen vorkommen, die an dieser Stelle eine Anomalie aufweisen. So wurden drei Frauen, die über die gleichen Symptome klagten, gynäkologisch untersucht, ohne daß irgendwelche Anzeichen einer Gefäßerkrankung festgestellt werden konnten.

Männliche Geschlechtsorgane

Die mit wachsender sexueller Erregung einhergehende Vasokongestion ist bei Penis und Hoden besonders gut zu beobachten. Ein Beispiel für eine superfizielle Vasokongestion ist in diesem Fall eine vorübergehende Farbveränderung, die sich bei ungefähr 20 bis 25 % der Männer während der späten Plateauphase im Bereich der Corona glandis abspielt. Das Auftreten dieser Farbveränderung ist ähnlich wie die Verfärbung der Labia minora bei der Frau ein sicheres Kennzeichen dafür, daß der Mann, sofern nicht noch außergewöhnliche Umstände eintreten, seinen Orgasmus erreichen wird. Bei den männlichen Homosexuellen, die in festen Beziehungen liiert waren, trat dieses Phänomen übrigens häufiger auf als bei den assignierten Paaren.

Die Erektion des Penis erfolgt durch Anschwellen der beiden Corpora cavernosa und des Corpus cavernosum urethrae, das mit Hilfe venösen Blutes bewerkstelligt wird. Die beiden Corpora cavernosa penis laufen parallel zueinander über dem dritten zylindrischen Schwellkörper, dem Corpus cavernosum urethrae, der die Urethra umschließt. Das Corpus cavernosum urethrae ist hinten zum Bulbus corporis cavernosi urethrae und vorn zur Glans penis verdickt.

Gemeinhin herrscht immer noch die Auffassung vor, daß es sich bei der Erektion, sobald sie einmal zustande gekommen ist, um eine Angelegenheit von gleichsam statischer Dimension handele. Dies ist jedoch nicht der Fall. Das Problem zeigte sich besonders deutlich in der homosexuellen Interaktion fester Beziehungen: Es gibt eine ganze Anzahl verschiedener Grade der Erektion. Zwar ist eine unvollständige Erektion einfach zu erkennen, aber wann kann sie eigentlich als vollständig gelten? Es existiert keine sichere Antwort auf die Frage, wann eigentlich ein Penis vollkommen erigiert ist.

Die mit großer Sensibilität und Zeitaufwand vorgenommene Partnermanipulation und Fellatio in festen homosexuellen Beziehungen brachten, physiologisch gesehen, hervorragend ausgebildete Erektionen zustande, die eine weitere Zunahme der Penisgröße sehr begünstigte. Sehr oft war das Untersuchungsteam der Überzeugung, nunmehr sei der Höhepunkt des Ausdehnungsvermögens des erigierten Penis endgültig erreicht, um denn doch nur eines besseren belehrt zu werden. Die letzten Ausdehnungen vor der Ejakulation betreffen nur den Durchmesser des Penisschafts oder die der Glans, mitunter tritt auch beides parallel auf. Normalerweise hatten diejenigen Männer, die entweder auf Partnermanipulation oder auf Fellatio reagierten, unmittelbar vor dem Orgasmus eine stärkere Erektion, als das während der Masturbation der Fall war. Das hängt damit zusammen, daß sie sich zur Masturbation, die wesentlich zielorientierter verlief, weitaus weniger Zeit nahmen.

Die assignierten homosexuellen Paare, die einen geringeren stimulativen Aufwand pflegten, hatten kurz vor der Ejakulation im Durchschnitt weniger ausgeprägte Erektionen als die Mitglieder fester Beziehungen; sie glichen denjenigen Ausmaßen, die sie auch bei der Masturbation erreichten.

Die Erektionen der heterosexuellen Ehemänner fielen um so vollständiger aus, je intensiver sie von ihren Frauen manuell oder oral stimuliert wurden. Wurden diese Techniken auf die Vorbereitung des Koitus verwandt, war die Erektion in der Regel nicht so stark und umfangreich. Im Verlauf der wenigen Sitzungen, in denen die Frauen ihre Männer langsam und intensiv stimulierten, wuchs der Durchmesser des Penis bis zur Ejakulation beständig immer noch um einen minimalen Betrag an. Dieser kontinuierliche, langsame Ausdehnungsprozeß hatte große physiologische Ähnlichkeit mit dem gleichförmigen Anschwellen der orgastischen Manschette einer Frau, die optimal stimuliert wird.

Auch kurz vor dem eigentlichen Geschlechtsverkehr, da die Ausmaße des Penis noch gemessen werden konnten, waren diese geringer als zum Zeitpunkt der späten Plateauphase, die derselbe Mann mit Hilfe der Masturbation, der Partnermanipulation oder der Fellatio erreicht hatte.

Bedauerlicherweise existieren bislang keine Instrumente, die die mögliche Ausdehnung des Penis während des Geschlechtsverkehrs zu messen vermögen. Es wäre aber überraschend, wenn die Vasokongestion des Penis sich während des Koitus nicht noch verstärken würde; vorausgesetzt natürlich, daß mögliche Störfaktoren ausgeschaltet sind und der jeweilige Mann über eine ausreichende Ejakulationskontrolle verfügt, die ihn davon abhält, allzu rasch zu ejakulieren.

Eine weitere unwesentliche Abweichung in der physiologischen Reaktion der homosexuellen Männer betraf das nochmalige Anschwellen der Glans penis unmittelbar vor der Ejakulation. Dieses Phänomen war in der ersten heterosexuellen Studiengruppe nicht festgestellt worden, es ist aber ebenso bei heterosexuellen Männern anzutreffen, wie dahingehende Beobachtungen in der Studiengruppe A bewiesen. Eine derartige Vergrößerung der Glans tritt allerdings nicht regelmäßig auf, man kann jedoch davon ausgehen, daß sie einen besonders hohen Grad an sexueller Erregung beim Manne anzeigt.

Die terminale Expansion der Glans war bei der Interaktion der festen homosexuellen Beziehungen am ausgeprägtesten. In einigen wenigen Fällen konnte sie auch bei den heterosexuellen Männern der Studiengruppe A beobachtet werden, deren Frauen verzögernde manuelle oder orale Stimulationstechniken verwandten. Während der Masturbation tauchte dieses Phänomen nur äußerst selten auf. Bisher war es auch noch nicht möglich, seine Existenz zu einem entsprechenden Zeitpunkt des Koitus nachzuweisen; es ist jedoch wahrscheinlich, daß es auch hier an dieser Stelle auftritt. Der standardisierte Ablauf des männlichen Ejakulationserlebnisses erfolgte bei heterosexueller wie homosexueller Stimulation auf identische Art und Weise. Ebenso wie bei den Frauen, variiert die Orgasmuserfahrung hinsichtlich der Dauer und der Intensität, aber keine der auftretenden Variablen ist in irgendeiner Hinsicht der jeweiligen sexuellen Präferenz zuzurechnen. Zusätzliche Informationen zu diesem Fragenkomplex liefert die bisexuelle Untersuchungsgruppe (vgl. Kapitel 8).

Alle männlichen homosexuellen Stimulatoren erigierten ebenfalls, während sie ihren Sexualpartner manuell oder oral reizten. Normalerweise trat die Erektion des Stimulators 5 oder 10 Minuten nach derjenigen der Stimulanden auf. Keiner der Stimulatoren ejakulierte im Verlauf der Interaktion.

Eine weitere umfassende Vasokongestion erfahren die Hoden anläßlich einer effektiven sexuellen Stimulation. In der späten Erregungs- oder der frühen Plateauphase vergrößern sich die Hoden um etwa 50 %. Nur selten fehlte eine derartige Vergrößerung bei den Probanden der homosexuellen Studiengruppe; in allen diesen Fällen erfolgte die Ejakulation unverhältnismäßig rasch.

Auch bei den Stimulatoren, die sich während der Partnermanipulation oder dem Fellatio stark erregten, war ein Anschwellen der Hoden zu beobachten.

Hodenschmerzen. Es ist eine wohlbekannte klinische Tatsache, daß das Mißlingen der Ejakulation, dem eine relativ große sexuelle Erregung voranging, einen mitunter starken Schmerz im Skrotum verursachen kann. Diese Schmerzen treten nach Verlust der Erektion oder auch während einer langandauernden Stimulation auf, die nicht zum Orgasmus führt. Das Symptom verschwindet, sobald die Ejakulation vorgenommen wurde. Der Blutstau und die Bedingungen seiner Auflösung gleichen den Ereignissen, die sich auf ganz ähnliche Art im Unterkörper der Frau abspielen: In beiden Fällen verschwinden die Schmerzen, sobald der Orgasmus erfolgte.

Zusammenfassung

Das physiologische Material, das in diesem Kapitel vorgestellt wurde, ist wesentlich den früheren Untersuchungen des Instituts zu verdanken. In den grundlegenden physiologischen Reaktionen auf effektive sexuelle Stimulation konnte kein einziger

Unterschied zwischen Homosexuellen und Heterosexuellen beiderlei Geschlechts ermittelt werden. Bei homo- wie heterosexuellen Männern und Frauen sind Vasokongestion (Blutstau) und Myotonie (Muskelspannung) die physiologischen Grundreaktionen auf eine zunehmende sexuelle Erregung. Auch hinsichtlich der Geschlechter ist eine gewisse Übereinstimmung physiologischer Reaktionen zu konstatieren: Die Erektion des Penis erfolgt parallel zur vaginalen Lubrikation; das kontinuierliche Anschwellen der orgastischen Manschette entspricht der langanhaltenden Vergrößerung des Durchmessers des Penis während einer intensiven sexuellen Erfahrung. Ähnlich verhält es sich mit dem Farbwechsel der Corona glandis und der Labia minora. Schließlich sind Ursachen wie die Überwindung bestimmter in dem weiblichen Becken und dem männlichen Skrotum auftretender Schmerzen identisch: Beide rühren von einer intensiven Vasokongestion her, die mit Hilfe des Orgasmus in kürzester Zeit aufgelöst wird.

8
Die ambisexuelle Studiengruppe

Mitte des Jahres 1968 konnte die vom Institut durchgeführte Untersuchung homosexueller Reaktionsmuster abgeschlossen werden. Auch für die Arbeit mit der heterosexuellen Studiengruppe A war ein baldiges Ende in Aussicht. Die funktionale Effektivität der homosexuellen und heterosexuellen Probanden war ermittelt worden; die statistischen Vergleiche zwischen Personen homosexueller und heterosexueller Präferenz wurden angefertigt. Es schien jedoch unumgänglich, die bereits erhobenen Daten um weitere Informationen anzureichern.

Während der Rekrutierung der Probanden der homosexuellen Studiengruppe war das Untersuchungsteam nämlich einer ganzen Reihe von Frauen und Männern begegnet, die über umfangreiche sexuelle Erfahrungen mit beiden Geschlechtern verfügten. Viele von ihnen wiesen eine psychosoziale Biographie auf, in der häufig auftretende sexuelle Kontakte zu männlichen wie weiblichen Partnern sich in etwa die Waage hielten. Diese Männer und Frauen wurden auf der Kinseyschen Präferenzskala mit 3 eingestuft.

Im Zeitraum zwischen 1964 und 1968 war die Rekrutierung von Männern und Frauen, die die Präferenzrate 3 aufwiesen und als Homosexuelle lebten, nicht besonders schwierig. Während dieser vierjährigen Periode wurden 20 Männer und 20 Frauen der Präferenzrate 3 für die homosexuelle Untersuchungsgruppe ausgewählt. Die Mehrzahl dieser Untersuchungspersonen war zu dieser Zeit in feste homosexuelle Beziehungen integriert, ein Mann und zwei Frauen erklärten sich bereit, in assignierten Paaren sexuell zu interagieren. Auch diese drei Personen hatten vom Zeitpunkt der Versuche an seit mindestens einem Jahr homosexuelle Beziehungen bevorzugt.

Ferner waren fünf Personen mit der Präferenzrate 3 ermittelt worden, die zum Zeitpunkt der Kontaktierung mit heterosexuellen Partnern in einer festen Beziehung lebten. Da von Anfang an fest stand, daß ausschließlich Personen mit den Präferenzraten 1 oder 0 als heterosexuell angesehen werden können, wurden diese Männer und Frauen auch nicht als Probanden in die heterosexuelle Studiengruppe A aufgenommen (vgl. Kapitel 1).

Während der Aufnahmen wurden die Mitglieder des Untersuchungsteams jedoch noch mit einem weiteren Typus von potentiellen Untersuchungspersonen konfrontiert, die in gewisser Hinsicht über eine atypische psychosoziale Biographie verfügten. Sie berichteten von häufigen sexuellen Interaktionen mit Partnern beiderlei

Geschlechts, wobei ihnen das Geschlecht des jeweiligen Partners zu jeder Zeit vollständig gleichgültig erschien. Diese Personen hatten einen Lebensstil entwickelt, in dem eine wie auch immer geartete feste Zweierbeziehung keinen Platz hatte. Alle sexuellen Erlebnisse wurden von ihnen als rein physische Angelegenheit verstanden, die der körperlichen Entspannung dienen. Auf keinen Fall können diese Personen als Soziopathen bezeichnet werden: Sie waren weder mit dem Gesetz in Konflikt gekommen, noch litten sie unter Autoritätsproblemen; sie hatten mit ihrem Beruf, der Schule und dem Militär keine außergewöhnlichen Schwierigkeiten; sie funktionierten ohne besondere Probleme in nahezu allen Lebensbereichen. Keine dieser Personen hatte sich jemals in psychotherapeutische Behandlung begeben müssen.

Das Untersuchungsteam gelangte zur Ansicht, daß es nützlich sein könnte, aus ihnen eine besondere Gruppe ähnlich der heterosexuellen und der homosexuellen Studiengruppe(n) zu bilden, um sie gesondert interviewen und beobachten zu können. Eine solche Gruppe, deren Mitglieder keine definitive sexuelle Präferenz aufweisen, könnte ein wertvolles Korrektiv darstellen, mit dessen Hilfe die Interpretation jeweils homosexueller und heterosexueller Reaktionsmuster und Verhaltensweisen präzisiert werden könnte.

Ein Jahrzehnt später schien es nach der Sichtung der mit Hilfe dieser Gruppe ermittelten Daten notwendig, einen neuen Begriff zu prägen, der die wesentliche Charakteristik dieser Gruppe auszudrücken vermag. Obwohl einige Wissenschaftler (Richard Green, 1974) weiterhin an einem undifferenzierten Begriff der Bisexualität festhielten, folgte das Institut einem Vorschlag von Mark Schwartz und definierte die Bedingungen der Ambisexualität. Nach dem Sprachgebrauch des Instituts sind ein Mann oder eine Frau ambisexuell, wenn sie auf jedwede sexuelle Gelegenheit ohne alle Rücksichtnahme auf das Geschlecht des Sexualpartners eingehen, sowie niemals Interesse an einer festen Zweierbeziehung zeigen, die sie ja zumindest zeitweise auf eine bestimmte sexuelle Präferenz festlegen würde.

Berücksichtigt man diese Definition, so ist klar, daß eine weitaus größere Gruppe von Bisexuellen (die aufgrund fester Beziehungen hetero- oder homosexuelle Phasen durchleben) als von Ambisexuellen existiert. Es ist zudem sicher nicht falsch, wenn man dem Ausdruck »bisexuell« aufgrund seines zwischenzeitlich inflationären Gebrauchs mißtraut: Zuviele Leute verstehen Verschiedenes hierunter. So ist es inzwischen durchaus möglich, daß Männer und Frauen, die einen konsequent heterosexuellen oder homosexuellen Lebensstil entwickelt haben, sich selbst als bisexuell ansehen. Zu guter Letzt enthält dann solch ein Begriff nur noch gerade das, was sich sein jeweiliger Benutzer unter ihm vorstellt. So wurde denn zwischen 1968 und 1970 ein multidimensionales Untersuchungsprogramm projektiert, zu dem eine Gruppe von Probanden herangezogen wurde, die der Definition des Instituts bezüglich der Ambisexualität exakt genügen mußte. Die Kriterien, denen zufolge eine Person als ambisexuell angesehen und ausgewählt werden konnte, waren 1., daß bei der entsprechenden Person keine wie auch immer geartete sexuelle Präferenz angetroffen werden durfte, 2. daß er oder sie einen entsprechenden Lebensstil aufwies, also als Erwachsener niemals ein Interesse an anhaltenden libidinösen Beziehungen gezeigt hatte, und 3., daß der Mann oder die Frau eine Anzahl sexueller Erlebnisse nachweisen konnte, die mit der Bestimmung der Kinseyschen Präferenzrate 3 hinreichend übereinstimmte. Gewisse, immer wiederkehrende Muster sexueller Phantasien wurden nicht als primäres Selektionskriterium verwandt, da man sich erst von der noch anstehenden Untersuchung befriedigende Auskunft zu diesem Thema versprechen konnte.

Die Sexualphantasien, die von Männern und Frauen heterosexueller und homosexueller Orientierung ermittelt wurden, beinhalten normalerweise eine wenn auch nur transitorische Fixierung an bestimmte Personen oder Gruppen (vgl. Kapitel 9). Derartige Phantasien sind bei ambisexuellen Personen nicht anzutreffen, da ihnen die entsprechende Orientierung fehlt. Die sexuellen Phantasien der ambisexuellen Männer und Frauen kreisen meist um frühere bzw. zukünftige sexuelle Kontakte, wobei der Sexualpartner nicht identifiziert werden kann.

Auswahl

Es war relativ schwierig, Männer und Frauen ausfindig zu machen, die den vom Institut entwickelten Kriterien der Ambisexualität entsprachen. Maßgebend war ja nicht nur das aktuelle Sexualverhalten, sondern die gesamte Lebensweise. Selbstverständlich kam für diese neue Studiengruppe kein Mitglied der bereits abgeschlossenen Untersuchungen in Frage.

Obwohl die Auswahl im Januar 1968 begann, waren im Spätsommer desselben Jahres erst insgesamt zwölf ambisexuelle Männer und Frauen ausfindig gemacht worden, die den Kriterien genügten und sich zur Mitarbeit im Laboratorium bereiterklärten. Diese Zahl ist gering; zu gering, um objektive statistische Vergleiche mit den übrigen Studiengruppen durchführen zu können. Zu jener Zeit aber war schon das Aufspüren dieser zwölf Personen ein beträchtlicher Erfolg. Aus der Größe dieser Gruppe irgendwelche Annahmen über die Häufigkeit von Ambisexualität innerhalb der nordamerikanischen Bevölkerung herleiten zu wollen, wäre auf jeden Fall verfehlt.

Die psychosozialen Biographien wurden in diesem Fall mit besonderer Sorgfalt ermittelt, bei allen zwölf Untersuchungspersonen konnte keine sexuelle Präferenz festgestellt werden. Seit ihrer Pubertät waren diese Probanden immer davon ausgegangen, einem Partner ihrer Wahl gegenüber vollständig frei und unbefangen ihre sexuellen Bedürfnisse anmelden zu können, ohne dessen eigene Orientierung in irgendeiner Weise berücksichtigen zu müssen. Kurz gesagt, ihre sexuelle Präferenz entsprach immer der ihres momentanen Partners. Die Mehrzahl der sechs ambisexuellen Männer verfügte über die Präferenzrate 3, und auch die Raten 2 und 4, die die beiden übrigen männlichen Probanden aufwiesen, lag näher bei 3 als in Richtung 5 oder 1. Von den sechs ambisexuellen Frauen wurden die Hälfte in die Präferenzklasse 3 eingestuft, zwei der Frauen lagen mit der Rate 4 ebenfalls dichter an Rate 3 als an Rate 5. Die letzte Frau wurde nach der Schilderung ihrer Lebensgeschichte in Klasse 2 eingestuft (vgl. Tab. 8–1).

Das Alter der männlichen Ambisexuellen reichte von 26 bis 41 Jahre, das der weiblichen von 27 bis 43 Jahre (Tab. 8–2). Ein bestimmtes Minimum an Schulbildung wurde bei allen zwölf Probanden vorausgesetzt (Tab. 8–3).

Was die Ehe, Schwangerschaften bzw. deren (vermutete) Verursachung anbelangt, waren die Angaben der zwölf Probanden so wenig umfangreich, daß sich eine gesonderte statistische Aufführung nicht lohnt. Eine der Frauen (Präferenzklasse 2) war vier Monate lang verheiratet gewesen und wurde auf ihr eigenes Verlangen hin wieder geschieden. Ihrer Schilderung zufolge wurde die Ehe auf Bestreben ihres damaligen Partners hin geschlossen. Während der kurzen Zeit ihrer Ehe hielt sie nebenher eine lesbische Beziehung aufrecht. Keiner der anderen elf ambisexuellen Probanden hatte ansonsten jemals geheiratet. Zwei der Frauen (Präferenzrate 3 und 4) waren schwanger gewesen, ein Kind wurde ausgetragen, das andere abgetrieben. In beiden Fällen gaben die Frauen Verhütungsfehler als Grund der Schwangerschaft an. Die Frau (Präferenzrate 4), die ihr Kind zur Welt gebracht hatte, gab es unmittelbar nach der Geburt zur Adoption frei.

Zwei der ambisexuellen Männer (Präferenzrate 3 und 2) gaben an, insgesamt drei Schwangerschaften verursacht zu haben, von der eine unterbrochen wurde. Zwei der Schwangerschaften, eine Geburt sowie die Abtreibung (bei einer anderen Frau), gingen auf den Mann mit der Präferenzrate 3 zurück.

Weder unter den Mitgliedern der ambisexuellen Untersuchungsgruppe noch bei den ihnen assignierten heterosexuellen und homosexuellen Partnern ließen sich irgendwelche physischen oder metabolischen Anomalien feststellen.

Tabelle 8–1

*Ambisexuelle Untersuchungsgruppe: Nachweis der sexuellen Präferenz**

	Rate der sexuellen Präferenz	
Altersgruppe	männliche Ambisexuelle	weibliche Ambisexuelle
21–30	2–3–3	4–3–3
31–40	3–3	3–4
41–50	4	2
Insgesamt	6	6
		(1968–1970)

* Gemäß der Kinseyschen Klassifikation.

Tabelle 8–2

Ambisexuelle Untersuchungsgruppe: Altersverteilung

Alters-gruppe	Ambisexuelle Probanden		Assignierte Untersuchungspersonen			
			homosexuell		heterosexuell	
	männlich	weiblich	männlich	weiblich	männlich	weiblich
21–30	3	3	4	5	3	6
31–40	2	2	5	5	3	5
41–50	1	1	2	3	2	3
Insges.	6	6	11	13	8	14
						(1968–1970)

Tabelle 8–3

*Ambisexuelle Untersuchungsgruppe: Schulbildung**

Untersuchungs-personen	High School (%)	College (%)	Graduierte (%)	Insgesamt
Ambisexuelle				
Männer	0	3 (50,0)	3 (50,0)	6
Frauen	0	5 (83,3)	1 (16,7)	6
Insgesamt	0	8 (66,7)	4 (33,3)	12
Assignierte Partner				
Männlich				
heterosexuell	2 (25,0)	3 (37,5)	3 (37,5)	8
homosexuell	4 (36,4)	5 (45,4)	2 (18,2)	11
Zusammen	6 (31,6)	8 (42,1)	5 (26,3)	19
Weiblich				
heterosexuell	3 (21,4)	7 (50,0)	4 (28,6)	14
homosexuell	4 (30,8)	6 (46,2)	3 (23,0)	13
Zusammen	7 (25,9)	13 (48,2)	7 (25,9)	27
Insgesamt	13 (28,3)	21 (45,7)	12 (26,0)	46
				(1968–1970)

* Ausschlaggebend ist die Einschreibung an der Schule.

Die assignierten Partner

Die Rekrutierung der assignierten Partner war auch für das Untersuchungsteam eine bisher ungeübte Aufgabe, da es alle nur möglichen transitorischen Präferenzen der ambisexuellen Untersuchungsgruppe abzudecken galt. Daher mußten vier verschiedene Arten der sexuellen Orientierung in der Gruppe der assignierten Partner repräsentiert sein: Männliche Homosexuelle, männliche Heterosexuelle, weibliche Homosexuelle und weibliche Heterosexuelle.

Die Rekrutierung der assignierten Partner erfolgte genauso wie bei den drei anderen Studiengruppen. Die assignierten Partner wurden so ausgewählt, daß sie im Alter in etwa den Mitgliedern der ambisexuellen Untersuchungsgruppe entsprachen (vgl. Tab. 8–2). Mit Ausnahme eines homosexuellen Mannes, der ein über sechs Jahre zurückliegendes heterosexuelles Erlebnis hatte, waren alle 46 assignierten Partner entweder vollständig homosexuell (Präferenzrate 6) oder vollständig heterosexuell (Präferenzrate 0), sofern man den mit ihnen durchgeführten Interviews Glauben schenken durfte. Die Schulbildung dieser Gruppe reichte vom High-School-Abschluß bis zum akademischen Grad (vgl. Tab. 8–3). Weder in der ambisexuellen Untersuchungsgruppe noch unter ihren assignierten Partnern befanden sich Farbige afrikanischer oder spanisch-amerikanischer Herkunft. Von den 19 Männern der assignierten Untersuchungsgruppe waren elf homosexuell und acht heterosexuell, von den 27 Frauen waren 13 homosexuell und 14 heterosexuell. Die relativ große Anzahl der assignierten Partner war aus zwei Gründen geboten: Zum einen wurden mehr Frauen benötigt, um die Menstruationszeit auszugleichen. Zweitens vereinfachte die große Zahl der Partner die Terminplanung wesentlich, da allein neun der ambisexuellen Probanden nicht aus St. Louis und Umgebung kamen.

Terminplanung

Die assignierten Partner wurden mindestens einmal im Rahmen des Untersuchungsprogramms zur Mitarbeit herangezogen, häufig auch mehrmals. Die assignierten Paare (ein ambisexueller Mann oder eine ambisexuelle Frau samt dem jeweiligen assignierten Partner) absolvierten miteinander die ganze Palette stimulativer Techniken. Von dieser Verfahrensweise wurde nur abgewichen, wenn Terminschwierigkeiten, Krankheiten und Menstruationsbeschwerden auftraten, oder aber der assignierte Partner, aus welchen Gründen auch immer, aus dem Untersuchungsprogramm ausschied.

Zwischen den Sitzungen im Laboratorium wurde ein Zeitabstand von zumindest einer Woche eingehalten, der sich mitunter auf mehrere Monate ausdehnen konnte. Dafür gab es zwei Gründe: Zum einen wollte das Untersuchungsteam während diesem Projekt jegliche Intensivierung eines vertraulichen Zusammengehörigkeitsgefühls unter den assignierten Sexualpartnern auf ein Minimum reduzieren. Zum anderen machten die schon an anderer Stelle beschriebenen Terminprobleme alle längerfristigen Planungen zunichte. Die im Laboratorium vorgenommenen Beobachtungen aller anstehenden Formen der sexuellen Interaktion konnten manchmal an bestimmten Abenden unter der Woche, in der Regel jedoch bloß an den Wochenenden vorgenommen werden.

Einweisung in die Einrichtungen des Laboratoriums

Noch bevor die Terminplanung in Angriff genommen wurde, hatten alle an dieser Untersuchung beteiligten Probanden Gelegenheit, sich mit dem Laboratorium und seinen Einrichtungen vertraut zu machen. Wiederum war das schon früher beobachtete Phänomen festzustellen, daß die heterosexuell orientierten Untersuchungspersonen sie eher wahrnahmen als die homosexuellen Probanden (vgl. Kapitel 4).

Acht der 22 assignierten heterosexuellen Partner ließen sich in das Laboratorium einweisen, wogegen nur sechs der 24 homosexuellen Probanden ein solches Bedürfnis verlauten ließen. Die zwölf ambisexuellen Untersuchungspersonen wollten weder eingewiesen werden, noch bestanden sie auf irgendwelchen Einschränkungen während der Masturbation (vgl. hierzu Kapitel 4). Die ambisexuellen Frauen und Männer kannten auch keine Bedenken hinsichtlich etwaiger Störfaktoren, die ihre sexuellen Verrichtungen im Laboratorium behindern könnten.

Die assignierten Partner wurden bewußt nicht von der Tatsache unterrichtet, daß sie es in dieser Untersuchung mit ambisexuellen Männern und Frauen zu tun haben würden. Das Untersuchungsteam ermutigte sie einfach, mit dem jeweilig verfügbaren (ambisexuellen) Sexualpartner in der ihnen entsprechenden Weise sexuell zu interagieren und sich uneingeschränkt den sexuellen Stimulationen und dem Anwachsen der eigenen sexuellen Spannungen zu überlassen. Somit gingen die assignierten Partner in jedem Fall davon aus, daß sie es mit einer ihrer eigenen sexuellen Orientierung entsprechenden Person zu tun hätten.

Da zuvor bereits die heterosexuelle wie die homosexuelle Physiologie in allen Einzelheiten untersucht worden war, wurden diesbezügliche Beobachtungen nur an den ambisexuellen Untersuchungspersonen vorgenommen. Alle Teilnehmer an dem Untersuchungsprogramm wurden ferner über seine psychosozialen Aspekte aufgeklärt. Demgemäß wurden die assignierten Partner darüber informiert, daß das Untersuchungsteam vor allem an ihrem Sexualverhalten interessiert sei und keine physiologischen Untersuchungen an ihnen vorgenommen werden sollten. Sie könnten verbal und nichtverbal so frei und uneingeschränkt agieren, wie sie nur wollten; die einzige von seiten des Untersuchungsteams gemachte Bedingung bezog sich auf die Form der jeweiligen stimulativen Technik, die es im Verlauf einer Sitzung zu untersuchen galt.

An die ambisexuellen Männer und Frauen erging die Aufforderung, ihre assignierten Partner nicht über die Dualität ihrer sexuellen Präferenz zu unterrichten; soweit bekannt wurde, hielten sie sich an diese Bitte. Sie wurden angewiesen, auf die sexuellen Annäherungsversuche der assignierten Partner adäquat einzugehen und zu versuchen, in der sich anbahnenden sexuellen Interaktion nicht zu dominieren. Das heißt nun nicht, daß sie eine passive Rolle einzunehmen hätten, sondern es war einfach als Aufforderung zur partneradäquaten Interaktion zu verstehen. Zweck dieser Anweisung war es, dem Untersuchungsteam die Beobachtung der Reaktion des ambisexuellen Probanden auf einerseits homosexuelle und andererseits heterosexuelle Verhaltensweisen zu ermöglichen, was durch eine eindeutige Dominanz der ambisexuellen Untersuchungsperson zumindest erschwert werden würde. Kurz gesagt, wurden die ambisexuellen Probanden aufgefordert, dem sexuellen Ausdrucksvermögen ihrer assignierten Partner möglichst großen Raum zu lassen. Wichtiger als ihre sexuelle Initiative sei ihre sexuelle Reaktion. Nur wenn aus dem Verhalten des assignierten Partners der Wunsch nach einer Übernahme der Initiative deutlich herauszulesen wäre, sollten sich die ambisexuellen Probanden auch dementsprechend verhalten.

Projektplanung

Der Zeitraum, den die ambisexuellen Probanden für ihre Mitarbeit zu veranschlagen hatten, wurde auf zwei Jahre festgelegt. Jedem der sechs ambisexuellen Männer wurden drei ausschließlich homosexuelle Männer sowie drei ausschließlich heterosexuelle Frauen zugewiesen. Demgemäß kamen die sechs ambisexuellen Frauen auf je drei homosexuelle Frauen und drei heterosexuelle Männer.

Die Masturbation der zwölf ambisexuellen Probanden wurde nicht in Gegenwart eines assignierten Partners vorgenommen. Es ging in diesem Zusammenhang nur um die Beobachtung der masturbativen Technik, die im Verlauf einer Sitzung abgeschlossen werden konnte. Alle Männer ejakulierten vor Abschluß dieser Sitzung. Vier der Frauen hatten einen multiplen Orgasmus, und zwei der Frauen reagierten mit einem einfachen Orgasmus; insgesamt konnten hierbei 13 Orgasmen verzeichnet werden.

Alle ambisexuellen Probanden sollten unter heterosexuellem Vorzeichen bei jeweils drei Partnern auf Partnermanipulation, Fellatio/Cunnilingus sowie koital reagieren. Im ganzen käme somit jeder ambisexueller Proband auf neun heterosexuelle Reaktionszyklen. In der homosexuellen Phase würde die koitale Reaktion wegfallen, so daß jede ambisexuelle Untersuchungsperson hier auf insgesamt sechs Zyklen käme.

Alle ambisexuellen Individuen, die an dieser Untersuchung teilnahmen, kamen hiernach auf jeweils 16 sexuelle Interaktionen (neun heterosexuelle, sechs homosexuelle und eine masturbatorische Episode) im Laboratorium. Häufig konnte im Verlauf einer Sitzung mehr als ein Orgasmus beobachtet werden, mit dessen Hilfe sich die ambisexuellen Probanden oder die assignierten Partner im Laboratorium von ihrem sexuellen Spannungszustand zu befreien vermochten.

Rektaler Geschlechtsverkehr wurde in diesem Untersuchungsprogramm nicht verlangt; die beteiligten Untersuchungspersonen äußerten auch keinen dahingehenden Wunsch. Zwei der sechs ambisexuellen Männer hatten zuvor rektalen Geschlechtsverkehr ausgeübt – der eine Proband mit verschiedenen weiblichen Partnerinnen, der andere als Penetrator in einer homosexuellen Beziehung. Einer der elf assignierten homosexuellen Probanden hatte ebenfalls diesbezügliche Erfahrungen; er bevorzugte die Rolle des Penetrators. Vier weitere Mitglieder dieser Gruppe hatten gelegentlich als Penetrator oder Penetrierter fungiert, die sechs übrigen Männer hatten nur äußerst selten oder überhaupt keinen rektalen Geschlechtsverkehr ausgeübt.

Funktionale Effektivität der sexuellen Reaktion

Im folgenden werden die im Rahmen dieses Untersuchungsprojektes beobachteten sexuellen Reaktionszyklen der ambisexuellen Probanden sowie ihrer assignierten Partner unter verschiedenen Gesichtspunkten tabellarisch aufgeführt. Zweck dieser Darstellung ist die Ermittlung der sexuellen Effektivität der ambisexuellen Untersuchungspersonen.

Funktionale Effektivität der männlichen ambisexuellen Probanden

Homosexuelle Phase. Die Anzahl der in der homosexuellen Phase dieses Projekts absolvierten Reaktionszyklen ist aus der Tabelle 8–4 zu ersehen. Jeder der männlichen Ambisexuellen reagierte auf drei assignierte Partner, die über eine rein homosexuelle Orientierung verfügten. Die Reaktionszyklen wurden entweder durch Partnermanipulation oder durch Fellatio ausgelöst. Auch jedem der assignierten Partner wurde Gelegenheit zur sexuellen Befriedigung gegeben.

Die sechs ambisexuellen Männer sowie ihre assignierten homosexuellen Partner absolvierten insgesamt 36 orgastische Zyklen, die auf Partnermanipulation, und zudem 41 vollständige Reaktionszyklen, die auf Fellatio zurückgingen (vgl. Tab. 8–4). Während dieser 77 Zyklen war eine Fehlfunktion zu beobachten. Hierbei handelte es sich um einen ambisexuellen Mann der Altersgruppe 41 bis 50, der während einer manuellen Manipulation die Erektion nicht aufrechterhalten konnte und deshalb auch nicht ejakulierte. Auf nachträgliches Befragen gab er an, daß er sich wiederholt selbst abgelenkt hätte und daher auch nicht mehr in der Lage gewesen wäre, dem weiteren Verlauf der Stimulation mit der nötigen Konzentration zu folgen.

Das war jedoch die einzige Fehlfunktion, die bei diesem Mann während der gesamten Untersuchung festgestellt werden konnte. Weder hinsichtlich der Funktionsstörungsquote noch der subjektiven Anteilnahme war in der homosexuellen Phase irgendein wesentlicher Unterschied zwischen den ambisexuellen Probanden und ihren assignierten Partnern auszumachen.

Heterosexuelle Phase: Die in der Tabelle 8–5 aufgeführten sechs ambisexuellen Untersuchungspersonen sind mit denen in Tabelle 8–4 identisch. Sie werden hier in

Tabelle 8–4

Ambisexuelle Untersuchungsgruppe: Männliche homosexuelle Phase

Altersgruppe	Anzahl der ambisexuellen Probanden	Anzahl der assignierten homosexuellen Probanden	Anzahl der orgastischen Zyklen: Partnerstimulation: ambisexuell männlich	Partnerstimulation: assigniert männlich	Fellatio: ambisexuell männlich	Fellatio: assigniert männlich
21–30	3	4	10	9	9	11
31–40	2	5	6	6	7	7
41–50	1	2	2	3	3	4
Insgesamt	6	11	18	18	19	22
			(Gesamt = 36)		(Gesamt = 41)	

(1968–1970)

Tabelle 8–5

Ambisexuelle Untersuchungsgruppe:
Männliche heterosexuelle Phase

Altersgruppe	Anzahl der ambisexuellen Männer	Anzahl der assign. heterosexuellen Frauen	Anzahl der orgastischen Zyklen: Partnerstimulation: männlich	Partnerstimulation: weiblich	Fellatio/Cunnilingus: männlich	Fellatio/Cunnilingus: weiblich	Koitus: männlich	Koitus: weiblich
21–30	3	6	9	12	10	14	9	12
31–40	2	5	7	7	6	9	6	7
41–50	1	3	3	3	4	4	3	2
Insges.	6	14	19	22	20	27	18	21

(1968–1970)

ihrer heterosexuellen Phase vorgestellt. Das bedeutet, daß in dieser Untersuchungsreihe auch der Koitus verübt wurde. Von der Interaktion herkömmlicher heterosexueller Paare zeigte sich so gut wie keine Abweichung; es konnten also stets mehr weibliche als männliche Orgasmen registriert werden.

Eine der assignierten weiblichen heterosexuellen Partnerinnen der Altersgruppe 41 bis 50 vermochte während einer Sitzung, in der der Koitus beobachtet werden sollte, nicht den Orgasmus zu erreichen. Sie fühlte sich gut, wies eine hohe Anteilnahme auf und hatte keinerlei störende Einflüsse bemerkt, »aber es geschah trotzdem nichts«. Diese Dysfunktion wiederholte sich jedoch in keiner anderen Sitzung.

Funktionale Effektivität der weiblichen ambisexuellen Probanden

Homosexuelle Phase. Die Anzahl der von den sechs weiblichen Ambisexuellen im Laboratorium ausgeübten homosexuellen Zyklen wird in Tabelle 8–6 aufgeführt. Auch hier zeigte sich wieder die multiple-orgastische Potenz der Frau. Zählt man zu den Reaktionszyklen der ambisexuellen Probandinnen die ihrer assignierten Partnerinnen dazu, konnten insgesamt 49 auf Partnermanipulation sowie 56 auf Cunnilingus zurückführbare Reaktionszyklen während der homosexuellen Phase beobachtet werden.

Eine der ambisexuellen Frauen vermochte es nicht, während einer oralen Stimulation durch eine homosexuelle Partnerin den Orgasmus zu erreichen. Sie hatte zuvor auf diese Art ihrer Partnerin einen multiplen Orgasmus verschafft; als sie jedoch

Tabelle 8–6

Ambisexuelle Untersuchungsgruppe: Weibliche homosexuelle Phase

			Anzahl der orgastischen Zyklen			
			Partnerstimulation		Cunnilingus	
Altersgruppe	Anzahl der ambisexuellen Probanden	Anzahl der assignierten homosexuellen Probanden	ambisexuell weiblich	assigniert weiblich	ambisexuell weiblich	assigniert weiblich
21–30	3	5	12	14	16	13
31–40	2	5	8	7	10	8
41–50	1	3	4	4	3*	6
Insgesamt	6	13	24	25	29	27
			(Gesamt = 49)		(Gesamt = 56)	

(1968–1970)

* Eine ambisexuelle Frau hatte keinen Orgasmus durch Cunnilingus in einem Fall.

dann selbst stimuliert werden sollte, fiel eine unwesentliche Bemerkung, die sie an der orgastischen Entspannung hinderte. Derartige Probleme tauchten jedoch auch bei dieser Frau nicht noch einmal auf. Jeder Vergleich der beiden an dieser Versuchsreihe beteiligten Gruppen hinsichtlich der funktionalen Effektivität ihrer sexuellen Reaktion erbrachte keinerlei von der bisher ermittelten Tendenz abweichende Information.

Heterosexuelle Phase. Sie ist aus der Tabelle 8–7 zu ersehen. Wie erwartet, überwiegen auch hier die orgastischen Reaktionen der ambisexuellen Frauen, deren multiple-orgastische Potenz allem Anschein nach (vgl. Tab. 8–6) vom jeweiligen Geschlecht des Sexualpartners unabhängig ist.

Die beiden auftretenden Funktionsstörungen entfielen auf die Gruppe der assignierten männlichen Partner. Einer der Probanden hatte eine vorzeitige Ejakulation, ein anderer Mann erreichte während der oralen Stimulation seines Penis keine Erektion. Der erste Mann gab an, »zu aufgeregt gewesen zu sein«, der andere bestand darauf, daß ihm »so etwas noch niemals zugestoßen« sei. Zusammen mit seiner Partnerin lachte er über diese ungewohnte Situation, die sich bei ihm nicht wiederholte.

Zusammenfassung der Untersuchungsergebnisse auf dem Gebiet der funktionellen Effektivität

Die Gesamtübersicht der Tabelle 8–8 wurde angefertigt, um das soeben vorgestellte statistische Material mit demjenigen der homosexuellen Studiengruppe und der heterosexuellen Studiengruppen A und B vergleichen zu können.

Tabelle 8–7
Ambisexuelle Untersuchungsgruppe:
Weibliche heterosexuelle Phase

			Anzahl der orgastischen Zyklen					
			Partnerstimulation		Fellatio/ Cunnilingus		Koitus	
Altersgruppe	Anzahl der ambisexuellen Frauen	Anzahl der assign. heterosexuellen Männer	männlich	weiblich	männlich	weiblich	männlich	weiblich
21–30	3	3	9	12	9	15	9*	11
31–40	2	3	6	8	7**	10	6	7
41–50	1	2	3	4	3	4	3	4
Insges.	6	8	18	24	19	29	18	22

(1968–1970)

* Ein männlicher assignierter Partner hatte vorzeitige Ejakulation in einem Fall von Koitus.
** Ein männlicher assignierter Partner erreichte keine Erektion oder Ejakulation in einem Fall von Fellatio.

Es werden 36 homosexuelle und 37 heterosexuelle männliche Reaktionszyklen angeführt, die sich allesamt der Partnermanipulation verdanken. Die 36 homosexuellen Zyklen wurden in der homosexuellen Phase der ambisexuellen Männer absolviert und betreffen auch die sexuellen Aktivitäten der homosexuellen Partner, die ihnen assigniert wurden (vgl. Tab. 8–4).

Die 37 heterosexuellen männlichen orgastischen Zyklen, die auf Partnermanipulation zurückgehen, entstammen zwei verschiedenen Quellen. Zum einen sind hier jene 19 Reaktionszyklen gemeint, die die ambisexuellen Männer mit Hilfe der manuellen Manipulation der assignierten heterosexuellen Frauen während ihrer heterosexuellen Phase absolvierten (vgl. Tab. 8–5), zum anderen sind hier auch die 18 gleichartigen Vorgänge angesprochen, die auf die manipulativen Verrichtungen der ambisexuellen Frauen während derer heterosexueller Phase zurückzuführen sind (vgl. Tab. 8–7).

Auf die gleiche Art kommen auch die je 41 durch Fellatio hervorgerufenen männlichen Reaktionszyklen zustande, die in der homosexuellen Phase der ambisexuellen Männer beobachtet werden konnten und durch die 39 Felatii ergänzt werden, die sich entweder den Bemühungen der assignierten weiblichen heterosexuellen Probanden bei den männlichen Ambisexuellen oder denjenigen der weiblichen Ambisexuellen bei ihren assignierten männlichen Partnern verdanken (vgl. der Reihenfolge nach Tab. 8–4, 8–5 und 8–7).
Weiterhin waren auf seiten der Frauen 49 Reaktionszyklen zu verzeichnen, die in die homosexuelle Phase der ambisexuellen Frauen und deren lesbischer Partnerinnen fallen und ebenfalls auf die stimulative Technik der Partnermanipulation zurückzu-

Tabelle 8–8

*Ambisexuelle Untersuchungsgruppe: Gesamtbetrag der orgastischen Zyklen ambisexueller und assignierter Partner**

Orientierungsrichtung der Stimulation	Masturbation		Partnerstimulation		Fellatio/ Cunnilingus		Koitus	
	männlich	weiblich	männlich	weiblich	männlich	weiblich	männlich	weiblich
ambisexuell (selbstbezogen)	6	13	...	...	...	...	...	...
homosexuell	...	...	36	49	41	56	...	...
heterosexuell	...	...	37	46	39	56	36	43
Insgesamt	6	13	73	95	80	112	36	43

(1968–1970)

* Summiert aus den Tabellen 8–4, 8–5, 8–6 und 8–7.

führen sind (vgl. Tab. 8–6). Hinzu kommen weitere 46 Partnermanipulationen, die entweder der Stimulation der assignierten heterosexuellen Frauen durch ambisexuelle Sexualpartner männlichen Geschlechts oder der manuellen Reizung ambisexueller Frauen durch männliche Heterosexuelle entstammen (vgl. die 22 in Frage kommenden Zyklen der Tab. 8–5 und die 24 entsprechenden der Tab. 8–7).

Was die 80 durch Fellatio hervorgerufenen Reaktionszyklen (41 homosexueller und 39 heterosexueller Art) angeht, die die ambisexuellen Männer und die assignierten männlichen Probanden zusammengezählt absolvierten, so verhält es sich hiermit genauso wie mit der statistischen Darstellung der Partnermanipulation. Die diesbezüglichen Angaben sind aus den Tabellen 8–4, 8–5 und 8–7 zu ersehen.

Ähnlich verhält es sich mit der Reaktion auf die insgesamt 112 Cunnilingi (56 homosexuell und 56 heterosexuell), die die ambisexuellen wie die sonstigen an dieser Untersuchung beteiligten weiblichen Untersuchungspersonen im Laboratorium absolvierten. Die Tabellen 8–4, 8–5 und 8–7 wurden in diesem Fall zu Rate gezogen.

Die zusätzlichen Angaben über die assignierten Partner wurden in die statistische Betrachtung aufgenommen, weil man sich dadurch ein klareres Bild bei der Bestimmung der ambisexuellen Effektivität versprechen konnte. Jedes Nachlassen des Reaktionsvermögens ist indirekt ja auch am Sexualpartner ablesbar; somit sind die funktionale Effektivität der sexuellen Reaktion bei den ambisexuellen Probanden sowie diejenige ihrer assignierten Partner voneinander abhängige Variablen. Wie aus dem statistischen Material ohne Schwierigkeiten herauszulesen ist, war die funktionale Effektivität der ambisexuellen Männer und Frauen in ihrer homosexuellen und ihrer heterosexuellen Phase gleichwertig. So machte es beispielsweise bei der Anwendung einer bestimmten Form der Stimulation nicht den geringsten Unterschied, ob sie nun von einer Frau oder einem Mann ausgeübt wurde (vgl. Tab. 8–8).

Auch in der ambisexuellen Untersuchungsgruppe zeigte sich wiederum die orgastische Überlegenheit der Frau; ihre diesbezügliche Dominanz kann aus der Tabelle 8–8 ersehen werden. Wo sechs ambisexuelle Männer auf jeweils einen Orgasmus kommen, verzeichnen sechs ambisexuelle Frauen insgesamt derer 13. Im Verlauf der homo- wie heterosexuell betriebenen Partnermanipulation kommen alle beteiligten männlichen Probanden (ambisexuelle Männer und ihre assignierten homosexuellen Partner sowie die heterosexuellen Männer) auf insgesamt 73 orgastische Zyklen, während die Frauen (ambisexuell, assigniert homosexuell und assigniert heterosexuell) immerhin 95 orgastische Zyklen absolvierten.

Bei der Fellatio beträgt das oben beschriebene Verhältnis 80 zu 112, beim Koitus schließlich 36 zu 43.

Es existiert jedoch noch eine andere Möglichkeit, um die funktionale Effektivität der ambisexuellen Probanden zu ermitteln. Die Funktionsstörungsquote wurde ja bereits für die homosexuelle Studiengruppe wie die heterosexuellen Studiengruppen A und B errechnet (vgl. Kapitel 6). Auf die gleiche Art soll nun auch mit dem statistischen Material der ambisexuellen Untersuchungsgruppe verfahren werden, wobei die einzelnen Phasen der sexuellen Orientierung berücksichtigt werden müssen. Die nachstehenden Tabellen 8–9 und 8–10 sind also mit den entsprechenden, in Kapitel 6 präsentierten Statistiken ohne weitere Umrechnung vergleichbar (siehe Tabellen 6–5, 6–10 und 6–15).

Bei einem Gesamtbetrag von 159 Reaktionszyklen auf seiten aller an der Untersuchung beteiligten männlichen Probanden (ambi-, homo- und heterosexuell) traten während der Masturbation, der Partnermanipulation und der Fellatio zwei Funktionsstörungen auf. Somit beträgt die Funktionsstörungsquote in dieser Rubrik 1,26 (vgl. Tab. 8–9). Unter nahezu identischen Bedingungen absolvierten die Frauen 220 Reaktionszyklen, und erreichten bei nur einer Fehlfunktion eine Funktionsstörungsquote von 0,45.

Was den Koitus anbelangt, so kam es unter den in Frage kommenden Männern (ambisexuell und heterosexuell) während 36 zu diesem Zweck anberaumten Laborsitzungen zu einer Funktionsstörung, was einer Quote von 2,80 entspricht. Die Frauen absolvierten in dieser Untersuchungsphase 43 Zyklen, kamen ebenfalls auf

Tabelle 8–9

Ambisexuelle Untersuchungsgruppe: Funktionale Effektivität der manipulativen Stimulation bei den ambisexuellen und assignierten Probanden

Geschlecht bzw. Art der Stimulation	Anzahl der beobachteten R-Zyklen	Anzahl der Funktions-störungen	Quote der Funktions-störungen	Quote %
Männlich*				
Masturbation	6	0	0	0
Partnerstimulation	73	1	1 : 73	1,37
Fellatio	80	1	1 : 80	1,25
Insgesamt	159	2	1 : 79,5	1,26
Weiblich**				
Masturbation	13	0	0	0
Partnerstimulation	95	0	0	0
Cunnilingus*	112	1	1 : 112	0,89
Insgesamt	220	1	1 : 220	0,45

(1968–1970)

* Männliche Ambisexuelle, N = 6, assignierte homosexuelle Partner, N = 11, assignierte heterosexuelle Partnerinnen, N = 14.

** Weibliche Ambisexuelle, N = 6, assignierte heterosexuelle Partner, N = 8, assignierte homosexuelle Partnerinnen, N = 13.

eine Störung und somit auf eine Funktionsstörungsquote von 2,33. Auch in diesem Fall bestätigte sich also die Tendenz, die in allen bisherigen Untersuchungen aufgefallen war: Der Koitus ist für Fehlfunktionen weitaus anfälliger als jede manipulative Stimulation.

Schließlich soll auch noch die funktionale Effektivität der ambisexuellen Männer und Frauen in ihrer homosexuellen bzw. heterosexuellen Phase und unabhängig von dem Reaktionsvermögen der assignierten Partner dargestellt werden. Zu diesem Zweck wurden die Tabellen 8–11 und 8–12 angefertigt.

Tabelle 8–10

Ambisexuelle Untersuchungsgruppe: Koital-funktionale Effektivität der ambisexuellen und assignierten heterosexuellen Probanden

Geschlecht	Anzahl der beobachteten R-Zyklen	Anzahl der Funktions-störungen	Quote der Funktions-störungen	Quote %
männlich*	36	1	1 : 36	2,80
weiblich	43	1	1 : 43	2,33
				(1968–1970)

* männliche Ambisexuelle, N = 6, männliche assignierte Partner der weiblichen Ambisexuellen, N = 8.
** weibliche Ambisexuelle, N = 6, weibliche assignierte Partnerinnen männlicher Ambisexueller, N = 14.

Mit Hilfe der Masturbation gelangt jeder der sechs ambisexuellen Männer im Laboratorium zum Orgasmus (vgl. Tab. 8–11). Betrachtet man die homosexuelle und heterosexuelle Phase der ambisexuellen Männer gemeinsam, so kommt auf 37 durch Partnermanipulation hervorgerufene Reaktionszyklen eine Fehlfunktion, während 40 durch Fellatio ausgelöste Zyklen überhaupt keiner Störung unterlagen. Die eine zu verzeichnende Fehlfunktion bewirkte eine Quote von 1,20 % (vgl. Tab. 8–12).

Die sechs ambisexuellen Frauen erreichten im Verlauf von sechs Sitzungen 13 Orgasmen durch Masturbation (vgl. Tab. 8–11). Faßt man ihre homosexuelle und heterosexuelle Phase zusammen, zeigen sich 47 auf Partnermanipulation zurückgehende Zyklen ohne Fehlfunktion sowie 56 cunnilingal stimulierte Zyklen, die eine Fehlfunktion aufweisen, die in die homosexuelle Phase der betreffenden Probandin fiel. Die Funktionsstörungsquote wurde hier mit 0,86 % berechnet (vgl. Tab. 8–12).

Der Koitus wurde in dieser Untersuchungsgruppe von männlichen und weiblichen

Tabelle 8–11

Ambisexuelle Untersuchungsgruppe: Gesamtüberblick der orgastischen Zyklen

Geschlecht und Altersgruppe	Anzahl der ambisexuellen Probanden	Anzahl der Zyklen			
		Masturbation	Partnerstimulation	Fellatio (männlich) Cunnilingus (weiblich)	Koitus
Männlich					
21–30	3	3	19	21	9
31–40	2	2	13	12	6
41–50	1	1	5*	7	3
Insgesamt	6	6	37	40	18
Weiblich					
21–30	3	7	24	28	11
31–40	2	5	16	20	7
41–50	1	1	7	8**	4
Insgesamt	6	13	47	56	22

(1968–1970)

* Keine Erektion und Ejakulation des ambisexuellen männlichen Probanden in der homosexuellen Phase.

** Kein Orgasmus der ambisexuellen Probandin in der homosexuellen Phase.

Ambisexuellen ausgeübt, denen zu diesem Zweck heterosexuelle Männer und Frauen als assignierte Partner zur Verfügung gestellt wurden. Auf seiten der Ambisexuellen waren in dieser Untersuchungsreihe 18 männliche und 22 weibliche Zyklen beobachtet worden, ohne daß eine Funktionsstörung auftrat (vgl. Tab. 8–11 und 8–12).

Die Funktionsstörungsquote der sexuell erfahrenen ambisexuellen Probanden kann ohne Zweifel mit denjenigen der übrigen Studiengruppen verglichen werden. Alles in allem kann gesagt werden, daß sich die funktionale Effektivität der männlichen wie der weiblichen ambisexuellen Probanden in ihrer homosexuellen Phase nicht von derjenigen der Mitglieder der homosexuellen Studiengruppe unterscheidet. Dasselbe gilt für den Vergleich der funktionellen Effektivität in der heterosexuellen Phase und den diesbezüglichen Untersuchungsergebnissen in den heterosexuellen Studiengruppen A und B (vgl. Kapitel 6).

Tabelle 8–12

Ambisexuelle Untersuchungsgruppe:
Manipulativ-koitale Effektivität der ambisexuellen Probanden

Geschlecht und Art der Stimulation	Anzahl der R-Zyklen	Anzahl der Funktions-störungen	Quote der Funktions-störungen	Quote %
Männlich				
Masturbation	6	0	0	0
Partner-manipulation	37	1	1 : 37,0	2,70
Fellatio	40	0	0	0
Insgesamt	83	1	1 : 83,0	1,20
Weiblich				
Masturbation	13	0	0	0
Partner-manipulation	47	0	0	0
Cunnilingus	56	1	1 : 56,0	1,79
Insgesamt	116	1	1 : 116,0	0,86
Koitus				
männlich	18	0	0	0
weiblich	22	0	0	0

(1968–1970)

Psychosexuelle Reaktionsmuster

Die psychosexuellen Reaktionsmuster der Mitglieder der ambisexuellen Untersuchungsgruppe sollen in dem nun folgenden Abschnitt näher beschrieben werden. Vor Beginn der Untersuchung hatten sich dem Untersuchungsteam eine ganze Reihe von Fragen gestellt, von denen es hoffte, sie nach seinem Abschluß beantworten zu können. Wie würde beispielsweise die sexuelle Interaktion der ambisexuellen Probanden mit assignierten homosexuellen und heterosexuellen Partnern aussehen? Würden die ambisexuellen Partner ein jeweils der veränderten Orientierung adäquates Verhalten an den Tag legen? Besteht vielleicht ein geschlechtsspezifischer Unterschied im ambisexuellen Reaktionsvermögen? Alle diese und ähnlich lautenden Fragen können mit Hilfe der Beschreibung des im Laboratorium beobachteten Sexualverhaltens zumindest ansatzweise beantwortet werden. Eine allgemeine Beobachtung mag den Anfang machen: Es konnte keinerlei Abneigung zwischen den ambisexuellen Probanden und ihren assignierten Partnern gleich welchen Geschlechts ausgemacht werden. Die ambisexuellen Untersuchungspersonen sahen jedem sexuellen Kontakt nicht nur mit (Selbst-)Vertrauen entgegen, sondern genossen offensichtlich jede Gelegenheit zur sexuellen Betätigung, die ihnen das Institut bot.

Ambisexuelle Männer

Das Verhalten der ambisexuellen Männer während der homosexuellen Phase entsprach fast genau demjenigen, das in Kapitel 5 hinsichtlich assignierter homosexueller Paare beschrieben wurde. Die sexuelle Interaktion des ambisexuellen Mannes und seines homosexuellen Partners war hochgradig zielorientiert. Die sexuelle Annäherung zielte sofort und direkt auf die Genitalien. Bereits zu einem frühen Zeitpunkt stand der Stimulationsablauf fest, ohne daß verbal oder nonverbal über die Frage kommuniziert worden wäre, wer wann und wie zu agieren hätte. Von einer Ausnahme abgesehen, zeigten beide Partner nach ihrer Ejakulation kein Interesse mehr an einer Fortsetzung der Sitzung.

Dieselben ambisexuellen Männer zeigten in ihrer heterosexuellen Phase bei den manipulativen Stimulationstechniken zwar etwas mehr Geduld, doch auch hier fiel das Vorspiel nur kurz aus. Soziokulturelle Einflüsse schienen hierbei nicht allzustark durchzuschlagen, meist schien es sogar so, daß die weiblichen Partnerinnen bei der Verwendung dieser Techniken häufiger zielorientiert vorgingen als die Männer.

Ruft man sich die Interaktionsmuster der assignierten heterosexuellen Paare ins Gedächtnis (vgl. Kapitel 5), so stimulierte der männliche Partner sofort die weibliche Brust und Genitalien. Fungierte die Frau als Stimulator, so begann sie mit der unmittelbaren Reizung des Penis. Ebenso verhielt es sich in der ambisexuellen Untersuchungsgruppe, sobald die dementsprechende Phase der Untersuchung durchlaufen wurde. Nur selten konnte ein Stimulationsverhalten beobachtet werden, das ein wenig an lustbetonte Verzögerungstechniken erinnerte. Die Hinwendung zum Genital des Partners, sei sie nun manipulativer oder oraler Art, erfolgte nicht nur direkt, sondern geradezu verlangend.

Die assignierten heterosexuellen Frauen reagierten häufig multiorgastisch, ihre hierbei offen gezeigte sexuelle Erregung wirkte auf ihre ambisexuellen Partner zurück. Die Männer unternahmen jedoch keinerlei Anstrengungen, es den Frauen in dieser Hinsicht gleichzutun. Soweit von seiten der Frau kein Verlangen nach einem multiple-orgastischen Erlebnis bestand, waren solche Sitzungen sogar noch kürzer als die der homosexuellen Phase.

Obwohl die ambisexuellen Männer während der homosexuellen Phase schon reichlich zielorientiert agierten, war die allgegenwärtige Konzentration auf den Orgasmus in der heterosexuellen Phase sogar noch stärker ausgeprägt. Allerdings hatten an dieser soziokulturell vermittelten Verhaltensdisposition nicht nur die ambisexuellen Männer, sondern ebenso die assignierten heterosexuellen Frauen Anteil.

Von besonderem Interesse war das Verhalten des ambisexuellen männlichen Probanden während des Geschlechtsverkehrs. Obwohl das Untersuchungsteam die ambisexuellen Männer ja angewiesen hatte, eher reaktiv als initiativ zu agieren, wurde diese bislang gewöhnlich eingehaltene Verhaltensmaßregel in diesem Fall durchbrochen. Keiner der ambisexuellen Männer vermochte der Versuchung zu widerstehen, den Koitus zu dominieren: Die Männer setzten den Zeitpunkt des Beginns des eigentlichen Koitus ebenso fest, wie sie den koitalen Bewegungsablauf bestimmten.

Die sexuell erfahrenen heterosexuellen Frauen, die zuvor so selbstbewußt agiert hatten, gaben sich ohne Widerspruch mit dem koitalen Verhaltensablauf zufrieden. Nicht zuletzt hieran ist zu erkennen, in welchem Umfang der Verlauf des Koitus soziokulturellen Normen gehorcht.

Ambisexuelle Frauen

Die Beobachtung der ambisexuellen Frauen ergab, daß sie sich in ihrer homosexuellen Phase sichtlich weniger eingeschränkt fühlten als bei der Ausübung heterosexueller Interaktionen. Unter homosexuellen Bedingungen agierten sie unabhängiger, initiativfreudiger und lustvoller, sie brachten auch ihr orgastisches Erleben während der lesbischen Partnermanipulation und dem Cunnilingus freier zum Ausdruck.

Zwei Besonderheiten im homosexuellen Verhalten der ambisexuellen Frau verdienen besondere Beachtung. Zum einen wurden in dem Fall, in welchem die assignierte Partnerin gemäß den Anweisungen des Untersuchungsteams die Initiative übernommen hatte, weder von dieser noch der ambisexuellen Untersuchungsperson sofort Brust oder Genital stimuliert.

Zweitens entsprachen auch die hier beobachteten Verhaltensmuster denen assignierter lesbischer Paare, welche eine bewußte Verwendung zärtlicher Verzögerungstechniken beinhalten. Daher nahmen Partnermanipulation und Cunnilingus bei den ambisexuellen Frauen in ihrer lesbischen Phase auch weitaus mehr Zeit in Anspruch, als die männlichen Ambisexuellen in ihrer homosexuellen Phase auf Partnermanipulation und Fellatio verwandten.

Sobald sich die Interaktion zwischen der ambisexuellen Frau und ihrer lesbischen Partnerin hinreichend entwickelt hatte, durchbrach die ambisexuelle Untersuchungsperson in der Regel ihr passives Rollenverhalten. Vorzugsweise agierte zunächst die ambisexuelle Frau als Stimulatorin, um anschließend von ihrem sexuellen Spannungszustand erlöst zu werden. Nach dem ersten Orgasmus einer der Partnerinnen wurde häufig kein Rollenwechsel vollzogen, sondern der Stimulandin

Gelegenheit für weitere orgastische Reaktionen geboten. Von diesem allgemeinen Rollenschema gab es nur eine Abweichung: Eine der homosexuellen Probandinnen bestand darauf, über den gesamten Zeitpunkt der Laborsitzungen hinweg das Geschehen zu dominieren, was zur Folge hatte, daß sie sofort während Partnermanipulation und Cunnilingus den aktiven Part übernahm.

Die im Verlauf der lesbischen Phase demonstrierte partnerschaftliche Rücksichtnahme der ambisexuellen Frauen hielt sich in ihrer heterosexuellen Phase nicht durch. Während der heterosexuellen Partnermanipulation sowie Fellatio/Cunnilingus dominierten die Männer, die ambisexuellen Frauen ordneten sich deren Verhaltensweisen freiwillig unter. So wurde denn auch die manipulative wie die orale Stimulation in dieser Phase der Untersuchung zuerst durch den Mann, und danach erst durch die Frau vorgenommen.

Koitus

Der schematisch gesehene Ablauf des Koitus zwischen der ambisexuellen Frau und ihrem assignierten heterosexuellen Partner begann mit der direkten Zuwendung der stimulativen Tätigkeit des Mannes zu den Brüsten und Geschlechtsorganen der Frau. Diesen ersten Schritt des Mannes vorausgesetzt, wandte sich nunmehr die Frau der Stimulation des Penis zu. Sobald der Mann die gegenseitige Stimulation für ausreichend erachtete, initiierte er den Beginn des eigentlichen Koitus. Der nun folgende Interaktionsverlauf oblag der Dominanz des Mannes. Trotz dieser Einengung der sexuellen Verhaltensmöglichkeiten paßten sich die ambisexuellen Frauen ihren heterosexuellen Partnern an und reagierten ebenso häufig multiple-orgastisch wie in ihrer homosexuellen Phase. Auch die ambisexuellen Männer dominierten im Verlauf des Koitus ihre heterosexuellen Partnerinnen. In ihrer Verhaltensweise unterschieden sie sich (gegen die ausdrückliche Anweisung des Untersuchungsteams) in nichts von den heterosexuellen Männern, sobald es an die Ausübung des Geschlechtsverkehrs ging.

Kurz gesagt war der soziokulturelle Mythos des Koitus in allen Fällen so stark, daß die tradierten Verhaltensmuster, die eine Dominanz des Mannes beinhalten, die zuvor beobachtete relative Gleichheit, in der die Partner manuelle und orale Stimulationen auszuüben vermochten, wieder aufhoben. Die jeweilige sexuelle Präferenz spielte in diesem Zusammenhang überhaupt keine Rolle. Die ambisexuellen Männer und Frauen vermochten es von allen bisher untersuchten Gruppen am besten, ihren Gefühlen während der Stimulation und vor allem während des Orgasmus Ausdruck zu verleihen. In dieser Hinsicht waren übrigens auch die homosexuellen den heterosexuellen Untersuchungspersonen überlegen. Ob die ambisexuellen Probanden mit mehr Lust auf eine homosexuelle oder eine heterosexuelle Stimulation reagierten oder umgekehrt, war einfach nicht auszumachen. Das unterschiedliche individuelle Lustempfinden hing stets mit Faktoren wie dem physischen Wohlergehen, Berufsstreß oder Menstruationsbeschwerden usw. zusammen. Generell erwiesen sich die ambisexuellen Probanden, wie bereits erwähnt wurde, als eine Personengruppe, die nicht nur voller Selbstvertrauen, sondern auch mit offensichtlicher Freude jede ihnen gebotene sexuelle Gelegenheit wahrnahm.

Physiologische Beobachtungen

Die ambisexuellen Untersuchungspersonen wurden auf etwaige abweichende physiologische Reaktionen hin besonders sorgfältig beobachtet. Es konnten jedoch keine Unterschiede zu dem bereits bei den heterosexuellen und homosexuellen Probanden ermittelten Reaktionsmuster festgestellt werden. Da die Physiologie der sexuellen Reaktion des Menschen bereits umfassend dargestellt wurde (vgl. Masters/Johnson, »Die sexuelle Reaktion«, sowie Kapitel 7 dieses Buches), wird an dieser Stelle auf eine nochmalige Präsentation des Materials verzichtet.

Die einzige wirklich relevante Differenz, die ambisexuelle Männer von ambisexuellen Frauen unterscheidet, entspricht exakt den Resultaten aller bisherigen Beobachtungen: Nur die Frau zeigte sich in der Lage, multiple-orgastisch reagieren zu können.

Form und Inhalt sexueller Phantasien

Die sexuellen Phantasien der ambisexuellen Männer und Frauen werden gesondert in Kapitel 9 dargestellt.

Diskussion

Es soll an dieser Stelle nicht behauptet werden, daß alle Fragen, die sich das Untersuchungsteam vor Beginn dieses Projekts gestellt hatte, auch beantwortet werden konnten – dazu ist sein Gegenstand auch einfach zu komplex. Dennoch steht zu hoffen, daß das in diesem Kapitel ausgebreitete Material eine ganze Reihe gesicherter Aussagen über das Phänomen der Ambisexualität ermöglicht. Das Konzept der ambisexuellen Untersuchung wurde aufgrund zahlreicher Vorinterviews und bestimmter, im Laboratorium vorgenommener Beobachtungen erarbeitet. Dieses Konzept soll im folgenden in knapper Form dargestellt werden.

Der wirkliche Ambisexuelle ist weder heterosexuell noch homosexuell: Er oder sie sind, ganz einfach, ambisexuell. Während dem ausschließlichen Heterosexuellen (Kinseysche Präferenzrate 0) jede Form von Bisexualität (Rate 1–5) als Abart der

Homosexualität erscheint, und auch der exklusive Homosexuelle (Rate 6) hierbei an Leute denkt, die nicht genügend Mut besitzen, ihre homosexuelle Orientierung vor sich selbst einzugestehen, gibt der Ambisexuelle so gut wie nie ein Werturteil über das Sexualverhalten seiner Mitmenschen ab. Er oder sie denken, fühlen und agieren von heterosexuellen wie homosexuellen Gesichtspunkten aus, und verteidigen oder verurteilen keine existierende Form sexueller Orientierung. Von dem Standpunkt des Ambisexuellen aus gesehen erscheinen Homosexualität wie Heterosexualität weder richtig noch falsch, weder gut noch böse, weder besser oder schlechter. Tatsächlich verfügt der wirkliche Ambisexuelle über keinen Bezugsrahmen, der ihm in diesem Zusammenhang eine Bewertung gestatten würde. Die Sexualität des Menschen wird hier als eine gegebene Tatsache akzeptiert, als Etwas, auf das Jeder ein grundsätzliches Recht hat. Sexualität wird als ein wichtiger und integraler Bestandteil der menschlichen Existenz angesehen, über den ein jedes Individuum nach eigenem Gutdünken zu entscheiden hat. Demnach ist auch nur das sich bei einer beliebigen Gelegenheit sexueller Kontaktaufnahme einstellende Bedürfnis wichtig, welches über die Annahme oder Abweisung des sexuellen Angebots entscheidet – auf keinen Fall jedoch das Geschlecht des potentiellen Sexualpartners. Maßgebend sind in dieser Hinsicht ausschließlich die persönliche Ausstrahlung und die physische Attraktivität.

Auffallend bei allen ambisexuellen Probanden war ihr Desinteresse jeder festen Beziehung und verwandtschaftlichen Bindungen gegenüber. Ob sich dahinter ein allgemeiner Mangel an Emotionalität oder eine präferenzbedingte Veranlagung verbirgt, konnte bisher noch nicht entschieden werden.

Verallgemeinernd läßt sich sagen, daß nach einem sexuellen Kontakt der Partner des ambisexuellen Probanden nur mit einem minimalen emotionalen Restbetrag bedacht wurde. Auch das Verhältnis zu den Eltern war weniger affektiv als nostalgisch. Die Ambisexuellen sind, wenn man so will, gegenüber allem offen und leben am liebsten allein. Die daraus möglicherweise erwachsende Vereinsamung ist denn auch die Achillesferse der ambisexuellen Lebensweise.

Nur längerfristig angelegte Untersuchungen werden präzisere Auskunft über die Eigenarten des ambisexuellen Lebensstils ermöglichen. Emotionale Beziehungen gleich welcher Art werden mit wachsendem Alter immer wichtiger; psychische Verelendung ist eine ebenso verbreitete Alterskrankheit wie beispielsweise Arteriosklerose (beide können durchaus etwas miteinander zu tun haben). Ob sich der ambisexuelle Lebensstil in dieser Gesellschaft auf Dauer wird behaupten können, hängt davon ab, wieweit es gelingt, den negativen Aspekt sozialer Isolierung, der ihm innewohnt, zu beseitigen.

Es existieren eine ganze Reihe anthropologischer Spekulationen über diesen Gegenstand, die in dieser Studie gleichsam quantifiziert wieder auftauchen. Begreift man die Ambisexualität als gesellschaftliches Phänomen, sind grundsätzlich zwei entgegengesetzte Betrachtungsweisen denkbar: Der einen erscheint die Ambisexualität als historisch vorgegeben; die jeweiligen sexuellen Präferenzen samt der Diskriminierung bestimmter Verhaltensmuster bis hin zur gesamten Sexualität haben sich auf ihrer Grundlage entwickelt. Die alternative Auffassung sieht in der Ambisexualität eine sexuelle, wenn nicht soziale Weiterentwicklung vormals hetero- und/oder homosexueller Gesellschaften.

Kurz gesagt, wird die Ambisexualität entweder als Voraussetzung oder als Resultat eines gesamtgesellschaftlichen psychosozialen Strukturwandels begriffen. Das Untersuchungsteam neigt z. Z. der Auffassung zu, daß es sich bei Ambisexualität eher um einen Ausgangs- als um einen Endpunkt umfassender sozialer Prozesse handelt.

In der Zwischenzeit empfiehlt es sich, jede Art von bisexueller Selbstdeklaration mit der gebührenden Skepsis zu betrachten. Jegliche Angriffe auf eine heterosexuelle oder homosexuelle Lebensweise gehen gerade nicht von Ambisexuellen aus. In Wirklichkeit ist der oder die Ambisexuelle in unserer Gesellschaft eine eher atypische Erscheinung, was allerdings nicht ausschließt, daß auch gerade die Sexualforschung und Sexualmedizin viel von ihnen lernen können.

9

Vergleichende Analyse sexueller Phantasien

Wie den bisher geschilderten Untersuchungsergebnissen unschwer zu entnehmen ist, haben sich eine beträchtliche Anzahl herkömmlicher Auffassungen und Verfahrensweisen erhalten, die das Sexualverhalten standardisieren und heterosexuelle wie homosexuelle Rollen schematisierend festschreiben, ohne dabei zu fragen, ob derartige Formeln nicht selbst auf kulturellen Mythen und gesellschaftlichen Vorurteilen beruhen. Einige dieser Grundstrukturen menschlichen Sexualverhaltens gewannen durch die Laborbeobachtung sexueller Reaktionszyklen sowie die vorgenommenen Tiefeninterviews für die Sexualforschung etwas mehr an Kontur. Die anschließende Diskussion einiger grundsätzlicher Aspekte des Phänomens der menschlichen Sexualphantasien demonstriert so eigentlich auch nur, wie wenig wir über das Vorkommen und die Struktur sexueller Phantasien bei sexuell effektiven Hetero-, Homo- und Ambisexuellen unterrichtet sind.

Obwohl die Homosexualität den zentralen Gegenstand der vorliegenden Untersuchung ausmacht, wurde den Phantasiestrukturen der heterosexuellen Probanden die gleiche Aufmerksamkeit zuteil. Hierfür gab es zwei Gründe: Diesbezügliches Material war einerseits bereits seit 1957 gesammelt, jedoch bisher noch nicht veröffentlicht worden. Zum anderen schien jede Information über die heterosexuelle Phantasietätigkeit geeignet, den fortschreitenden Prozeß der Erforschung der Homosexualität zu unterstützen, da jede komparative Methode auf möglichst breit gefächerte Daten angewiesen ist.

In diesem Zusammenhang sei nochmals darauf hingewiesen, daß die vom Institut entwickelten Rekrutierungskriterien nicht den Zweck hatten, einen repräsentativen Querschnitt der amerikanischen erwachsenen Bevölkerung zu bilden (vgl. Kapitel 1). Auf die hier entwickelte Strukturanalyse der sexuellen Phantasien angewandt, bedeutet das, daß alle ermittelten Untersuchungsresultate immer nur im Kontext der durch das Institut vorgenommenen Studien gesehen werden dürfen.

Weiterhin muß betont werden, daß es dem Untersuchungsteam vor allem darum ging, eine quantitative Strukturanalyse durchzuführen. Dabei wird methodisch so verfahren, daß häufig vorkommende Grundkonstellationen menschlicher Phantasietätigkeit derart kategorisiert werden, daß sie hinsichtlich ihrer geschlechts- und präferenzspezifischen Häufigkeit verglichen werden können. Es geht hier also nicht um eine klinische Interpretation sexueller Phantasien, sie soll zu einem späteren Zeitpunkt in einem speziell hierfür vorgesehenen Text geleistet werden.

Das Untersuchungsteam war also zunächst nur an allgemeinen Tendenzen interessiert, deren Analyse Auskunft über einen etwaigen Zusammenhang von Form und Inhalt bestimmter Sexualphantasien sowie dem Geschlecht und der sexuellen Präferenz derjenigen geben sollte, die über diese bestimmten Phantasien verfügen.

Methodische Anmerkung

Bei dieser Untersuchung konnte auf Material zurückgegriffen werden, das in der homosexuellen, den heterosexuellen (A und B) und der ambisexuellen Studiengruppe(n) ermittelt wurde. Schon während der Vorinterviews wurde nach Art und Vorkommen der jeweiligen individuellen Sexualphantasien gefragt. Solche Vorinterviews können aber kaum als verläßliche Informationsquellen gelten. Deshalb wurden auch Männer und Frauen, die gerade im Begriff waren, sich mit dem Laboratorium vertraut zu machen, stichprobenartig nach ihren sexuellen Erwartungen und Phantasien befragt. Traumsequenzen wurden dabei nicht berücksichtigt. Mit jeder der betreffenden Untersuchungspersonen wurden zwei Interviews durchgeführt, wobei jeweils ein Mitglied des Untersuchungsteams einmal als Interviewer fungierte. Beide Interviews wurden innerhalb eines Monats zusammengefaßt. Im Laufe der Jahre dienten jeweils 30 Männer und 30 Frauen jeder Präferenzrichtung als Interviewpartner; eine Ausnahme macht nur die ambisexuelle Untersuchungsgruppe, in der alle zwölf Mitglieder über ihre sexuellen Phantasien befragt wurden.

Am wichtigsten aber war das zweite Interview, das unmittelbar nach Abschluß der sexuellen Interaktion im Laboratorium vorgenommen wurde. Das Untersuchungsteam war davon überzeugt, daß die Probanden zu diesem Zeitpunkt am offenherzigsten ihre Sexualphantasien mitteilen würden, da ihr Vertrauen in die eigenen sexuellen Möglichkeiten und die des Partners, aber auch in die Professionalität des Untersuchungsteams positiv bestärkt sein müßte. Diese Annahme erwies sich als richtig, und deshalb wurde auch dem zweiten Interview bei der Zusammenstellung des Materials die größere Bedeutung beigemessen.

Von besonderem Interesse war schließlich die Frage, ob und inwieweit sich die Phantasien funktional effektiver Männer und Frauen von denen dysfunktionaler Patienten unterscheiden, die sich zur Behandlung im Institut aufhalten. Nähere Einzelheiten hierzu sind den Kapiteln 13 und 16 im klinischen Teil dieses Buches zu entnehmen.

Kategorisierungen: Freiflutende und Augenblicks-Phantasien

Nach einer ersten Durchsicht der Interviews schien es angebracht, alle auftretenden sexuellen Phantasien zwei verschiedenen Kategorien zu subsumieren. Die erste

Kategorie der freiflutenden Phantasien betrifft alle spontan-mentalen Reaktionen, mit deren Hilfe Männer wie Frauen ohne präzisierte zeitliche und örtliche Beschränkungen ihren sexuellen Wünschen und Bedürfnissen genügen. Die zweite Kategorie, die Augenblicksphantasie, meint einen stimulativen Mechanismus, der häufig in Reaktion auf einen ganz bestimmten Sachverhalt ausgeübt wird. Darunter fiele zum Beispiel die Erinnerung an einen »alten Freund«, die ein sexuelles Erlebnis auslösen kann oder den toten Punkt während der sexuellen Interaktion zu überwinden vermag. Natürlich überschneiden sich diese Kategorien mitunter in Wirklichkeit, besonders während der Masturbation; trotzdem sind sie aber gewöhnlich einfach auseinanderzuhalten.

Am häufigsten wurde ohne Zweifel von freiflutenden Phantasien berichtet. Möglicherweise hängt das geringe Vorkommen von Augenblicksphantasien mit dem hohen Grad der funktionalen Effektivität der sexuellen Reaktion der Mitglieder der Untersuchungsgruppe zusammen. Augenblicksphantasien wurden während der sexuellen Interaktionen im Laboratorium nur äußerst selten verwandt; es war also, mit anderen Worten, nur selten nötig, sich des »alten Freundes« zu bedienen. Die positiven sexuellen Erfahrungen der Probanden und ihr daraus resultierendes Selbstbewußtsein machten eine derartige Unterstützung kaum je erforderlich.

Vergleich der Häufigkeit des Vorkommens sexueller Phantasien

Das anfallende Material wurde nach dieser ersten Kategorisierung geschlechts- und präferenzspezifisch aufgeschlüsselt. Aus der Tabelle 9–1 lassen sich fünf Grundmuster ersehen, die alle auf die Phantasietätigkeit fest liierter Männer und Frauen homosexueller und heterosexueller Orientierung zurückgehen. Das diesbezügliche Material der ambisexuellen Untersuchungsgruppe wurde nicht in diese Tabelle aufgenommen, da die Anzahl der Probanden einfach zu gering war. Trotzdem werden im fortlaufenden Text auch die Ergebnisse dieser Untersuchung, soweit es notwendig erscheint, angeführt.

Im allgemeinen verfügten die homosexuellen, heterosexuellen und ambisexuellen Frauen über eine reichere Phantasietätigkeit als die entsprechenden männlichen Probanden. Die homosexuellen Männer und Frauen verfügten über umfangreichere und vielgestaltigere Sexualphantasien als heterosexuelle Männer und Frauen. Die ambisexuellen Männer und Frauen lagen in dieser Hinsicht am weitesten hinter allen übrigen zurück.

Männliche Homosexuelle

Die homosexuellen Männer wiesen einen weitaus höheren Betrag an freiflutenden Phantasien auf als die männlichen Heterosexuellen. Nur selten wurden in beiden

Tabelle 9–1

Komparative Analyse sexueller Phantasien: Häufigkeit ihres Auftretens

Männliche Homosexuelle (N = 30)
1. Vorstellung der sexuellen Anatomie des erwünschten Sexualpartners
2. Erzwungener Sexualkontakt
3. Gegenläufige Sexualphantasien
4. Idyllische sexuelle Erlebnisse mit unbekannten Männern
5. Gruppensex

Weibliche Homosexuelle (N = 30)
1. Erzwungener Sexualkontakt
2. Idyllische sexuelle Erlebnisse mit dem festen Sexualpartner
3. Gegenläufige Sexualphantasien
4. Erinnerung an ein früheres sexuelles Erlebnis
5. Sadistische Vorstellungen

Männliche Heterosexuelle (N = 30)
1. Anderer Partner
2. Erzwungener Sexualkontakt
3. Beobachtung eigener sexueller Aktivitäten durch andere Personen
4. Gegenläufige Sexualphantasien
5. Gruppensex

Weibliche Heterosexuelle (N = 30)
1. Anderer Partner
2. Erzwungener Sexualkontakt
3. Beobachtung eigener sexueller Aktivitäten durch andere Personen
4. Idyllische sexuelle Erlebnisse mit unbekannten Männern
5. Gegenläufige Sexualphantasien (1957–1968)

Gruppen Augenblicksphantasien angewandt; kamen sie vor, so meist während der Masturbation. Die freiflutenden Phantasien der homosexuellen Männer beschäftigten sich an erster Stelle mit der sexuellen Anatomie des erwünschten Sexualpartners, wobei sich die Phantasien vorzugsweise auf den Penis und die Gesäßbacken richteten; aber auch Schultern oder Gesichtszüge waren wichtig. Derartige, die Anatomie betreffenden Phantasien identifizierten kein bestimmtes männliches Individuum; nur einer der Probanden, der in einer festen Beziehung lebte, assoziierte mit seiner Phantasie seinen festen Freund.

Die sexuellen Phantasien der männlichen Homosexuellen waren gleichsam gewaltförmiger als die der heterosexuellen Männer. Erzwungene Sexualkontakte belegten, was ihre Häufigkeit anbelangt, den zweiten Platz; bei den heterosexuellen Männern verhielt es sich ebenso. Jedoch hatten die homosexuellen Männer, von einer Ausnahme abgesehen, während der Vergewaltigung immer einen aktiven Part inne. Männer wurden fast ebenso oft als Opfer einer Vergewaltigung imaginiert wie Frauen. Die Vergewaltigung spielte sich in der Phantasie der homosexuellen Männer meist so ab, daß die Opfer dem Vergewaltiger vollkommen ausgeliefert waren und von ihm durch physische Gewalt (schlagen oder peitschen) zu sexuellen Diensten gezwungen wurden.

Besonders interessant war der hohe Stellenwert, den die homosexuellen Probanden den ihrer sexuellen Präferenz gegenläufigen Sexualkontakten zuschrieben. Von der Häufigkeit ihres Auftretens her gesehen, nahmen die freiflutenden Phantasien dieser Art den dritten Rang ein. Gewöhnlich waren derartige Vorstellungen wiederum mit Gewaltphantasien verbunden, die allerdings einen sadomasochistischen Einschlag aufwiesen. Gegenüber der offenen physischen Vergewaltigung verliefen hier die sexuellen Kontakte eher unter einem psychosozialen Zwang. Beispielsweise wurde also phantasiert, zunächst von einer dominierenden älteren Frau zu sexuellen Diensten gezwungen zu werden, um anschließend selber eine widerstrebende junge Frau gegen ihren Willen zu verführen. Beide Elemente tauchten in der Phantasie des betreffenden Probanden quasi gleichberechtigt auf.

Oft beinhalteten derartige Phantasien auch sexuelle Kontakte mit Frauen, die früher im Leben des homosexuellen Mannes einmal eine Rolle gespielt hatten. In solchen Fällen hatten die Phantasien jedoch keinerlei gewalttätigen Charakter. Die Lustvorstellung, die beispielsweise aus der Imagination koitaler Interaktion mit einer solchen Frau bezogen werden konnte, glich an Intensität derer der vorherigen Episode.

Ebenfalls freiflutend angelegt waren die idealisierenden Phantasien, die den vierten Platz einnahmen. Sie handelten immer von persönlich unbekannten Männern, die allerdings häufig als Schauspieler oder Männer, die der Proband in Wirklichkeit nur für einen kurzen Augenblick wahrgenommen hatte, identifiziert werden konnten. Diese Phantasie beschränkte sich im übrigen immer nur auf eine einzige Episode; die Vorstellung ging also nicht auf eine feste Beziehung.

An fünfter Stelle taucht schließlich die erste Augenblicksphantasie auf: Gruppensex. In der Regel ging es hierbei um die Beobachtung einer gemischt-geschlechtlichen Gruppe; selten um aktive Partizipation an den sexuellen Aktivitäten.

Weibliche Homosexuelle

Die lesbischen Untersuchungspersonen wiesen die umfangreichste Phantasietätigkeit aller vier Studiengruppen auf. Auf den vielgestaltigen Inhalt dieser Phantasien kann hier nicht näher eingegangen werden; es ist aber sicher nicht uninteressant zu wissen, daß die Personen, um die die lesbischen Phantasien kreisen, beinahe ebensooft männlichen wie weiblichen Geschlechts sind.

Was die Häufigkeit des Auftretens anbelangt, stehen Phantasien, die erzwungenen

Sexualkontakt beinhalten, in dieser Gruppe an erster Stelle. Ein derartiger Sexualkontakt wurde mitunter durch physische, meist aber durch psychosoziale Mittel erreicht. Bestimmte Verhaltensmuster wie Dominanz und Unterwerfung kamen in diesem Zusammenhang immer wieder vor. Eine Korrelation von aktiver Zwangsausübung und der Rolle der Stimulatorin einerseits sowie passiver Duldsamkeit und der Rolle der Stimulandin andrerseits konnte nicht ermittelt werden; vielmehr wechselten die lesbischen Frauen in ihrer Phantasie andauernd ihre Rolle.

Häufiger als in allen anderen Studiengruppen hatten die Sexualphantasien der lesbischen Frauen den festbefreundeten Sexualpartner zum Gegenstand. Diese freiflutenden Phantasien standen hier an zweiter Stelle. Allerdings setzten derartige Phantasien auch wirkliche feste Beziehungen voraus; unter den assignierten lesbischen Untersuchungspersonen waren keine konkreten Personalisierungen innerhalb ihrer Sexualphantasien aufgetreten. Die lesbischen Partner-Phantasien verliehen der Freundin idealisierende Züge, die auch auf die imaginierten Sexualkontakte abfärbten.

Die gegenläufigen Sexualkontakte nahmen den dritten Rang in dieser Untergruppe ein, sie handelten in der Mehrzahl von männlichen Partnern und regelrechtem Geschlechtsverkehr. Auch in solchen Fällen wurde der Koitus durch psychosozialen Druck erzwungen, in der Regel allerdings nicht als lustvoll empfunden. Das änderte sich hingegen, sobald der männliche Partner identifiziert werden konnte; in diesem Fall ging der Koitus aber auch auf den direkten Wunsch der phantasierenden lesbischen Frau zurück. Ähnlich wie die heterosexuellen Frauen verwandten die lesbischen Frauen Augenblicksphantasien, die von zurückliegenden sexuellen Erlebnissen handelten, um sich während der Masturbation zu stimulieren.

An fünfter und somit letzter Stelle der tabellarischen Einteilung stehen bei den lesbischen Frauen sadistische Phantasien, die an physischer Destruktivität die Vergewaltigungsphantasien noch übertreffen. Das hilflose Opfer (weiblichen oder männlichen Geschlechts) ist hierbei direkten Angriffen seiner Geschlechtsorgane ausgesetzt. Während die weiblichen Opfer in der Regel persönlich identifiziert wurden, blieben die Männer anonym. Diese sadistischen Phantasien traten nicht nur als freiflutende Phantasien, sondern mitunter auch in Form von Augenblicksphantasien auf.

Heterosexuelle Männer

Am häufigsten trat in der Gruppe der heterosexuellen Männer eine freiflutende Phantasie auf, in welcher der feste Sexualpartner durch eine andere Frau ersetzt wurde. Dabei handelte es sich meist um Frauen, die der betreffende Mann gut kannte, mitunter aber auch um Schauspielerinnen usw., die dem Mann persönlich nicht bekannt waren. Jede in der Phantasie des Mannes idealisierte Frau zeigte sich sofort willens, auf seine sexuellen Wünsche einzugehen.

An zweiter Stelle standen in dieser Untergruppe die erzwungenen Sexualkontakte. Viele heterosexuelle Männer bedienen sich auch kurzfristiger Vergewaltigungsphantasien zum Zwecke sexueller Stimulation, oft treten derartige Phantasien aber auch freiflutend auf. Die Vorstellung, selbst vergewaltigt zu werden, taucht beinahe noch häufiger auf als die Phantasie, selbst als Vergewaltiger zu agieren. Gewöhnlich stellen heterosexuelle Männer sich vor, von einer Gruppe unbekannter Frauen vergewaltigt zu werden, manchmal handelt es sich dabei aber auch um eine einzelne Frau. Erzwingen die heterosexuellen Männer hingegen selbst den Geschlechtsverkehr, handelt es sich meist um eine ihnen bekannte Frau. Die verheirateten wie assignierten männlichen heterosexuellen Probanden wiesen auch voyeuristische Augenblicksphantasien auf, die sich auf die Situation im Laboratorium bezogen. Sie stellten sich vor, während einer wie immer gearteten sexuellen Aktivität von einer Gruppe von Personen beobachtet zu werden. Manchmal tauchte auch die Vorstellung auf, daß die eigentliche weibliche Sexualpartnerin den heterosexuellen Mann während des Geschlechtsverkehrs beobachtet, den er mit einer anderen beliebigen Frau ausübt. Alle kurzfristigen voyeuristischen Phantasien, die sich auf das Laboratorium bezogen, hatten alsbald ihren Reiz verloren; die Männer griffen statt dessen auf die »alte Freundin« zurück, wenn sie sich stimulieren wollten. Letztere Vorstellungen waren oftmals auch mit Vergewaltigungsphantasien verbunden.

Die vierthäufigste Art männlich-heterosexueller Wunschphantasien hatte gleichsam homosexuelle Züge. Ähnlich wie bei den homosexuellen Männern konzentrierten sich die Vorstellungen auf körperliche Merkmale wie Penis, Muskulatur, Physiognomie, Gesäßform usw. Die meistimaginierte Form des sexuellen Kontakts war die Fellatio. Bisweilen wurde auch Interesse an rektaler Penetration geäußert; dahingehende Vorstellungen waren jedoch nicht allzu verbreitet. Im Verlauf solcher freiflutenden Phantasien malten sich die heterosexuellen Männer alle nur denkbaren Einzelheiten der homosexuellen Interaktion aus; die damit verbundenen Gefühle reichten von offensichtlicher Neugierde bis hin zur sozialen Ächtung homosexueller Praktiken. Auch diese auf die homosexuelle Interaktion gerichteten Phantasien hatten mitunter einen sadistischen Einschlag.

Die fünfthäufigste Phantasie handelte von Gruppensex. Auch die heterosexuellen Männer bildeten in ihrer Phantasie Gruppen, denen beide Geschlechter angehörten; jedoch waren die Frauen überrepräsentiert. Meist wiesen die imaginierten Teilnehmer keine Gesichtszüge auf, dahingegen traten die weiblichen Brüste und Schenkel in der Einbildung plastisch hervor.

Nur die wenigsten Sexualphantasien heterosexueller Männer hatten die derzeitige Sexualpartnerin zum Gegenstand. Tauchte diese einmal auf, so immer nur in freiflutenden, und niemals in augenblicklichen Phantasien.

Heterosexuelle Frauen

Die heterosexuelle Frau verfügte über eine regere Phantasietätigkeit als ihr männliches Gegenstück. Ersetzte sie in ihrer Einbildung ihren jeweiligen festen oder assignierten Partner, so geschah dies meist durch einen Mann, der ihr bekannt war und demgemäß gewisse individuelle Züge aufwies. Mitunter handelte es sich auch um Männer, mit denen die phantasierenden Frauen persönlich nicht bekannt waren; vor allem also Filmschauspieler, Showstars usw. Je weniger die heterosexuellen Frauen mit dem vorgestellten Mann persönlich bekannt waren, desto eher richtete sich ihr Interesse auf anatomische Einzelheiten. Diese häufigste heterosexuelle weibliche Phantasie implizierte im Bewußtsein der phantasierenden Frauen zumeist den Koitus; andere Formen des sexuellen Kontakts wurden weitaus seltener angegeben.

Die zweithäufigste Phantasie betraf in dieser Untergruppe den erzwungenen Sexualkontakt mit einem Mann bzw. mit einer Gruppe von Männern. Diese Phantasie kam auf zwei Arten vor: entweder freiflutend oder als Augenblicksphantasie in Verbindung mit »einem früheren Freund«. Meist hatten die Vergewaltigungsszenen passiven Charakter; mitunter stellten sich aber heterosexuelle Frauen auch vor, selbst einen Mann zu vergewaltigen. Aus diesen soeben beschriebenen Episoden ließ sich etwas Sadismus, aber kaum je eine masochistische Vorstellung herauslesen.

Auch die voyeuristischen Phantasien waren bei den heterosexuellen Frauen ausgeprägter als bei den heterosexuellen Männern. Derartige Augenblicksphantasien nahmen den dritten Rang ein und hingen, ebenso wie bei den Männern, mit der besonderen Situation im Laboratorium zusammen. Die Frauen stellten sich vor, wie sie vor einer großen Gruppe Männer und Frauen den Geschlechtsverkehr ausübten. Mit wachsender Gewöhnung an die neue Umgebung verschwand auch diese Phantasie und wurde durch kurzzeitige Vergewaltigungsphantasien ersetzt.

Die nächsthäufigste (allerdings nur bei verheirateten Frauen verbreitete) Phantasie hatte idyllischen Charakter. Die in Phantasie beteiligten Männer waren in ihrer Mehrzahl anonym, und wurden als perfekte Liebhaber imaginiert.

An fünfter und letzter Stelle sind bei den heterosexuellen Frauen gegenläufige Sexualphantasien homosexuellen Inhalts zu verzeichnen. Beinahe alle diesbezüglichen Vorstellungen waren freiflutend ausgelegt; sie hatten im Gegensatz zu den idyllisch-romantischen Phantasien eine ganz bestimmte, in diesem Fall weibliche Person zum Gegenstand. Bei dieser bestimmten weiblichen Person handelte es sich in der Regel um eine ältere Frau, die vermöge der Kraft ihrer Persönlichkeit oder anderer Mittel, die bis zum physischen Zwang hin reichen, die phantasierende Frau verführt. Wer der beiden beteiligten Frauen nun die Rolle des Stimulators bzw. Stimulanden übernimmt, spielte in den Phantasien keine Rolle. Daneben existierte aber auch die Vorstellung, selbst aktiv eine andere Frau zu verführen. Auch in diesem Fall war die Sexualpartnerin jeweils identifizierbar; und auch dieses Mal spielten sadistische Momente in die imaginierte Handlung hinein.

Ambisexuelle Männer

Bei den sechs befragten ambisexuellen Männern fiel die Ausbeute in dieser Hinsicht am kärglichsten aus. Es wurden ausschließlich freiflutende Phantasien geschildert; keinerlei stimulative oder voyeuristische Phantasien konnten in dieser Gruppe verzeichnet werden. An erster Stelle (bei fünf der sechs Probanden) standen in dieser Gruppe den Gruppensex betreffende Vorstellungen.

Die freiflutenden Phantasien der ambisexuellen Männer wiesen einen noch weitaus höheren Grad an Anonymität auf, als das bei den homosexuellen und den heterosexuellen Männern der Fall war. Sie kreisten auch nicht um anatomische Einzelheiten, sondern bezogen sich in der Regel auf bestimmte sexuelle Vorgänge, die auf diesem Wege entweder antizipiert oder in die Erinnerung zurückgerufen wurden. Die physischen Aspekte des sexuellen Kontakts standen so prädominant im Vordergrund, daß alle weiteren Faktoren dahinter verblaßten.

Vergewaltigungs- und Beherrschungsphantasien kamen in keinem der Berichte ambisexueller Männer vor.

Ambisexuelle Frauen

Die Phantasietätigkeit der ambisexuellen Frauen war reger als diejenige ambisexueller Männer, reichte jedoch in keiner Hinsicht an die vielgestaltigen Vorstellungen homosexueller und heterosexueller Frauen heran. Wiederum ging es um bestimmte psychophysische Einzelheiten, die das Gelingen eines bestimmten Sexualkontaktes gewährleistet hatten. Manche Phantasien der ambisexuellen Frauen waren, wie übrigens auch bei den ambisexuellen Männern, eher auf zukünftige Episoden gerichtet; die spezifischen Erinnerungen gaben hierfür gleichsam das Rohmaterial ab. Die jeweilige Person des Partners und sein Geschlecht waren in diesem Zusammenhang gänzlich uninteressant.

Auch in dieser Gruppe fiel die Abwesenheit jeglicher gewaltförmiger Phantasien auf: Niemand wurde zu sexuellen Handlungen gezwungen, niemand war um Dominanz oder Unterwerfung bemüht.

Vier der sechs ambisexuellen Frauen hatten eine wenig repressive Kindheit verlebt, in der freiflutende Tagträume, die nicht notwendig sexuelle Inhalte hatten, als psychische Entlastungsmechanismen fungierten. Die in diesen Phantasien noch vorgenommenen Personalisierungen verloren sich in späterer Zeit; so war für die betreffenden auch keine Dominanz eines bestimmten Geschlechts mehr auszumachen. Da einer der ambisexuellen Männer in seiner psychosozialen Biographie von ähnlichen Entwicklungen zu berichten vermochte, ist hier vielleicht ein Anknüpfungspunkt für zukünftige Forschungen vorhanden.

Die häufigst anzutreffenden Sexualphantasien

Das wohl interessanteste Resultat dieser quantitativ orientierten Strukturanalyse sexueller Phantasien ist darin zu suchen, daß die gegenläufigen Sexualphantasien in allen vier Hauptgruppen eine gewichtige Rolle spielen. Ihre inhaltliche Besonderheit besteht darin, daß sich durch sie homosexuelle Männer und Frauen in heterosexuelle Interaktionsformen versetzen, während heterosexuelle Männer und Frauen von aktiver Beteiligung an homosexuellen Interaktionen phantasieren.

Es darf bei einem so komplexen Gegenstand nicht vergessen werden, daß sich diejenigen Inhalte gegenläufiger Sexualphantasien, die sich durch ein Tiefeninterview ermitteln lassen, in der Regel von denjenigen Angaben unterscheiden, die in Vorinterviews oder sozusagen en passant im Laboratorium gemacht werden. Sobald der Inhalt sexueller Phantasien gegen bestehende gesellschaftliche Normen verstößt, muß immer unterschieden werden zwischen dem, was die Interviewten gerade noch für haltbar erachten (also ihre eigene Einstellung sozialen Normen gegenüber), demjenigen, was sie über ihre Phantasien berichten und schließlich und endlich ihren wirklichen Phantasien, die sie nur unter besonderen Umständen preisgeben werden.

In einigen der Diskussionen, die von Mitgliedern fester heterosexueller bzw. fester homosexueller Beziehungen bestritten wurden, erschien jeder Gedanke an eine gegen die jeweilige sexuelle Präferenz gerichtete sexuelle Interaktion als »undenkbar«, »umstürzlerisch« und »sittenwidrig«. Je mehr aber Männer und Frauen gegen ein ihnen »undenkbares« Sexualverhalten wetterten, desto größer war auch ihre Neugierde diesem gegenüber, eine Neugierde allerdings, die dazu tendierte, in Furcht um die eigene Potenz umzuschlagen.

Die hohe Rate gegenläufiger Sexualphantasien war für die Forschungsprojekte, die am Institut durchgeführt wurden, von besonderer Relevanz. Derartige Phantasien tauchten in allen vier Untergruppen auf, nur für die Ambisexuellen waren sie – aufgrund ihres tatsächlichen Sexualverhaltens und des völligen Mangels an jeder längerfristigen sexuellen Präferenz – ohne jede Bedeutung. Immerhin waren der jeweiligen Präferenz zuwiderlaufende Sexualphantasien die dritthäufigsten sexuellen Phantasien überhaupt bei den homosexuellen Männern wie den homosexuellen Frauen; bei den heterosexuellen Männern und Frauen nahmen sie Rang 4 und 5 ein (vgl. Tab. 9–1).

Erstaunlicherweise waren trotz der mitunter geäußerten »sittlichen Bedenken« die gegenläufigen Sexualphantasien positiv besetzt, in ihnen herrschte eher eine gewisse Neugierde als durchgängige Abwehr vor. Derartige, wenn man so will, präferenzwidrige Tagträume wurden von homosexuellen wie heterosexuellen Männern und Frauen als eine positiv-lustbetonte Angelegenheit angesehen. Freilich wies dieser ganze Komplex auch manche angstbesetzten, negativen Aspekte auf – man denke in dieser Hinsicht nur an die passiv-gewaltförmigen Phantasien der heterosexuellen Frauen, die bestimmte Sexualkontakte als erzwungene imaginierten. Doch kann man trotzdem nicht davon sprechen, daß die gegenläufigen Sexualphantasien überwiegend solche negativen Aspekte thematisieren würden.

Es sei daran erinnert, daß die heterosexuellen Frauen und Männer, die als Probanden in den beiden betreffenden Studiengruppen fungierten, zumeist eine Kinseysche Präferenzrate 0 aufwiesen, in keinem Fall lag sie höher als 1 (vgl. Kapitel 3). Damit aber repräsentieren die heterosexuellen Untersuchungsgruppen eine gleichsam unverwässerte Heterosexualität, die in der Durchschnittsbevölkerung so kaum jemals angetroffen werden kann.

In der homosexuellen Studiengruppe waren hingegen Individuen mit einer Präferenzrate von 1 bis 6 vertreten (vgl. Kapitel 3). Dadurch gab es bedeutend mehr Homosexuelle mit heterosexueller Erfahrung als umgekehrt.

Aufgrund dieser Tatsache ließ sich das Untersuchungsteam zunächst zu dem Schluß verleiten, daß die große Häufigkeit gegenläufiger Sexualphantasien unter den homosexuellen Untersuchungspersonen mit deren früherer heterosexueller Erfahrung zusammenhinge. Diese Folgerung erwies sich als falsch. Bei der Durchsicht der Unterlagen stellte sich nämlich heraus, daß gegenläufige Sexualphantasien bei Probanden mit der Präferenzrate 5 oder 6 genauso häufig auftraten wie bei Untersuchungspersonen mit den Raten 1 bis 4.

Im Zusammenhang mit dem Koitus assozierte das homosexuelle Vorstellungsvermögen beinahe ebensooft physischen und psychischen Zwang wie ein positives, von sexueller Neugierde getragenes Interesse. Alle anderen Formen des gegenläufigen Sexualkontakts waren ungleich positiver besetzt; sie wurden nur in den seltensten Fällen als erzwungene vorgestellt.

Die Identifikation des Partners

In ihren Phantasien beschäftigten sich die heterosexuellen Männer meist mit einer ganz bestimmten Frau, die sie sich an Stelle ihrer momentanen Beziehung als Sexualpartner wünschten. Die heterosexuellen Frauen konzentrierten sich dagegen auf einen anderen Mann, den sie zwar beschreiben konnten, aber persönlich nicht kannten. Bei den homosexuellen Männern überwogen Phantasien, in der ein nicht näher identifizierbarer Mann die Hauptrolle spielte. Nur die lesbische Untersuchungsgruppe wich von diesem Schema ab – hier traten die wirklichen Sexualpartner auch als die imaginierten Sexualpartner auf. Freilich hatte sich in diesem Fall auch die Situation verschoben: Das lesbische Paar agierte in einer Idylle und nicht unter alltäglichen Umständen.

Die individuellen Züge des imaginierten Sexualpartners verlieren sich in der ambisexuellen Studiengruppe vollends. Während sich jedoch die ambisexuellen Männer in ihren Phantasien nur auf den stimulativen Ablauf konzentrierten, vermögen die ambisexuellen Frauen ihre potentiellen Sexualpartner etwas näher zu bestimmen, wobei sie allerdings seinem Geschlecht kaum Beachtung schenken.

Phantasien über erzwungenen Sexualkontakt

Erzwungener Sexualkontakt war unter den heterosexuellen Männern und Frauen die zweithäufigst angeführte Phantasie. Auch die sadistischen Vorstellungen der homosexuellen Frauen (vgl. Tab. 9–1) können in diesem Zusammenhang betrachtet werden. Solche Phantasien sind entweder aktiv oder passiv angelegt: Entweder zwingt der oder die Phantasierende ihr Opfer durch physische Gewalt oder psychischen Druck zur Aufnahme sexueller Beziehungen, oder aber sieht sich selbst in der Rolle des Opfers. Oft beinhaltet eine Phantasie auch die Identifikation mit beiden Rollen; besonders oft wußten heterosexuelle Männer hiervon zu berichten. Selbstverständlich läßt sich im Zusammenhang mit derartigen Konstellationen von Sadomasochismus sprechen, dieser Text verwendet dieses Begriffspaar jedoch nur dort, wo Handlungen über das bloße Erzwingen sexueller Handlungen hinausgehen – also beispielsweise im Fall einer absichtlichen physischen Verletzung der Genitalien. Obwohl sie im ganzen gesehen eher selten waren, traten gewaltförmige Phantasien in der homosexuellen Studiengruppe häufiger auf als bei den Heterosexuellen. In der ambisexuellen Untersuchungsgruppe waren überhaupt keine sadistischen Phantasien zu verzeichnen.

Die Vorstellungen von Gruppenvergewaltigung beinhalteten eine große Vielzahl verschiedenster Rollen, die geschlechts- und präferenzspezifisch variierten. Der homosexuelle Mann, der sich als aktiver Vergewaltiger imaginierte, stellte sich mitunter auch vor, die gemeinschaftlich begangene Vergewaltigung zu organisieren oder zu koordinieren. Die ausersehenen Opfer waren in diesem Fall Männer wie Frauen.

Auch der heterosexuelle Mann verfügte über sexuelle Phantasien, die Gruppenvergewaltigungen betrafen; interessanterweise nahm er etwas öfter die Rolle des Vergewaltigten als die des Vergewaltigers ein. Als Vergewaltigter war er meist das Opfer einer Gruppe von Frauen. Agierte er als Vergewaltiger, beobachtete er eher andere Männer während der Vergewaltigung, als selber aktiv zu agieren.

Die homosexuellen Frauen wechselten andauernd die aktive und passive Rolle, sobald sie sich eine Gruppenvergewaltigung vorstellten. In manchen Fällen wurden offen sadistische Szenen beschrieben. In der Regel waren solche Sadismen durch Rachegefühle gegenüber anderen Frauen motiviert. Die homosexuelle Frau arrangierte die Vergewaltigung und beobachtete sodann die Leiden des Opfers; nur in wenigen Fällen nahm sie aktiv an der Quälung des Opfers teil.

Die Phantasien heterosexueller Frauen, die um Gruppenvergewaltigungen kreisen, sind vorwiegend passiver Natur – die heterosexuelle Frau sieht sich in der Rolle des Opfers. Sie ist in ihrer Phantasie hilf- und wehrlos den Vergewaltigern ausgesetzt, die sie mehrmals hintereinander mißbrauchen. Derartige Phantasien werden von heterosexuellen Frauen auch als kurzfristige Stimulanz während der Masturbation und dem Cunnilingus verwandt.

Bei den heterosexuellen und homosexuellen Männern sowie den homosexuellen Frauen kommen Phantasien, die Gruppenvergewaltigungen beinhalten, nur in freiflutender Form vor.

Beobachtung durch eine Gruppe

Obwohl die homosexuelle wie die heterosexuellen Studiengruppen gleichermaßen der Beobachtung im Laboratorium ausgesetzt waren, traten diesen Vorgang betreffende voyeuristische Phantasien nur bei den heterosexuellen Studiengruppen auf. Immerhin nahmen derartige Phantasien bei den heterosexuellen Männern wie den Frauen jeweils den dritten Rang ein. Beide in diesen Gruppen anzutreffenden Geschlechter weisen in diesem Zusammenhang noch ein weiteres gemeinsames Merkmal auf: Mit wachsender Anpassung an das Laboratorium schwanden bei Männern wie Frauen diese Phantasien wieder. Ruft man sich die Tatsache in Erinnerung, daß weitaus mehr heterosexuelle als homosexuelle Probanden auf einer genauen Vorbereitung und Einweisung in das Laboratorium bestanden, so läßt sich hieraus eine größere psychosexuelle Unsicherheit der Heterosexuellen gegenüber den Homosexuellen folgern. Für dieses Phänomen existiert gegenwärtig keine bündige Erklärung; nicht zuletzt darum hat es auch das Untersuchungsteam sehr beschäftigt. Mehr zu diesem Thema enthält das Kapitel 11.

Nachbemerkung

Wie in der Einleitung dieses Kapitels bereits ausgeführt wurde, war es die Absicht des Untersuchungsteams gewesen, einige grundlegende Aspekte der Phantasietätigkeit der im Laboratorium tätigen Untersuchungspersonen näher zu erläutern. Die Bedingungen, unter denen das vorliegende Material zusammengestellt werden konnte, sind hinreichend bekannt. Inwieweit ihm jedoch auch klinische Relevanz zukommt, das läßt sich jetzt auf Anhieb noch nicht sagen. Deshalb sollen die bisher erarbeiteten Resultate nochmals in einem etwas veränderten Kontext dargestellt werden.

Jede Untersuchungsperson hatte unabhängig von ihrer jeweiligen sexuellen Präferenz angegeben, bestimmte Phantasien zu entwickeln, die mit den wirklichen Wünschen, Bedürfnissen und Handlungen dieser Personen unmittelbar nichts zu tun haben müssen. Die Tatsache gegenläufiger Sexualphantasien bei homosexuellen Männern und Frauen läßt jedoch einen zwingenden Schluß auf die Existenz latenter heterosexueller Dispositionen nicht zu – ebenso verhält es sich auch im umgekehrten Fall. Auch mit den gewaltförmigen Phantasien verhält es sich ähnlich: Diejenigen, die sie haben, wollen sie deshalb noch lange nicht verwirklicht sehen. Künftige Untersuchungsprogramme werden sich mit dem Unterschied zwischen der Mehrzahl derjenigen, die ihre Phantasien nicht praktisch durchzusetzen gedenken, und den wenigen, die dazu eine starke Tendenz aufweisen, zu beschäftigen haben.

Sofern sie richtig interpretiert werden, können sexuelle Phantasien und Traumsequenzen eine wichtige Informationsquelle für den Psychotherapeuten darstellen. Dem stehen jedoch eine ganze Reihe von Problemen gegenüber, von denen hier nur zwei angesprochen werden können. Das eine ist die Existenz verschiedener therapeutischer Schulen – eine Schwierigkeit, auf die in diesem Zusammenhang nicht näher eingegangen werden soll. Das andere Problem hängt mit den soziokulturellen Wertvorstellungen zusammen, die ein Therapeut zwangsläufig entwickeln muß – oder, genauer gesagt, damit, daß er an Stelle empirisch gesicherter Daten immer noch mit bestimmten soziokulturellen Normen vorlieb nehmen muß, an denen entlang er seine therapeutische Konzeption entwickelt. So ist beispielsweise bisher kaum empirisches Material zum Verhältnis von homosexuellen und heterosexuellen Rollen erhoben worden, und sobald sich der Therapeut auf das unsichere Gebiet unterschiedlicher sexueller Präferenzen begibt, muß er auch noch damit rechnen, unter psychosozialen Druck zu geraten.

Derartigen inner- wie extratherapeutischen Unerfreulichkeiten kann mit empirischen Untersuchungsprogrammen begegnet werden. Wichtig ist es an erster Stelle für den Therapeuten, sich mit der Häufigkeit und dem Inhalt von Sexualphantasien sexuell effektiver Männer und Frauen gleich welcher Präferenz vertraut zu machen. Es ist beispielsweise durchaus vorstellbar, daß die Tatsache der großen Häufigkeit gegenläufiger Sexualphantasien bei Heterosexuellen wie Homosexuellen für die Interpretation bestimmter psychopathologischer Sachverhalte von maßgebender Bedeutung ist.

Die in diesem Kapitel vorgestellten Kategorien und empirischen Daten sind einfach nicht von der Untersuchungskonzeption des Instituts zu trennen. Diese Konzeption läuft, einfach gesagt, darauf hinaus, mit Hilfe der Beobachtung funktional effektiver Männer und Frauen Mittel und Möglichkeiten zu finden, die dann Personen, die unter sexuellen Schwierigkeiten leiden, zugute kommen. Die zukünftigen, die Phantasietätigkeit betreffenden Veröffentlichungen des Instituts, werden weitaus detaillierter ausfallen und auch den psychosozialen Hintergrund des einzelnen Probanden näher beschreiben. Es ist daran gedacht, das Material in eine Form zu bringen, die praktisch interessierten Therapeuten und Ärzten so weit wie möglich entgegenkommt.

Es darf auch nicht vergessen werden, daß ein Großteil des in dieser Darstellung verwandten Materials bereits älter als zehn Jahre ist. Ob es für die heutigen sozialen Verhältnisse noch ausreichend repräsentativ ist, kann nicht gesagt werden. Mit jeder Veränderung soziokultureller Normen verändern sich möglicherweise auch die sexuellen Phantasien. So ist es z. B. durchaus denkbar, daß Vorstellungen über Gruppensex in der Zwischenzeit auch bei Frauen weitaus häufiger auftreten, als das früher der Fall war.

Gerade auch im Hinblick auf die psychotherapeutische Arbeit scheint es sinnvoll, bestimmte Untersuchungen etwa alle zehn Jahre zu wiederholen. Ändern sich die Phantasien sexuell effektiver Individuen, so bestimmt auch diejenigen derer, welche unter sexuellen Dysfunktionen zu leiden haben. Dementsprechend wird sich auch die klinische Interpretation zum Nachziehen veranlaßt sehen.

10
Vorklinische Statistiken

Bevor man an einen Vergleich der statistischen Daten geht, die die funktionale Effektivität der sexuellen Reaktion bei heterosexuellen, homosexuellen sowie ambisexuellen Männern und Frauen betreffen, muß zunächst der Nachweis erbracht werden, daß diese Gruppen untereinander auch wirklich verglichen werden können. Nur unter dieser Voraussetzung lassen sich verbindliche komparative Aussagen über die sexuelle Effektivität beider Geschlechter und dreier unterschiedlicher sexueller Präferenzen unter Laborbedingungen machen.

Die heterosexuelle Studiengruppe B ist der ersten, von 1957 bis 1965 vom Institut durchgeführten, Untersuchung zu verdanken. Um die Daten dieser Studiengruppe mit denjenigen der nachfolgenden Untersuchungen vergleichen zu können, mußten all jene ihrer Mitglieder statistisch ausgeschaltet werden, die an bestimmten Projekten mitgearbeitet hatten, in deren Verlauf eine Beobachtung koitaler oder bestimmter manipulativer Zyklen nicht notwendig war. Dieser Reduktionsprozeß wurde in Kapitel 2 beschrieben. Die homosexuelle Studiengruppe, die zwischen 1964 und 1968 gebildet wurde, wie auch die heterosexuelle Studiengruppe A (1967 bis 1968) wurden demnach beinahe ein Jahrzehnt nach der Entstehung der ersten Studiengruppe ins Leben gerufen. Die ambisexuelle Untersuchungsgruppe schließlich wurde zwischen 1968 und 1970 zusammengestellt. Der gesamte Zeitraum umfaßt somit 13 Jahre. Kein Mitglied einer bestimmten Studiengruppe wurde ein zweites Mal rekrutiert.

Über all die Jahre hinweg war das Untersuchungsteam besonders darauf bedacht, die Auswahl der Probanden in einer Art und Weise vorzunehmen, daß die Struktur der jeweiligen Studiengruppen sich so eng wie nur möglich derjenigen der ersten Untersuchungsgruppe anglich. Besonders wurden in dieser Hinsicht das Lebensalter sowie die (Schul-)Bildung der Probanden berücksichtigt (vgl. Kapitel 2). Das wichtigste Kriterium der Auswahl der Untersuchungspersonen war jedoch ihre Schilderung der eigenen psychosozialen Biographie, aus der hervorgehen mußte, daß es sich bei ihnen um wirklich sexuell effektive Individuen handelte. Jedes Individuum, das jemals irgendwelche Schwierigkeiten mit der sexuellen Interaktion hatte, konnte als Untersuchungsperson nicht akzeptiert werden.

Nur auf die soeben geschilderte Art schien es möglich, untereinander vergleichbare Untersuchungsgruppen zu bilden. Allerdings konnte nicht in allen Fällen die Untersuchungsgruppe nach dem Vorbild der ersten heterosexuellen Studiengruppe strukturiert werden: Die ambisexuelle Untersuchungsgruppe (vgl. Kapitel 8) weicht, schon was die Anzahl ihrer Mitglieder anbelangt (sechs Männer und sechs Frauen), deutlich von den drei anderen Studiengruppen ab, und kann deswegen nicht als vollständig integraler Bestandteil einer komparativen Analyse vorklinischer Daten fungieren. Die Altersverteilung und das Ausbildungsniveau der Mitglieder der ambisexuellen Untersuchungsgruppe stimmen hingegen mit jenen der übrigen Probanden weitgehend überein.

Aus den Tabellen 10–1 und 10–2 lassen sich die Altersverteilung sowie das Bildungsniveau der Untersuchungspersonen aller drei großen Studiengruppen ersehen. Neben der Anzahl der Probanden werden auch Geschlechtszugehörigkeit sowie die Form der jeweiligen Beziehungen (fest oder assigniert) aufgeführt. Alle in diesem Kapitel durchgeführten statistischen Vergleiche gehen hinsichtlich ihrer Signifikanz von der Voraussetzung aus, daß $p < 0,05$. Die Altersverteilung wurde mit Hilfe einer vergleichenden Faktorenanalyse dargestellt, während der Vergleich der Schulbildung auf der Anwendung der Chi-square-Analyse basiert.

Offensichtlich existieren keinerlei statistisch signifikanten Unterschiede in der altersspezifischen Zusammensetzung der drei verschiedenen Studiengruppen (vgl. Tab. 10–1), sofern man dabei die Geschlechter getrennt betrachtet. Zwischen dem Durchschnittsalter der männlichen Gesamtgruppe (34,19) und demjenigen der weiblichen Gesamtgruppe (31,90) besteht dagegen eine gewisse Differenz, die jedoch soziokulturelle Gründe hat, und sich gleichermaßen durch alle drei Studiengruppen zieht.

Um den beabsichtigten statistischen Vergleich zu vereinfachen, werden zunächst die homosexuelle Studiengruppe und die heterosexuelle Studiengruppe A auf ihre gemeinsame Struktur hin untersucht; und daran anschließend die Vereinbarkeit der beiden heterosexuellen Studiengruppen A und B nachgewiesen.

Keine signifikanten Differenzen weist der statistische Vergleich hinsichtlich des Durchschnittsalters bei den jeweils männlichen und weiblichen Probanden der homosexuellen Studiengruppe sowie der heterosexuellen Studiengruppe A auf (vgl. Tab. 10–1). Ähnliches gilt, wenn man darüber hinaus auch noch die Art der Beziehung (fest liiert oder assigniert) in Betracht zieht.

Die zahlenmäßigen Disproportionalitäten zwischen den Gruppen der fest liierten und der assignierten Paare lassen einen direkten, »beziehungsspezifischen« Altersvergleich als sinnlos erscheinen. Auch ein Vergleich der Schulbildung zwischen den Probanden der beiden eben erwähnten Studiengruppen ergibt keine relevanten Unterschiede; allerdings ist das Ausbildungsniveau, unter geschlechtsspezifischem Aspekt gesehen, unterschiedlich: Die Männer besuchten die (Hoch-)Schule länger als die Frauen. Die sexuelle Präferenz spielt in diesem Zusammenhang keine Rolle.

Die Ermittlung des (Aus-)Bildungsniveaus ermöglicht auch einen »beziehungsspezifischen« Vergleich, da in diesem Fall die statistische Technik der Chi-square-(x^2)-Analyse zur Anwendung kam, die die jeweilige zahlenmäßige Größe einer

Tabelle 10–1

Altersverteilung der homosexuellen Studiengruppe, der heterosexuellen Studiengruppe A und der heterosexuellen Studiengruppe B

	Anzahl	Durchschnitts-alter*	Abweichung
Homosexuelle Studiengruppe			
Männer	94	33,35	6,90
assigniert	10	33,10	7,72
fest liiert	84	33,38	6,85
Frauen	82	32,22	8,24
assigniert	6	30,83	9,66
fest liiert	76	32,32	8,15
			(1964–1968)
Heterosexuelle Studiengruppe A			
Männer	57	34,51	7,73
assigniert	7	36,14	11,91
verheiratet	50	34,28	7,10
Frauen	57	31,68	7,28
assigniert	7	31,29	7,25
verheiratet	50	31,74	7,36
			(1967–1968)
Heterosexuelle Studiengruppe B			
Männer	286	34,72	10,36
assigniert	29	33,17	8,80
verheiratet	257	34,90	10,52
Frauen	281	31,80	9,40
assigniert	24	31,13	8,22
verheiratet	257	31,86	9,52
			(1957–1965)

* Durchschnittsalter der männlichen Gesamtgruppe: 34,19 Jahre; Durchschnittsalter der weiblichen Gesamtgruppe: 31,90 Jahre.

Untersuchungsgruppe nicht direkt berücksichtigt. Aber auch hier erwies sich, wie vermutet, nur der geschlechtsspezifische Unterschied als relevant.

Alle soeben durchgeführten statistischen Vergleiche lassen sich mit demselben

Ergebnis auch zwischen den beiden heterosexuellen Studiengruppen A und B vornehmen. Somit ist also eine statistische Komparabilität unter der homosexuellen Studiengruppe sowie den heterosexuellen Studiengruppen A und B gewährleistet.

Auch das Problem der funktionalen Effektivität der sexuellen Reaktion kann statistisch behandelt werden. Interessant ist in diesem Zusammenhang natürlich ein Vergleich der Effektivität der homosexuellen mit derjenigen der heterosexuellen Interaktion. Existieren auf diesem Gebiet womöglich geschlechts- oder präferenzspezifische Unterschiede? Und wie verhält es sich mit der funktionalen Effektivität der Ambisexuellen? Antworten auf diese und ähnlich lautende Fragen sind den Tabellen 10–3, 10–4 und 10–5 zu entnehmen.

Um die Reaktion auf sexuelle Stimulation gleich welcher Art messen zu können, eignet sich als entscheidendes Kriterium die positive bzw. negative Beantwortung der

Tabelle 10–2

Schulbildung der homosexuellen Studiengruppe, der heterosexuellen Studiengruppe A und der heterosexuellen Studiengruppe B

Gruppe und Ausbildungsgrad	Assignierte Paare				Feste Beziehungen			
	männlich		weiblich		männlich		weiblich	
	Anzahl	%	Anzahl	%	Anzahl	%	Anzahl	%
Homosexuelle Studiengruppe								
High School	2	20,00	3	50,00	15	17,86	24	31,58
College	5	50,00	2	33,33	34	40,48	40	52,63
Graduierte	3	30,00	1	16,67	35	41,66	12	15,79
Insgesamt	10	100	6	100	84	100	76	100
								(1964–1968)
Heterosexuelle Studiengruppe A								
High School	1	14,28	2	28,57	11	22,00	15	30,00
College	3	42,86	3	42,86	17	34,00	23	46,00
Graduierte	3	42,86	2	28,57	22	44,00	12	24,00
Insgesamt	7	100	7	100	50	100	50	100
								(1967–1968)
Heterosexuelle Studiengruppe B								
High School	5	17,24	9	37,50	42	16,34	98	38,13
College	12	41,38	10	41,67	105	40,86	114	44,36
Graduierte	12	41,38	5	20,83	110	42,80	45	17,51
Insgesamt	29	100	24	100	257	100	257	100
								(1957–1965)

Frage, ob dadurch der Orgasmus erreicht werden konnte. Wie eindimensional ein solches Verfahren auch immer erscheinen mag, kommt es doch der statistischen Untersuchung sehr entgegen.

Die in den Tabellen 10–3 und 10–4 aufgeführten Daten wurden innerhalb eines Zeitraums von zwölf Jahren im Laboratorium des Instituts ermittelt. Sie erlauben einen Vergleich der funktionalen Effektivität der homosexuellen wie der heterosexuellen Reaktion, die zudem geschlechtsspezifisch aufgeschlüsselt ist. Die Funktionsstörungsquoten unterscheiden zwischen den einzelnen manipulativen Stimulationstechniken (Masturbation, Partnermanipulation, Fellatio/Cunnilingus) (vgl. Tab. 10–3) sowie dem Koitus (Tab. 10–4).

Vergleicht man anhand der Tabelle 10–3 die funktionale Effektivität der sexuellen Reaktion auf die soeben aufgezählten manipulativen Stimulationstechniken bei den homosexuellen Männern mit derjenigen der heterosexuellen Männer, so ist kein relevanter quantitativer Unterschied zu bemerken. Exakt die gleiche Aussage kann in dieser Hinsicht über das Verhältnis zwischen homosexuellen und heterosexuellen Frauen getroffen werden.

Tabelle 10–3

*Funktionsstörungsquote bei manipulativer Stimulation**

	Sexuelle Präferenz							
	homosexuell				heterosexuell			
Geschlecht und Art der Stimulation	Anzahl der beobacht. Zyklen	Funktionsstörungen	Verhältnis	Quote %	Anzahl der beobacht. Zyklen	Funktionsstörungen	Verhältnis	Quote %
männlich **								
Masturbation	126	1	1 : 126,0	0,79	502	4	1 : 125,5	0,80
Partnerstimulation	195	2	1 : 97,5	1,02	562	5	1 : 112,4	0,89
Fellatio	217	1	1 : 217,0	0,46	146 ***	1	1 : 146,0	0,68
Insgesamt	538	4	1 : 134,5	0,75	1210	10	1 : 121,0	0,83
weiblich ****								
Masturbation	211	2	1 : 105,5	0,95	812	4	1 : 203,0	0,49
Partnerstimulation	306	2	1 : 153,0	0,65	1004	8	1 : 125,5	0,80
Cunnilingus	192	1	1 : 192,0	0,52	159 *	2	1 : 79,5	1,26
Insgesamt	709	5	1 : 141,8	0,71	1975	14	1 : 141,1	0,76

(1957–1968)

* Vgl. hierzu die Tabellen 6–5 und 6–16.
** Homosexuelle Männer, N = 94, heterosexuelle Männer, N = 343.
*** Heterosexuelle Studiengruppe B: Keine Daten über Fellatio/Cunnilingus.
**** Homosexuelle Frauen, N = 82, heterosexuelle Frauen, N = 338.

Aber auch ein geschlechtsspezifisch orientierter Vergleich weist die gleiche Tendenz auf: Es besteht hinsichtlich der funktionalen Effektivität der sexuellen Reaktion auf Masturbation, Partnermanipulation und Fellatio/Cunnilingus zwischen den im Laboratorium beobachteten Männern und Frauen kein wesentlicher Unterschied. Die Funktionsstörungsquoten sind sich, sobald man die einzelnen Raten, die sich auf je eine Art der sexuellen Manipulation beziehen, miteinander addiert, erstaunlich ähnlich: 0,75 bei den homosexuellen Männern, 0,71 bei den homosexuellen Frauen, 0,83 bei den heterosexuellen Männern und 0,76 bei den heterosexuellen Frauen.

Kurz gesagt, bei Anwendung stimulativer Techniken wie Masturbation, Partnermanipulation und Fellatio/Cunnilingus unterschied sich das Reaktionsvermögen der Untersuchungspersonen weder im Hinblick auf das Geschlecht noch bezüglich der sexuellen Präferenz. Die Folgerungen aus diesem Phänomen werden in Kapitel 11 präsentiert.

Die Daten der Tabelle 10–4 beziehen sich auf den problematischsten Bereich sexueller Effektivität, auf den Koitus. Alle männlichen und weiblichen Untersuchungspersonen der heterosexuellen Studiengruppen A und B übten im Laboratorium den Geschlechtsverkehr aus (vgl. Kapitel 4); die Tabelle 10–4 ermöglicht einen Gesamtüberblick der hierbei ermittelten Funktionsstörungsquoten. Insgesamt absolvierten 343 Männer 5969 koitale Reaktionszyklen, während deren es zu 220 Funktionsstörungen kam. Die Zahl der von 338 Frauen im Laboratorium ausgeübten koitalen Zyklen belief sich auf 4115, wobei 114mal Funktionsstörungen auftraten. Die Funktionsstörungsquote belief sich demnach bei den Männern auf 3,69 % und bei den Frauen auf 2,74 %.

Diese Zahlen könnten mißverstanden werden. Die Differenz der beiden Funktionsstörungsquoten beträgt immerhin 0,95 % – ein statistisch signifikanter Unterschied (Rao, 1952). Praktisch gesehen hat dieser Unterschied jedoch keine klinische Bedeutung; die funktionale Effektivität der sexuellen Reaktion ist bei heterosexuellen Männern und Frauen annähernd gleich.

Um diese These zu stützen, sei an die unterschiedlichen Folgen unterschiedlicher Funktionsstörungen bei heterosexuellen Männern erinnert, die durch die Funktionsstörungsquote alle über einen Kamm geschert werden. So werden beispielsweise erektive Schwächen wie vorzeitige Ejakulationen als funktionale Störungen verbucht, obwohl es in einem Fall zum Orgasmus kommt, und im anderen nicht. Vergleicht man nur die orgastischen Störungen miteinander, so stehen den 2,74 % bei den Frauen nur noch 3,24 % bei den Männern gegenüber. Die verbleibende Differenz von 0,50 % ist statistisch gesehen zwar noch immer signifikant, fällt aber unter klinischen Gesichtspunkten kaum noch ins Gewicht.

Von großer Bedeutung ist hingegen der Unterschied im Reaktionsvermögen auf manipulative Stimulation einerseits und koitale Zyklen andrerseits. Auf diese auffällige Verschiedenheit wurde bereits in Kapitel 6 aufmerksam gemacht, sie wird auch nochmals in Kapitel 11 angesprochen werden.

Tabelle 10–4
*Komparative Gesamtübersicht der koitalen Funktionsstörungsquoten der heterosexuellen Studiengruppen A und B**

Studiengruppe	männliche Probanden: Anzahl der Probanden	Anzahl d. beobacht. R-Zyklen	Funktionsstörungen: Impotenz	Vorz. Ejak.	(Insgesamt)	Quote der Funktionsstörungen	Quote %	weibliche Probanden: Anzahl der Probanden	Anzahl d. beobacht. R.-Zyklen	Anzahl der Funktionsstörungen	Quote der Funktionsstörungen	Quote %
Studiengr. A (1967–1968)	57	189	4	3	(7)	1 : 27,0	3,70	57	182	6	1 : 30,3	3,30
Studiengr. B (1957–1965)	286	5780	189	24	(213)	1 : 27,2	3,69	281 **	3973	108	1 : 36,8	2,72
Insgesamt***	343	5969	193	27	(220)	1 : 27,1	3,69	338	4155	114	1 : 35,5	2,74
											(1957–1968)	

* Vgl. hierzu Tabellen 6–17, 6–18, 6–19 und 6–20.
** Zur Reduktion der Anzahl weiblicher Probanden vgl. Tabelle 6–18.
*** Kombination aus den Studiengruppen A und B.

Aus der Tabelle 10–5 ist die funktionale Effektivität der ambisexuellen Männer und Frauen, die im Laboratorium durch das Untersuchungsteam beobachtet werden konnten, zu ersehen. Die verschiedenen Arten der manipulativen Stimulation wie auch die koitalen Reaktionszyklen werden gesondert ausgeführt. Obwohl die ambisexuelle Untersuchungsgruppe zu klein war, um sie statistisch mit den drei anderen Studiengruppen vergleichen zu können, zeichnet sich doch auch hier eine Tendenz ab, die einen klinischen Unterschied hinsichtlich der funktionalen Effektivität der ambisexuellen gegenüber den sonstigen Untersuchungspersonen als unwahrscheinlich erscheinen läßt.

Zusammenfassung

In diesem Kapitel wird ein statistischer Gesamtüberblick der funktionalen Effektivität der sexuellen Reaktion aller bislang im Laboratorium des Instituts untersuchten Studiengruppen vorgestellt. Zu Beginn werden die Gründe der statistischen Komparabilität der drei großen Studiengruppen (homosexuelle Studiengruppe, heterosexuelle Studiengruppen A und B) angeführt. Danach konnte gezeigt werden, daß kein relevanter Unterschied in der funktionalen Effektivität der homosexuellen und heterosexuellen Gruppen bestand. Sofern man manipulative Stimulationstechniken zugrunde legt, sind ferner auch keine geschlechts- oder präferenzspezifischen Differenzen auszumachen, die die funktionale Effektivität betreffen. Der einzige statistisch signifikante Unterschied war im Abweichen der Funktionsstörungsquote bei

Tabelle 10–5

*Gesamtvergleich der Funktionsstörungen der Geschlechter in der ambisexuellen Studiengruppe**

Geschlecht und Art der Stimulation	Anzahl der beobachteten R-Zyklen	Anzahl der Funktions-störungen	Quote der Funktions-störungen	Quote %
Männlich				
Masturbation	6	0	0	0
Partner-stimulation	37	1**	1 : 37,0	2,70
Fellatio	40	0	0	0
Insgesamt	83	1	1 : 83,0	1,20
Weiblich				
Masturbation	13	0	0	0
Partner-stimulation	47	0	0	0
Cunnilingus	56	1***	1 : 56,0	1,79
Insgesamt	116	1	1 : 116,0	0,86
Koitus				
männlich	18	0	0	0
weiblich	22	0	0	0

(1968–1970)

* Siehe auch Tabelle 8–12. Männliche ambisexuelle Probanden N = 6, weibliche N = 6.
** Ein männlicher ambisexueller Proband erreichte keine Erektion oder Ejakulation.
*** Eine weibliche ambisexuelle Probandin erreichte keinen Orgasmus.

heterosexuellen Partnern während des Koitus begründet; die Differenz ist aber dennoch so gering, daß sie klinisch nicht ins Gewicht fällt.

Die funktionale Effektivität der ambisexuellen Reaktion wurde ebenfalls dargestellt. Obwohl ein quantitativer Vergleich nicht vorgenommen werden konnte, spricht doch alles dafür, daß sich auch in diesem Fall die soeben beschriebenen allgemeinen Tendenzanalysen bestätigen.

11
Vorklinische Diskussion

Im Jahre 1964 projektierte das Institut ein langfristig angelegtes Untersuchungsprogramm, das wissenschaftlich gesicherte Erkenntnisse über die Homosexualität zum Ziel hatte. Die zu diesem Zweck angewandte Methodik war bereits während früherer sexualwissenschaftlicher Untersuchungen des Instituts entwickelt worden. Das Erkenntnisinteresse richtete sich vorzüglich auf die physiologischen wie die psychologischen Aspekte der Sexualfunktionen (bzw. ihrer Störung) des Menschen. Vorausgesetzt, daß es gelingen würde, die physiologischen Reaktionsweisen der homosexuellen Untersuchungspersonen zu erforschen, stünde einem wissenschaftlichen Vergleich der homosexuellen Physiologie mit derjenigen der beobachteten heterosexuellen Probanden nichts mehr im Wege. Sollte ein solcher wissenschaftlich fundierter Vergleich befriedigend ausfallen, wäre auch den klinischen Praktikern geholfen, die mit den Problemen von Homosexuellen konfrontiert werden.

Physiologische Anmerkungen

Zur funktionalen Effektivität der sexuellen Reaktion

Die Tabelle 10–3 (vgl. Kapitel 10) kann ohne weiteres als die wichtigste Statistik des vorklinischen Teils dieser Arbeit angesehen werden. Aus ihr geht zweifelsfrei hervor, daß hinsichtlich der orgastischen Reaktion auf Masturbation, Partnermanipulation und Fellatio keinerlei statistisch signifikante Unterschiede zwischen männlichen homosexuellen und männlichen heterosexuellen Untersuchungspersonen nachweisbar waren. Entsprechendes gilt für die weiblichen Probanden. Welche Schlußfolgerungen darf nun der klinische Praktiker aus diesen Ergebnissen ziehen? Zunächst muß einmal daran erinnert werden, daß es unbedingt notwendig ist, die Ergebnisse derartiger Untersuchungsprojekte mit der angemessenen Objektivität zu betrachten. Durch die bloße Existenz der Statistiken ist die wissenschaftliche Objektivität nämlich keineswegs automatisch gewährleistet; Statistiken werden in der Regel ebenso häufig über- wie unterschätzt. Ein erster, grundsätzlicher Fehler bestünde beispielsweise schon darin, allgemeingültige Schlüsse aus den unter Laborbedingungen beobachteten Reaktionen sexuell erfahrener Männer und Frauen auf diverse sexuelle Stimuli ziehen zu wollen.

Will man wissenschaftlich unhaltbare Behauptungen vermeiden, so muß man sich über die Voraussetzungen der Untersuchung, auf die man sich stützt, im klaren sein. So sagt z. B. die vorliegende Untersuchung nichts darüber aus, ob die Übereinstimmung der Effektivität der sexuellen Reaktion, wie sie im Laboratorium bei homo- und heterosexuellen Männern wie Frauen zu beobachten war, auch in privatimer Umgebung gilt. Es liegt durchaus im Bereich des Möglichen, daß zwischen der sexuellen Effektivität im Laboratorium und im Schlafzimmer ein beträchtlicher Unterschied besteht. Ginge man von der Voraussetzung aus, daß eine solche Differenz einfach irrelevant sei, würde dies zu einer gröblichen Überschätzung des in Tabelle 10–3 vorgestellten statistischen Materials führen. Andrerseits sollten die Ergebnisse der Laboruntersuchungen nicht einfach deshalb abgewertet oder gar ignoriert werden, weil sich keine gesicherte Aussage über die sexuelle Effektivität der Untersuchungspersonen innerhalb ihrer eigenen vier Wände machen läßt. Unter allen Umständen sollte es der Leser vermeiden, seine eigenen Schwierigkeiten und Bedürfnisse auf eine derartige statistische Darstellung zu projizieren. Sinn der vorliegenden Arbeit ist es nicht, irgendwelche vorgefaßten Meinungen über Art und Wesen sexueller Interaktion und Präferenz zu bestätigen. Einige, wenn auch nicht viele, unabweisbare Schlußfolgerungen können aus dem vorliegenden Material gezogen werden. Sie erlauben zudem immerhin eine ganze Reihe durchaus erwägenswerter Spekulationen. Es ist ein Irrtum, anzunehmen, daß ein gesicherter Fundus unbezweifelbarer Tatsachen den Forscher dazu veranlassen könnte, im geschützten Hafen der Wissenschaft zu verbleiben, er reizt ihn statt dessen vielmehr zu spekulativen Ausflügen. Es ist eine unbestreitbare Tatsache, daß die Effektivität der sexuellen Reaktion (unter gewissen wissenschaftlich kontrollierbaren äußeren Bedingungen) bei homosexuellen wie heterosexuellen Männern und homosexuellen wie heterosexuellen Frauen den gleichen statistisch ausdrückbaren Betrag aufweist. Dieses Resultat der vorliegenden Untersuchung erlaubt eine interessante Spekulation hinsichtlich des genetischen Unterschieds zwischen homosexuellen und heterosexuellen Männern bzw. homosexuellen und heterosexuellen Frauen, wie er relativ häufig in der amerikanischen Öffentlichkeit, durch gewisse Theologen und manchmal auch von Ärzten behauptet wird. Sofern dieser genetische Unterschied wiederum unterschiedlich intensive physiologische Reaktionen bei Homosexuellen und Heterosexuellen zeitigen soll, läßt sich mit Sicherheit sagen, daß diese nicht vorhanden sind. Es existiert – in dieser Hinsicht – kein Unterschied. Selbstverständlich erlauben die vorliegenden Ergebnisse nicht, jede genetische Differenz zwischen Homo- und Heterosexuellen von vornherein gänzlich auszuschließen. Bisher konnte sie allerdings noch nicht nachgewiesen werden. Das Institut vertritt zur Zeit in dieser Frage eine abwartende Position, allerdings lassen die wissenschaftlich gesicherten Untersuchungsergebnisse, die bisher erarbeitet werden konnten, es wenig wahrscheinlich erscheinen, daß in Zukunft ein genetisch bedingter Unterschied zwischen Homosexuellen und Heterosexuellen nachgewiesen werden kann.

Es läßt sich aber noch eine weitere wichtige Tatsache aus der Tabelle 10–3 herauslesen. Vergleicht man nämlich die an dieser Stelle aufgeführten Funktionsstörungsquoten miteinander, kommt man zu dem Ergebnis, daß unter sexuell erfahrenen Männern und Frauen hinsichtlich ihrer orgastischen Reaktionsfähigkeit auf die stimulativen Techniken Masturbation, Partnermanipulation und Fellatio/Cunnilingus keinerlei physiologisch erklärbare Unterschiede bestehen.

Die in diesem Text vorgestellten Untersuchungsergebnisse bestätigen überdies eine der wichtigsten Entdeckungen der Sexualwissenschaften, die bereits 1966 in »Die sexuelle Reaktion« veröffentlicht wurde: Die Fähigkeit der Frau zum multiplen Orgasmus. Sieht man einmal von dieser – im Vergleich zum Manne – größeren orgastischen Kapazität der Frau ab, so bleibt immer noch die inzwischen unter Laborbedingungen nachgewiesene Tatsache, daß die Frau ebenso häufig auf die oben aufgezählten Formen sexueller Stimulation zu reagieren vermag wie der Mann.

Die Tabelle 10–4 (vgl. Kapitel 10) eröffnet mit den dort präsentierten Daten ein weiteres Feld für mannigfache Überlegungen und Spekulationen. Die in dieser Statistik vorgestellten Daten wurden in über zehnjähriger Arbeit gesammelt und beziehen sich auf die Effektivität der sexuellen Reaktion während des Koitus. Vereinfachend läßt sich sagen, daß es bei den im Laboratorium beobachteten Männern in etwas mehr als drei Fällen von hundert zu keinem Orgasmus kam, die Frauen liegen dagegen knapp unter drei Prozent. Seitdem das Untersuchungsteam den Koitus im Laboratorium des Instituts beobachten konnte, also immerhin über zwölf Jahre, war es stets von neuem über diese relativ geringe Rate überrascht. Die unwesentliche geschlechtsspezifische Differenz, die inzwischen ermittelt werden konnte, stützt wiederum die schon lange vom Institut vertretene These, daß bezüglich der Fähigkeit der orgastischen Reaktion auf effektive sexuelle Stimulation zwischen den beiden Geschlechtern eine weitgehende Übereinstimmung herrscht. Zieht man nochmals die multiple orgastische Fähigkeit der Frau in Betracht, so läßt sich mit Sicherheit sagen, daß von einem rein physiologischen Standpunkt aus betrachtet die Frau dem Mann sexuell überlegen ist. Diese Erkenntnis vermag zweifelsohne eine ganze Reihe von Spekulationen hervorzurufen; so läßt sich mit einiger Sicherheit sagen, daß sie zumindest in der westlichen Hemisphäre dazu beitragen wird, die tradierte Rolle des Mannes als des eigentlichen Experten in Sachen Sex radikal in Frage zu stellen.

Zusammenfassend läßt sich also sagen, daß die orgastische Reaktion auf Masturbation, Partnermanipulation und Fellatio/Cunnilingus quantitativ-statistisch gesehen weder durch das Geschlecht noch die sexuelle Orientierung der im Laboratorium interagierenden Untersuchungspersonen in irgend einer Weise beeinflußt wird – die Funktionsstörungsquoten sind annähernd gleich. Ferner kann es nunmehr als sicher gelten, daß die Funktionsstörungsquote, die bei der Beobachtung des Koitus im Laboratorium ermittelt werden konnte, bei Männern wie Frauen annähernd gleich groß zu veranschlagen ist. Die klinische Relevanz dieser Beobachtung, die ja unter

Mithilfe sexuell ausgesprochen effektiver Probanden getroffen werden konnte, ist für die Behandlung sexueller Dysfunktionen kaum zu überschätzen.

Und noch ein weiterer wichtiger Hinweis kann einem Vergleich der Tabellen 10–3 und 10–4 entnommen werden. Dieselben sexuell erfahrenen Männer und Frauen weisen unter Laborbedingungen eine ungefähr viermal so große Rate an orgastischen Störungen während des Koitus auf, als das bei der Anwendung stimulativer Techniken (Masturbation, Partnermanipulation und Fellatio/Cunnilingus) der Fall ist. Dieser statistisch signifikante Unterschied läßt vermuten, daß die sexuelle Interaktion während des Koitus objektiv schwieriger zu bewältigen ist, da hierbei zwei Personen simultan agieren müssen, während sie ansonsten entweder allein (Masturbation) oder wechselseitig in der Rolle des Stimulators bzw. Stimulanden (Partnermanipulation und Fellatio/Cunnilingus) sexuell interagieren. Der gewissermaßen höhere Schwierigkeitsgrad des Koitus scheint auch nicht durch eine noch so große sexuelle Erfahrung kompensiert werden zu können.

Auch diese bisher noch nicht veröffentlichte These ist von außerordentlicher klinischer Bedeutung. So ist es leicht vorstellbar, daß heterosexuelle Patienten, die unter sexuellen Funktionsstörungen leiden, die sexuellen Bedürfnisse und Eigenarten ihres andersgeschlechtlichen Partners weit eher mit Hilfe nichtkoitaler Stimulationstechniken zu erlernen vermögen. Und je mehr man über die sexuelle Anatomie, die sexuellen Interessen und Bedürfnisse sowie die sexuellen Fähigkeiten seines jeweiligen Partners weiß, desto eher wird man sich auch in der Lage sehen, mit ihm einen befriedigenden Koitus auszuüben.

In Kapitel 6 wurde beschrieben, daß die Orgasmuserwartung bei festen Beziehungen und unter assignierten Partnern statistisch keine Differenz aufweist, solange sich jene auf die Ausübung nichtkoitaler stimulativer Techniken im Laboratorium bezieht (vgl. Tab. 6–21, Kapitel 6). Beim Koitus sieht es hingegen anders aus: Die Funktionsstörungsquote weist hier bei den assignierten Partnern einen weitaus höheren Betrag als bei den Ehepaaren auf (vgl. Tab. 6–22, Kapitel 6).

Verfügen also Individuen über eine ausreichende sexuelle Erfahrung, so spielt es bei der Reaktion auf effektive sexuelle Stimulation – zumindest unter Laborbedingungen – keine Rolle, ob sie männlich oder weiblich, homosexuell oder heterosexuell, flüchtig bekannt oder verheiratet sind. Betrachtet man diese Tatsachen unter einem psychosozialen Blickwinkel, erscheinen sie möglicherweise unglaubwürdig, sie widersprechen überdies auch überkommenen kulturellen Vorstellungsmustern – trotz alledem können sie nunmehr als wissenschaftlich gesichert gelten. Nochmals sei daran erinnert, daß aus diesen Tatsachen keine vorschnellen Schlußfolgerungen gezogen werden sollten – das wäre gerade so schlimm, wie sie einfach zu ignorieren. Die Interpretation und klinische Anwendung des hier ausgebreiteten Materials wird in Zukunft wohl noch eine ganze Anzahl von Wissenschaftlern und Praktikern beschäftigen.

Aus der Tabelle 10–5 (vgl. Kapitel 10) läßt sich die sexuelle Effektivität der

Mitglieder der kleinen ambisexuellen Studiengruppe entnehmen, die im Laboratorium des Instituts beobachtet werden konnten. Die männlichen und weiblichen ambisexuellen Probanden wiesen hinsichtlich der Effektivität ihrer physiosexuellen Reaktion ein phasentypisches Muster auf, d. h., sie reagierten während ihrer homosexuellen Phase physiologisch (und psychisch) wie homosexuelle Männer und Frauen und dementsprechend während ihrer heterosexuellen Phase. Da die Mitgliederzahl dieser Studiengruppe zu klein war und auch keine ausreichend große Anzahl von Laborsitzungen durchgeführt werden konnte, ist die ambisexuelle Studiengruppe auch mit den anderen homo- und heterosexuellen Studiengruppen statistisch nicht komparabel. Dennoch stützt eine sorgfältige Analyse des in Kapitel 8 vorgestellten Materials die These, daß die jeweilige sexuelle Präferenz die sexuelle Effektivität erfahrener Männer und Frauen keineswegs beeinflußt – ja schon die bloße Existenz sexuell effektiver ambisexueller Individuen weist an sich in diese Richtung.

Psychosexuelle Anmerkungen

Im Rahmen der im Laboratorium vorgenommenen Untersuchungen fiel vor allem der Unterschied im sexuellen Verhalten der fest liierten männlichen und weiblichen homosexuellen Paare einerseits sowie der verheirateten Männer und Frauen andererseits ins Auge (vgl. Kapitel 5). Ferner ließen sich maßgebliche Unterschiede zwischen den psychosexuellen Verhaltensmustern miteinander fest liierter sowie assignierter Partner feststellen – gleichgültig, ob es sich dabei um heterosexuelle oder homosexuelle Paare handelte (vgl. Kapitel 4 und 5). Aber weitaus wichtiger als das bloße Konstatieren dieser Verhaltensunterschiede wäre eine plausible Erklärung ihrer Ursachen.

Die sexuelle Interaktion der Mitglieder vier verschiedener Studiengruppen im Laboratorium (homosexuelle Studiengruppe, heterosexuelle Studiengruppen A und B, ambisexuelle Studiengruppe) war selbstverständlich eine hervorragende Möglichkeit, menschliches Sexualverhalten präzis beobachten zu können. Aber nicht nur die wissenschaftliche Beobachtung konnte umfassend organisiert werden, es ergaben sich auch hervorragende Möglichkeiten, die mitarbeitenden Untersuchungspersonen nach ihren subjektiven Eindrücken vor und nach der eigentlichen Sitzung befragen zu können. Die in diesem Kapitel noch dargelegten Informationen basieren wesentlich auf den Interviews, die das Untersuchungsteam bei dieser Gelegenheit durchführen konnte. Die Interviews waren übrigens in keiner Weise sozialwissenschaftlich formalisiert, sondern wurden in Art einer Reportage aufgezeichnet. Es ist daran gedacht, das hierbei angefallene Material, das in dieser Arbeit nur auszugsweise vorgestellt werden kann, in einer gesonderten Publikation zu veröffentlichen.

An dieser Stelle ist es vielleicht noch notwendig, auf die durch das Institut benützte

Terminologie einzugehen. Nach der operationalen Definition des Instituts wird das Zusammenleben zweier homosexueller Partner als feste Beziehung eingestuft, sobald beide Partner mindestens seit einem Jahr zusammenleben. Bei den heterosexuellen Paaren ist die Sache noch einfacher, hier genügt der Trauschein (vgl. Kapitel 11). Selbstverständlich sind solche Kriterien weitestgehend unzureichend, doch ließen sich zu Beginn der Forschungsarbeit im Jahre 1957 keine besseren finden, und bedauerlicherweise hat sich daran in der Zwischenzeit auch nicht viel geändert. Dahinter steckt die objektive Schwierigkeit, daß einzelne Worte einen subjektiven Bewußtseinszustand kaum je adäquat zu bestimmen vermögen. »In eine feste Beziehung« involviert zu sein, ist möglicherweise noch vager, als »einen Menschen zu lieben«. Schon das Wort Liebe kann hunderterlei bedeuten; vielleicht wird die »feste Beziehung« subjektiv noch viel unterschiedlicher bewertet.

Um einer möglichen Verwirrung abzuhelfen, sei darauf hingewiesen, daß das Institut es bei seiner operationalen Definition nicht hat bewenden lassen, sondern sich um konkretere Kriterien bemühte. Danach kann diejenige Zweierbeziehung als gefestigt angesehen werden, in der die Mitglieder, seien sie nun hetero- oder homosexuell orientiert, auf familiäre Art und Weise miteinander umgehen und das auch für die Zukunft beabsichtigen. Ob die Partner ihre Beziehung nun selbst so sehen oder nicht, ist in diesem Zusammenhang nicht entscheidend – es zählt vor allem ihr familiäres Verhalten.

Im Sprachgebrauch des Instituts fungiert hingegen als »assigniertes Paar« eine vorübergehende Zweierbeziehung homosexueller, heterosexueller oder ambisexueller Prägung, die durch die Initiative des Untersuchungsteams zustande kommt. Alle Männer und Frauen, die unter diese Kategorie fallen, haben sich vor ihrer Teilnahme an einem der Untersuchungsprogramme des Instituts nicht gekannt.

Unterschiede im Sexualverhalten

Vergegenwärtigt man sich das unterschiedliche Sexualverhalten fester homosexueller Beziehungen einerseits und von verheirateten Paaren andrerseits, ist man zugleich geneigt, die These von der intrageschlechtlichen Empathie aufzunehmen, die zumeist mit Hilfe der gängigen Spruchweisheit »Sich selbst kennt man am besten« umschrieben wird. Vordergründig mag eine solche ans Aphoristische rührende Parole die unterschiedlichen sexuellen Verhaltensmuster erklären, die detailliert in Kapitel 5 dargestellt wurden. Die Beurteilung dieses Klischees wird überdies noch dadurch erschwert, daß viele Homosexuelle es selbst ins Feld führen, sobald Vor- oder Nachteile der jeweiligen sexuellen Präferenz diskutiert werden. (Als erfolgreicher Slogan zwecks Überzeugung eines potentiellen Sexualpartners nimmt »Sich selbst kennt man am besten« etwa den dritten Rang ein, an erster Stelle steht die Wendung »Wenn du mich wirklich liebst, dann ...«, gefolgt von »Wie willst du das denn wissen, wenn du es noch niemals probiert hast?«.) In Wirklichkeit kann man jedoch davon ausgehen, daß derartige oberflächliche Erklärungsversuche den wahren Sachverhalt eher verschleiern als an das Licht bringen.

Selbstverständlich läßt sich die Frage stellen, ob die unter Laborbedingungen festgestellten Verhaltensunterschiede innerhalb der sexuellen Interaktion von homosexuellen bzw. heterosexuellen Beziehungen überhaupt eine eingehendere theoretische Würdigung rechtfertigen. Diese Ansicht wird von den Autoren vertreten, die der Überzeugung sind, aus den jeweiligen psychosexuellen Aspekten beider Interaktionsformen mehr über das Wesen der menschlichen Sexualität lernen zu können. Warum also ist die subjektive Anteilnahme während der sexuellen Interaktion bei den homosexuellen Beziehungen größer als bei den heterosexuellen Paaren? Wenn das wahr sein sollte – und es ist wahr –, ist überdies die Frage zu beantworten, weshalb die Orgasmuserwartung beider Untersuchungsgruppen hinsichtlich der Reaktion auf nichtkoitale Stimulationsformen keinen signifikanten statistischen Unterschied aufweist (vgl. Kapitel 6 und 10).

Um diese Fragen plausibel beantworten zu können, ist es notwendig, die bisherigen Untersuchungsergebnisse durch einige wissenschaftlich noch nicht gesicherte Spekulationen seitens des Untersuchungsteams anzureichern, anders jedoch ist den oben angesprochenen Problemen kaum beizukommen.

Homosexuelle. Versucht man das Geheimnis der höheren subjektiven Anteilnahme an der sexuellen Interaktion auf seiten der fest liierten homosexuellen Paare zu ergründen, so bietet sich als Erklärung ihr im Vergleich zu den verheirateten Paaren ungleich intensiveres Kommunikationsverhalten an. Dieses intensivere Aufeinandereingehen von Stimulator und Stimuland schließt verbale wie nonverbale Kommunikation ein (vgl. Kapitel 5). Informationen über sexuelle Bedürfnisse, den Grad der Erregung, über angenehme oder schmerzhafte Empfindungen werden während und auch nach den sexuellen Aktivitäten frei und offen ausgetauscht. Was sind nun die Ursachen für den ungewöhnlich hohen Kommunikationsstand zwischen den beiden Mitgliedern einer festen homosexuellen Beziehung? Sehr wahrscheinlich ist er einfach notwendig. Denn eine jede feste homosexuelle Beziehung weist neben kurzfristigen sexuellen Vorteilen längerfristige Nachteile auf. Einer der unmittelbaren Vorteile ist ohne Zweifel die intrageschlechtliche Empathie. Dieses eigengeschlechtliche Einfühlungsvermögen ermöglicht es den Männern, differenziert und gezielt den sexuellen Wünschen anderer Männer nachzukommen. Und bei den Frauen kann man zu Recht davon reden, daß ausschließlich Frauen adäquat auf die subjektiven sexuellen Bedürfnisse von Frauen einzugehen vermögen.

Ferner hat jede homosexuelle Interaktion den Vorteil, nicht auf eine unmittelbare funktionale Abhängigkeit der Partner voneinander angewiesen zu sein. Mit anderen Worten, eine Koordinierung verschieden angelegter koitaler Reaktionszyklen entfällt in diesem Fall. Das gesamte sexuelle Interesse kann somit auf die eigene Person konzentriert werden, und jegliche Angst, während der sexuellen Interaktion den

Bedürfnissen des Partners nicht genüge zu tun, ist hierbei ausgeschaltet. In einer festen homosexuellen Partnerschaft hat jedes Mitglied die Möglichkeit, sich während einer Phase der sexuellen Interaktion ganz auf die eigenen Bedürfnisse zu konzentrieren. Deshalb ist es ihm auch weitaus eher möglich, seine Wünsche direkt zu äußern, als das bei verheirateten Paaren der Fall ist, die ihre subjektiven Empfindungen stets der kulturell vermittelten Verantwortung für das momentane sexuelle Wohlergehen ihres Partners unterzuordnen haben. Diese kulturell vermittelte Verantwortlichkeit dem heterosexuellen Partner gegenüber basiert natürlich im wesentlichen auf den Eigenarten des Koitus.

Auf der anderen Seite existieren jedoch auch längerfristige Nachteile einer festen homosexuellen Beziehung, die mit den hier üblichen stimulativen Techniken Partnermanipulation bzw. Fellatio/Cunnilingus zusammenhängen. Zwar besteht für ein homosexuelles Paar die Möglichkeit, auf pseudokoitale Techniken auszuweichen (rektaler Geschlechtsverkehr und Anwendung eines Dildo) sowie zur gegenseitigen Masturbation, doch bediente sich nur eine Minderheit der rekrutierten Untersuchungspersonen dieser Interaktionsformen. Deshalb sei nochmals auf den Ausgangspunkt der hier diskutierten Fragestellung erinnert: Die Notwendigkeit einer intensiven Kommunikation zwischen den fest liierten homosexuellen Partnern. Da ihnen im Grunde genommen nur zwei stimulative Techniken zur Verfügung stehen, sind sie darauf angewiesen, diese auf das äußerste zu verfeinern und zu vervollkommnen, wollen sie auf die Dauer nicht ein Nachlassen der stimulativen Effektivität innerhalb einer längerwährenden familiären Beziehung riskieren.

Das »erst ich, dann du«, das diesen stimulativen Techniken (Partnermanipulation und Fellatio/Cunnilingus) zu eigen ist, hat also neben den oben beschriebenen Vorteilen auch gravierende Nachteile, da hierbei an eine unmittelbare Rückkopplung der individuellen Erregungszustände nicht zu denken ist. Die vororgastische Erregung des Partners und seine orgastische Entspannung fallen anders als während des Koitus häufig vollkommen auseinander. Wird das Anwachsen der sexuellen Erregung gemeinsam erfahren, und nicht nur individuell genossen, so ergeben sich naturgemäß vielerlei Möglichkeiten der gegenseitigen Stimulation. Selbstverständlich lassen sich eine Vielzahl von Ursachen des Anwachsens der sexuellen Erregung angeben, doch sie alle lassen sich innerhalb eines dreigliedrigen Schemas beschreiben. Zum ersten wirkt es sich sexuell stimulierend auf das Individuum A aus, wenn er oder sie mit dem Körper ihres Sexualpartners in Kontakt kommen. Wenn sich nun der Partner gleichzeitig dem Körper von A nähert, erschließt sich hieraus für A eine weitere Quelle physischen Wohlbefindens. Wenn dann schließlich der Partner von A während des gegenseitigen Austauschs von Zärtlichkeiten selber sexuell hochgradig erregt ist, und diese Erregung auch effektiv (verbal oder nonverbal) an A mitzuteilen im Stande ist, wirkt dieser sexuelle Spannungszuwachs verstärkend auf die Erregung von A zurück. A wird im wachsenden Maße sexuell erregt, weil er oder sie sich mit der sexuellen Erregung des Partners identifiziert. Dieses hier grob gezeichnete dreigliedrige Schema kam jedoch bei der Anwendung von Partnermanipulation und Fellatio/Cunnilingus im Laboratorium nicht vollständig zur Geltung. Die dritte Reizquelle nämlich versiegte, da sie auf gegenseitiger, simultan ausgeübter Stimulation basiert. In der Regel teilte sich zwar dem Stimulator die Erregung seines Partners mit, auf der anderen Seite jedoch wurden seine erogenen Zonen nicht simultan durch den Stimulanden gereizt.

Sobald allerdings beide Partner ihre manuelle oder orale Stimulation simultan absolvierten, waren alle drei Quellen, denen sich das Anwachsen der sexuellen Spannung verdankt, wieder präsent. Läßt sich nun aus dem bisher Gesagten auch der unterschiedliche Grad der subjektiven Anteilnahme während der sexuellen Interaktion bei festen homosexuellen Beziehungen gegenüber assignierten homosexuellen Paaren erklären – eine Differenz, die zwischen diesen beiden Gruppen noch gravierender ist als diejenige zwischen fest liierten homosexuellen Paaren und Ehepaaren? Das ist sicher nicht der Fall, da die festen wie die assignierten homosexuellen Beziehungen im Laboratorium dieselben Stimulationstechniken in der gleichen Abfolge, also sozusagen hintereinander, verwandten. In diesem Zusammenhang muß allerdings berücksichtigt werden, daß die Mitglieder fester homosexueller Beziehungen im Gegensatz zu den assignierten Partnern jede Anstrengung unternahmen, um die von ihnen angewandten stimulativen Techniken zu vervollkommnen. In technischer Hinsicht äußerst sublim, wiesen sie zudem, wie schon gesagt, den höchsten Grad an verbaler wie nonverbaler Kommunikation auf, der jemals bei einer der Untersuchungsgruppen beobachtet werden konnte. Ihre subjektive Anteilnahme an der sexuellen Interaktion wie ihre technische Raffinesse schienen durchaus geeignet, die eingangs beschriebene Gefahr einer längerfristigen Abnützung der durch sie verwandten Stimulationsformen zumindest zu neutralisieren.

Demgegenüber hatte eine Anzahl der homosexuellen Männer und Frauen, die in der Homosexuellenstudie als assignierte Partner fungierten, den einfacheren Weg aus dem Dilemma einer längerfristigen Abnützung der von ihnen benützten Stimulationstechniken gewählt. Ihr Ausweg sah so aus, daß sie an Stelle intensiverer Kommunikation mit dem Sexualpartner und der Verfeinerung stimulativer Techniken einen anderen Partner suchten. Solange die Auswahl potentieller Sexualpartner ihnen groß genug erschien, hatten sie keine Bedenken, zu jeder beliebigen sexuellen Episode mit Hilfe eines neuen Partners zu gelangen.

Eine solche Konzeption erweist sich jedoch nur dann als tragfähig, wenn die sie vertretende Person noch relativ jung und physisch einigermaßen attraktiv ist. Ein derartiger Lebensstil ist jedoch nicht mehr durchzuhalten, sobald diese Person ein gewisses Alter erreicht oder gar ihre physische oder soziale Attraktivität verloren hat. Unter diesen Umständen wird die Partnersuche beträchtlich erschwert. Die übliche Reaktion auf derartig veränderte Bedingungen der homosexuellen Partnerwahl besteht aus dem Versuch, doch noch eine feste Beziehung aufzubauen, die wiederum eine Veränderung des bisherigen Sexualverhaltens erzwingt.

Natürlich ist dieses Problem weitaus komplexer, als es diese knappe Darstellung erscheinen läßt. Festzuhalten bleibt, daß der unterschiedliche Grad subjektiver Anteilnahme bei festen bzw. assignierten homosexuellen Paaren im Laboratorium durchgängig nachgewiesen werden konnte. Beide Formen der Paarbeziehung, ihre Vor- und Nachteile, wurden von den Betroffenen offen diskutiert und gegeneinander abgewogen.

Was die Fähigkeit, zum Orgasmus zu gelangen, angeht, traten im Laboratorium keine wesentlichen Differenzen zwischen den festen und den assignierten homosexuellen Paaren auf (vgl. Kapitel 6 und 10). In den anschließenden Diskussionen äußerten jedoch die assignierten homosexuellen Probanden häufig sexuell motivierte Zukunftsängste. Er oder sie gaben offen zu, daß der ihrem Lebensstil eigentümliche häufige Partnerwechsel ihnen als wesentliches Aphrodisiakum dient. Selbstverständlich tauchen bei den festen homosexuellen Beziehungen wie auch bei den verheirateten Paaren mitunter auch »andere Sexualpartner« auf. Das »neue Gesicht«, das ab und zu neben dem festen Partner erscheint und erneutes Interesse an der Sexualität hervorruft, ist wohl für Männer und Frauen, gleich welcher sexuellen Präferenz, ein bekanntes Phänomen. In den von dem Untersuchungsteam durchgeführten Interviews tauchte es, wie auch immer bewertet, auf jeden Fall mit steter Regelmäßigkeit wieder auf. Doch während dieser anderen Person im Wertsystem der festen Beziehungen gleich welcher sexuellen Präferenz eher periphere Bedeutung zukam, war das »neue Gesicht« für die assignierten Partner von zentraler Wichtigkeit – es machte gleichsam das Wesen ihres Lebensstils aus.

Heterosexuelle. Eine Darstellung der subjektiven Aspekte der sexuellen Interaktion fester heterosexueller Beziehungen vermag sicherlich eine zusätzliche komparative Dimension hinsichtlich homosexueller Verhaltensweisen zu erbringen. Ebenso wie bei den homosexuellen Paaren hat die heterosexuelle Interaktion gewisse kurzzeitige Vorteile und längerfristige Nachteile aufzuweisen, die im folgenden kurz dargestellt werden sollen. Die heterosexuellen Paare sind in der Lage, jede Kombination der allgemein verbreiteten Stimulationstechniken Partnermanipulation und Fellatio/Cunnilingus auszuüben; darüber hinaus vermögen sie zu koitieren oder auch weniger verbreitete Techniken wie rektalen Geschlechtsverkehr, Dildos oder gegenseitige Masturbation für sich in Anspruch zu nehmen. Die potentielle Variationsbreite der stimulativen Techniken ist in diesem Fall also breiter als bei den homosexuellen Paaren, und wenigstens theoretisch gesehen existieren für heterosexuelle Paare vielfältigere Möglichkeiten subjektiver Triebbefriedigung. Selbstverständlich setzt das zunächst voraus, daß das jeweilige Paar alle kulturellen und theologischen Konzeptionen verwirft, die einzig den Koitus als akzeptables Ziel der sexuellen Interaktion betrachten.

Mit anderen Worten: Will sich das heterosexuelle Paar die potentielle Vielfalt von Interaktionsmöglichkeiten wirklich erschließen, dürfen beispielsweise Fellatio/Cunnilingus nicht nur als Techniken angesehen werden, die zwangsläufig im Koitus zu münden haben, sondern als durchaus eigenständige Interaktionsformen, die bis zur orgastischen Entspannung hin beibehalten bzw. variiert werden können. Ansonsten präsentieren sich nämlich die heterosexuellen Interaktionsmuster ebenso reduziert wie die der homosexuellen Paare.

Die längerfristigen Nachteile eines solchermaßen reduzierten heterosexuellen Verhaltens werden nicht lange auf sich warten lassen. Fest liierte heterosexuelle Partner haben unvermeidliche Probleme mit der Einfühlung in die Bedürfnisstruktur des anderen Geschlechts. Die hieraus resultierende Frustration kann unter Umständen traumatische Züge annehmen – dann versteht der Mann die subjektiven Aspekte weiblicher Sexualität ebensowenig wie die Frau diejenigen des Mannes, obgleich beide der festen Überzeugung sind, sie wüßten genau Bescheid. Man kann jedoch getrost davon ausgehen, daß die Männer über keinen quasinatürlichen Bezugsrahmen verfügen, um beispielsweise den subjektiven Aspekt der weiblichen Orgasmuserfahrung zu begreifen, während andrerseits die Frauen keine Vorstellung von dem Vorgang, der in der Psyche des Mannes die Ejakulation begleitet, haben können.

Eine derartig hohe Grenze zwischen dem subjektiven Empfindungsvermögen der beiden Geschlechter kann nur mit Hilfe des Bewußtseins, nur durch gegenseitiges Lernen abgebaut werden. Eine solche gegenseitige Sexualerziehung verlangt, daß der Partner davon unterrichtet wird, ob seine sexuelle Annäherung als lustvoll empfunden wird oder nicht. Ferner ist es notwendig, nicht nur allgemein über Sexualität, sondern auch über konkrete sexuelle Verhaltensweisen zu diskutieren. Kurz gesagt kann die gegenseitige sexuelle Unwissenheit zwischen den Geschlechtern nur mit Hilfe freier und offener Kommunikation während und nach der sexuellen Interaktion beseitigt werden. Bisher konnte ein solcher Informationsaustausch allgemein nur bei festen homosexuellen Beziehungen beobachtet werden – was um so erstaunlicher ist, da diese unbestritten über ein hohes Maß an gleichgeschlechtlichem Einfühlungsvermögen verfügen. Ein freier Kommunikationsfluß war bei den heterosexuellen Paaren nur äußerst selten zu konstatieren, obwohl seine Notwendigkeit von den heterosexuellen Probanden in den Diskussionen mit dem Untersuchungsteam immer wieder unterstrichen wurde. Dieses kommunikative Vakuum war alles andere als geeignet, das homosexuelle Klischee »Man kennt sich selbst am besten« zu entkräften. Alle potentiellen sexuellen Vorteile der verheirateten heterosexuellen Paare wurden bei weitem durch zwei Faktoren wiederum aufgewogen: Zum ersten durch die kulturell tradierte Vorherrschaft des Koitus, zum zweiten aber – und das scheint weitaus wichtiger – durch die frappante Kommunikationsschwäche der heterosexuellen Partner, die weder auszudrücken vermochten, was ihnen gefiel und Lust bereitete, noch was ihnen unakzeptabel erschien.

In einem Satz gesagt, ist die feste heterosexuelle Beziehung nicht nur durch soziokulturelle und religiöse Einflüsse gehandikapt, sondern vor allem durch einen potentiell schon selbstzerstörerischen Mangel an intellektueller Neugierde gegenüber dem Partner.

Es existiert jedoch noch ein dritter soziokultureller Faktor, der sich längerfristig negativ auf festgefügte heterosexuelle Beziehungen auswirkt. Alle dahingehend befragten Ehepaare stimmten darin überein, daß dem Mann, durch welche gesellschaftlichen Mechanismen auch immer, die Rolle des Sexexperten angetragen wird. Zwar läßt sich nicht zuletzt aus dem vorliegenden Text ersehen, daß diese Rollenkonzeption zwischenzeitlich mehr und mehr abgebaut wurde. Dieser soziokulturelle Mythos kann jedoch gar nicht schnell genug destruiert werden, weil er wie kaum ein anderer der befriedigenden heterosexuellen Interaktion im Wege steht.

Durch dieses vorgegebene Rollenschema sieht sich der Mann ohne weiteres in der Lage, genau zu wissen, was seine Partnerin sexuell von ihm erwartet – zumindest glaubt er das. Er fragt nicht, hört nicht zu, geht weder auf Einwände noch Vorschläge der Frau ein – er ist schlicht und einfach sexuell tätig. Und die Frau, die ebenfalls auf die Wirksamkeit der tradierten Rolle des Mannes vertraut, stellt keine Fragen, macht keine Vorschläge, sondern duldet schweigend. Denn sie denkt sich »Er muß es wissen, er ist der Fachmann«, und wenn er sich dann doch so verhält, daß es für sie unangenehm wird, hält sie es für eine bloße Nachlässigkeit seinerseits. Somit sind beide heterosexuellen Partner nicht in der Lage, den subjektiven Lustgewinn zu erzielen, der ihnen eigentlich nützlich wäre, wobei es gleichgültig ist, ob im Laufe dieser Interaktionen nun regelmäßig ein Orgasmus erlangt werden kann oder nicht. Das ist aber noch nicht alles.

Der Mythos vom Mann als dem »Sexexperten« wirkt sich besonders verhängnisvoll auf diejenige Form heterosexueller Interaktion aus, die man getrost als die wichtigste bezeichnen kann: den Koitus. Statt eines der faszinierendsten Kommunikationsmittel zu sein, das heterosexuellen Paaren zur Verfügung steht, tendiert der Koitus dahin, zum bloßen Mittel im Geschlechterkampf zu regredieren, solange der Mann auf seiner Expertenrolle besteht und die gesamte koitale Interaktion dominiert.

Wie in Kapitel 5 beschrieben wurde, beginnt der Mann mit dem eigentlichen Geschlechtsverkehr, sobald er sich selbst qua Erektion dazu in der Lage sieht und festgestellt hat, daß die Lubrikation der Frau einsetzt. Mit dem für ihn wahrnehmbaren Vorkommen des Vaginalsekrets scheint ihm die Frau psychophysiologisch zur Penetration bereit. Normalerweise sucht er nun fieberhaft nach der Vaginaöffnung und führt seinen Penis ein, ohne die Reaktion der Frau weiter zu berücksichtigen. Die Wahl der koitalen Position ist in den meisten Fällen allein Sache des Mannes, zumeist paßt sich die Frau widerspruchslos an. Auch die Frequenz und Stärke der koitalen Bewegungen bestimmt der Mann, der davon überzeugt ist, daß die Frau auf seine Bemühungen optimal reagiert und entsprechendes Vergnügen daran hat. Normalerweise unternimmt die Frau alle nur denkbaren Anstrengungen, um sich dem Verhalten des Mannes anzupassen, ob es ihr nun Freude bereitet oder nicht.

Man fragt sich unwillkürlich, durch welche göttliche Vorsehung der Mensch männlichen Geschlechts mit solchem unbegrenzten Wissen über die sexuellen

Bedürfnisse der Frau ausgestattet werden konnte. Zieht man den außerordentlich hohen Grad männlicher Dominanz während des Koitus in Betracht, läßt sich gut verstehen, daß dieser unter den gegenwärtigen Verhältnissen einer Fallgrube gleichkommt, in die die heterosexuelle Partnerschaft argloser Männer und Frauen abgleitet und in der sie dann gefangengehalten wird. Das Untersuchungsteam war bei der Beobachtung des koitalen Interaktionsverlaufs immer wieder darüber erstaunt, wie wenig bewußt selbst sexuell erfahrene Probanden agierten, und, als Folge dessen, wie wenig die heterosexuellen Männer und Frauen über den Koitus wußten. Dabei geht es noch nicht einmal sosehr um das subjektive Lustempfinden, um das sich die heterosexuellen Paare in ihrer Unwissenheit bringen, sondern vielmehr darum, daß sie eines ihrer besten und differenziertesten Kommunikationsmittel nicht nur nicht adäquat benutzten, sondern tendenziell zerstörten.

Dem durchschnittlichen Ehepaar, das sich dem auf ihn ausgeübten soziokulturellen Druck kaum jemals bewußt ist, wären ähnliche Verhaltensweisen zu wünschen, wie sie die festen homosexuellen Beziehungen entwickelt haben. Durch die Kommunikation konkreter sexueller Bedürfnisse ist es möglich, die längerfristig auftauchenden psychosexuellen Probleme zu bewältigen, die jede feste Beziehung bedrohen. Die Partner müssen aufeinander hören und voneinander lernen und auch in der Lage sein, über etwaiges Fehlverhalten lachen zu können. Bisher können das zuwenige. Die wenigen verheirateten Paare, die das im Laboratorium vermochten, wiesen einen ähnlichen Grad subjektiver Anteilnahme und dieselben Kommunikationsstrukturen auf, die bei den festen homosexuellen Beziehungen beobachtet werden konnten.

Von allen festen und assignierten homosexuellen und heterosexuellen Paaren waren die assignierten heterosexuellen Probanden diejenigen, die über den geringsten Grad subjektiver Anteilnahme an der sexuellen Interaktion verfügten. Der häufige Partnerwechsel war ihnen die wesentliche Quelle sexueller Stimulation – zumindest ging das aus ihren Antworten auf die Fragen des Untersuchungsteams hervor. Im Vergleich zu den assignierten homosexuellen Paaren schienen sie unter zwei Gesichtspunkten benachteiligt: (1) Während sich die Männer und Frauen der assignierten homosexuellen Paare normalerweise frei und offen über ihre unmittelbaren sexuellen Wünsche und Bedürfnisse zu verständigen vermochten (wenn auch meist nur auf einer nonverbalen Ebene), war die Kommunikation zwischen den assignierten heterosexuellen Partnern so restringiert, daß sie kaum noch existierte. (2) Der Vorteil der intrageschlechtlichen Empathie ergab sich in diesem Fall naturgemäß nicht.

Diejenigen Männer und Frauen, die sich zur Mitarbeit in assignierten heterosexuellen Paaren bereiterklärten, wurden durch den neuen Partner ebenso wie durch die ungewohnte Umgebung stimuliert und erlangten die orgastische Entspannung ohne irgendwelche außergewöhnlichen Schwierigkeiten. All ihren Verrichtungen haftete jedoch etwas Mechanisches an. Es gab so gut wie keine verbale und nur eine äußerst reduzierte nonverbale Kommunikation zwischen den Sexualpartnern. Was das Erreichen des Orgasmus anbelangte, waren sie ausgesprochen erfolgreich – und dennoch mangelte es an etwas, das den meisten Männern und Frauen dieser Gruppe nicht einmal zu Bewußtsein kam.

Ambisexuelle. Trotz der ausführlichen Darstellung in Kapitel 8, soll an dieser Stelle nochmals auf die psychosexuellen Aspekte der ambisexuellen Lebensweise eingegangen werden. Auch sie weist eine Reihe bestimmter Vorteile und gewisse längerfristig wirksame Gefahrenquellen auf, die kurz zur Diskussion gestellt werden sollen.

Der wesentliche Vorteil der ambisexuellen Lebensweise ist zunächst darin zu suchen, daß er oder sie über keinerlei sexuelle Präferenz verfügen. Das vereinfacht in gewisser Hinsicht die Partnerwahl, doch ist es nach Auskunft der befragten Ambisexuellen nicht dasjenige Merkmal, das ihren Lebensstil auszeichnet. Weit wichtiger als die Möglichkeit, in jeder Person einen potentiellen Sexualpartner zu sehen, ist den Ambisexuellen ihr Nihilismus hinsichtlich jeglicher Objektorientierung. Die ambisexuellen Individuen vermögen sich in eine breite Vielfalt sozialer Interaktionsformen einzupassen – eine Fähigkeit, die homo- und heterosexuelle Männer und Frauen so nur selten, wenn überhaupt jemals erlangen. Das Fehlen jeglicher sexueller Präferenz bewirkt überdies, daß Ambisexuelle keinerlei sexuelle Vorurteile kennen. Zieht man die soziale Funktion sexueller Vorurteile in Betracht, so kann gegenwärtig jede Person, die nicht unter sexuellen Vorurteilen leidet, als privilegiert gelten. In den mit 12 ambisexuellen Individuen (vgl. Kapitel 8) durchgeführten Interviews trat deren sexuelle Vorurteilslosigkeit klar zutage. Daher kann es auch nicht verwundern, daß wirkliche Ambisexuelle in dieser Gesellschaft nur selten anzutreffen sind.

Die Unparteilichkeit und Vorurteilslosigkeit der Ambisexuellen wirkt sich nicht nur erleichternd auf die Wahl der Sexualpartner aus, sondern gestattet ihnen auch einen freien Ausdruck ihrer sexuellen Bedürfnisse und Empfindungen, wie er sonst kaum jemals zu bemerken ist.

Die potentielle Vielfalt der ambisexuellen Objektbeziehungen schließt selbstverständlich eine Vielzahl unterschiedlicher Stimulationstechniken ein, über die ausschließlich heterosexuelle oder homosexuelle Individuen nicht verfügen. Und noch einen kurzfristig nicht zu unterschätzenden Vorteil bringt die ambisexuelle Lebensweise mit sich: Die Frequenz des Partnerwechsels kann sehr hoch sein, und jedes »neue Gesicht« vermag eine neue Quelle sexueller Stimulation zu sein. Allerdings kann sich bei schneller Rotation das »neue Gesicht« derart abnützen, daß es von vornherein jeglichen Reiz verliert.

Doch auch ein ambisexuelles Leben ist nicht ohne Nachteile. Ein längerfristiger psychosozialer Effekt dieser Lebensweise ist die tendenzielle Vereinsamung innerhalb der Masse. Obwohl die an der Untersuchung teilnehmenden ambisexuellen Probanden über eine relativ extrovertierte Persönlichkeitsstruktur verfügten, hatten sie offenbar keinerlei Interesse an der Identifikation mit dem Partner. Es ist hier also keine psychosexuelle Grundlage für eine längerwährende stabile Beziehung vorhanden. Rein physiologisch gesehen, hatten die Ambisexuellen genauso viel oder wenig Probleme, den Orgasmus zu erreichen, wie die Mitglieder der anderen Untersuchungsgruppen auch. Doch bewirkt das mangelnde subjektive Identifikationsvermögen gewissermaßen die Eindimensionalisierung des Sexualverhaltens. Der Orgasmus wird für ihn oder sie das alles beherrschende Ziel, während die subjektive Anteilnahme des Sexualpartners so gut wie überhaupt nicht genossen werden kann.

Das gängige Grundmuster des ambisexuellen Sexualverhaltens sieht, kurz umrissen, folgendermaßen aus: Identifikation (nicht mit der Person, sondern) mit der sexuellen Attraktivität des Partners; gezielte Aufnahme der sexuellen Interaktion, die stark orgasmusorientiert verläuft; neu einsetzende Partnersuche. Es existiert so gut wie keine kommunikative Dimension im ambisexuellen Sexualleben. Der Sexualakt reduziert sich auf eine gegenseitig ausgeübte Dienstleistung.

Alle bisher aufgezählten Merkmale sind geeignet, die betreffende Person mit der Zeit sozial vollständig zu isolieren. Besonders die älteren ambisexuellen Probanden, die interviewed werden konnten, waren sich dessen bewußt und empfanden ihre Situation mitunter als »überanstrengend« oder gar »deprimierend«. Wie schon in Kapitel 8 angedeutet wurde, ist bisher nicht bekannt, wie ambisexuelle Männer und Frauen mit dem Älterwerden zurechtkommen. Ob und wie sie einen Weg aus der sich verstärkenden sozialen Isolation zu finden vermögen, muß noch untersucht werden. Nach den mit den ambisexuellen Untersuchungspersonen durchgeführten Tiefeninterviews ist das Untersuchungsteam jedenfalls zu der Auffassung gelangt, daß sich eine derartige »Einsamkeit« auf längere Dauer als eine untragbare Bürde erweisen wird.

Verhaltensunterschiede im Laboratorium

Was das Verhalten der Probanden gegenüber dem Laboratorium anbelangte, ergaben sich erstaunlicherweise präferenzspezifische Differenzen. Zwar zeigte sich eine geringe Anzahl homosexueller Untersuchungspersonen an einer detaillierten Einführung in die Laborumgebung interessiert, und manche heterosexuelle Probanden bestanden darauf, nur in Abwesenheit ihres Partners zu masturbieren. In der Regel aber war es umgekehrt: Ein unverhältnismäßig großer Prozentsatz der homosexuellen Untersuchungspersonen weigerte sich, in Anwesenheit des Partners zu masturbieren, während ungewöhnlich viele heterosexuelle Probanden zuvor genau mit den Einrichtungen des Laboratoriums vertraut werden wollten. Eine erschöpfende Erklärung dieser Verhaltensunterschiede ist bisher noch nicht zur Hand. Der Versuch, die Gründe dieser Diskrepanz in den Interviews zu ermitteln, erwies sich als wenig produktiv.

Ein wichtiger Hinweis in die richtige Richtung ergab sich dann doch in der Diskussion mit zwei homosexuellen Männern. Beide vertraten die Ansicht, es sei lustvoller, simultan zu masturbieren. Nachdem das Untersuchungsteam auf der individuellen Masturbation bestand, schienen sie etwas ängstlich zu werden und verlangten, in Abwesenheit des Partners zu masturbieren.

Wie sich herausstellte, ist die simultane Masturbation unter Homosexuellen ungleich verbreiteter als bei den Heterosexuellen. Die vom Untersuchungsteam im voraus geplante Sitzung, während der individuell masturbiert werden sollte, erzwang von den homosexuellen Probanden eine weitaus tiefgreifendere Verhaltensänderung, als das bei den heterosexuellen Untersuchungspersonen der Fall war. Darauf reagierten jene mit einer gewissen Ängstlichkeit, der ein Drang zur größtmöglichen Zurückgezogenheit entspricht. Diese Interpretation erklärt aber noch nicht alles.

Jedes Anwachsen auch nur unbewußter Ängste kann die Effektivität der sexuellen Interaktion negativ beeinflussen, und niemand vermag mit Sicherheit zu sagen, wie sich die Beobachtung der sexuellen Interaktion im Laboratorium auf diese wirklich auswirkt. Die heterosexuellen Probanden, die sich mit der Einrichtung des Laboratoriums gründlich vertraut zu machen wünschten, wiesen unabhängig von ihrem hohen Grad an sexueller Erfahrung weitaus mehr ängstliche Bedenken hinsichtlich sexueller Aktivitäten im Labor auf, als das bei den homosexuellen Paaren zu beobachten war (vgl. Kapitel 4 und 5). Wie im klinischen Teil dieser Arbeit geschildert werden wird (vgl. Kapitel 15 und 16), haben Ängste vor heterosexuellem Versagen eine ganze Reihe von Männern und Frauen zur Übernahme einer homosexuellen Präferenz gedrängt. Sobald derartige Ängste auftreten, ist die Wahrscheinlichkeit von Funktionsstörungen bei homosexuellen Interaktionsformen geringer als zwischen heterosexuellen Partnern.

Die Befragungen durch das Untersuchungsteam ergaben, daß die heterosexuellen Partner nicht nur über die eigene Effektivität besorgt waren, sondern ebenso um die ihres jeweiligen Partners. Ähnlich gelagerte Bedenken waren bei Homosexuellen so gut wie niemals anzutreffen, zumindest wurden sie nicht ausgesprochen. Die heterosexuellen Paare, die sich allein und unbeobachtet im Laboratorium aufhalten konnten, waren hierdurch in die Lage versetzt, sich gegenseitig zu ermutigen und sexuellen Aktivitäten nachzukommen, ohne dabei zunächst beobachtet zu werden. Danach hatten sie in der Regel genügend (Selbst-) Vertrauen geschöpft, um an dem eigentlichen Untersuchungsprogramm teilnehmen zu können. Durch diese Einführungsphase festigte sich also nicht nur das Vertrauen in die eigenen sexuellen Fähigkeiten, sondern ebensosehr auch in die des Partners.

Die behutsame Vorgehensweise vieler heterosexueller Untersuchungspersonen bewirkte möglicherweise auch, daß sie eher als die homosexuellen Probanden dazu bereit waren, individuell im Beisein des Partners zu masturbieren. Vielleicht hätten nicht so viele homosexuelle Probanden auf der Abwesenheit des Partners während der Masturbation bestanden, wenn sie zuvor die Gelegenheit zu einer schrittweisen Einführung in die Laborumgebung genützt hätten.

Wie bereits geschildert, nahmen die zwölf ambisexuellen Probanden keine dieser Regelungen in Anspruch.

Alles in allem kann das Untersuchungsteam über die soeben dargestellten präferenzspezifischen Verhaltensdifferenzen nur spekulative Mutmaßungen anstellen. Ob sich das in Zukunft ändern wird, scheint durchaus fraglich.

Schlußfolgerungen

Welche allgemeinen Schlußfolgerungen können nun – auch unter Berücksichtigung einer möglichen klinischen Verwendung – aus dem bisher vorgestellten Material abgeleitet werden? Das wichtigste Resultat der vorliegenden komparativen Untersuchung ist ohne Zweifel die These, daß hinsichtlich der physiologischen Reaktion auf gleichartige sexuelle Stimuli zwischen homosexuellen und heterosexuellen Männern bzw. homosexuellen und heterosexuellen Frauen keinerlei Unterschied besteht. Mit anderen Worten, der von den überzeugten Vertretern der jeweiligen sexuellen Präferenz immer wieder ausgesprochene Satz: »Wir können es besser als ihr« entbehrt jeder physiologischen Basis. Es steht zu hoffen, daß sich diese Erkenntnis, sobald sie sich hinreichend verbreitet haben wird, dazu beitragen wird, tiefverwurzelte soziale Vorurteile zu beseitigen.

Es ist weiterhin anzunehmen, daß gerade diese Erkenntnis dazu führt, die homosexuellen Männer und Frauen von dem soziokulturellen Druck, der auf ihnen lastet, zu befreien. Selbstverständlich wird die homosexuelle Lebensweise auch in Zukunft über die Maßen problematisch erscheinen, und die homosexuellen Männer und Frauen werden gehörigen sozialen Mut aufbringen müssen, um ihre »Veranlagung« offen einzugestehen. Sie sollen sich aber gleichzeitig auch nicht zu Überreaktionen hinreißen lassen – psychosoziale Vorurteile verschwinden nicht über Nacht.

Von gleicher Relevanz wie die unschwer vorhersagbare wachsende soziale Anerkennung der Homosexualität ist für unsere Zivilisation die Anerkennung der physiosexuellen Potenz der Frau. Die Fähigkeit der Frau zum multiplen Orgasmus, dem das eingeschränkte Ejakulationsvermögen des Mannes gegenübersteht, ist durchaus geeignet, das bisherige Selbstbild des Mannes in seinen Grundfesten zu erschüttern. Wenn der Mann es fertig bringt, sein sexuelles Verhalten den inzwischen offen liegenden Tatsachen anzupassen, wenn er also lernt, beispielsweise seine Ejakulation bewußt zu kontrollieren oder seiner Partnerin mit Hilfe nichtkoitaler Techniken orgastische Entspannung zu verschaffen, so ist schon viel gewonnen. Will er sein dominierendes Rollenverhalten nicht aufgeben, wird er über kurz oder lang in Schwierigkeiten geraten. Unter den bestehenden soziokulturellen Verhältnissen kann der Mann nur gewinnen, wenn er endlich die Rolle des »Sexexperten« aufgibt.

Die Frauen sollten hingegen nicht in den Fehler verfallen, ihre multiple orgastische Kapazität als naturverbürgte Grundlage ihrer psychosexuellen Überlegenheit anzusehen. Ihre physiologische Eigenart ist nicht eo ipso ein Argument zur Aufnahme lesbischer Beziehungen. Die besten Argumente lesbischer Frauen sind sozialer

Natur – sie hängen mit der Weigerung der Männer zusammen, eine wirklich partnerschaftliche Rolle zu akzeptieren.

Und noch etwas Wichtiges darf nicht vergessen werden. Es ist das Verhalten derjenigen Paare, die an dieser Untersuchung teilnahmen und im Laboratorium mit einer sexuellen Funktionsstörung konfrontiert wurden. Wie wurden sie damit fertig? Von einer Ausnahme abgesehen (ein Mann und eine Frau zeigten sich sichtlich beunruhigt über einen Fall von Ejakulationsschwäche) reagierten diese sexuell erfahrenen Männer und Frauen auf alle vorkommenden Dysfunktionen ohne Angst und Furcht. Ihre Reaktion war positiv, sie besprachen die Gründe, die die Fehlfunktion verursacht haben mochte, oder lächelten einfach und sagten: »Laß es uns ein anderes Mal versuchen.« Ihr Selbstbewußtsein war durch eine derartige Episode nicht zu erschüttern, sie hatten keine Furcht, daß sich die Dysfunktion in Zukunft wiederholen müsse. Kurz gesagt, nahmen die Untersuchungspersonen etwaige Fehlfunktionen mit Fassung hin und betrachteten sie weder als Schande, noch dramatisierten sie sie. Und obwohl derartige Dysfunktionen im Laboratorium bei manchen Paaren mitunter öfters als nur einmal zu beobachten waren, hatten die Betreffenden in den eigenen vier Wänden niemals gleichartige Probleme gehabt.

Dieses Verhalten der Untersuchungspersonen verdient uneingeschränkte Anerkennung. Sexuelle Funktionsstörungen könnten in unserer Zivilisation weitaus seltener auftreten, wenn die betreffenden Partner bereit wären, sie in Ruhe zu diskutieren, sich nicht gegenseitig zu beschuldigen und zudem souverän genug wären, auch einmal über sie zu lächeln und zu sagen: »Laß es uns ein anderes Mal versuchen.«

Reaktion auf öffentliche Diffamierung

Im Rahmen dieser Betrachtung muß noch kurz auf die verschiedenartigsten Diffamierungen eingegangen werden, denen sich Homosexuelle in der Öffentlichkeit ausgesetzt sehen. Sie treten als religiöse und politische Überzeugung auf, sind in die Gesetzgebung eingeflossen und in ihrer Wirksamkeit nicht zu unterschätzen. Interessanterweise läßt sich der Grad ihrer Intensität in den USA bestimmten geographischen Regionen zuorden. Auch dieses Phänomen wurde in den Diskussionen zwischen den homosexuellen Probanden und dem Untersuchungsteam angesprochen.

Die Mehrzahl der festen homosexuellen Beziehungen, die sich zur Teilnahme an den Untersuchungen des Instituts bereiterklärt hatten, kamen aus Großstädten außerhalb der näheren Umgebung von St. Louis (vgl. Kapitel 2). Die Antworten auf Fragen nach der Intensität des sozialen Drucks, dem sie als Homosexuelle ausgesetzt sind, variierten je nach Wohnort der Befragten. Wie zu erwarten war, nahm der soziale Druck mit der wachsenden Größe der Stadt ab. In kleineren Städten sahen sich die Homosexuellen also eher gezwungen, auf die »öffentliche Meinung« Rücksicht zu nehmen, als das in den größeren Städten der Fall war.

Doch auch Städte von ungefähr gleicher Größenordnung unterschieden sich voneinander hinsichtlich einer homosexuellenfeindlichen Stimmung. In Städten mit politisch und religiös eher konservativ eingestellter Bevölkerung war die Furcht der Homosexuellen beträchtlich größer als in den liberalen Hochburgen. Gut läßt sich dieses Phänomen an Hand der homosexuellen Probanden illustrieren, die in einem akademischen Milieu leben. Die Größe und das Prestige der jeweiligen akademischen Institution spielen keine Rolle, wesentlich ist die politische Färbung der Region. In konservativen Gegenden waren kein einziger der uns bekannten homosexuellen Männer und keine homosexuelle Frau öffentlich als solche bekannt, in liberaleren Regionen war von ungefähr der Hälfte der Paare allgemein bekannt, daß sie eine homosexuelle Gemeinschaft darstellen. Letztere Paare kamen alle aus einer großstädtischen Umgebung, und keines der Paare war an einer Secondary School beschäftigt, an welcher eine offen homosexuelle Beziehung momentan noch immer nicht toleriert werden würde. Psychosozial gesehen ist es offensichtlich, daß jede Form der sozialen Zurückweisung einer festen homosexuellen Beziehung diese innerlich stärkt, sofern ihre Mitglieder relativ bewußte und gut ausgebildete Männer oder Frauen sind. Solche Partnerschaften werden von den Beteiligten häufig als ein »Fels in der Brandung« angesehen, der dem sozialen Druck unbeirrt widersteht. Das Zusammengehörigkeitsgefühl ist hier sehr stark, und das Bedürfnis nach emotionaler Sicherheit ausgeprägter als bei den verheirateten Paaren.

Man mag darüber spekulieren, ob der ungewöhnlich hoch entwickelte Kommunikationsstand während der sexuellen Interaktion homosexueller Paare, die fest zusammenleben, mit der Reaktion auf den sozialen Druck, dem sie sich ausgesetzt sehen, zusammemhängt (vgl. Kapitel 5). Vielleicht erklärt das »soziale Bollwerk«, als das viele Mitglieder einer festen homosexuellen Beziehung ihre Lebensgemeinschaft begreifen, in dieser Hinsicht einiges. Das Untersuchungsteam sieht sich jedenfalls – wie schon gesagt – gegenwärtig nicht in der Lage, dieses Phänomen restlos aufzuklären.

So gesehen, kann die öffentliche Diffamierung indirekt sogar das Zusammengehörigkeitsgefühl in einer homosexuellen Beziehung verstärken. Der hohe Kommunikationsstand ist selbstverständlich bei solchen Paaren nicht auf das Schlafzimmer beschränkt, sondern zeichnet die Beziehung auch in allen anderen Lebenslagen aus. Der ungebundene Homosexuelle, der häufig auf Partnersuche ist, hat natürlich eine weitaus größere Chance, ein soziales Trauma zu erleiden oder mit dem Gesetz in Konflikt zu geraten. Auch er ist von den äußeren sozialen Bedingungen in seiner Lebensgestaltung abhängig, wahrscheinlich noch mehr als die Mitglieder fester homosexueller Beziehungen. Für ihn ist die Gefahr, als Homosexueller entdeckt und diffamiert zu werden, ungleich größer. Dementsprechend stürmischer mag denn auch sein Leben verlaufen.

Der vorklinische Abschnitt dieser Arbeit wurde in der Absicht verfaßt, die wesentlichen Ergebnisse einer über Jahre hinweg währenden Untersuchung der menschlichen Sexualfunktionen zusammenzufassen. Relevante Einzelaspekte, die nicht berücksichtigt werden können, sollen zukünftig in besonderen Publikationen vorgestellt werden. Die hier zusammengefaßten grundsätzlichen Informationen dienen dem Zweck, mit Hilfe eines mehrdimensionalen komparativen Untersuchungsansatzes unser aller Wissen über die Homosexualität beim Menschen zu vergrößern.

KLINISCHE STUDIEN

12
Klinische Untersuchungen

Als 1954 das Programm für eine kontinuierliche Untersuchung der sexuellen Reaktion beim Menschen projektiert wurde, übernahm man als ersten Schritt ein Forschungsprotokoll mit der Forderung nach einer wissenschaftlichen Ergründung des männlichen und weiblichen Sexualverhaltens, dargelegt am Beispiel erfahrener heterosexueller Partner, die auf wirksame sexuelle Stimuli in einer Laboratmosphäre reagieren. Man sah voraus, daß bis dahin unbekannte Daten aus jener Phase des umfassenden Forschungsprogramms wertvoll für die Entwicklung effektiverer Techniken bei der klinischen Behandlung heterosexueller Disfunktionen sein würden.

Ein Bericht über die grundlegende wissenschaftliche Untersuchung heterosexuellen Verhaltens wurde den medizinischen Experten 1966 mit der Veröffentlichung »Human Sexual Response« vorgelegt. Nachdem erst eine produktive Grundlagenforschung entwickelt worden war, folgte als zweiter Schritt die Festsetzung eines klinischen Kontrollzeitraums von zehn Jahren zur Erprobung der vom Institut neu entwickelten Methoden zur Behandlung heterosexueller Störungen. Diese Kontrollperiode endete 1968, und die Ergebnisse der klinischen Behandlungsprogramme wurden 1970 in »Human Sexual Inadequacy« veröffentlicht. Der Abschnitt über Homosexualität in der laufenden Untersuchung der sexuellen Reaktion beim Menschen begann 1964. Das Institut bemühte sich, dem überwältigenden kulturellen und wissenschaftlichen Bedürfnis nach einer objektiven Untersuchung homosexuellen Verhaltens nachzukommen. Das gleiche grundlegende Protokoll, das neuen Wegen in der klinischen Behandlung vorausgegangen war, wurde verwendet. Das Forschungsprogramm setzte an bei einer Ergründung der physiologischen Reaktionsmuster, demonstriert von sexuell erfahrenen homosexuellen Männern und Frauen, die auf wirksame sexuelle Stimuli in der Umgebung eines Forschungslabors reagierten. Diese Erforschungen des homosexuellen Verhaltens wurde 1968 nach fast fünf Jahren voller Schwierigkeiten im Laboratorium abgeschlossen.

Die über zehn Jahre laufende Periode klinischer Kontrolle zur Schaffung und Auswertung von Behandlungsmethoden gegen Disfunktionen und Unzufriedenheiten Homosexueller begann 1968 und endete 1977. Mit dem vorliegenden Text berichtet das Institut sowohl über die wissenschaftliche Grundlagenforschung zum Verhalten Homosexueller, als auch über die neuen klinischen Programme, die auf die Behandlung sexueller Störungen bei Homosexuellen abzielen.

Obwohl die ursprünglichen Untersuchungen der physiologischen Reaktion auf heterosexuell und homosexuell ausgerichtete Stimuli schon über ein Jahrzehnt abgeschlossen sind, werden die neuen klinischen Behandlungsmethoden, die in den Jahren 1959 (heterosexuell) und 1968 (homosexuell) entwickelt wurden, um sexuelle Fehlfunktionen und Unzufriedenheit zu beheben, auch in Zukunft fortgeführt. Auch künftig wird das Institut in dem Maße, in dem sich seine Therapiekonzeptionen verändern, die Behandlungsmethoden verbessern und die Erziehungs- und Ausbildungsstätten erweitern. Sachliche Informationen, die sich aus der empirischen Vertiefung dieser klinischen Forschungsprogramme ergeben, werden regelmäßig der medizinischen Öffentlichkeit zugänglich gemacht.

Definitionen

Als die Therapieprogramme des Instituts auf die Behandlung homosexueller Funktionsstörungen ausgedehnt wurden, zeigte sich bald, daß die früher für den Forschungsabschnitt über Heterosexualität festgelegten Definitionen von Impotenz und Orgasmusunfähigkeit (Anorgasmie) nicht immer auf Fehlfunktionen homosexueller Männer und Frauen anwendbar waren. Wie später in diesem Kapitel erörtert, wird die Fähigkeit zur wirksamen Masturbation verwendet, um männliche Potenz oder den weiblichen orgastischen Zustand bei Homosexuellen zu definieren an Stelle von Definitionen, die auf dem Koitus basieren. Die Fähigkeit, effektiv zu masturbieren, wurde nicht als Kriterium zur Definition sexueller Fehlfunktion bei Heterosexuellen verwendet. Grundlage für diese spezifische Unterscheidung ist die Tatsache, daß sowohl Masturbation, als auch Partnermanipulation häufige, d. h. fast ausschließlich anzutreffende Muster der Interaktion bei homosexuellen Männern und Frauen sind. Im Gegensatz dazu werden diese Techniken bei der auf abschließende Befriedigung ausgerichteten Interaktion von Heterosexuellen weniger häufig verwendet.

Der Akt des Eindringens in die Scheide, der so einzigartig in die Definitionen heterosexuell orientierter männlicher Impotenz und weiblicher Orgasmusunfähigkeit beim Koitus einbezogen ist, spielt selbstverständlich keine wesentliche Rolle bei homosexueller Interaktion. Es ist auch offensichtlich, daß die Fähigkeit zu rektalem Eindringen nicht als wesentlicher Faktor bei einer Definition der Impotenz Homosexueller betrachtet werden konnte, da analer Verkehr keine häufig ausgeübte Form der Interaktion männlicher Homosexueller ist.

Ein wichtiger Unterschied in der sexuellen Potenz liegt also zwischen heterosexuell und homosexuell orientierten Männern darin, daß für den homosexuellen Mann keine absolute Notwendigkeit besteht, eine ausreichende Erektion für einen Vorgang des Eindringens zu erreichen. (Obwohl Fellatio zugegebenermaßen einen Akt des Eindringens darstellt, ergeben sich nur geringe terminologische Schwierigkeiten, weil der Mann dazu nicht einmal eine partielle Erektion benötigt.)

Da es ebenfalls offensichtlich ist, daß rektales und vaginales Eindringen keine regelmäßig auftretenden sexuellen Praktiken von Lesbierinnen sind, werden diese Handlungen nicht zur Definition anorgasmischer Zustände von Lesbierinnen in Betracht gezogen.

Es wurde beschlossen, daß die gebräuchlichsten Formen homosexueller Interaktion als zusammengesetzter Maßstab verwendet werden sollten. Das Verhalten männlicher und weiblicher Homosexueller sollte also an der individuellen Fähigkeit zur Reaktion auf Masturbation, Partnermanipulation und Fellatio/Cunnilingus gemessen werden. Stellte sich weiterhin einmal ein männlicher oder weiblicher Homosexueller durch sein oder ihr Unvermögen, effektiv auf diese Stimulationstechniken zu reagieren, als impotent oder anorgasmisch heraus, wurden die Bezeichnungen primäre, sekundäre und situationsbedingte Impotenz und primäre, situationsbedingte oder zufällige Orgasmusunfähigkeit verwendet. Es wurde angenommen, daß zunächst das Forschungsteam und später die medizinische Fachwelt eine gemeinsame Terminologie haben würden, um Fehlfunktionen und Unzufriedenheit von Homosexuellen zu identifizieren und zu diskutieren.

Ein primär impotenter homosexueller Mann wird definiert als jemand, der auf keine der Techniken von Masturbation, Partnermanipulation oder Fellatio reagieren kann, indem er eine vollständige Erektion erreicht und beibehält. Sekundäre Impotenz wird bei einem männlichen Homosexuellen diagnostiziert, der in der Vergangenheit auf alle drei stimulativen Techniken reagierte, gegenwärtig aber seine Fähigkeit zur Erektion verliert oder vollständig verloren hat. Als ein situationsbedingt impotenter Homosexueller wird ein Mann definiert, der als Reaktion auf eine oder zwei der drei Stimulationstechniken mindestens einmal reagierte, indem er eine vollständige Erektion erreichte und beibehielt aber nicht mit einer vollständigen Erektion auf alle drei stimulativen Methoden reagieren konnte.

Die primär orgasmusunfähige Lesbierin ist definiert als eine Frau, die mit keiner der Techniken von Masturbation, Partnermanipulation oder Cunnilingus zum Orgasmus gelangt. Die situationsbedingt orgasmusunfähige Lesbierin wird definiert als eine Frau, die bei einer oder zwei der stimulativen Techniken den Orgasmus erreicht, aber nie bei allen drei Techniken. Die zufällig orgasmusunfähige Lesbierin stellt eine Frau dar, die mindestens einmal auf jede der drei stimulativen Methoden mit einem Orgasmus reagierte, aber selten eine sexuelle Erregung bis zum Orgasmus hin auf jede Form sexueller Stimulation erreicht.

Der einzige wirkliche Unterschied zwischen den beiden Geschlechtern in der Definition sexueller Disfunktion liegt in der Diagnose sekundärer Impotenz und zufälliger Orgasmusunfähigkeit. Die Diagnose sekundärer Impotenz beinhaltet den tatsächlichen Verlust der physiologischen oder psychosexuellen Fähigkeit, eine Erektion zu erlangen. Der zufällig orgasmusunfähige Zustand bedeutet nicht den Verlust der Orgasmusfähigkeit. Dieser Zustand bezeichnet eher ein niedriges Niveau an stimulativem Interesse oder sexueller Beteiligung oder beidem als die mangelnde Fähigkeit auf wirksame sexuelle Stimuli zu reagieren.

Der subtile Unterschied zwischen diesen Definitionen spiegelt die Tatsache wider, daß unterschiedliche Fähigkeiten gemessen werden. Die Diagnose der Impotenz zeigt die mangelnde Fähigkeit an, effektiv in der gesellschaftlichen Rolle des Mannes, nämlich eine Erektion zu erreichen, zu funktionieren, nicht jedoch den spezifischen Mangel der Fähigkeit zum Orgasmus. Beispielsweise ejakulieren gelegentlich Männer mit einem vollkommen schlaffen Penis. Der orgasmusunfähige Zustand stellt ein Unvermögen dar, orgastische Befreiung von sexuellen Spannungen zu erreichen, nicht die fehlende Fähigkeit in der kulturell definierten Rolle der Frau zu reagieren, die durch die Entwicklung von Lubrifikation das Eindringen in die Vagina vorbereitet (das weibliche physiologische Gegenstück zur männlichen Erektion).

Jede allgemeine Diskussion über sexuelle Störungen bei Männern sollte das häufig auftretende Leiden der vorzeitigen Ejakulation und die selten festgestellte Fehlfunktion der Unfähigkeit zur Ejakulation einschließen. Das Institut hat die vorzeitige Ejakulation jedoch nicht als ein größeres Problem von Homosexuellen beschrieben, weil sie selten eine ernste Schwierigkeit bei der Interaktion männlicher Homosexueller darstellt. Normalerweise wird es nicht als eine Angelegenheit von größerer Wichtigkeit angesehen, ob einer oder beide Männer kurz nach dem Beginn der sexuellen Interaktion ejakulieren, weil keiner der beiden zu seiner sexuellen Befriedigung darauf angewiesen ist, daß der andere die Kontrolle über die Ejakulation behält. Während der zehnjährigen Kontrollperiode ersuchten nur zwei homosexuelle Männer das Institut um Teilnahme an einer Therapie zur Behandlung vorzeitiger Ejakulation. Bei beiden hatte sich die verfrühte Ejakulation während heterosexueller Interaktion in jungen Jahren entwickelt. Jeder der beiden Männer hatte früher normalerweise bei heterosexueller Interaktion ejakuliert, bevor er sich vollständig entkleiden konnte.

Statt einer Behandlung im Therapieprogramm des Instituts erhielten diese beiden Männer und ihre Partner jeweils eine zweimalige kurze Beratung. Die »Squeeze-Technik« wurde erklärt,* und nachdem sie diese einige Tage mit ihren Partnern ausgeübt hatten, berichteten die Männer von »zufriedenstellender« Kontrolle. Da diese Paare nicht in das Forschungsprogramm aufgenommen wurden, weil ihr Leiden leicht heilbar war und die Anwendung intensiver Sex-Therapie-Techniken nicht rechtfertigte, wurden diese Paare nicht in die vorgelegten Behandlungsstatistiken aufgenommen.

Dem rasch ejakulierenden Homosexuellen ist viel leichter zu helfen als dem verfrüht ejakulierenden Heterosexuellen, weil der heterosexuelle Mann lernen muß, die Ejakulation während der zusammenwirkenden intravaginalen Stoßabläufe mit einer reagierenden Frau zu kontrollieren. Der Homosexuelle hat keinen derartigen Anlaß, die Ejakulation unter Kontrolle zu halten. Das Interesse des homosexuellen Mannes nach Kontrolle beruht primär darauf, sein persönliches Vergnügen auszu-

* Masters, W. H., und Johnson, V. E.: Human Sexual Inadequacy. Boston 1970. S. 102–106.

dehnen, während das Bedürfnis des heterosexuellen Mannes primär darauf konzentriert ist, dem Anspruch auf Befriedigung seines Partners Rechnung zu tragen.

Als homosexuelle Fehlfunktion ist die Unfähigkeit zur Ejakulation beschrieben worden als das beständige Unvermögen, auf die stimulativen Techniken von Masturbation, Partnermanipulation oder Fellatio zu reagieren, jedoch ohne Schwierigkeiten eine Erektion zu bekommen und beizubehalten. Unfähigkeit zur Ejakulation wird in diesem Text nicht als ein Problem der Interaktion von Homosexuellen beschrieben, einfach deshalb, weil kein homosexueller Mann beim Institut über derartige Schwierigkeiten klagte. Sollte sich eine derartige Klage von einem Bewerber aus der homosexuellen Population ergeben, wird sie im wesentlichen mit den gleichen Methoden behandelt werden wie die bei Heterosexuellen mit einer Unfähigkeit zur Ejakulation. Dieser sexuellen Fehlfunktion sollte abgeholfen werden. Ein Mangel an wirksamer Behandlung der Unfähigkeit zu ejakulieren kann den homosexuellen Mann zu Leistungsängsten führen und zu sekundärer Impotenz.

Klinische Untersuchungspopulationen

Von 1968 bis 1977 nahm das Institut 151 homosexuell veranlagte Männer und Frauen mit Beschwerden, die Sexualstörungen widerspiegelten, zur Behandlung an. Aus Gründen der Untersuchung wurden die Probleme homosexueller Störungen in zwei Kategorien aufgeteilt: (1) die sexuell disfunktionalen und (2) die sexuell unbefriedigten. Sexuell disfunktional kategorisierte homosexuelle Männer und Frauen litten unter sexuellen Beschwerden wie Impotenz, Orgasmusunfähigkeit oder sexuellen Aversionen. Sie führten offen oder versteckt ein Leben als Homosexuelle und rangierten in der Kinsey-Skala von 3 bis 6.

Als sexuell unbefriedigt bezeichnet wurden homosexuelle Männer und Frauen, die das Verlangen ausdrückten, zur Heterosexualität zu gelangen oder zurückzugelangen. Die vom Institut dafür verwendeten Termini Konversion oder Reversion erfordern eine weitere Erklärung. Sollte eine homosexuelle Person als Kandidat für eine therapeutische Konversion zur Heterosexualität betrachtet werden, so hatte er oder sie wenig oder keine vorausgegangene heterosexuellen Erfahrungen gehabt (Kinsey-Skala 5 oder 6). Homosexuelle, die als Kandidaten für eine Reversion zur Heterosexualität geführt wurden, rangierten auf der Kinsey-Skala zwischen 2 und 4. Diese Anwärter repräsentierten drei grundsätzlich verschiedene Lebensweisen. Die erstgenannten waren eine Gruppe von Männern und Frauen, die offen als Homosexuelle gelebt hatten, mit oder ohne feste Beziehungen. Die zweiten gehörten zu einer ähnlichen gesellschaftlich ausgerichteten Gruppe, die versteckt als homosexuelle Männer und Frauen lebten. Die dritte Gruppe setzte sich zusammen aus verheirateten Männern und Frauen, die nach außen als Heterosexuelle lebten und in versteckte homosexuelle Beziehungen verwickelt waren.

Im Laufe des zehnjährigen Untersuchungszeitraums für die Behandlung homosexueller Störungen (1968–1977) wollten 81 homosexuelle Paare sexuelle Fehlfunktionen behandeln lassen. Diese disfunktionale Population setzte sich aus 56 männlichen homosexuellen Paaren und 25 lesbischen Paaren zusammen. Die Diagnose der Störungen der 56 männlichen Paare geht aus der Tabelle 12–1 hervor:

Tabelle 12–1

Disfunktionen homosexueller männlicher Paare (N = 56; Disfunktionen männlicher Homosexueller; N = 57)

Paarbeziehung und Art der Impotenz	Zahl der Patienten*	Zahl der Paare	homosexuelle Partner ohne sexuelle Störungen: feste Beziehung	homosexuelle Partner ohne sexuelle Störungen: gelegentliche Beziehung
Disfunktionen eines Partners				
primär	3	3	3	0
sekundär	49	49	34	15
situationsbedingt	3	3	1	2
Disfunktionen beider Partner				
primär	2	1	...	...
Insgesamt	57	56	38	17

* Ein primär impotenter, zwei sekundär impotente und ein gelegentlich impotenter Homosexueller wurden sekundär als sexuell aversiv diagnostiziert.

Fünf Homosexuelle waren primär impotent, wobei zwei von diesen primär impotenten eine feste Beziehung zueinander hatten. Die restlichen drei primär impotenten Männer hatten feste Beziehungen zu homosexuellen Partnern, deren Sexualität evident ungestört war. 49 der Behandlung suchenden Männer waren sekundär impotent. 34 Männer kamen mit Partnern, zu denen sie feste Beziehungen von sechs Monaten bis 23 Jahren Dauer hatten. Die restlichen 15 Männer suchten das Institut mit gelegentlichen Partnern auf. Alle Partner, feste wie sporadische, waren Homosexuelle ohne sexuelle Störungen.

Drei Männer wurden als situationsbedingt impotent diagnostiziert. Zwei von ihnen ließen sich mit gelegentlichen Partnern, einer mit einem konstanten Partner behandeln. Auch diese drei Partner waren Homosexuelle ohne sexuelle Störungen.

Ein primär impotenter Mann, zwei Männer mit sekundärer Impotenz und ein situationsbedingt impotenter Mann wurden zusätzlich wegen sexueller Aversion behandelt.*

Von den 25 lesbischen Paaren, die aufgrund ihrer sexuellen Disfunktionen zur Behandlung ins Institut kamen (Tabelle 12–2), waren 23 Frauen nicht orgasmusfähig, während ihre Partnerinnen keine sexuellen Störungen hatten.

Tabelle 12–2

Disfunktionen homosexueller weiblicher Paare (N = 25; Disfunktionen weiblicher Homosexueller; N = 27)

Paarbeziehung und Art der Orgasmusunfähigkeit	Zahl der Patienten*	Zahl der Paare	homosexuelle Partnerin ohne sexuelle Störungen	
			feste	gelegentliche
			Beziehung	
Disfunktionen einer Partnerin				
primär	7	7	5	2
situationsbedingt	13	13	8	0
zufällig	3	3	3	0
Disfunktionen beider Partnerinnen				
primär	1 }	1	...	...
situationsbedingt	2 }			
situationsbedingt / zufällig	2 } 1 }	1	...	...
Insgesamt	27	25	16	7

* Drei primär orgasmusunfähige, eine situationsbedingt orgasmusunfähige und zwei zufälllig orgasmusunfähige lesbische Frauen wurden sekundär als sexuell aversiv diagnostiziert.

* Die diagnostische Kategorie von sexueller Aversion wurde in »Human Sexual Inadequacy« nicht beschrieben und soll hier nur kurz erwähnt werden. Eine ausführliche Diskussion dieser Störung ist in dem »Textbook of Sexual Medicine« (Boston: Little, Brown, 1979) erschienen. Verkürzt dargestellt, ist sexuelle Aversion eine konsequent negative Reaktion von phobiehaftem Ausmaß auf sexuelle Handlungen oder bereits auf den Gedanken an sexuelle Handlungen. Sexuelle Aversion kommt bei beiden Geschlechtern vor, sowohl bei Homosexuellen, als auch bei Heterosexuellen. Sie steht nicht im Zusammenhang mit einer bestimmten ethischen Vorliebe oder der Ablehnung von speziellen sexuellen Praktiken, sondern ist vielmehr eine geballt negative Reaktion, ein Zeichen von hochgradiger Angst.

Bei zwei Paaren waren beide Partnerinnen sexuell disfunktional. Die 25 Paare wurden in vier verschiedene Kategorien unterschieden:

1. Sieben primär orgasmusunfähige Frauen mit ihren fünf festen und zwei gelegentlichen Partnerinnen.
2. Dreizehn situationsbedingt orgasmusunfähige Frauen mit acht festen und fünf sporadischen Partnerinnen.
3. Drei Frauen, die unter ihren zufälligen Orgasmusstörungen litten, mit ihren festen Partnerinnen.
4. Zwei lesbische Paare. Beide Partner waren über die sexuelle Disfunktion unglücklich. Bei dem einen Paar handelte es sich um eine primär orgasmusunfähige lesbische Frau, die eine feste Beziehung zu einer Frau hatte, die situationsbedingt orgasmusunfähig war. Im zweiten Fall hatte eine situationsbedingt orgasmusunfähige lesbische Frau eine feste Beziehung mit einer lesbischen Frau, die unter zufälligen Orgasmusstörungen litt.

Zusätzliche Schwierigkeiten tauchten im Laufe der Behandlung auf: In Interviews zeigte sich, daß drei der primär orgasmusunfähigen, eine der situationsbedingt orgasmusunfähigen und zwei der zufällig orgasmusgestörten lesbischen Frauen auch sexuell aversiv waren.

Die sexuell unbefriedigte Population

67 Personen mit ihren andersgeschlechtlichen Partnern kamen in den zehn Jahren, in denen die klinischen Untersuchungen liefen, ins Institut, um sich behandeln zu lassen.

Tabelle 12–3

Unbefriedigte homosexuelle Population (N = 67)

In Therapie befindliche Patienten: Geschlecht	Zahl	Zahl der verheirateten Patienten	Zahl der allein lebenden Patienten	Gegenwärtige homosexuelle Störungen	Frühere oder gegenwärtige heterosexuelle Störungen	Frühere sexuelle Aversionen (heterosexuell)	Sexuelle Aversionen (hetero- und homosexuell)
Männlich	54	33	21	0	11*	8	0
Weiblich	13	7	6	1	9**	5	2
Insgesamt	67	40	27	1	20	13	2

* Elf Männer waren heterosexuell disfunktional (sieben waren impotent vor der Therapie und fünf hatten ejaculatio praecox nach der Therapie), einer der elf war sowohl vor der Therapie (impotent) als auch nach der Therapie (ejaculatio praecox) sexuell disfunktional.

** Neun Frauen waren heterosexuell disfunktional (sieben waren vor der Therapie orgasmusunfähig und zwei waren vor und nach der Therapie orgasmusunfähig).

Diese Gruppe setzte sich aus 54 Männern und 13 Frauen zusammen. 31 homosexuelle Männer waren verheiratet und zwei lebten seit langem in festen Mann-Frau-Beziehungen, sie wurden einfachheitshalber hier als verheiratet geführt.

21 Männer hatten keine festen Beziehungen und suchten die Umwandlungs- oder Rückwandlungs-Therapie mit Partnerinnen ihrer Wahl auf.

Sieben der dreizehn lesbischen Frauen waren verheiratet und sechs kamen mit den Partnern ihrer Wahl zur Therapie. Keiner der männlichen Klienten war als Homosexueller sexuell disfunktional. Eine Frau (Kinsey-Skala 6) war während ihrer homosexuellen Beziehungen primär orgasmusunfähig, bevor sie sich zur Umwandlungs-Therapie mit einem heterosexuellen Partner ihrer Wahl entschloß.

Die Tatsache, daß der Großteil der homosexuellen Männer (61,1 %) und Frauen (53,8 %), die wieder heterosexuell werden wollten, verheiratet war, muß besonders erwähnt werden. Das Forschungsteam hatte angenommen, daß in erster Linie Homosexuelle ohne feste Partnerbeziehungen den Wunsch nach Veränderung ihres Sexualverhaltens hatten, und es war in der Tat eine Überraschung, wie hoch der Prozentsatz der Klienten, die verheiratet waren, oder in festen Zweierbeziehungen lebten, war.

Nun ist die allgemeine Kategorie »verheiratet« irreführend. Die Tatsache, daß jemand ein Eheleben führt, weist noch in keiner Weise daraufhin, daß dieses Leben völlig heterosexuell orientiert ist, es sagt noch nicht einmal etwas darüber aus, ob überhaupt die heterosexuelle Rolle aktiv übernommen wird.

14 der 33 Männer, die sich behandeln lassen wollten, lebten nicht mit ihren Ehefrauen zusammen. Die Zeitspanne seit der Trennung variierte zwischen zehn Monaten und 13 Jahren. Diese 14 Männer lebten fast ausschließlich homosexuell orientiert und hatten kaum Koitus-Erfahrungen.

Fünf verheiratete Männer, die sich in früheren heterosexuellen Beziehungen als primär oder sekundär impotent erfahren hatten, führten nun ein ganz homosexuell orientiertes Leben. Zwei von ihnen hatten sich von ihren Frauen getrennt, und drei lebten noch zu Hause.

Die Ehefrauen hatten in allen fünf Fällen von den laufenden homosexuellen Beziehungen ihrer Männer gewußt.

Neun der restlichen 14 Ehefrauen hatten ihre Männer erst als homosexuell wahrgenommen, als diese alle sexuellen Interaktionen einstellten; in einigen Fällen erst nach Jahren. Die letzten fünf Männer von diesen 33 führten ein Doppelleben. Sie wurden von ihren Ehefrauen entweder zufällig als homosexuell identifiziert oder sie gaben ihre Neigung aufgrund der psychosozialen Belastung von sich aus zu.

Drei der sieben verheirateten Frauen waren situationsbedingt heterosexuell orgasmusunfähig. Obwohl sie zu Hause wohnten, hatten sie keinen heterosexuellen Verkehr mehr. Sie erlebten Orgasmen in homosexuellen Kontakten. Die Ehemänner wußten von der Homosexualität ihrer Frauen. Zwei andere Frauen lebten von ihren Männern getrennt und schienen ausschließlich homosexuelle Beziehungen zu haben. Im Falle der letzten beiden Klientinnen hatten die Ehemänner keine Kenntnisse von den homosexuellen Bedürfnissen ihrer Frauen, bis diese ihnen mitteilten, daß sie eine Therapie zur Stütze ihrer heterosexuellen Rolle brauchen.

Der offensichtliche Status der Ehe deutet also noch in keiner Weise darauf hin, daß beide Partner ausschließlich heterosexuelle Beziehungen haben. Aber vielleicht übte dieser Status den größten Einfluß auf den Entschluß aus, sich gemeinsam Experten anzuvertrauen. In vielen Fällen waren die Probleme dieser Paare viel ernsthafter, als die Schwierigkeiten unverheirateter Klienten, die durch die Behandlung heterosexuelles Sexualleben erlangen oder zurückerlangen wollten. Denn jene Paare hatten nicht nur Probleme mit ihren gegenwärtigen sexuellen Neigungen, sondern es ging häufig auch um die Geschichte ihrer schweren heterosexuellen Disfunktionen.

Wenn zusätzliche Schwierigkeiten, die sich aus der Struktur der Klienten ergeben, auftreten, erschwert sich das Therapie-Programm zur Wiedererlangung der Geschlechts-Präferenz erheblich. So wurde bei acht männlichen Homosexuellen erkannt, daß sie in früheren heterosexuellen Interaktionen sexuell aversiv waren. Fünf dieser Männer waren verheiratet und kamen mit ihren Frauen zur Behandlung, drei wurden mit Partnerinnen ihrer Wahl therapiert. Auch drei der sieben verheirateten Frauen, die eigentlich das Institut aufsuchten, um durch die Therapie wieder heterosexuell empfinden zu können, wurden als sexuell aversiv gegenüber heterosexuellen Kontakten diagnostiziert. Zwei lesbische Frauen ohne feste Zweierbeziehungen, die zur Therapie kamen, weil sie homosexuell unbefriedigt waren, erwiesen sich als aversiv gegenüber heterosexuellen Interaktionen (Tabelle 12–3).

Zwei weitere ungebundene Frauen, die mit männlichen Partnern ihrer Wahl zur Behandlung kamen, reagierten aversiv gegen homosexuelle wie auch heterosexuelle Interaktionen (Tabelle 12–3). Die Behandlung ihrer sexuell aversiven Reaktionen lief zur gleichen Zeit wie die Therapie ihrer homosexuellen Unzufriedenheit, die gemeinsam mit ihren gelegentlichen männlichen Partnern erfolgte.

Die 67 Personen, die mit ihren Partnern in der Therapie zusammenarbeiteten, setzten sich folgendermaßen zusammen: 33 heterosexuelle Frauen und sieben heterosexuelle Männer, die feste Beziehungen zu ihren Partnern hatten; sechs heterosexuelle Männer und 21 heterosexuelle Frauen, die gelegentliche Beziehungen zu den Partnern hatten.

Auch einige der heterosexuellen Partner hatten sexuelle Störungen. Ein Ehemann hatte ejaculatio praecox und zwei Ehefrauen waren situationsbedingt orgasmusunfähig. Eine gelegentliche Partnerin war primär orgasmusunfähig und eine andere situationsbedingt.

Alle fünf disfunktionalen Partner erfuhren die Behandlung ihrer sexuellen Störungen gleichzeitig mit der Therapie der sexuellen Unzufriedenheit ihrer homosexuellen Partner.

Tabelle 12–4

Unbefriedigte homosexuelle Population
(Partner in der Therapie, N = 67)

Partner in der Therapie: Geschlecht	Partner in der Therapie: Zahl	Zahl Verheiratete Partner	Zahl Gelegentliche Partner	Heterosexuelle disfunktionale Partner
Männlich	13	7	6	1*
Weiblich	54	33	21	4**
Insgesamt	67	40	27	5

* Ein Ehemann litt an ejaculatio praecox.
** Zwei Ehefrauen waren situationsbedingt orgasmusunfähig, eine gelegentliche Partnerin war situationsbedingt orgasmusunfähig und eine gelegentliche Partnerin war primär orgasmusunfähig.

Kooperation der Klienten

Eine der wichtigen Variablen, die bei der Behandlung homosexueller Disfunktion oder Unzufriedenheit in Betracht gezogen werden muß, ist der Grad an Kooperation, der von Männern und Frauen, die zur Behandlung kommen, aufgebracht wird. Bei der Betrachtung dieses Problems kann man mit Sicherheit zwei Dinge verallgemeinern.

Das ist erstens die Beobachtung, daß die homosexuellen Männer und Frauen, die unter sexuellen Disfunktionen litten und den Wunsch nach sexueller Effizienz als Homosexuelle ausdrückten, weit mehr Bereitschaft zur Kooperation im Therapieprogramm zeigten als die Gruppe von unbefriedigten Homosexuellen, die durch die Behandlung zur Heterosexualität gelangen oder zurückgelangen wollten. Die zweite Verallgemeinerung würden erfahrene Psychotherapeuten vorausahnen: Mit zwei Ausnahmen waren die festen oder gelegentlichen Partner der homosexuellen Männer und Frauen, die vom Institut behandelt werden wollten, viel kooperativer während der Dauer der Therapie als die Klienten, die spezifische therapeutische Hilfe für ihre sexuellen Disfunktionen oder Unzufriedenheit suchten.

Es gibt keine allumfassende Erklärung für den wesentlich niedrigeren Grad an Zusammenarbeit bei der Therapie, den homosexuelle Männer und Frauen verglichen mit Heterosexuellen mit Sexualleiden an den Tag legten. Anfangs wurde vermutet, daß der Druck sozialer Zurückweisung den Homosexuellen mit Sexualstörungen in einem solchen Ausmaß sensibilisiert hätte, daß ihm jede Art Hilfestellung verdächtig erschien, selbst wenn die Hilfeleistung von der mißtrauischen Person gerade erbeten worden war. Zwar kann der Gesichtspunkt öffentlicher Schande nicht ignoriert werden, aber man sollte nicht allzu sehr glauben, dies sei der einzige Grund für die verringerte Kooperationsbereitschaft des homosexuellen Patienten. Die Erfahrung zeigt, daß das Zusammenwirken von Druck durch die Ablehnung in der Öffentlichkeit wie die durch sexuelle Disfunktion oder Unzufriedenheit hervorgerufene niedrige Meinung von sich selbst einen kumulativen Einfluß ausübt, der meist schädlich für die emotionale Stabilität des Homosexuellen ist.

Vorausgegangene Ablehnung durch die medizinische Fachwelt

Ein weiterer schädlicher Faktor, der verständlicherweise das Ausmaß der Angst des Homosexuellen bei der Therapie vergrößerte und in wesentlichem Umfang für das relativ geringe Maß an Kooperationsbereitschaft bei den Behandlungsprogrammen verantwortlich gemacht werden könnte, war die weitverbreitete, wohlbegründete Furcht, daß ein Teil der medizinischen Fachwelt weit davon entfernt sein würde, mit sexuell leidenden homosexuellen Männern und Frauen unbefangen umzugehen. Die generelle Behauptung des homosexuellen Teils der Bevölkerung, daß sie sich selten täuschen würde, wenn sie von der Medizin das Schlimmste annähme, wird augenscheinlich unterstützt. Viele Mediziner lehnen die Behandlung homosexueller Männer und Frauen mit sexuellen Störungen ab. Von den 57 homosexuellen Männern, die vom Institut wegen sexueller Disfunktion behandelt wurden, erklärten 26, daß sie zuvor psychotherapeutische Unterstützung bei anderen zuständigen Stellen gesucht hätten, und 23 gaben an, daß ihnen die Behandlung ihrer spezifischen sexuellen Disfunktion wegen verweigert worden sei (vgl. Tabelle 12–5).

Elf von diesen 23 Männern war die Behandlung mehr als einmal verweigert

Tabelle 12–5

Vorausgegangene Behandlungsgeschichte männlicher Homosexueller mit sexueller Disfunktion (N = 57) bzw. sexueller Unzufriedenheit (N = 54)

		Frühere Bemühungen um Behandlung						
Hauptsächliches Leiden	Gesamtzahl	Um Behandlung bemüht	Behandlung abgelehnt	Behandlung abgelehnt (mehr als einmal)	Verwiesen auf andere Therapiemöglichkeit	Zur Behandlung angenommen	Beendigte Behandlung (unzufriedenstellend)	In aktiver Therapie bei Zulassung
Disfunktion	57	26	23	11	0	3	3	0
Unzufriedenheit	54	36	21	10	1	15	12	3
Insgesamt	111	62	44	21	1	18	15	3

worden. Nicht ein einziger der 23 Abgelehnten war auf eine andere Behandlungsmöglichkeit verwiesen worden. Drei Homosexuelle waren früher zur Therapie angenommen worden, als sie um Behandlung ihrer sexuellen Disfunktion ersucht hatten. Sie gaben die Therapie auf, als es offensichtlich wurde, daß das Behandlungsprogramm eher auf Konversion oder Reversion zur Heterosexualität ausgerichtet war als auf Verbesserung ihrer homosexuell orientierten Disfunktion.

Von den 54 homosexuellen Männern, die Hilfe suchten, um zur Heterosexualität zu gelangen oder zurückzugelangen, hatten 36 zuvor eine Behandlung wegen ihrer sexuellen Unzufriedenheit gewünscht (vgl. Tabelle 5). 21 Männer erklärten, eine Behandlung ihrer homosexuellen Unzufriedenheit sei abgelehnt worden. Zehn von diesen berichteten von mehr als einmaliger Ablehnung. Nur einer von 21 Männern, die wegen sexueller Unzufriedenheit behandelt werden wollten und abgelehnt worden waren, wurde bei der ersten Konsultation auf eine andere Möglichkeit der fachmännischen Behandlung hingewiesen. 15 homosexuelle Patienten waren für eine Behandlung ihrer sexuellen Unzufriedenheit angenommen worden, und von diesen hatten zwölf freiwillig ihre Therapieprogramme beendet, weil sie die Ergebnisse als unbefriedigend ansahen. Drei Patienten befanden sich noch in einer aktiven Therapie, als sie um Zulassung zu den Programmen des Instituts baten. Die Erlaubnis zur Aufnahme der Behandlung wurde von den beteiligen Psychotherapeuten erteilt.

Aber nicht nur den homosexuellen Männern wurde die Behandlung ihrer sexuellen Disfunktion oder Unzufriedenheit abschlägig beschieden. Von den insgesamt 27 Lesbierinnen, die vom Institut wegen sexueller Disfunktion behandelt werden wollten, hatten 14 bei einer anderen Einrichtung bereits um Hilfe durch einen Fachmann nachgefragt (vgl. Tabelle 6). Elf dieser Frauen war psychotherapeutische Unterstützung versagt worden, acht von ihnen mehr als einmal. Keine der elf Frauen

Tabelle 12–6

Vorausgegangene Behandlungsgeschichte weiblicher Homosexueller mit sexueller Disfunktion (N = 27) bzw. sexueller Unzufriedenheit (N = 13)

	Frühere Bemühungen um Behandlung							
Hauptsächliches Leiden	Gesamtzahl	Um Behandlung bemüht	Behandlung abgelehnt	Behandlung abgelehnt (mehr als einmal)	Verwiesen auf andere Therapiemöglichkeit	Zur Behandlung angenommen	Beendigte Behandlung (unzufriedenstellend)	In aktiver Therapie bei Zulassung
Disfunktion	27	14	11	8	0	3	3	0
Unzufriedenheit	13	5	2	1	0	3	3	0
Insgesamt	40	19	13	9	0	6	6	0

war einer anderen Behandlungsmöglichkeit zugeführt worden. Drei der 14 Lesbierinnen hatten eine Behandlung ihrer sexuellen Disfunktion bei anderen geeigneten Einrichtungen gesucht, davon waren zwei abgewiesen worden, eine in mehreren Fällen. Keine der beiden abgelehnten Frauen war an eine andere Stelle verwiesen worden. Alle drei Frauen, die behandelt worden waren, hatten ihre Behandlung aufgegeben, als sie zu der Überzeugung kamen, daß keine ausreichenden Fortschritte erzielt wurden.

Andere Faktoren der Kooperation

Eine Reihe anderer Faktoren trug mit dazu bei, die Kooperation der homosexuellen Patienten mit den Therapeuten zu beeinträchtigen. Befürchtungen, daß keine erfolgreichen Behandlungsresultate erzielt werden könnten, wurden häufig sowohl von Homosexuellen aus der Gruppe mit Disfunktion, als auch von den Unbefriedigten ausgesprochen. Weiter gab es Widerstände, die ausschließlich bei den unbefriedigten Homosexuellen beobachtet wurden. Diese Patienten ließen häufig einen tief verwurzelten Zwiespalt erkennen in der gelegentlich an sie gerichteten Frage, ob sie wirklich zur Heterosexualität gelangen oder zurückkehren wollten. Wenn dieser Zwiespalt stärker ausgeprägt war, projizierten die durch ihre psychosoziale Unsicherheit frustrierten Patienten ihre Ängste auf die Therapeuten.

Auf einem besonderen Tiefstand befand sich die Bereitschaft zur Kooperation bei der Behandlung der Männer und Frauen, die offen in festen heterosexuellen Verbindungen lebten, aber versteckt homosexuelle Kontakte aufrecht erhielten. Obwohl sie die Behandlung irgendeiner Form von Sexualstörung wünschten und auch den Mut hatten, während der Behandlung eine fortdauernde homosexuelle Neigung zuzugeben, fürchteten sich diese Männer und Frauen dennoch davor, wie ihre Ehegatten auf die Enthüllung reagieren könnten. Es beschäftigte sie zunächst einmal, ob die Ehegatten sie weiterhin als Partner akzeptieren würden, und zweitens, ob ihre Sicherheit zerstört würde und ob ihre wohlverborgenen homosexuellen Interessen der Familie, den Freunden oder sogar der Öffentlichkeit bekannt würden. Angesichts dieser verständlichen Ängste entluden sich ihre Spannungen oft in dem Versuch, einen Bruch zwischen ihnen und den Therapeuten zu erzwingen. Die verheirateten Männer mit versteckten homosexuellen Neigungen waren besonders betroffen von der Befürchtung, durch eine Diskussion ihrer homosexuellen Aktivitäten mit ihrem weiblichen Partner möglicherweise ihr Gesicht zu verlieren.

Kurz, Furcht vor dem Fehlschlagen der Behandlung, Furcht vor Ablehnung durch den Ehegatten oder Furcht vor dem Gesichtsverlust in der Öffentlichkeit, sofern ein mißbilligender Ehepartner Informationen durchsickern ließ, führten zu einem andauernd hohen Angstpegel bei den Patienten während des ganzen Therapieverlaufs. Diese Angst äußerte sich gelegentlich in offener Feindseligkeit, weit häufiger jedoch in fehlender oder zögernder Bereitschaft zur Mitarbeit bei therapeutischen Vorschlägen oder Konzepten. Sind solche Anzeichen sozialer oder sexueller Unsicherheit erst erkannt, können sie mit gutem Erfolg von erfahrenen Therapeuten neutralisiert werden.

Während kein Zweifel daran besteht, daß es eine Menge Faktoren gab, die die Bereitschaft zur Mitarbeit bei der Behandlung seitens der homosexuellen Männer und Frauen mit Sexualstörungen beeinträchtigten, enthält dieser Abschnitt über Kooperation der Klienten eine weit wichtigere Mitteilung. Diese ist in den Tabellen 5 und 6 ausgewiesen und wurde weiter vorn in diesem Kapitel diskutiert. Der qualifizierte Psychotherapeut sollte nicht länger die Verantwortung scheuen, entweder den homosexuellen Klienten in Behandlung zu nehmen oder ihn zumindest auf eine geeignete Behandlungsmöglichkeit zu verweisen. Die Statistiken vermitteln ein bedauerliches Bild von beruflichen Vorurteilen: Wären es heterosexuelle Männer und Frauen mit Sexualstörungen gewesen, die sich an die medizinische Fachwelt mit ihrem Leiden gewandt hätten, würden die Statistiken über Zulassung zur Behandlung oder Überweisung an geeignete Einrichtungen nicht die geringste Ähnlichkeit mit denen der Tabellen 5 und 6 aufweisen.

Zulassung von Bewerbern

Während der zehn Jahre dauernden klinischen Kontrollperiode zur Ergründung und Behandlung homosexueller Störungen (1968 bis 1977) nahm das Institut insgesamt 151 homosexuelle Männer und Frauen an, die Hilfe in der Behandlung ihrer sexuellen Disfunktionen oder eine Reversion oder Konversion ihrer sexuellen Orientierung suchten. Bei den Bewerbern wurden unterschiedliche Kriterien zugrundegelegt, je nachdem ob es sich um eine Therapie von Disfunktion oder zur Behandlung von Unzufriedenheit handelte. Deshalb soll der Vorgang der Klientenauswahl näher erklärt werden.

Ehe sie zur Therapie zugelassen wurden, unterzogen sich die homosexuellen Bewerber einem der Behandlung vorausgeschickten Interview. Einige Interviews wurden von Mitgliedern des Forschungsteams persönlich durchgeführt. Die meisten erfolgten jedoch telefonisch, weil die überwiegende Zahl der Bewerber weit entfernt von St. Louis wohnte.

Wenn ein männlicher oder weiblicher Homosexueller über eine sexuelle Disfunktion wie Impotenz oder Orgasmusunfähigkeit klagte und ernstes Interesse äußerte, ein aktiver sexueller Partner in einem homosexuellen Umfeld zu werden, wurde der Betreffende unter zwei Voraussetzungen ohne weiteres zur Behandlung akzeptiert. Die erste Voraussetzung bestand in der therapeutischen Forderung nach einem begleitenden Partner. Das Institut bestand darauf, daß sexuell disfunktionale Männer und Frauen über einen festen oder gelegentlichen Partner des *gleichen* Geschlechts zur Teilnahme an dem Behandlungsprogramm verfügten. Das Institut forderte auch für den Fall, daß der Partner nach Abschluß der akuten (zweiwöchigen) Phase des Therapieprogramms nicht zu sexueller Aktivität mit dem disfunktionalen Klienten bereit wäre, daß ein anderer homosexueller Partner zu dieser Kooperation bereit sein müsse.

Ein Partner nach Wahl ist bei der Behandlung von sexueller Disfunktion von merklich geringerem Wert, wenn seine oder ihre Verfügbarkeit mit der akuten Phase der Therapie endet. Das trifft insbesondere zu, wenn kein intimer Partner sofort nach Therapieabschluß als Ersatz antreten kann. Dieser Punkt ist so wichtig für den Ausgang der Behandlung von Disfunktionen sowohl bei Homosexuellen, als auch bei Heterosexuellen, daß das Institut bisher niemanden mit einem gelegentlichen Partner zur Behandlung zugelassen hat, wenn nicht Pläne zur Fortsetzung einer sexuellen Beziehung für die nächste Zukunft, entweder mit dem gelegentlichen oder einem anderen geeigneten Partner bestanden.

Der zweite Vorbehalt konzentrierte sich auf die psychologische Stabilität des Klienten. Das Institut steht seit jeher auf dem Standpunkt, daß, falls Symptome einer schweren Psychopathologie festgestellt werden, der Bewerber nicht zur Therapie zugelassen wird. Bei einer solchen Feststellung wäre der homosexuelle Mann oder die Frau nicht zur Therapie angenommen worden. Glücklicherweise gab es keinen Fall, in dem ein homosexueller Anwärter auf Behandlung von sexueller Disfunktion aufgrund der Diagnose einer schweren Psychopathologie zurückgewiesen werden mußte.

Gab der homosexuelle Bewerber an, daß er therapeutische Hilfe in seinem oder ihrem Bemühen, zur Heterosexualität zurückzugelangen oder zu gelangen, wünschte, wurde eine solche Bitte einer sehr sorgfältigen Prüfung unterzogen. Nur wenn beide Mitglieder des Forschungsteams vollkommen von der Ernsthaftigkeit des Verlangens überzeugt waren, wurden der Betreffende und der feste oder gelegentliche Partner in das Therapieprogramm aufgenommen. Der homosexuelle Bewerber für eine Behandlung von sexueller Unzufriedenheit wurde einem wesentlich detaillierteren Selektionsprozeß unterzogen als der homosexuelle Mann oder die Frau mit einer sexuellen Disfunktion. Da die Untersuchungspersonen zur Behandlung homosexueller Unzufriedenheit sehr gründlich überprüft worden waren, ehe das Forschungsteam eine Behandlung zusagte, stellen sie den normalen Durchschnitt der Bewerber dar.

Die Mitglieder des Forschungsteams waren sich vollkommen bewußt, daß viele Homosexuelle aus psychosozialen wie aus psychosexuellen Gründen das Verlangen äußern, ihre bevorzugte sexuelle Rolle abzuwandeln. Obwohl sie möglicherweise mit uneingeschränkt aufrichtigen Äußerungen Hilfe für einen Wechsel der Präferenz suchen, sind sie tatsächlich ganz zwiespältig, was den Wunsch angeht, gänzlich zur Heterosexualität zurückzugelangen oder zu gelangen.

Wenn andererseits Homosexuelle beim Institut um Behandlung ersuchten, die erklärten, daß sie den Wunsch hätten, in der homosexuellen wie der heterosexuellen

Rolle effektiv zu reagieren, und wenn ihre mitwirkenden Partner sich über die eingestandene sexuelle Zwiespältigkeit der Untersuchungsperson klar waren, wurden diese Männer und Frauen ohne weiteres zur Behandlung angenommen. Das Institut fühlte sich bei der Zulassung homosexueller Männer und Frauen zur Behandlung sicherer, wenn die Probanden für Konversion oder Reversion zur Heterosexualität offen ihre Vorbehalte in bezug auf den vollständigen Wechsel ihrer bevorzugten Rolle ausdrückten oder offen ihr Verlangen, in beiden Rollen aktiv zu sein, erklärten.

Zwölf homosexuellen Männern, die eine Reversion gewünscht hatten und vier Männern, die sich wegen einer Konversion an das Institut gewandt hatten, wurde die Behandlung verweigert (vgl. Tabelle 1, Kapitel 15). Drei lesbische Frauen, die durch eine Behandlung zur Heterosexualität zurückgelangen wollten, wurden ebenfalls abgelehnt (vgl. Tabelle 1, Kapitel 16).

Diskussionen um die logische Grundlage für die Ablehnung einer Behandlung werden in den Kapiteln 15 und 16 vorgelegt, die das Behandlungsprogramm bei männlicher und weiblicher sexueller Unzufriedenheit darstellen. Es wurde jede Anstrengung unternommen, Homosexuelle, deren Behandlung abgelehnt worden war, auf theoretisch wirksame psychotherapeutische Unterstützungsmöglichkeiten zu verweisen, jedoch machten nicht alle dieser Männer und Frauen Gebrauch von den Vorschlägen.

Es gab einen Typus des homosexuell orientierten Klienten, der den Abschirmtechniken des Instituts entging. Dies waren der verheiratete Mann oder die Frau, die wegen irgendeiner anderen Form sexueller Störung (ein sexuell disfunktionaler Partner beispielsweise) in Behandlung genommen wurde und deren verstecktes homosexuelles Interesse erst im Verlauf der Therapie festgestellt wurde. Für gewöhnlich war dem festen Partner die homosexuelle Neigung des Klienten entweder unbekannt oder wurde nur teilweise vermutet. Waren ein solcher Proband und sein oder ihr Ehegatte bereits unter einer anderen Zuordnung in das Therapieprogramm aufgenommen worden, so wurden er oder sie nur auf ausdrücklichen Wunsch auf eine sexuelle Reversion hin behandelt, und zwar nur, wenn der Partner über die versteckte homosexuelle Neigung völlig informiert war.

Verlangte der Betreffende dagegen keine solche Therapie,sondern zog es vor, Informationen bezüglich seiner oder ihrer versteckten homosexuellen Neigung vor dem Partner verborgen zu halten, wurde der Bitte entsprochen und die Behandlung der zuvor festgestellten sexuellen oder verwandten Leiden fortgesetzt. Wenn die versteckten homosexuellen Einflüsse ein erfolgreiches Behandlungsprogramm ausschlossen, wurde die Behandlung abgebrochen. Dieser klinische Fall trat in dem gleichzeitig durchgeführten Programm zur Behandlung heterosexueller Funktionsstörungen während der zehnjährigen klinischen Kontrollperiode zur Behandlung homosexueller Disfunktion zweimal auf. Wenn es notwendig war, die Behandlung einer heterosexuellen Disfunktion abzubrechen, weil die versteckte Homosexualität eine erfolgreiche Behandlung der verwandten Leiden verhinderte, übernahm das

Institut stets die volle Verantwortung für das Versagen und stellte so das Geheimbleiben der Information sicher. Wenn die Überweisung an eine andere psychotherapeutische Hilfsmöglichkeit gegeben war, wurde die Maßnahme gewissenhaft durchgeführt.

Finanzielle Erwägungen

Als die Zahlung von Gebühren für Leistungen des Instituts erwogen wurde, folgte das Forschungsteam dem ein Jahrzehnt zuvor gesetzten Präzedenzfall, als die neuen Techniken zur Behandlung heterosexueller Störungen eingeführt wurden. Keinem homosexuellen Probanden oder seinem oder ihrem Partner wurde die Behandlung während der ersten fünf Jahre der klinischen Kontrollperiode berechnet. Darüber hinaus wurde während dieses fünfjährigen Zeitabschnitts jedes Paar vollkommen darüber informiert, daß die Behandlungstechniken, die angewendet werden sollten, sich noch im Experimentierstadium befanden und die Therapeuten keine Erfahrung in der Behandlung von Sexualstörungen bei homosexuellen Männern und Frauen hatten. Nach den ersten fünf Jahren wurden die Therapiekosten in genau der gleichen Höhe, wie sie beim heterosexuellen Behandlungsprogramm verlangt worden waren, festgesetzt. Volle Gebührensätze werden berechnet, wenn dies möglich ist. Seit das Institut 1964 etabliert wurde, sind etwa 30 Prozent aller Anwärter auf Behandlung von homosexuellen oder heterosexuellen Störungen auf der Basis einer gleitenden Kostenskala oder frei behandelt worden.

Behandlungsumfang

Der Umfang der Basistherapie war im wesentlichen der gleiche wie ihn das Institut früher zur Behandlung von Disfunktionen und Unzufriedenheit bei Heterosexuellen entwickelt hatte (vgl. Die sexuelle Reaktion). Ehe die Untersuchung der sexuellen Physiologie männlicher und weiblicher Homosexueller angesetzt wurde, war kein Versuch unternommen worden, therapeutische Einzelheiten für die Behandlung der Probleme von homosexuellen Störungen festzulegen. Aber als erst einmal ersichtlich war, daß es keine grundlegenden physiologischen Unterschiede im sexuellen Verhalten homosexueller Männer und Frauen im Vergleich zu heterosexuellen Männern und Frauen gab, wurde dem Umfang des Therapieprogramms besondere Aufmerksamkeit gewidmet.

Man beschloß, die gleichen Methoden bei der Behandlung des sexuell disfunktionalen Homosexuellen anzuwenden wie sie zehn Jahre zuvor entwickelt worden waren, um sexuell disfunktionale Heterosexuelle zu behandeln. Da die gleichen Probleme der Impotenz und Orgasmusunfähigkeit sowohl bei Homosexuellen, als auch bei Heterosexuellen gegeben waren, schien es vernünftig anzunehmen, daß bei diesen Störungen gleich gute Ergebnisse auf ähnliche therapeutische Schritte herauskommen würden, gleichgültig ob die Männer oder Frauen homosexuell oder heterosexuell orientiert waren.

Bei den ersten Überlegungen zur Behandlung von homosexueller Unzufriedenheit wurde vermutet, daß ein unterschiedlicher Umfang der Therapie angebracht sein könnte, aber diese Annahme erwies sich bald als grundlos. Sowie Erfahrungen mit Homosexuellen, die den Wunsch hatten, zur Heterosexualität zu gelangen oder zurückzugelangen, gewonnen waren, zeigte sich, daß zwei dringende Erfordernisse bestanden, um Behandlungserfolge zu erreichen. Erstens mußte ein hohes Maß an Motivation beim Patienten für eine Änderung der sexuellen Präferenz gegeben sein, und zweitens mußte ein verständnisvoller Partner des *anderen* Geschlechts vorhanden sein, der eine wichtige Hilfe zur psychosexuellen Unterstützung während der Übergangsphase bei der sexuellen Präferenz darstellen konnte. Erst als die überragende Notwendigkeit der Unterstützung durch einen Partner bei der Therapie des Homosexuellen erkannt war, erschienen die Schnellbehandlungsmethoden wieder besonders angebracht. Da die Unterstützuung durch den Partner wichtig für den Erfolg der Behandlung ist, ist die Aussicht, ein hohes Maß an ständiger Bereitschaft zur Kooperation durch den Partner beizubehalten, um so besser, je früher das Therapieprogramm abgeschlossen werden kann.

So wurden die Schnellbehandlungsmethoden (zweiwöchige Dauer) für heterosexuelle Störungen, die erstmals 1959 eingeführt worden waren, weiter zur Behandlung homosexueller Disfunktion und Unzufriedenheit herangezogen, als diese Programme 1968 neu festgelegt wurden.

Kein sexuell disfunktionaler Homosexueller wurde ohne die Anwesenheit und Unterstützung bei der Therapie durch einen festen oder gelegentlichen Partner des *gleichen* Geschlechts behandelt, und kein sexuell unbefriedigter Homosexueller, der zur Heterosexualität zurückgelangen oder gelangen wollten, wurde ohne die Anwesenheit und Unterstützung bei der Therapie durch einen festen oder gelegentlichen Partner des *anderen* Geschlechts behandelt.

Ein kurzer Einblick in das relativ standardisierte Protokoll der Schnellbehandlung in den ersten zwei Tagen scheint angebracht zu sein.

Bei dem üblichen Behandlungsbeginn homosexueller Disfunktion mit einem Team, das sich aus einer Frau und einem Mann zusammensetzt, interviewen beide Mitglieder des gemischten Forschungsteams das homosexuelle Paar. Wenn ein homosexueller Mann oder eine Frau mit einem Partner des *gleichen* Geschlechts zur Behandlung sexueller Disfunktion erscheint, wird der disfunktionale Mann oder die Frau zuerst von einem Therapeuten des *gleichen* Geschlechts interviewt und der begleitende Partner von dem Therapeuten des *anderen* Geschlechts. Das erste Interview wird in einer sehr stark in die Einzelheiten gehenden Form geführt, mit besonderer Berücksichtigung der Chronologie sowohl der sexuellen Disfunktion wie auch der persönlichen Geschichte des Betroffenen. Später am ersten Tag, nachdem die zwei Therapeuten Gelegenheit hatten, Informationen auszutauschen, werden zusätzliche sexuelle Berichte aufgenommen. Währenddessen werden Klienten und Therapeuten so ausgetauscht, daß der disfunktionale Mann oder die Frau von dem Therapeuten des *anderen* Geschlechts interviewt wird und der Partner vom Therapeuten des *gleichen* Geschlechts.*

Bei den zweiten Interviews konzentrieren sich die Therapeuten üblicherweise mehr darauf, Verhaltensweisen zu studieren und Hintergrundinformationen zu sammeln.

Wenn Klage über homosexuelle Unzufriedenheit geführt wird und der betroffene Homosexuelle von einem Partner des *anderen* Geschlechts begleitet wird, werden die ersten Berichte in der gleichen Weise wie bei heterosexuellen Paaren mit sexuellen Leiden aufgenommen. Der männliche Therapeut nimmt die erste Krankengeschichte auf, gleichgültig, ob der männliche Klient der sexuell unbefriedigte oder der funktionierende Partner ist. Eine ähnliche Verbindung beim ersten Interview besteht zwischen dem weiblichen Therapeuten und dem weiblichen Klienten bei der Erstaufnahme ihrer Geschichte. Die zweiten Berichte werden dann in dem üblichen Austauschverfahren von Therapeuten und Klienten eingeholt. Auch hier sind im Grunde die ersten Interviews darauf ausgerichtet, die Chronologie der sich entwikkelnden homosexuellen Unzufriedenheit und ein Verständnis für den Lebensstil des Bewerbers festzuhalten. Die zweiten betreffen hauptsächlich Material über Verhaltensweisen und den Bekanntschaftsgrad.

Physische Untersuchungen des sexuell unbefriedigten Homosexuellen und seines oder ihres festen oder gelegentlichen Partners werden ebenfalls am ersten Tag der Therapie vorgenommen. Allgemeine Labor- und grundlegende metabolische Studien werden am Morgen des zweiten Behandlungstags durchgeführt. Die physische Untersuchung und die Laborstudien sind als klinische Kontrollen festgesetzt im Bemühen, möglicherweise schädliche physische und metabolische Einflüsse auf das sexuelle Verhalten des Klienten zu erkennen. Es spielt keine Rolle, ob ein Mann oder eine Frau eine heterosexuelle oder homosexuelle Neigung hat, wenn physische Mängel oder metabolische Krankheiten als ätiologische Faktoren bei Klagen über Sexualstörungen betrachtet werden, denn der Einfluß physischer Mängel oder metabolischer Störungen auf die Sexualfunktion ist der gleiche, unabhängig von der sexuellen Präferenz der betroffenen Person.

Am zweiten Tag der Therapie treffen sich das zu behandelnde Paar und das Therapieteam, um das Material zu diskutieren, das bei den erhobenen psychosexuellen und sozialen Vorgeschichten und bei den physischen Untersuchungen, die am ersten Tag durchgeführt wurden, gesammelt wurde. Von dem Therapieteam wird

* Die komplette Aufnahme beider Berichte am ersten Tag des zweiwöchigen Behandlungsabschnitts (nicht über zwei Tage hinweg, wie in »Die sexuelle Reaktion« beschrieben) wurde für homosexuelle und heterosexuelle Klienten 1972 eingeführt. Die tatsächlich für die Aufnahme der Vorgeschichte verwendete Zeit wurde nicht verändert.

jede Anstrengung unternommen, ein unvoreingenommenes Bild über die Überlegungen zu den Einflüssen (wenn sie identifiziert werden können) zu geben, die eine ätiologische Rolle in der Entwicklung der homosexuellen Disfunktion oder Unzufriedenheit spielten. Sind diese Einflüsse erst ausfindig gemacht und erklärt, werden sie im weiteren Verlauf des Schnellbehandlungsprogramms psychotherapeutisch angegangen, mit dem Bemühen, zumindest ihre Auswirkungen zu neutralisieren, wenn nicht ihre Vorherrschaft abzubauen.

Ebenfalls am zweiten Tag der Behandlung wird dem Klientenpaar eine erste Einführung in die Grundlagen verbaler wie nonverbaler Kommunikation als wichtige Ergänzung für den Behandlungserfolg gegeben.

Die Therapie an den darauffolgenden Tagen variiert je nach Schwierigkeit des Falles, Kooperation des Paares, dem erreichbaren therapeutischen Fortschritt und einer Vielzahl anderer Einflußfaktoren, die sich von Paar zu Paar unterscheiden. Das therapeutische System der Schnellbehandlungstechnik bei heterosexueller Disfunktion, wie in »Human Sexual Inadequacy« beschrieben, stellt die Behandlungsform dar, die auch bei homosexuellen Störungen angewendet wird und soll hier nicht wiederholt werden. Die grundlegenden therapeutischen Techniken sind die gleichen, ob es sich um die Behandlung homosexueller oder heterosexueller Störungen handelt. Eine ausführliche Diskussion der Psychodynamik des Therapieumfangs bei einem gemischten Team wird in späteren Veröffentlichungen folgen.

Wie bei der Behandlung heterosexueller Störungen ergab sich ein wichtiger kumulativer Effekt dadurch, daß die Therapie tagtäglich fortgeführt wurde. Wenn Behandlungskrisen auftraten (und dies kam regelmäßig vor), lag die aktive therapeutische Unterstützung der Klienten nie länger als 24 Stunden zurück. Therapiekrisen können eher zu wichtigen Lernmöglichkeiten als zu therapeutischen Rückschlägen werden, wenn man ihnen relativ kurze Zeit nach ihrem Ausbrechen entgegentritt. Die zweiwöchige Schnellbehandlung mit täglichen Therapiesitzungen, durchgeführt auf der Basis einer Siebentagewoche, bietet die Möglichkeit, Behandlungskrisen so kurzfristig zu begegnen, wie es eine ein- oder zweimal wöchentliche Therapie nicht leisten kann. Auch wenn die Krise nicht zufriedenstellend gelöst wird, mildert die Schnelligkeit des therapeutischen Einsatzes die Schwere des Traumas bei dem Probandenpaar und verringert natürlich die Risiken für das therapeutische System. Zusätzlich wird die Bedeutung der ständigen therapeutischen Verstärkung und Umformung bei täglicher Behandlung maximiert, indem sie die Prinzipien sozialer Lerntheorie in einer äußerst wirksamen Art beeinflußt.

Obwohl das gemischte Team als grundlegende Komponente der Behandlung routinemäßig eingesetzt wurde, nahm das Institut zu Versuchszwecken auch Änderungen des therapeutischen Personals vor. Viermal ersetzte ein männlicher Therapeut das weibliche Mitglied des gemischten Teams, als disfunktionale männliche homosexuelle Paare das Ende der ersten Therapiewoche erreicht hatten. In jedem dieser Fälle wurde von den Untersuchungspersonen die Rückkehr des weiblichen

Therapeuten gewünscht. Eine Veränderung des üblichen gemischten Therapieteams wurde von den homosexuellen männlichen Patienten interpretiert, als bedeute es, daß die Therapeuten sie für »anders« als sexuell disfunktionale heterosexuelle Männer hielten. Diese einmal gezogene Folgerung wurde übelgenommen und jeder der vier experimentellen Versuche, einen Therapeuten zu ersetzen, abgelehnt.

Eine ähnliche Methode, den weiblichen Therapeuten gegen das männliche Mitglied des gemischten Teams auszuwechseln, wurde versuchsweise bei der Behandlung von zwei lesbischen Paaren mit sexueller Disfunktion erprobt. Auch hier hatte der Versuch zur Folge, daß die Bitte nach Rückkehr des Therapeuten des anderen Geschlechts geäußert wurde, und wieder wurde der gleiche Grundgedanke vorgetragen, um den Wunsch zu unterstreichen.

Vorgehen bei der Nachbehandlung

Als zusätzliche Dimension zur Ausarbeitung der Behandlung von Disfunktion oder Unzufriedenheit männlicher und weiblicher Homosexueller versuchte das Forschungsteam allen Männern und Frauen, deren Behandlung sich während der akuten Phase des Programms nicht als offensichtlicher Fehlschlag herausgestellt hatte, fünf Jahre lang zu folgen. Die Folgemaßnahmen bestanden aus in regelmäßigen Abständen durchgeführten Telefonanrufen und gelegentlichen Wiederaufnahmen in die Klinik, falls sich Schwierigkeiten ergaben. Dem behandelten Paar wurde auch Gelegenheit geboten, das Institut jederzeit in Anspruch zu nehmen, wenn einer der Partner einer Krise entgegensah.

Dies ist natürlich keine ebenso sichere Methode der Nachbehandlung von Patienten wie die Möglichkeit, die Betreffenden zu persönlichen Interviews regelmäßig zu sehen. Da aber rund 95 Prozent der homosexuellen Männer und Frauen, die behandelt werden wollten, außerhalb des Gebiets um St. Louis lebten, gab es keine entwicklungsfähigen Alternativen zu den oben beschriebenen Methoden.

Noch eine kurze Feststellung zur Verläßlichkeit der Informationen aus der Nachbehandlungsperiode: Natürlich können Informationen dieser Art nie völlig sicher sein. Zweifellos haben einige der Untersuchungspersonen die Therapeuten absichtlich mit falschen Berichten irregeführt. Andere haben vielleicht unabsichtlich das gleiche Resultat erzielt. Solange ein klinisches Programm sich auf Daten verlassen muß, die durch irgendeine Form verbaler oder schriftlicher Befragung erhalten werden, kann der Fragesteller nie vollkommen auf die Sicherheit seiner Information bauen, gleich welche statistischen Schlußfolgerungen aus den Berichtsunterlagen gezogen werden.

Leistungszwänge

Wenn kulturell bedingter Leistungsdruck, real oder imaginär, sich der Psyche eines sexuell disfunktionalen oder unbefriedigten Mannes oder einer Frau bemächtigt, reicht die Reaktion von Verstellung (sexuelle Täuschung) bis zu schwerer Angst (Leistungsangst und Beobachterrolle). Wenn er oder sie sich vor eine sexuelle Gelegenheit gestellt sieht und die offensichtlichen physiologischen Reaktionen der Erektion oder Lubrikation sich entweder verzögern oder ausbleiben, zwingt die hochgradige psychosexuelle Angst, die sich in einer solchen Situation entwickelt, den betroffenen Mann oder die Frau durchweg zum Rückzug aus der Realität. Dabei spielt es keine Rolle, ob er oder sie homosexuell oder heterosexuell veranlagt ist.

Dieser Abschnitt befaßt sich mit einigen der Verstellungstechniken und Angstzuständen, die aus solchen kulturellen Zwängen resultieren sowie mit klinischen Vorschlägen zur Aufhebung dieser Fluchtmechanismen.

Das sexuelle Täuschungssyndrom

Sexuelle Täuschung ist wahrscheinlich seit jeher eine Zuflucht von Männern und Frauen mit Sexualstörungen, gleich welcher sexuellen Präferenz. Sexuelle Täuschung, wie sie in einem heterosexuellen Umfeld praktiziert wird, steht am Anfang der Erörterung, um einen Ausblick auf die Praxis sexueller Vorspiegelungen, die bei Homosexuellen beobachtet wurden, zu geben.

Seit Jahrhunderten halten Ehefrauen ihre Männer zum Narren, indem sie einen Orgasmus vortäuschen oder so tun, als wären sie ganz und gar vom Austausch sexueller Zärtlichkeit in Anspruch genommen, während sie im Geist das der jeweiligen Kultur entsprechende Äquivalent zur Einkaufsliste des nächsten Tages aufstellen. Waren die Männer nicht gerade sexuell außergewöhnlich erfahren, konnte sich die sexuelle Täuschung durch die Ehefrauen über viele Jahre sexueller Interaktion erfolgreich praktizieren lassen. Aber ihr schauspielerischer Erfolg brachte die Ehefrau selbst in schwere Nöte, denn sie hatte sich selbst in die Enge getrieben. Falls sie das geistige Besorgungenmachen jemals über hatte und sich für größere sexuelle Ansprüche entschied, war sie gezwungen, jahrelange sexuelle Täuschungsmanöver einzugestehen, um ihrem Verlangen nach größeren Veränderungen in den ehelichen Sexualpraktiken Nachdruck zu verleihen. Aus mangelndem Mut zu einem offenen Bekenntnis oder aus Angst vor der Reaktion des Gatten auf die eingestandene sexuelle Täuschung verhielt sie sich meist weiterhin als der scheinbar zufriedene, sogar leidenschaftliche sexuelle Partner. Denn der Ehemann, der keinen Grund zur Annahme hatte, daß seine Frau mit den gemeinsamen sexuellen Erlebnissen nicht zufrieden sei, änderte kaum freiwillig sein scheinbar »erfolgreiches« sexuelles Verhalten.

Als Ergebnis davon war die Ehefrau selten sexuell völlig ausgefüllt. Stattdessen wurde aus ihr häufig eine neurotische, sexuell frustrierte Frau, die schließlich ihren Ehemann in mindestens zwei Punkten ablehnte: erstens, weil er konstant kein wirkliches Interesse für ihre sexuellen Bedürfnisse aufbrachte, denn natürlich erfüllte er sie nicht (ungeachtet der Tatsache, daß er absichtlich davon abgehalten worden war, sie wahrzunehmen), und zweitens, weil er viel dümmer war als sie geglaubt hatte, denn er hatte sich so viele Male über so lange Zeit hinweg zum Narren halten lassen.

Niemand weiß, in welchem Ausmaß sich heterosexuelle Frauen in unserer Kultur sexuellen Täuschungsmanövern hingaben, aber sicher geht die Zahl der Frauen, die es zumindest gelegentlich für notwendig hielten, über ihren Grad an sexueller Anteilnahme hinwegzutäuschen, in die Millionen.

Genau das Gegenteil trifft auf den verheirateten männlichen Heterosexuellen zu. So sehr er vielleicht manchmal über den Grad seiner sexuellen Beteiligung hinwegtäuschen möchte, er kann es nicht; entweder reicht die Erektion zur immissio penis aus oder nicht. Er kann sich durch Entschuldigungen aus der Affäre ziehen, wie »harter Tag im Büro heute«, »wichtige Verabredung morgen« oder »fühle mich nicht recht wohl«, aber diese Ausreden helfen bestenfalls kurzfristig aus der Klemme. Bald werden seiner Frau seine mangelnde Erektionsfähigkeit und die immer schwereren Angstzustände, die das Auftreten der Symptome von Impotenz begleiten, völlig bewußt. Wenn ein heterosexueller Mann in einer festen Beziehung lebt, kann er sich keine langandauernde sexuelle Vorspiegelung erlauben, weil er eben beim besten Willen nicht mit Erfolg eine Erektion vorgaukeln kann.

Der ungebundene heterosexuelle Mann kann die sexuelle Täuschung mit merklichem Erfolg in die Wege leiten, indem er verschiedene soziosexuelle Rückzugstechniken praktiziert. Er bietet möglicherweise das Bild des perfekten Gentleman, der nie sexuell über einen dezenten Gute-Nacht-Kuß hinausgeht und der sich aus Selbstverteidigung sozial zurückzieht, sobald die frustrierte Frau anfängt, auf irgendeine Art offensichtlicher sexueller Verwicklung hinzudrängen. Er verwendet ebenfalls die gängigen Ausreden vom »schweren Tag im Büro«, »mir geht's nicht so gut« usw., wenn er vom gelegentlichen weiblichen Gefährten zu sexuellen Leistungen gedrängt wird.

Der alleinstehende männliche Heterosexuelle, der ständig sexuelle Täuschung betreibt, verliert normalerweise sehr schnell innerhalb seiner Peer Group den möglichen weiblichen Bekanntenkreis und wird entweder zunehmend antisozial oder treibt in ein fast ausschließlich männliches Umfeld. Nach kurzer Zeit erholt sich der impotente alleinstehende Heterosexuelle häufig bei früher nicht in Betracht gezogenen homosexuellen Kontakten als Fluchtmechanismus vor der drohenden Möglichkeit, daß eine weibliche Bekanntschaft die Gelegenheit haben könnte, seinen Zustand der Impotenz zu entdecken und dann diese Information in seinem sozialen Umfeld zu verbreiten.

Für homosexuelle Männer ist es weit leichter als für heterosexuelle, erfolgreich auf sexuellem Gebiet zu täuschen. Es gibt keine verläßlichen Informationen über das Ausmaß des Syndroms unter homosexuellen Männern, ebensowenig wie sicheres Wissen über den Umfang an sexueller Täuschung unter heterosexuellen Frauen vorliegt. Aber falls die in die Einzelheiten gehenden Berichte der wenigen sexuell disfunktionalen homosexuellen Männer, die vom Institut in den letzten zehn Jahren behandelt wurden, auch nur von einigem Wert sind, dann dürften sexuelle Täuschungsmanöver unter der männlichen homosexuellen Bevölkerung bedeutend stärker verbreitet sein als früher vermutet wurde.

Der impotente männliche Homosexuelle verfügt über eine äußerst wirksame Täuschungsmethode. Er kann leicht eine passive statt einer aktiven Rolle bei einer sexuellen Begegnung annehmen. Wird die Erektionsunsicherheit dominant, tendiert der homosexuelle Mann zu einem ungebundenen Lebensstil und vermeidet oder löst feste Beziehungen auf. Falls der impotente Homosexuelle sich entscheidet, den Weg sexueller Täuschung zu nehmen, sind längerandauernde Beziehungen recht bedrohlich, denn sie bringen den disfunktionalen Mann in Gefahr. In einer festen homosexuellen Beziehung ist, wie in einer Ehe, eine Erektionsschwäche faktisch unmöglich zu verbergen.

Mit dem Beginn der Erektionsunsicherheit gewinnen sofort die ich-orientierten Befürchtungen öffentlicher Entlarvung die Oberhand. Die Furcht, als impotenter Mann identifiziert zu werden, ist für einen homosexuellen genauso bedrohlich wie für einen heterosexuellen Mann. Gerade diese Angst kann eine feste homosexuelle Beziehung in Gefahr bringen. Ein fester Partner hat nicht nur eine weit bessere Gelegenheit, die Erektionsschwierigkeiten seines Partners festzustellen als ein gelegentlicher Partner, sondern er hat auch jede Möglichkeit, die bedrohliche Information unter ihren gemeinsamen Freunden auszustreuen. Allem Anschein nach waren die festen männlichen homosexuellen Beziehungen, bei denen ein Partner wegen Impotenz vom Personal des Instituts behandelt werden mußte, in der Tat sichere soziale Beziehungen. Zusätzlich zu den üblichen Belastungen homosexueller Partnerschaften hatten diese Beziehungen nicht nur das Trauma der sexuellen Disfunktion eines der Partner und seine begleitenden Ängste vor der Enthüllung überstanden, sondern auch in den meisten Fällen Episoden versuchter sexueller Täuschung durch jenen Partner überdauert.

Mit Ausnahme des Paars, das aus zwei primär impotenten Männern bestand, gab jeder der homosexuellen Männer, die wegen Impotenz behandelt wurden, an, er habe mindestens einmal sexuelle Täuschung praktiziert. Typischerweise besteht der Mann entweder auf der Behauptung, er habe keinen oder kaum einen Sexualtrieb, oder darauf, daß sein sexuelles Vergnügen sich hauptsächlich davon herleite, seinen Partner zu stimulieren und zu befriedigen. Seine Täuschung kann nur dann erfolgreich sein, wenn er die Kontrolle über den sexuellen Austausch bewahrt.

Homosexuelle Männer mit unterschiedlichen Graden vom Impotenz praktizieren für gewöhnlich unterschiedliche Stufen sexueller Täuschung. Zum Beispiel simulieren Männer mit gelegentlichen Erektionen überwältigendes sexuelles Bedürfnis dann, wenn sie eine Erektion bekommen, und sie erzwingen in der betreffenden sexuellen Episode einen raschen Fortgang, so daß sie den steifen Penis rasch benützen können, ehe sie die Erektion verlieren. Dieses sexuelle Verhaltensmuster hat eine exakte Parallele in den Reaktionen impotent werdender heterosexueller Männer. Wenn sie doch eine Erektion erreichen, versuchen sie selbst mitten in der Nacht oder beim Erwachen am Morgen unverzüglich den Geschlechtsverkehr durchzuführen. Wenn sie nur den Penis in die Vagina einführen und ejakulieren können, bevor sie die Erektion verlieren, können sie in Relation zu ihrer Potenz Beruhigung erlangen – zumindest für sich selbst – und für den Augenblick.

Tritt die Erektion des Penis unregelmäßig auf oder ist sie konstant von kurzer Dauer, nehmen homosexuelle Männer eine andere Art sexueller Täuschung vor, indem sie die Rolle des sexuell Dienenden einnehmen. In der Rolle des Dienenden manipuliert der impotente Homosexuelle seinen Partner oder führt Fellatio durch oder nimmt die passive Rolle bei rektalem Verkehr ein.

Die relativ passive Rolle im sexuellen Austausch ist in homosexuellen Kreisen fest etabliert. Sie wird häufig von alternden oder physisch unattraktiven männlichen Homosexuellen angenommen, die keine festen sexuellen Partner haben. Mit dem Verlust oder bei fehlender physischer Attraktivität müssen diese Männer sich darauf konzentrieren, ihrem gelegentlichen Partner Vergnügen zu bereiten, wenn sie weiterhin sexuelle Möglichkeiten erlangen wollen. Da dieses Verhaltensmuster weithin praktiziert wird, ist der impotente Homosexuelle normalerweise nicht verdächtig, wenn er in die Rolle des Dieners schlüpft und damit über sein sexuelles Vermögen hinwegtäuscht.

Ist die Impotenz jedoch vollkommen, ereignen sich Erektionen selten oder nie beim homosexuellen Austausch und ist jedes Leistungsvertrauen verloren, dann haben Männer beider sexuellen Richtungen die sicherste aller sexuellen Betrugstechniken gemeinsam: die Negation sexuellen Interesses. Viele impotente Männer, homosexuelle oder heterosexuelle gleichermaßen, ziehen sich einfach erst von sexueller und danach von sozialer Interaktion zurück. Falls sie in relativ jungen Jahren primär oder sekundär impotent werden, tendieren sie dazu, fast ausschließlich antisozial zu werden. Diese Männer leben meist allein ohne jede kontinuierliche Beziehung oder wohnen bis in ihr drittes oder viertes Lebensjahrzehnt bei ihren Familien. Sie neigen dazu, ihr soziales Leben auf Familienereignisse einzugrenzen, verkehren mit einem immer enger werdenden Kreis weniger alter Freunde und verlieren sich in ihren Berufen oder Hobbys. Sie sind ständig auf der Hut vor jeder sozialen Interaktion, die begreiflicherweise zu sexuellen Möglichkeiten führen könnte. Frei ausgedrückt: Wer sexuell nichts wagt, dem wird nichts enthüllt.

Der primär impotente Homosexuelle ist ein Mann, der selten eine Erektion hat und wenn, dann geht sie schnell wieder verloren. Daher sind seine Möglichkeiten sexueller Täuschung äußerst begrenzt. Neben dem soziosexuellen Rückzug aus seinem Umfeld kann er nur eine vollständig dienende Rolle spielen. Seine Möglichkeiten zu sexueller Befriedigung beschränken sich auf nächtliche Ergüsse, wenn sie sich überhaupt ereignen. Die einfache Wahrheit ist, daß er selten die sexuelle Kampfstätte betritt, denn sein einziger, konstanter Lohn ist sexuelle Frustration.

Der sekundär impotente Homosexuelle lebt mit etwas geringeren Einschränkungen, was sexuelle Aktivitäten betrifft. In dem Maße, in dem seine Erektionssicherheit abnimmt, verliert er das Vertrauen zur Interaktion in einer aktiven sexuellen Rolle mit anderen Männern. Er behält meist die Fähigkeit zur Masturbation bei und verschafft sich die meiste eigene Befriedigung auf diese Weise. In der Tat kann seine Impotenz soweit fortgeschritten sein, daß Masturbation seinen einzigen Ausweg bildet. Das psychosexuelle Trauma, bedingt durch den Verlust der Sexualfunktion, ist häufig so ernsthaft, daß er sich vorsichtig vor sexuellen Möglichkeiten zurückzieht.

Der gelegentlich impotente Mann paßt sich im allgemeinen seiner Disfunktion weit besser an als primär oder sekundär impotente Männer. Er praktiziert sexuelle Täuschung recht erfolgreich, indem er einfach innerhalb der Grenzen seiner Störung bleibt. Er neigt dazu, ein aktives, aber genau kontrolliertes Sexualleben zu führen. Wenn einzig Masturbation befriedigend abgeschlossen werden kann, wird er auf die Suche nach Möglichkeiten der gegenseitigen Masturbation gehen. Wenn er auf Partnermanipulation und nicht auf Fellatio reagieren kann, schränkt er willkürlich sexuelle Aktivitäten auf Manipulation ein. Wenn Fellatio seine Hauptmöglichkeit ist, wird nur Fellatio gegeben oder empfangen. Zumindest kann er sich mit etwas Vorsicht im homosexuellen Austausch bewegen, obwohl zuweilen seine gelegentlichen Sexualpartner etwas überrascht sein mögen, wenn sie mit seinen etwas autokratisch erscheinenden Einschränkungen in Bezug auf akzeptable sexuelle Verhaltensweisen konfrontiert werden.

Sexuelle Simulation scheint bei der lesbischen Bevölkerung längst nicht so vorherrschend zu sein wie bei heterosexuellen Frauen. Es gibt mehrere Gründe, warum die Lesbierinnen vergleichsweise offen eine auftretende sexuelle Störung eingestehen, statt sie leugnen zu wollen.

Erstens ist es offensichtlich weit schwieriger für eine Frau, eine andere bei fortgesetzten sexuellen Begegnungen zu täuschen, als dies erfolgreich mit einem nichtsahnenden Mann möglich ist. Ganz unvermeidlich kommt das alte Klischee: »Dazu gehören immer zwei . . .« ins Spiel. Geradeso wie die subjektive Einschätzung vom Ausmaß der sexuellen Beteiligung der Partnerin in den Forschungslabors von homosexuellen Frauen in der Interaktion zu ihrem Vorteil benützt wurde, so würde der gleiche Grad an subjektiver Einschätzung wahrscheinlich der Lesbierin bei der Interaktion bewußt machen, daß ihre Partnerin nicht konstant orgastische Befriedigung erreicht (vgl. Kapitel 5). Offensichtlich hätte die Lesbierin mit einer Reihe gelegentlicher Partnerinnen eine weit bessere Chance, sexuell erfolgreich zu simulieren, als die homosexuelle Frau mit einer festen Partnerin.

Zweitens bestand bis vor wenigen Jahren nicht der gleiche Druck durch kulturelle

Einflüsse auf lesbische Frauen, orgastische Stadien der Erregung zu erreichen, wie ihn heterosexuelle Frauen erfuhren. Die heterosexuelle Frau sieht sich vor Leistungsansprüche durch ihre männlichen Partner gestellt, die ihrerseits auf die kulturellen Zwänge reagieren, ihrem Partner »erfolgreich« zu Diensten zu sein, um ihre Männlichkeit zu beweisen. Der Zwang, einen Orgasmus zu bekommen, um den persönlichen Ansprüchen des Partners gerecht zu werden, existiert wohl auch in der Interaktion von Lesbierinnen, aber nicht in dem Maß wie bei der heterosexuellen Richtung beobachtet.

Drittens scheint auch unter festen lesbischen Paaren ein Muster an Freiheit der Diskussion und ein offenes Eingeständnis sexueller Disfunktionen (wenn vorhanden) gegeben zu sein. Nach den begrenzten Erfahrungen des Instituts mit sexuell disfunktionalen lesbischen Paaren wurde ein Gefühl des Versagens als Frau oder ein Gesichtsverlust, wenn jemand orgasmusunfähig war, nicht so häufig ausgedrückt, wie dies bei der Arbeit mit orgasmusunfähigen Ehefrauen bemerkt wurde.

Diese Gründe mögen das seltenere Vorkommen sexueller Täuschung unter orgasmunsunfähigen lesbischen Frauen, verglichen mit ähnlich orgasmusunfähigen heterosexuellen Frauen, erklären.

Wird die sexuelle Täuschung vom Therapeuten festgestellt, ist diese Praxis meist relativ leicht zu beheben. Der therapeutische Spiegel wird angewendet, um dem Klienten vor Augen zu führen, daß selbst dann, wenn er oder sie in der Lage sein mag, den Partner oder die Partnerin eine Zeitlang irrezuführen, der Betreffende, der zur Täuschung Zuflucht nimmt, als einziger Schaden leidet. Diese Tarnmethode zögert nur den Moment hinaus, an dem der disfunktionale Mann oder die Frau der Wahrheit über seine oder ihre Sexualstörung ins Auge blicken muß. Wenn eine sexuell leidende Person die Täuschung aufgibt und offen die Existenz einer Disfunktion zugibt, hat er oder sie den ersten positiven Schritt zur Abhilfe getan. Die Praxis der sexuellen Täuschung setzt den Betrüger herab und, wird dieses Verheimlichen fortgesetzt, so wird die Abhilfe gegen die Disfunktion extrem erschwert, wenn nicht unmöglich gemacht. Wenn diese Tatsache erkannt ist, nehmen die meisten Männer und Frauen rasch eine offene Haltung ein und geben sowohl die Täuschung wie das sexuelle Leiden zu.

Leistungsängste

Unabhängig davon, ob der unter sexuellen Störungen Leidende ein Mann oder eine Frau, homosexuell oder heterosexuell, 18 oder 80 Jahre alt ist, lassen sich sexuelle Leistungsängste, wenn sie einmal verfestigt sind, wenn überhaupt, auch *mit* oder *ohne* psychotherapeutische Unterstützung kaum wieder dauerhaft beseitigen. Gelegentlich können sexuelle Erlebnisse frei von Leistungsangst sein. Wenn die Sexualstörung jedoch nicht bald nach ihrem ersten Auftreten wirksam behoben wird, sind die Ängste zu fest verwurzelt, als daß sie *je wieder völlig ausgerottet werden könnten.*

Die grundlegende Methode des Instituts, die Leistungsängste des Homosexuellen zu behandeln, besteht darin, eine direkte Konfrontation zwischen dem Klienten und seinen oder ihren Ängsten herbeizuführen. Diese therapeutische Konfrontation wird in einer ruhigen, kontrollierten und positiven Weise vom Team-Mitglied des gleichen Geschlechts durchgeführt.

Viele Generationen hindurch luden kulturelle Zwänge die Last sexueller Leistungsängste den Männern auf, in den letzten Jahren aber teilen Frauen als Preis für ihre sexuelle Gleichstellung zunehmend diesen kulturell bedingten Druck. Bei der Erörterung der Konfrontationsmethoden bei einem homosexuellen Klienten wird männliche Impotenz als Beispiel einer sexuellen Disfunktion, die unvermeidlich Leistungsängste erzeugt, verwendet. Das Problem könnte ebenso gut am Beispiel einer orgasmusunfähigen Lesbierin dargestellt werden.

Das Beharren des männlichen Therapeuten auf direkter Konfrontation des impotenten Mannes mit seinen Leistungsängsten stellt wahrscheinlich den wichtigsten Schritt in der Behandlung der Sexualstörung des männlichen Homosexuellen dar. Dadurch wird nicht nur der impotente Mann gezwungen, seine Achillesferse direkt zur Kenntnis zu nehmen, sondern auch noch ein weiteres, äußerst wichtiges therapeutisches Resultat erzielt. Die Konfrontationen sind auch von bedeutendem erzieherischen Wert für den festen oder gelegentlichen Partner. Das Institut ist der Auffassung, daß die gleichzeitige Erziehung des sexuellen Partners, gleich ob fest oder gelegentlich, theoretisch fast so wichtig ist wie die Erziehung des disfunktionalen Mannes selbst.

Die Konfrontation des impotenten Mannes muß gut geleitet und organisiert werden, sollte aber auf eine zurückhaltende Art und mit sorgfältig geplantem strikten Neuralitätssinn vorgenommen werden. Die Diskussion wird mit der ruhigen aber bestimmten Feststellung des männlichen Therapeuten gegenüber dem impotenten Mann eröffnet, daß seine Leistungsängste ihn wahrscheinlich das ganze Leben begleiten werden. Es wird eine knappe Erklärung gegeben, daß die angenommenen Prozesse, die seine lähmenden Leistungsängste hervorriefen, so tief verankert sind, daß sie sich wahrscheinlich nicht völlig beseitigen lassen werden, ganz gleich, welche therapeutischen Maßnahmen angewendet werden. Die grundlegende Konfrontation und die begleitende Erklärung müssen mit den erforderlichen erzieherischen Fähigkeiten durchgeführt werden, so daß der impotente Mann und sein fester oder gelegentlicher Partner sich vollkommen der Konsequenzen dieser Enthüllung klar werden, aber keine Panik oder unangemessene Angstausbrüche hervorgerufen werden.

Nachdem der in seinen Funktionen gestörte homosexuelle Mann so konfrontiert wurde und sein Partner belehrt ist, folgt als nächster wesentlicher Schritt der Therapie der Hinweis auf einen Ausweg aus dem Dilemma. Die vorgeschlagene Verfahrensweise zielt darauf ab, dem impotenten Mann klarzumachen, daß er zwar nie ganz seine Leistungsängste verlieren wird, aber die Einflüsse dieser Ängste weitgehend neutralisieren kann, wenn beide Partner den Vorschlägen des Therapeutenteams Folge leisten.

Tatsächlich verlangen die spezifischen Vorschläge der Therapeuten dem Paar ein hohes Maß an Kooperation ab. In den meisten Fällen wird der Mann mit der Funktionsstörung dazu angeleitet, ein Wort oder ein verbales Signal auszuwählen, das als »Stichwort« dient, um den Partner aufmerksam zu machen, daß sofortige Kooperation erforderlich ist. Der impotente Mann wird dazu angehalten, das Stichwort zu verwenden, um seinem Partner anzuzeigen, daß er in diesem Augenblick von seinen Leistungsängsten gequält wird. Natürlich können die Ängste jederzeit und überall auftreten, aber er braucht sie nur dann aufzudecken, wenn er direkt sexuell engagiert ist.

Allein schon die Tatsache, daß der disfunktionale Mann seine Leistungsängste zugibt, wenn er im sexuellen Austausch aktiv ist, ist von äußerster Bedeutung für beide Partner. Für den impotenten Mann bedeutet es nicht nur, daß er den Mut gefunden hat, offen seine Leistungsängste einzugestehen, sondern eine solche Maßnahme ist ein konkreter Beweis dafür, daß er einen positiven Versuch unternimmt, sein sexuelles Leiden abzulegen. Für den festen oder gelegentlichen Partner kann das Eingeständnis der Leistungsängste des sexuell unsicheren Mannes in zweierlei Hinsicht einen positiven Anstoß bieten. Erstens betont es das Vertrauen, das der disfunktionale Mann in ihn gesetzt hat, und zweitens bietet es eine Gelegenheit, nicht nur dem Mann mit der Sexualstörung wertvolle Unterstützung zu leisten, sondern auch zu der von beiden geförderten Beziehung, wenn eine solche existiert.

Die zwei Partner sind instruiert, einem in allen Einzelheiten festgelegten Protokoll zu folgen, wenn das Stichwort gesprochen wird. Sobald der Signalsatz ausgesprochen ist, sollte jeder der Partner sich dem anderen zu einem gegenseitigen Austausch sexuell stimulierender Aktivität nähern. Jeder der Männer ist gehalten, sich die Gegenwart des Partners zunutze zu machen, indem er dessen (des Partners) Körper zu seinem (des Betroffenen) Vergnügen verwendet.

Im allgemeinen ist dieser offene Schritt ein radikaler Abschied von dem früher etablierten Muster sexuellen Austauschs in der Beziehung. Der sexuell funktionale Partner machte oft den Fehler, zuzulassen, daß die Rücksicht auf seinen disfunktionalen Partner die Häufigkeit des sexuellen Austauschs oder die Freiheit ihrer sexuellen Interaktion beeinflußte oder sogar bestimmte. Die disfunktionale Person kontrolliert für gewöhnlich das Muster der sexuellen Interaktion des Paars durch Unterlassung. Der funktionale Partner drückt ständig Anteilnahme daran aus, daß der impotente Mann sich bedrängt fühlen könnte, falls er (der funktionale Partner) offen seine hochgradige sexuelle Frustration zugeben würde. Ein unglückliches Resultat der freiwilligen Zurückhaltung des funktionalen Partners ist, daß er unwillentlich die Leistungsängste des impotenten Mannes vergrößert, indem er ihm die Verantwortung überläßt, den Hauptteil der sexuellen Interaktion des Paares einzuleiten.

Es stellt sich noch eine weitere, düstere Erschwernis in der Beziehung, verursacht durch den funktionalen Partner, der zögert, eine natürliche, aktive Rolle beim sexuellen Austausch des Paars zu spielen. Als Resultat seines angenommenen Verhaltensmusters sexueller Passivität verliert der funktionale Partner oft das Gefühl der Beteiligung an der sexuellen Interaktion des Paars. Diese Entwicklung passiver Fügsamkeit beim funktionalen Partner und die begleitende Abnahme sexueller Anteilnahme berauben den disfunktionalen Mann der subjektiv wahrgenommenen Stimulation, die bei jedem Individuum zunimmt, wenn sein Partner ein hohes Maß an sexueller Reaktion zeigt. Auf diese Weise hat der impotente homosexuelle Mann, der im sexuellen Zusammenspiel jede Hilfe braucht, die er bekommen kann, den zusätzlichen Nachteil, daß er den subjektiv wahrgenommenen Anreiz durch die Interaktion mit einem sexuell mitgehenden Partner verliert.

Wenn der impotente Mann und sein fester oder gelegentlicher Partner als Reaktion auf den Gebrauch des Stichworts sich physisch nahekommen und ein jeder den Körper des anderen zu seinem Vergnügen benützt, wirken auf den impotenten Mann sofort drei verschiedene Arten sexueller Stimulation ein. Wenn der impotente Mann den Körper seines Partner zu seinem eigenen (des impotenten Mannes) Vergnügen verwendet, ist dies natürlich stimulierend. Gleichfalls stimulierend für den impotenten Mann ist die sexuelle Annäherung des Partners gegenüber seinem (des impotenten Mannes) Körper. Sollte schließlich der Partner als Ergebnis der sinnlichen Interaktionsmuster offensichtlich ein hohes Niveau an sexueller Beteiligung erreichen und seine hochgradige sexuelle Erregung verbal oder sonstwie mitteilen, hat der impotente Mann eine dritte Möglichkeit der Stimulation, nämlich der einer subjektiven Wahrnehmung der sexuellen Erregung seines Partners.

Der funktionale homosexuelle Partner darf nicht den Fehler machen, sich dem Körper des disfunktionalen Mannes in der offenkundigen Bemühung zu nähern, ihm durch den Versuch, eine Erektion zu erreichen oder zu behalten, helfen zu wollen. Wie zuvor festgestellt, läßt sich die Erektion des Penis nicht durch Willensbeschluß herbeiführen. Sie kann sich nur als Reaktion auf subjektiv aufgenommene physiologisch oder psychosexuell verursachte Stimuli entwickeln. Der funktionale Partner sollte sich dem disfunktionalen Mann immer zu seinem (des funktionalen Mannes) Vergnügen nähern, nicht mit der spezifischen Absicht, dem impotenten Mann zu einer Erektion zu verhelfen. Falls der funktionale Partner an den disfunktionalen Mann mit der ausdrücklichen Absicht herantritt, ihm behilflich zu sein, daß er eine Erektion bekommt, statt seinen (des impotenten Mannes) Körper zu seinem eigenen (des funktionalen Mannes) ichbezogenen Vergnügen zu genießen, wird das Motiv, eine Erektion erzwingen zu wollen, von dem impotenten Mann subjektiv erkannt, und er wird damit konform gehen, indem er versucht, eine Erektion zu erzwingen, um sich den vermuteten sexuellen Bedürfnissen des funktionalen Partners anzupassen. Noch einmal, kein Mann kann eine Erektion erzwingen. Also reiht sich sexuelles Versagen an sexuelles Versagen, der Graben wird tiefer und die Leistungsängste werden fester fixiert.

Noch einen weiteren Vorteil bringt die ichbezogene sexuelle Aktivität des funktionalen Partners gegenüber einer passiv unterstützenden Verhaltensweise. Wenn der funktionale Partner sexuell erregt wird, hilft seine Erregung als wichtiger Punkt dabei mit, das andere große psychosexuelle Problem des impotenten Mannes zu neutralisieren, nämlich daß er unfreiwillig eine Zuschauerrolle einnimmt, wenn er offen in der sexuellen Interaktion engagiert ist.

Zuschauerrollen

Wie in »Human Sexual Inadequacy« beschrieben, tritt die Zuschauerrolle auf, wenn disfunktionale Männer und Frauen auf die dominierenden Einflüsse ihrer Leistungsängste reagieren. Zusätzlich zu seiner Rolle als Beteiligter beispielsweise wird der impotente homosexuelle Mann immer, wenn sich offen eine sexuelle Interaktion entwickelt, zum Zuschauer. Bei jeder sexuellen Interaktion quält er sich damit ab, ob er wohl eine Erektion haben wird. Hat er zufällig eine Erektion, kann er seinem Glück nicht trauen und beobachtet, ob die Erektion anhalten wird. Wenn der impotente Mann zum Zuschauer wird, der sich auf das Stadium seiner eigenen Erektion konzentriert, lenkt er sich sofort von der fortdauernden sexuellen Interaktion ab und negiert oder neutralisiert die meisten der sexuellen Stimuli, die von den sexuellen Bemühungen seines Partners oder seinen eigenen sexuellen Bemühungen gegenüber dem Partner herrühren.

Wenn der impotente Mann der Zuschauerrolle unterliegt, kann man ihn lehren, seine Beobachtertendenzen dahin zu lenken, daß er sich subjektiv mit seinem Partner befaßt und nicht fortfährt, sich selbst abzulenken, indem er seine Erektionsfortschritte beobachtet. Wenn der funktionale Partner erregt ist, erhält der impotente Mann ein Plus an Stimulation dadurch, daß er der sexuellen Erregung des Partners ausgesetzt ist und sie selbst wahrnimmt.

Das wesentliche der therapeutischen Information an den impotenten Mann ist, daß er sich selbst abgelenkt hat, während er darauf wartete festzustellen, ob er eine Erektion bekommen würde. Stattdessen wird vorgeschlagen, er solle seinen Partner auf sichtbare Zeichen sexueller Erregung hin verfolgen, weil die Feststellung sexueller Erregung des Partners eine sichere Möglichkeit zu größerer sexueller Anteilnahme durch den Beobachter ist. Diese Technik der Partnerbeobachtung ist nur ein weiterer therapeutischer Schritt zu größerer sexueller Beteiligung des disfunktionalen Homosexuellen.

Programmkonzepte

Für alle, die in medizinischen und psychologischen Berufen mit den Problemen der sexuellen Präferenz zu tun haben, ist es unerläßlich, sich darüber klar zu sein, daß der homosexuelle Mann oder die Frau durch genetische Determination zunächst ein Mann oder eine Frau ist und erst durch erlernte Präferenz homosexuell orientiert ist. Ein heterosexueller Mann oder eine Frau ist im gleichen Wesenszug zuerst ein Mann oder eine Frau durch genetische Determinanten, und dann heterosexuell orientiert durch erworbene Präferenz.

Gewiß muß zugestanden werden, daß immer die Möglichkeit besteht, daß ein genetischer Einfluß die potentielle Empfänglichkeit eines Mannes oder einer Frau, auf homosexuelle eher als auf heterosexuelle Stimulation zu reagieren, vergrößert. Während die Möglichkeit eines derartigen Faktors nicht zu bestreiten ist, gibt es zur Zeit keinen überzeugenden Beweis, der diese Behauptung stützt. Da es bis heute keinen derartigen Beweis gibt, wäre es äußerst unangebracht, weiter die heutigen kulturellen Konzepte über die Ursprünge von Verhaltensanlagen homosexueller Richtung zu unterstützen. Kulturelle Vorstellungen, die offensichtlich auf den Phantastereien der Mutmaßung, angenommenen Veranlagungen oder wissenschaftlich unhaltbaren Streitigkeiten beruhen, dürfen nicht länger blind unterstützt werden.

Viele Jahrzehnte lang erzeugten kulturelle Vorurteile und spezifische religiöse Dogmen in der Öffentlichkeit eine Opposition gegenüber homosexuellen Beziehungen. Es ist auch klar, daß diese Vorurteile in den Sparten des Gesundheitswesens existierten, wo allem voran berufliche Neutralität gegeben sein sollte. Wie weiter oben bemerkt, unterstützen die Tabellen 5 und 6 voll und ganz diese Behauptung. So ergibt sich für den praktizierenden Psychotherapeuten ein wichtiges Problem. Welche Haltung soll er oder sie bei der Behandlung von Sexualstörungen homosexueller Männer und Frauen einnehmen?

Zunächst einmal müssen die Therapeuten erkennen, daß Homosexualität keine *Krankheit* ist. Die Therapeuten müssen auch erkennen, daß homosexuelle Disfunktion oder Unzufriedenheit nur behandelt werden sollte, falls oder sobald es der Klient wünscht. Jede Behandlung, die zum Zweck der Konversion oder Reversion zur Heterosexualität durchgeführt wird, sollte nur auf Wunsch und mit voller Unterstützung des Klienten durchgeführt werden. Eine solche Therapie sollte nur nach einer sorgfältigen Auswertung der Geschichte des Klienten begonnen werden, um ein hohes Ausmaß an Motivation für den Wechsel zu sichern, und nach einer sorgfältigen Selbstüberprüfung seitens des Therapeuten, damit feststeht, daß ein heterosexuelles Vorurteil nicht vorliegt.

Mit anderen Worten, das Ziel der Therapie sollte immer vom Klienten festgelegt sein. Grundlegendes Konzept der Behandlungsmethode des Instituts ist es, daß das Therapieteam nicht das Recht hat, seine Vorstellungen oder Prinzipien dem Klienten aufzudrängen. Es sind die sozialen oder sexuellen Wertsysteme des Klienten, die akzeptiert werden müssen und mit denen im Therapieprozeß gearbeitet werden muß, *nicht* die der Therapeuten.

Daher sind die Grundgedanken des Instituts für die Behandlung homosexueller

Disfunktion oder Unzufriedenheit folgende: Behandle diese Disfunktionen oder Unzufriedenheit mit den gleichen psychotherapeutischen Techniken, mit der gleichen professionellen Besetzung und mit der gleichen psychosexuellen Objektivität, mit der heterosexuelle Disfunktionen behandelt werden. Im allgemeinen sollten die Ergebnisse denen der Behandlung heterosexueller Disfunktionen gleichen oder darüber liegen. Der einzige Vorbehalt des Instituts ist, daß der Homosexuelle mit einer Sexualstörung, besonders der Mann oder die Frau, die sexuell unbefriedigt sind, dem Therapeuten die gleiche Bereitschaft zur Kooperation bieten wie der sexuell leidende Heterosexuelle, wenn gleich günstige Resultate erreicht werden sollen. Bisher ist dieser Grad an offener Kooperation nicht vollkommen erzielt worden.

13
Störungen der Sexualfunktionen bei männlichen Homosexuellen

Zum ersten Mal wurden impotente homosexuelle Männer wegen sexueller Disfunktion als integraler Bestandteil eines kontrollierten, klinischen Programms über einen Zeitraum von zehn Jahren hinweg behandelt. Sie wurden bei der Therapie von ihren festen oder gelegentlichen Partnern des *gleichen* Geschlechts begleitet. Weil ein derartig umfassendes Behandlungsprogramm bislang nicht beschrieben wurde, sind Diskussionen über den Hintergrund der Untersuchung, Auswahlverfahren, Therapieprinzipien, klinische Syndrome und Vorlagen relevanter Fallberichte angebracht.

75 homosexuelle Männer wurden vom Institut während der zehnjährigen klinischen Kontrollperiode (1968 bis 1977) wegen sexueller Disfunktion behandelt. Fünf dieser Männer waren primär impotent, 49 sekundär impotent und drei gelegentlich impotent (vgl. Tabelle 1, Kapitel 12). Vier von diesen 57 Männern wurden zusätzlich als sexuell aversiv diagnostiziert. Von den festen oder gelegentlichen Partnern der übrigen 55 Paare waren alle sexuell intakt.

Die Laboruntersuchung der Sexualphysiologie homosexueller Männer und Frauen (vgl. Kapitel 7) war der erste Schritt zu einem Behandlungsprogramm für disfunktionale männliche und weibliche Homosexuelle. In dem Maße, wie sich Wissen über die Physiologie homosexueller Funktionen anhäufte, schien das Konzept zur Behandlung auftretender homosexueller Disfunktionen zunehmend einleuchtender, und zufriedenstellende therapeutische Resultate schienen erreichbar.

Die Untersuchungsgruppen

Sexuell intakte homosexuelle männliche und weibliche Paare wurden in vielen großstädtischen und akademischen Zentren überall in den Vereinigten Staaten zur Mitarbeit an den vorklinischen Forschungsprogrammen gewonnen (vgl. Kapitel 1). Wenn diese Paare nach Hause zurückkehrten, verbreiteten sie im stillen in ihrem homosexuellen Bekanntenkreis die Nachricht von den Forschungsinteressen des Instituts an homosexuellen Verhaltensweisen wie auch von den Behandlungsprogrammen, die in St. Louis für männliche und weibliche Homosexuelle mit Sexualstörungen entwickelt wurden.

Die erste Bitte um Behandlung sexueller Disfunktion kam von einem gelegentlich impotenten Mann, der von einem gelegentlichen Partner begleitet wurde, und die zweite Anfrage kam von einem primär impotenten Mann, der mit seinem festen

Partner behandelt wurde. Beide Paare lebten weit von St. Louis entfernt. Diese zwei Männer stellten die Gesamtsumme der männlichen disfunktionalen Homosexuellen dar, die 1968, im ersten Jahr der zehnjährigen klinischen Kontrollperiode behandelt wurden. Als sich das Wissen über die Behandlungsprogramme langsam in homosexuellen Kreisen verbreitete, wurden im zweiten Jahr zwei Fälle von Impotenz behandelt, sechs im dritten und vier im vierten Jahr. Im fünften Jahr wurden sieben impotente Männer und ihre gleichgeschlechtlichen Partner von dem Forschungsteam behandelt. In den letzten fünf Jahren der klinischen Kontrollperiode waren sieben Aufnahmen pro Jahr die durchschnittliche Quote von Fällen zur Behandlung homosexueller Impotenz (Tabelle 2).

Tabelle 13–1

Impotenz männlicher Homosexueller (N = 57): Verteilung nach Jahren während der zehnjährigen klinischen Kontrollperiode

Art der Impotenz	Jahr der Behandlung 1.	2.	3.	4.	5.	6.	7.	8.	9.	10.	Insgesamt
Primär	1	0	3	0	0	0	1	0	0	0	5
Sekundär	0	2	3	4	6	7	8	6	7	6	49
Gelegentlich	1	0	0	0	1	0	0	1	0	0	3
Insgesamt	2	2	6	4	7	7	9	7	7	6	57

(1968–1977)

Frühere Vermeidung einer Behandlung

Obschon die Gesamtzahl impotenter männlicher Homosexueller, die in dem Zeitraum von zehn Jahren von dem Forschungsteam behandelt wurden, nicht groß ist, stellte die Tatsache, daß ein derartiges Behandlungsprogramm bestand, einen wichtigen Durchbruch im Gesundheitswesen dar. Zum ersten Mal suchten sexuell disfunktionale homosexuelle Männer mit der festen Erwartung einer Zusammenarbeit mit Fachleuten und guten Aussichten auf Erfolg der Behandlung therapeutische Unterstützung. Warum hatte es so viele Jahre gedauert, bis sexuell disfunktionale homosexuelle Männer fachliche Hilfe mit einem gewissen Maß an Vertrauen suchten? Natürlich wurden von den Klienten unterschiedliche Antworten auf die spezielle Befragung gegeben, aber drei Befürchtungen, die offenbar weitverbreitet unter Homosexuellen sind, schienen als Antwort auf diese Frage zu dominieren. Dies waren: (1) die Furcht des männlichen Homosexuellen vor Ablehnung durch die medizinische Fachwelt, wenn psychotherapeutischer Beistand erbeten wurde, (2) die Furcht vor dem Fehlschlagen der Behandlung, ohne Rücksicht auf die Art der therapeutischen Bemühung und (3) seine Angst vor sozialer Bloßstellung während oder nach der Behandlung.

Schon eine flüchtige Überprüfung der Tabelle 5 (Kapitel 12) zeigt deutlich die Berechtigung der ersten Befürchtung – die Angst des sexuell disfunktionalen Mannes, daß seine Behandlung abgelehnt würde, sobald sich seine Homosexualität herausstellt. Es gibt noch einen weiteren Beweis für die Weigerung, sexuell disfunktionale homosexuelle Männer zu einer Therapie zuzulassen. Als 1968 die klinischen Behandlungsprogramme des Instituts gegen homosexuelle Disfunktion eingeführt wurden, ließ sich bei der Suche nach Literatur über irgendeinen therapeutischen Versuch, der Klage über Impotenz seitens eines Homosexuellen abzuhelfen und ihm gleichzeitig die volle Integrität seiner homosexuellen Neigung zuzugestehen, kein Bericht ausfindig machen.

Die zweite Furcht, die vor einem Behandlungsfehlschlag, spiegelt das extreme Widerstreben des disfunktionalen männlichen Homosexuellen wider, Hilfe gegen einen fortgeschrittenen Zustand der Impotenz zu suchen. Man kann ziemlich sicher annehmen, daß solch eine negative Haltung zusammen mit ihrem therapeutischen Nihilismus sich entwickelte, weil die klinische Erfahrung sowohl der homosexuellen Bevölkerungsteile wie der Gruppe der medizinischen Fachberufe, daß eine auf den homosexuellen Mann ausgerichtete Psychotherapie (die früher auf Versuche, ihn zur Heterosexualität zu bringen oder zurückzubringen, beschränkt war) nicht sonderlich ergebnisreich sein würde.

Tatsächlich gibt es in der Psychotherapie keinen Präzedenzfall zu der Entscheidung des Instituts, zwischen den stark unterschiedlichen klinischen Problemen homosexueller Disfunktion und Unzufriedenheit zu differenzieren. Natürlich erkannten sexuell disfunktionale Homosexuelle, daß ihre Behandlungsaussichten ähnlich ungünstig waren wie bei sexuell unbefriedigten. Wenn man sich zudem noch daran erinnert, daß 1968 die Veröffentlichungen zum Thema Behandlung sexueller Disfunktion bei Heterosexuellen nicht gerade auf eine hohe Erfolgsquote der therapeutischen Bemühungen, die zeitraubend und teuer waren, hinwiesen, dann wundert es wenig, daß der impotente männliche Homosexuelle eine reale Furcht vor einem Versagen der Behandlung hatte.

Um den richtigen Blick für das sich allmählich entwickelnde Therapieprogramm des Instituts gegen homosexuelle Disfunktion zu bekommen, sollte man sich daran erinnern, daß zehn Jahre zuvor, als erstmals Programme zur Behandlung sexueller Störungen bei Heterosexuellen aufgestellt wurden, die gleichen Besorgnisse wegen schlechter klinischer Resultate bei weiten Teilen sowohl der sexuell disfunktionalen heterosexuellen Bevölkerung als auch bei den medizinischen Experten vorherrschten.

Die dritte Befürchtung, daß ihre sexuellen Probleme allgemein bekannt würden, war der Hauptgrund, weshalb so wenige disfunktionale männliche Homosexuelle in der Vergangenheit eine Behandlung wegen Impotenz aufsuchten. Männliche Homosexuelle vertrauten wenig darauf, daß ihnen von der Fachwelt das gleiche Maß an Sicherheit zuteil würde, wie es normalerweise das Verhältnis Therapeut-Klient voraussetzt. Aller Wahrscheinlichkeit nach ist diese vielgestaltige Angst vor sozialer Bloßstellung unter disfunktionalen Männern weit häufiger als die beiden zuvor genannten Ängste vor einer Ablehnung der Behandlung und einem Behandlungsfehlschlag zusammengenommen.

In der Tat ist die festverwurzelte zwanghafte Angst sowohl bei Männern wie bei Frauen (homosexuellen und heterosexuellen gleichermaßen) vor einer möglichen Aufdeckung ihrer sexuellen Disfunktion in der Öffentlichkeit oder auch nur vor ihrem sexuellen Partner von solch überragender Bedeutung, daß sie nicht nur zur Vermeidung einer Therapie, sondern auch zur weitverbreiteten Anwendung eines Selbstschutz-Mechanismus geführt hat, der von dem Personal des Instituts unter dem Sammelbegriff sexueller Täuschung zusammengefaßt wurde (vgl. Kapitel 12).

Primäre Impotenz

In gewisser Weise ist primäre Impotenz das äußerste an sexueller Disfunktion beim Mann, denn der davon Betroffene, gleich ob homosexuell oder heterosexuell, findet kaum einen sicheren Platz in der Gesellschaft. Unglücklicherweise ist er so von seinem psychosexuellen Handicap in Anspruch genommen, daß es in seinem Bewußtsein überhandnimmt. Da primäre Impotenz homosexuellen Ursprungs bisher nicht betrachtet worden ist, werden in die Einzelheiten gehende Fallberichte vorgelegt. Es wird nicht behauptet, daß diese Berichte generell typisch für primär impotente homosexuelle Männer seien. Das Institut hatte nur so wenige Fälle in Behandlung, daß das Forschungsteam kein allgemeines Verhaltensmuster aufstellen konnte.

Fünf primär impotente homosexuelle Männer wurden während der zehnjährigen klinischen Kontrollperiode von dem Forschungsteam behandelt. In jedem der Fälle wurden die disfunktionalen Männer bei der Therapie von festen Partnern begleitet. Alle fünf Männer reagierten positiv während der akuten Phase des Behandlungsprogramms, es gab jedoch einen Behandlungsfehlschlag. Etwa ein Jahr nach der akuten Behandlungsphase erlebte ein Mann erneut eine Erektionsunsicherheit. Er verlor das Vertrauen in seine Fähigkeit, mit seinem festen Partner sexuell durch Partnermanipulation und Fellatio zu verkehren. Binnen eines Monats überwältigten ihn Leistungsängste so sehr, daß er seine langandauernde Beziehung aufgab und sich auch von sozialen oder sexuellen Kontakten zurückgezogen haben soll. Masturbation blieb ihm als einzige Form sexueller Befriedigung. Der Mann lehnte es ab, zu weiterer Behandlung zurückzukehren und weigerte sich auch, bei den routinemäßigen Nachbehandlungsmaßnahmen weiter mitzuarbeiten.

Auf der Grundlage der Ergebnisse, die während der Schnellbehandlungsphase erreicht wurden, und den Informationen aus den folgenden fünf Jahren zufolge waren die anderen vier primär impotenten Homosexuellen keine Behandlungsfehlschläge. Statistische Betrachtungen des Behandlungsprogramms werden im Kapitel 17 vorgelegt.

Fallbericht: Paar 1

Das mit Sicherheit psychosexuell am stärksten disfunktionale Paar, das von dem Forschungsteam behandelt wurde, bildeten zwei Männer in einer festen Beziehung, die im dritten Jahr des Forschungsprogramms kamen. Aus Gründen der Identifizierung wurden die beiden Männer Paar 1 benannt und individuell als Partner A, der primär impotent war, und Partner B, der auch primär impotent und zudem sexuell aversiv war, bezeichnet. Wegen der Einzigartigkeit ihres Behandlungsplans wird ihre Fallgeschichte ausführlicher dargestellt.

Partner A, 34, und Partner B, 29 Jahre alt, hatten in einer festen Beziehung ungefähr dreieinhalb Jahre zusammengelebt, als sie sich als sexuell disfunktionales Paar in Behandlung begaben. Obwohl sich ihr jeweiliger Hintergrund stark unterschied, wiesen sie eine einzigartige Gemeinsamkeit in der Ätiologie ihrer sexuellen Disfunktionen auf. Als Einzelfälle kamen sie unmerklich in eine später intensiv werdende feste homosexuelle Beziehung als einer unfreiwilligen Fluchtmöglichkeit aus einem jahrelangen psychosexuellen Trauma, das in beiden Fällen heterosexuellen Ursprungs war. Über drei Jahre lang hatte ihre Beziehung ganz und gar asexuellen Charakter. Sie war zu einem zufriedenstellenden psychosozialen Schutzhafen geworden, ehe die beiden Männer schließlich den Versuch zu einem sexuellen Austausch unternahmen, einem Versuch, der völlig erfolglos ausging.

A wuchs mit einer acht Jahre älteren Schwester in einer Atmosphäre weiblicher Vorherrschaft auf. Sein Vater verließ die Familie, als A vier Jahre alt war, und die Mutter arbeitete, um die Familie zu ernähren. Dabei hatte sie häufig gleichzeitig zwei Tätigkeiten angenommen. Mit Ausnahme der Wochenenden war sie deshalb durch ihr Arbeitspensum während der meisten Zeit des Tages außer Haus. Im Alter von 15 Jahren wurde A's Schwester die Verantwortung für den jüngeren Bruder übertragen. Nach dieser Zeit gab es im wesentlichen keine Aufsicht in der Wohnung. Der Erziehung wurde keine Bedeutung beigemessen; es gab auch keinen Versuch, einen religiösen Einfluß auszuüben.

Als A neun Jahre alt war und seine Mutter arbeitete, begann seine Schwester mit einer Reihe von Versuchen, den Jungen zu masturbieren. Als sie wiederholt erfolglos blieb, fing sie öfter an, ihn zu beschimpfen, indem sie ihm sagte, aus ihm würde nie »ein Mann« werden. Diese Episoden versuchter sexueller Interaktion setzten sich etwa zweimal monatlich über zwei Jahre lang fort. Normalerweise hatte A nur eine geringe oder keine Erektion. Es gab keine Ejakulation. Der Junge unternahm nie sexuelle Bemühungen gegenüber seiner Schwester. Seine Reaktionen auf ihre sexuellen Anstrengungen wurden als zwischen starkem Widerstand und passiver Duldung rangierend beschrieben. An einem Wochenende schließlich, als die Mutter außerhalb der Stadt war, ließ die Schwester zwei Freundinnen den Abend bei ihr verbringen. Die drei Mädchen verbrachten offenbar Stunden mit dem Versuch, den Jungen, der jetzt elf war, zu masturbieren, wobei ihn immer zwei festhielten, damit er nicht weglaufen konnte. Ihre wiederholten Anstrengungen riefen wohl mehrfache Erektionen hervor, aber keine Ejakulation. Er erinnert sich, daß er weinte und sie bat aufzuhören, denn das Erlebnis war ebenso schmerzhaft wie ängstigend. Die Mädchen gingen anscheinend extrem heftig vor in ihren Bemühungen, ihn zu manipulieren, vor, da der Penis an einer ganzen Anzahl von Stellen wundgerieben war. Als er schließlich von den Mädchen losgelassen wurde, konnte der Junge stundenlang nicht urinieren und stellte schließlich eine große Menge Blut im Urin fest.

A war sowohl gedemütigt als auch entsetzt. Die Mädchen hatten gedroht, seinen Freunden zu erzählen, daß »er kein Mann war«, wenn er seiner Mutter von der Vergewaltigung unterrichten würde. Dennoch hatte er Angst, sowohl vor dem blutigen Urin als auch wegen der Tatsache, daß er Schwierigkeiten beim Urinieren hatte, was beides einige Tage andauerte. Hinzu kam, daß der Penis viele Tage nach dem Vorfall noch stark schmerzte. Jedoch selbst im Alter von elf Jahren gewann die Furcht, öffentlich der Lächerlichkeit preisgegeben zu werden, die Oberhand über seine Befürchtungen wegen der physischen Nachwirkungen des Angriffs, und er schwieg. Dies war das letzte Mal, daß sich seine Schwester ihm sexuell näherte.

Die Symptome des physischen Traumas klangen ab, nicht aber die des psychosexuellen Traumas. Aus Furcht, seine Störung könne sich herumsprechen, zog sich der Junge von Schulfreunden zurück und verbrachte viele schwere Nächte, in denen seine Ängste und rachsüchtigen Phantasien ungezügelt herrschten. Als er älter wurde, nahm er im wesentlichen eine antisoziale Entwicklung. Durch die ersten nächtlichen Ergüsse stimuliert, unternahm er mit 16 den ersten Versuch zu masturbieren, was völlig fehlschlug, da er keine Erektion erreichen konnte. Das Versagen verstärkte nur von neuem das von seiner Schwester und ihren Freundinnen geschaffene Bild von seiner Sexualstörung. Als er älter wurde, entwickelten sich seine sexuellen Ängste zu bösen Ahnungen, als der Gedanke, es bei einem Mädchen zu »schaffen«, häufig von seiner gleichaltrigen Peergruppe diskutiert wurde, und er fürchtete, das »Schaffen« könnte schmerzhaft sein. Er war sicher, er sei ein Versager.

Im Alter von 23 Jahren nahm A seinen sozialen Mut zusammen und unternahm seinen ersten Versuch zum Geschlechtsverkehr, indem er eine Prostituierte aufsuchte. A folgte dem üblichen Muster vieler Männer, die mit Ängsten beim Geschlechtsverkehr kämpfen, und wählte die Prostituierte in dem Wissen, daß seine Freunde nicht erfahren würden, wenn er versagte. Wie zu erwarten, war er völlig impotent. Wieder hörte er, daß er »nicht viel von einem Mann« an sich hatte, und nachdem er sich diese Tatsache vor Augen geführt hatte, versuchte er nie wieder, mit einer Frau sexuell zu verkehren, bis er den Partner B kennenlernte.

A sublimierte seine sexuellen Bedürfnisse. Er lebte allein, arbeitete hart und kam in seinem Beruf gut vorwärts. Selten unternahm er Versuche zu masturbieren, normalerweise nur wenn er getrunken hatte. Diese blieben jedoch immer erfolglos. Er konnte keine Erektionen bekommen und war nie imstande zu ejakulieren. Er hatte keine offenen homosexuellen Interessen und auch keine Phantasien homosexuellen Inhalts. Seine häufigsten Vorstellungen gingen dahin, allgemein an Frauen und besonders an seiner Schwester Rache zu nehmen für das, was ihm angetan worden war.

Partner A traf Partner B als Mitglied der leitenden Angestellten der Firma, für die er arbeitete. B war von außerhalb versetzt worden und auf Wohnungssuche. A bot B die Benützung seiner Wohnung an, bis B »selbst etwas finden könnte«. Bei der Aufnahme der Vorgeschichte hatte A keine Erklärung für dieses recht uncharakteristische Verhalten. Auch B wußte keinen anderen Grund als Annehmlichkeit für seine Zusage. Dennoch kam es in kurzer Zeit und zur völligen Überraschung der beiden dazu, daß die beiden äußerst einsamen Männer soviel Gefallen aneinander fanden, daß sie beschlossen, weiter zusammen zu leben.

B war ein Einzelkind aus einer ziemlich wohlhabenden Familie. Die lebhaftesten Erinnerungen aus seiner Kindheit kreisten um sexuelle Aktivität – die seiner Mutter und seines Vaters. Er konnte sich nicht mehr daran erinnern, wann er zum erstenmal seine Mutter laut hinter der geschlossenen Tür des elterlichen Schlafzimmers protestieren hörte. Es schien ihm, daß sie stets unter physischem Mißbrauch durch seinen Vater gelitten hatte. Als der heranwachsende Junge zehn Jahre alt wurde, war sich die Mutter wahrscheinlich vollkommen im klaren, daß er besorgt – wenn nicht gar verängstigt – durch den fortdauernden Schlafzimmerkonflikt seiner Eltern war. Sie beschrieb dem Jungen insgeheim die von Frauen erlittenen Schrecken, während sie mit ihren Ehemännern schliefen. Sex wurde als böser, sündhafter Akt beschrieben, als etwas, das Frauen nur tolerieren sollten, um Kinder zu bekommen, und als Rache der Männer an schutzlosen Frauen. Der Junge lernte die Wochenenden hassen, an denen sein Vater, der ausgedehnte Geschäftsreisen unternahm, zu Hause war, weil sich dann üblicherweise Ereignisse mit erzwungener sexueller Beteiligung seiner Mutter und ihren begleitenden Schreien voller Wut oder Schmerz (der Junge wußte nie genau, was es war) abspielten.

Der Junge wuchs in einem Zuhause ohne Wärme auf, das beherscht war von einer wütenden, unglücklichen, möglicherweise einsamen Ehefrau, die sich in ihrer Verzweiflung Erleichterung dadurch verschaffte, daß sie mit ihrem Sohn einer extrem orthodoxen katholischen Überzeugung anhing.

Als Zwölfjähriger war B bei einer bestimmten Episode so aufgeregt, als die lauten Protestschreie seiner Mutter viel länger als üblich anzudauern schienen, daß er ins Schlafzimmer seiner Eltern eilte und sie offenbar beim Geschlechtsverkehr erblickte. Er war überzeugt, daß der Vater seine Mutter ernstlich verletzte oder sogar umbrachte, und er versuchte, sie mit Gewalt zu trennen. Sein aufgebrachter Vater sprang mit einer vollständigen Erektion aus dem Bett, schlug den Jungen nieder, warf ihn aus dem Zimmer und verschloß die Tür. Das Trauma des Jungen verstärkte sich, als die Schreie seiner Mutter bald darauf wieder doppelt so laut hörbar waren. B erinnerte sich lebhaft an den bedrohlichen Anblick seiner nackten Mutter, die sich vor ihm unter den Bettdecken zu verstecken suchte und den ersten Anblick eines voll erigierten Penis, als ihn sein Vater angriff.

Kurze Zeit darauf verließ sein Vater die Wohnung, und obwohl er allem Anschein nach weiter für die Familie sorgte, kam er nie zurück. Der Junge jedoch war weiter den Horrorgeschichten seiner Mutter über sexuelle Angriffe unterworfen – sie beschrieb ihm wiederholt die Perversität seines Vaters und klärte ihn über den Abscheu auf, den alle anständigen Frauen gegenüber den unkontrollierbaren sexuellen Gelüsten der Männer empfanden. Während seiner Teenagerzeit fürchtete sich der Junge vor der Möglichkeit, aus ihm könne eines Tages ebenso ein Tier werden wie sein Vater.

B war entsetzt, als er mit 17 Jahren nachts mit einer vollen Erektion erwachte, und ihn überkam ein Gefühl von Schuld und Abscheu beim ersten nächtlichen Erguß im Alter von 18 Jahren. Er duschte eine Stunde lang, um die Zeichen seiner männlichen sexuellen Schwäche abzuwaschen. Jedesmal wenn er Gleichaltrige wahre oder erfundene Geschichten oder Witze über Sex erzählen hörte, wurde er wütend, ekelte sich oft, fühlte sich schwach und zog sich rasch von den Geschichtenerzählern zurück. B entwickelte eine allgemeine Aversion gegenüber Sexualität.

Seine Mutter hatte auf einer katholischen Erziehung für ihn bestanden. In seiner Teenagerzeit wurde jeder sexuelle Gedanke routinemäßig unterdrückt und genauso routinemäßig bekannt. Sein psychosexuelles Trauma wurde verstärkt durch religiöses Dogma, und B versuchte niemals zu masturbieren. Seine gelegentlichen nächtlichen Ergüsse verursachten ihm große Angst, denn er wollte keinen Teil der tierischen Natur des Mannes bei sich wiederfinden. Er fühlte sich von jedem Gedanken sexuellen Inhalts so bedroht, daß er nie im Leben eine Verabredung mit einem Mädchen hatte. Schon der Gedanke an irgendeine Art sexueller Interaktion mit einer Frau machte ihm Angst.

Nach dem Tod seiner Mutter, als er 20 war, wohnte B bei einer Tante, schloß das College ab und fing an zu arbeiten. Im Alter von 24 Jahren wurde er befördert und von seiner Firma in eine andere Stadt versetzt. Er traf einen Mann (Partner A), der ebenfalls bei der Firma arbeitete, und der ihm anbot, das Apartment mit ihm zu teilen, während B sich nach einem eigenen umsah. Wie zuvor beschrieben, wurde bald gegenseitiges Einvernehmen festgestellt, und die beiden Männer beschlossen, gemeinsam weiter zusammen zu leben, um die Ausgaben zu teilen und die Gesellschaft des anderen zu genießen.

Die ersten sechs Monate, die A und B zusammen lebten, verbrachten sie damit, soziale Schutzmauern niederzureißen und die erste wirkliche Freundschaft aufzubauen, die jeder der Männer bisher nicht kennengelernt hatte. An einem Wochenende und einen guten Teil der folgenden Woche erzählten sie einander jede Einzelheit, die sie sich von den qualvollen Episoden ihres früheren Lebens ins Gedächtnis zurückrufen konnten. Soziale Befürchtungen und Ängste wurden zuerst eingestanden, und schließlich sexuelle Befürchtungen und Ängste angeschnitten. Nach und nach brachte die Katharsis des Eingeständnisses einen solchen Zustand vollständigen Vertrauens herbei, daß beide Männer ermutigt wurden, die lebhaft in Erinnerung gebliebenen Details des psychosexuellen Trauma in ihrem Leben mit dem anderen restlos auszutauschen.

Jeder der beiden Männer fand es fast unmöglich zu glauben, daß der andere Partner niemals irgendeine Art sexueller Aktivität erfolgreich erlebt hatte. Beide hatten sich für etwas total einzigartiges, für völlige sexuelle Krüppel gehalten. Die Beziehung wurde sehr verstärkt durch die beiderseitige Verletzbarkeit, die vom vollkommenen Eingeständnis ihres persönlichen Gefühls einer absoluten Sexualstörung herrührte.

Das folgende Jahr hindurch ermutigte jeder der beiden Männer seinen Partner, soziale Beziehungen zu bestimmten Frauen einzugehen, aber ohne Erfolg. Nach zwei solchen Versuchen A's und einem ganz fruchtlosen, angstgepeinigten Versuch B's, mit einem Mädchen in einer Bar zu reden, diskutierten die Männer offen ihre Probleme, erkannten, daß ihr Empfinden einer sozialen Störung durch ihren völligen Mangel an sexueller Sicherheit erheblich verstärkt wurde, und beschlossen auf A's nun schon etwas überholten Vorschlag hin, Hilfe durch eine Prostituierte in Anspruch zu nehmen. Natürlich hatten weder A noch B eine andere Möglichkeit der sexuellen Kooperation durch eine Frau. A suchte eine Prostituierte auf und brachte sie für die Nacht in die Wohnung. Wie man erwarten konnte, endete das Experiment katastrophal. Das erste sexuelle Wagnis fand in A's Schlafzimmer statt. Im Zeitraum von über einer Stunde mit der Prostituierten reagierte er auf keine der sexuellen Bemühungen. B war zuerst so ängstlich, dann ständig so angeekelt und nach einer Stunde so abgeschreckt, die Frau auch nur zu berühren, daß er sich weigerte, einen Versuch zu unternehmen, als er an der Reihe war.

In den nächsten zwei Jahren wuchsen die beiden Männer sogar noch stärker zusammen. Sie arbeiteten beruflich gut zusammen und waren sozial unzertrennlich. Weitere Bemühungen um heterosexuelle Interaktion gab es nicht. In der Tat drückte keiner der Partner Interesse an irgendeiner Art weiblicher Bekanntschaft aus. A setzte seine Bemühungen zu masturbieren etwa einmal im Monat fort, jedoch konstant ohne Erfolg. Obwohl er gelegentlich die Möglichkeit in Betracht zog, machte B keinen Versuch zu masturbieren. Bis die Beziehung drei Jahre gedauert hatte, gab es keine offenen oder versteckten homosexuellen Assoziationen, obwohl jeder der Männer berichtete, daß er einige Male in der Phantasie an eine vage Form physischer Interaktion mit seinem Freund gedacht hatte. Die Phantasien handelten nur von physischer Wärme oder allgemeinem Körperkontakt. Weder A noch B berichteten über Tagträume von spezifisch sexueller Aktivität.

Eines Abends, nachdem beide Männer einige Stunden in einer Bar verbracht hatten, gab A offen sein Bedürfnis zu masturbieren zu und zog sich in sein Schlafzimmer zurück, wo er wieder erfolglos masturbierte. B hörte A schluchzen und ging hin, um ihn zu trösten, wobei er durch seinen nackten Freund mit einer vollen Erektion konfrontiert wurde. Der Anblick der Erektion stieß B sofort ab, aber trotzdem bemühte er sich, seinen gequälten und betrunkenen Partner zu trösten. A bat ihn um Hilfe und sagte, er würde lieber sterben als so weiterzuleben. Trotz seiner intensiven Aversion gegenüber der Erektion, versuchte B schwerfällig, seinen Partner zu befriedigen, mit dem einzigen Ergebnis, daß die Erektion verschwand, kurz nachdem er sich genähert hatte. Für beide Männer hatte die Episode eher eine positive als negative Stimmung zum Ergebnis. Trotz A's Versagen fielen durch das Erlebnis alle in der Beziehung etwa noch stehengebliebenen Barrieren.

In der gleichen Woche kamen die Partner überein, gegenseitige Masturbation zu versuchen. Obwohl keiner der Männer sich dem anderen je physisch genähert hatte, versuchte A durch Demonstration das wenige, das er über das Thema wußte, B beizubringen. B wurde immer noch ziemlich ängstlich, wenn er das Kommen und Gehen der Erektionen seines Partners verfolgte, aber sie beharrten auf ihren Versuchen mutueller Masturbation. Manchmal wurden unbeständige Erektionen erreicht, manchmal nicht, aber keiner der Männer ejakulierte jemals. Dennoch beschrieb jeder der Männer ein zunehmend stärkeres Gefühl des persönlichen Bedürfnisses, zu beweisen, daß er sexuell als Mann funktionieren könnte und die feste Hoffnung, daß sein Partner ebenfalls sexuell Erfolg haben würde. Durch sorgfältige Befragung wurde deutlich festgestellt, daß keiner der Männer sich je als homosexuell betrachtete.

Das Paar wandte sich an das Institut zur Behandlung, weder weil die Männer heterosexuell orientiert waren, noch als Männer, die gemeinsam oder einzeln für sich eine homosexuelle Neigung in Betracht zogen, sondern eher als zwei Männer, die einander sehr zugetan waren und dringend psychotherapeutische Hilfe brauchten. Keiner der Männer deutete auch nur an, er habe eine sexuelle Rollenpräferenz. Ihr gemeinsam ausgesprochener Wunsch war »sexuell funktionieren zu erlernen«. Sie suchten das Institut um Unterstützung und Anleitung auf und wurden unter diesen Bedingungen zur Behandlung zugelassen.

Die Männer mußten einen schwierigen Beschluß fassen. Die für sie möglichen Alternativen der Behandlung waren sexuell aktive Homosexuelle zu werden oder sexuell reagierende Heterosexuelle oder beides. Die auf das Genaueste erhobenen Vorgeschichten unterstrichen die Unmöglichkeit, einer der beiden Männer könne eine dauerhafte heterosexuelle Beziehung in absehbarer Zeit aufbauen. Die Verwendung von Ersatzpartnern wurde in Betracht gezogen, da jedoch keine Hoffnung bestand, sofort verfügbare weibliche sexuelle Partner zu finden, sobald die Männer die akute Behandlungsphase abgeschlossen hatten, wurde die denkbare Rolle sexueller Ersatzpersonen verworfen. Die hochgradige soziale Unsicherheit beider

Partner und B's Zustand überwältigender Angst beim bloßen Gedanken an eine soziale, geschweige denn sexuelle Beziehung mit einer Frau waren weitere ausschlaggebende Faktoren bei der Entscheidung über ihre Behandlung.

Die vorausgegangene Arbeit zeigte, daß es möglich ist, die aus einem schweren heterosexuellen Trauma in der frühen Kindheit resultierende homosexuelle Neigung eines Mannes zu revidieren. Während sowohl A als auch B schweren sexuellen Traumen heterosexuellen Ursprungs in frühkindlicher Zeit unterworfen gewesen waren, hatte keiner der Männer mit offener Hinwendung zur Homosexualität reagiert, noch konnte einer der beiden in irgendeiner Weise sexuell agieren. Wenn einer der beiden Männer als homosexuell orientiert angesehen werden konnte, dann Partner A. Er hatte schließlich angeboten, seine Wohnung zu teilen ohne einen Grund, den er hätte erklären können. In einem Fall hatte A auch etwa dreieinhalb Jahre nachdem sie sich entschieden, zusammen zu leben, seinen Partner um sexuelle Hilfe gebeten, als ein Versuch zu masturbieren fehlschlug und seine Hemmungen möglicherweise durch Alkoholkonsum verringert waren. Die zwei Männer hatten auch mutuelle Masturbation versucht und, was besonders wichtig war, sie fühlten sich offensichtlich zueinander hingezogen. B hatte Frauen generell abgelehnt, aber er empfand auch schwere Ängste beim Anblick der Erektion eines Mannes. Jeder der Männer bestritt, daß er sich jemals als homosexuell betrachtet habe. Obwohl sie annahmen, daß sie heterosexuell seien, stellten beide Männer auch fest, daß sie kein Interesse an heterosexueller Interaktion hatten.

Nach dem klinischen Urteil des Forschungsteams konnte weder A noch B willkürlich als homosexuell eingestuft werden, noch konnte man sie als heterosexuell betrachten. Sie wurden als zwei Männer eingeschätzt, die durch den Zwang der Verhältnisse zur Zeit ohne feste sexuelle Präferenz lebten. Obwohl sie ständigen sexuellen Spannungszuständen ausgesetzt waren, waren die physischen Bedürfnisse beider Männer nie angesprochen worden.

Angesichts des Untersuchungsmaterials, das im vorklinischen Teil dieses Textes vorgelegt wird, sollte unterstrichen werden, daß das Institut nicht die Diagnose latenter Homosexualität oder Heterosexualität verwendet. Sondern, falls das Konzept, das einer solchen Diagnose zugrundeliegt, auf diese zwei Männer angewendet werden sollte, müßte man in der Tat sagen, daß ihre grundlegende sexuelle Orientierung latent oder undifferenziert war.

Die wichtigste von beiden Männern angesprochene Sorge war, daß sie nicht sexuell aktiv werden konnten; sie waren gemeinsam übereingekommen, daß sie diesen Aspekt in ihrem Leben ändern wollten. Es stand außer Frage, daß sie primär impotent waren, gleichgültig, ob man sie nach heterosexuell oder homosexuell definierten Kriterien beurteilte. Es war selbstverständlich das psychosoziale Leiden, verursacht durch ihre Sexualstörungen, das die beiden Männer zur Therapie brachte – nicht ein Interesse an einer sexuellen Präferenz.

Das Problem, wie die individuellen sexuellen Disfunktionen am besten behandelt werden sollten, wurde in all seinen Verästelungen mit beiden Partnern besprochen. Was B betrifft, wurde der mögliche Einfluß seines katholischen Hintergrunds auf sein künftiges Wohlbefinden bei jeder Entscheidung nachdrücklich in die Erwägungen beider Partner einbezogen. Jeder der Männer traf in Ruhe seine eigene Entscheidung auf der Grundlage der verfügbaren Informationen. Es waren Beschlüsse, mit denen das Forschungsteam voll übereinstimmte, aber es sollte herausgestellt werden, daß die Beschlüsse *nicht* für A oder B durch das Forschungsteam gefaßt wurden. Die Partner entschieden, daß sie die beste Möglichkeit zu sexueller Funktionalität zu kommen bei der Interaktion miteinander hätten. Daher wird dieser Fall als spezifische Entscheidung vorgelegt, die von zwei Männern gemeinsam getroffen wurde, um Hilfe von Fachleuten auf eine homosexuelle Ausrichtung hin zu erbitten. Darüber hinaus wünschten sie fortdauernde professionelle Hilfe während der Übergangsphase. Das Forschungsteam reagierte positiv auf ihre Wünsche.

Der Verlauf der Therapie blieb im wesentlichen ohne besondere Vorfälle. Zu Beginn richtete sich die therapeutische Aufmerksamkeit auf B's sexuelle Aversion. Auf sinnliche Wahrnehmung konzentrierte Möglichkeiten* wurden initiiert, während die Berührung der Genitalien der Partner verboten war, und dieser angstnehmende Ansatz wurde fortgesetzt, bis B den Körper seines Partners mit Zufriedenheit und sogar mit einem zögernd ausgesprochenen Gefühl des Vergnügens wahrnehmen konnte. A zeigte sich sehr kooperativ und machte keinen Versuch, B zu stärkerer Beteiligung anzutreiben. B machte rasche Fortschritte, nicht zuletzt, weil er Riesenschritte zur Neutralisierung seiner Aversion gegenüber der männlichen sexuellen Anatomie gemacht hatte, als er an den Versuchen gegenseitiger Masturbation teilgenommen hatte.

Als ein offenes sexuelles Verhalten zwischen den beiden Männern angebracht erschien, war wieder B das erste therapeutische Ziel des Forschungsteams. Man nahm an, daß A's häufiges Versagen bei der Masturbation solch starke Leistungsängste hervorgerufen hatten, daß der beste Weg, sie zu neutralisieren, in einer Demonstration einer erfolgreichen Masturbation durch B bestand. Es wurden technische Vorschläge gemacht, und B reagierte innerhalb von 24 Stunden erfolgreich, indem er in A's Gegenwart ejakulierte, sehr zur Freude beider Männer. Es war B's erstes Erlebnis einer Ejakulation, abgesehen von gelegentlichen nächtlichen Ergüssen. Die Aufmerksamkeit konzentrierte sich dann auf A, und mit verschiedenen Vorschlägen zu Masturbationstechniken, die an seinen eigenen negativen früheren Erfahrungen ansetzten, erreichte auch A erfolgreich einen Orgasmus, als er B's Beispiel folgte.

Unter therapeutischer Auswertung der Euphorie, die ihre ersten persönlich erfolgreichen sexuellen Erlebnisse hervorgerufen hatten, und der signifikanten Abnahme der Angst, die bereits erfolgt war, war es nur noch ein kleiner Schritt zu erfolgreichen mutuellen Masturbationserlebnissen.

* Masters und Johnson (1970)

Es wäre ein schwerwiegender klinischer Fehler, zu vermuten, daß die therapeutischen Maßnahmen nur darauf hinausliefen, die Masturbationstechniken der impotenten Männer zu verbessern. Um eine solche Annahme zu vermeiden, sind die technischen Vorschläge nicht beschrieben. Die bloße Mechanik sexuellen Funktionierens könnte niemals genügend Baumaterial liefern, um eine einfühlende, sichere Beziehung darauf aufzubauen. Ohne die uneingeschränkte Unterstützung, die jedem der Männer durch den Partner geboten wurde, hätte wahrscheinlich die erfinderischste sexuelle Gymnastik wenig dazu vermocht, den jedem der Männer selbst verhaßten Zustand primärer Impotenz zu ändern.

An diesem Punkt der Therapie wies das Forschungsteam das Paar darauf hin, daß es die Wahl hatte, auf seinem gegenwärtigen Niveau sexuellen Austauschs zu bleiben oder aber weiter offene homosexuelle Interaktion anzustreben. Zwei Tage lang fuhren die Männer mit Erlebnissen erfolgreicher mutueller Masturbation fort und erwogen dabei ausführlich ihre Wahlmöglichkeiten. Anscheinend waren sie beide besorgt, denn B fürchtete sich immer noch A's Genitalien zu berühren und hatte noch stärkere Befürchtungen, wenn A sich ihm sexuell näherte. B löste das Problem durch die Entscheidung, vergangene traumatische Erfahrungen nicht einer weiteren Expansion der gemeinsamen sexuellen Interaktion im Weg stehen zu lassen.

Erlebnisse mit Partnermanipulation bereiteten den sexuellen Neulingen wenig Schwierigkeiten. A gelang es bei ihrem ersten gemeinsamen Wagnis nicht, eine Erektion zu bekommen, aber bei einer zweiten Gelegenheit reagierte er erfolgreich. Wie auf dem Hintergrund seiner Aversion erwartet wurde, hatte B größere Schwierigkeiten bei Fellatio, und zwar sowohl sich A's erigiertem Penis zu nähern, wie A zu erlauben, sich ihm oral zu nähern. Obwohl er in beiden Situationen effektiv reagierte, bereitete ihm Fellatio kein Vergnügen oder konnte ihn auch nur stärker stimulieren. Das Ausmaß an Angst war bei B größer, wenn sich sein Penis im Mund seines Partners befand, als wenn er selbst Fellatio ausführte. Andererseits genoß A mutuelles Fellatio mehr als das Erlebnis der Partnermanipulation.

Der Weg dieses Paares wurde fünf Jahre lang, nachdem die akute Phase der Therapie abgeschlossen war, verfolgt. Sie blieben weiter eng verbundene soziale Partner und ein sexuell voll aktives Paar. B's anhaltendes Widerstreben, an Fellatio teilzunehmen, machte eine Änderung ihres sexuellen Verhaltensmusters notwendig. Er schloß einen Kompromiß, indem er lernte, sich einigermaßen wohlzufühlen, wenn er bei A Fellatio ausführte, wünschte selber von A jedoch eher Manipulation als Fellatio. Es gab keine Angaben über Versuche rektalen Verkehrs.

Keiner der Männer äußerte je Interesse an einer langfristigen heterosexuellen Beziehung. Auch unternahm keiner der Partner einen Schritt, um mit einem anderen Mann sexuell zu verkehren. Sie führten weiterhin ein im wesentlichen ungeselliges Leben und beschränkten ihre sozialen Aktivitäten, ob nun mit Männern oder Frauen, auf die, die ihre beruflichen Verpflichtungen erforderten.

Drei weitere primär impotente Männer wurden während der zehnjährigen klinischen Kontrollperiode von dem Forschungsteam behandelt. Diese Männer hatten ähnliche Fallgeschichten mit den typischen Einflüssen der Umgebung, die anscheinend einen wesentlichen Anteil bei der Entscheidung für ein Leben als Homosexueller haben. Jeder der drei Männer wurde bei der Therapie von einem festen Partner begleitet. Der soziosexuelle Hintergrund der festen Partner (obwohl von bedeutendem Einfluß auf die Therapie) wird aus Platzgründen nicht in allen Einzelheiten beschrieben.

Fallbericht: Paar 2

C, ein primär impotenter Homosexueller, war 31 Jahre alt, als er in Begleitung seines festen homosexuellen Partners beim Institut um Behandlung nachsuchte.

C konnte sich nicht daran erinnern, daß sein Vater und seine Mutter jemals in ihren Wertsystemen oder ihrer Einstellung gegenüber Kindererziehung der gleichen Auffassung gewesen wären, aber er erinnerte sich auch an den hohen Grad gegenseitiger Zuneigung bei seinen Eltern. Er war der jüngere von zwei Brüdern. Sein (um vier Jahre) älterer Bruder war extrovertiert, gut gebaut, ein exzellenter Athlet, aber bestenfalls ein durchschnittlicher Student. Sein Vater war offen begeistert von den athletischen Fähigkeiten des älteren Bruders, während die Mutter ernsthaft bekümmert war über seine akademische Mittelmäßigkeit.

C war offenbar als Kind introvertiert und während der Adoleszenz übergewichtig. Er war von schlechter Statur und konnte nie mit irgendeinem Erfolg an Wettspielen von Jungen teilnehmen. Auf diesem Gebiet war er eine Enttäuschung für seinen Vater. Aber seine ausgezeichneten Schulleistungen freuten seine Mutter. Als Kind war für ihn der Besuch der protestantischen Sonntagsschule Pflicht, aber keiner der Elternteile wies viel religiöse Überzeugung auf.

Als sein älterer Bruder auf das College ging, begann C mit der High School. Als einziges Kind im Haus erhielt er weiter unterschiedliche Impulse von seinen Eltern. Sein Vater kümmerte sich darum, das physische Bild und die soziale Haltung des Jungen zu verbessern. Seine Mutter war auf akademische und intellektuelle Ziele ausgerichtet. Beide Eltern fühlten, daß er weit glücklicher wäre, wenn er sich auf ihrem Interessengebiet verbessern würde, denn er führte im wesentlichen ein ungeselliges Dasein. C erinnerte sich an seine Zeit an der High School als ein ziemlich angenehmes Lelben, während er zu Hause war, aber als bedrückendes Erlebnis, was soziale Interaktion in der Schule anging.

Er hatte keine Freunde. Als er bei Spielen nicht konkurrieren konnte, zog er sich von den gleichaltrigen Jungen zurück. Mit gleichaltrigen Mädchen war er auch nicht befreundet. Das mangelnde Interesse an Mädchen hing eher mit einem Gefühl der Ablehnung ihrerseits zusammen, als mit Interessenmangel auf seiner Seite. Zur Unterhaltung las er viel, zeigte einiges Talent beim Violinespielen und aß laufend.

Vielleicht wegen der neiderregenden physischen Erscheinung und extrovertierten

Persönlichkeit des älteren Bruders, konnte sich C nicht an eine Zeit erinnern, zu der er nicht vom männlichen Körper fasziniert gewesen wäre. Er bewunderte die Muskeln der High-School-Athleten und beobachtete und verglich immer verstohlen Genitalien, wenn er mit andern im Duschraum war. Er war erfreut, als er zu seiner Überraschung feststellte, daß in schlaffem Zustand sein Penis genauso lang oder länger als ihrer war.

Er hatte angefangen, mit seinem Penis zu spielen, als er 13 war und war begeistert, wenn er größer wurde und enttäuscht, wenn die Erektion zurückging. Da er keine Freunde oder auch nur eine enge Beziehung zu seinem älteren Bruder hatte, gab es für ihn keine echte Quelle sexueller Informationen. Die Eltern sprachen mit ihm nie über Sex, aber mit 14 wurde ihm ein Buch zu dem Thema gegeben.

Als C in die Teenagerjahre kam, interessierte er sich stärker für sein Äußeres, nahm stark ab und versuchte, männliche Bekanntschaften zu schließen.

Ein bedeutsames Trauma erlebte C im 15. Lebensjahr. Trotz häufiger Versuche hatte er nie erfolgreich masturbiert. Zu dieser Zeit hatte er seinen ersten Freund kennengelernt, einen Jungen aus seiner Klasse, der ebenfalls mit sozialen Handicaps kämpfte. Als sie sich eines Abends über Sex unterhalten hatten, zeigte C dem Jungen, wie er mit seinem Penis spielte. Obwohl C nach seinen Worten nur mit seinem eigenen Penis manipulierte und nie versuchte oder auch nur mit dem Gedanken spielte, die Genitalien seines Freundes anzufassen, berichtete der Junge seinen Eltern von dem Vorfall. Diese Eltern wiederum erzählten es nicht nur C's Eltern, sondern auch vielen anderen Eltern und der Verwaltung der High School. Die Eltern des Freundes bestanden darauf, C sei ein aktiver Homosexueller, der versucht hatte, ihren Sohn zu verführen und eine Bedrohung für die anderen Jungen in der Klasse darstelle. Natürlich verbreitete sich die Nachricht sofort unter den Gleichaltrigen. Er wurde sozial geächtet, von Jungen wie Mädchen zur Zielscheibe ihres Spotts gemacht und häufig körperlich von den Jungen seiner Umgebung angegriffen. C's Familie, schwer bekümmert über das Trauma, das ihr Sohn erlebte, schickte ihn an eine andere Schule. (Ob die Version, die C von dem Vorfall mit seinem Freund gab, den Tatsachen entsprach, steht natürlich in Frage. Aber selbst bei ausführlicher Befragung und ohne etwas zu verlieren oder zu gewinnen, blieb C standhaft bei seiner Darstellung.)

C erholte sich nie mehr von der öffentlichen Erniedrigung. Er haßte es, in den Ferien heimzufahren, und wenn er zu Hause war, verließ er selten das Haus. Schließlich akzeptierte er die allgemeine Auffassung, daß er homosexuell sei, als Schlußfolgerung und war sich sicher, daß er von Gleichaltrigen als sozial unakzeptabel angesehen wurde. Seine Phantasievorstellungen kreisten sowohl um homosexuelle als auch um heterosexuelle Inhalte, waren jedoch primär auf den Penis gerichtet. Auf diese Weise war C tatsächlich auf die Rolle homosexueller Präferenz hin orientiert, lange bevor er sein erstes offenkundiges homosexuelles Erlebnis hatte.

Eines Abends in seinem zweiten Internatsjahr kam sein Zimmergenosse in C's

Bett. C war nicht nur froh über diese offene sexuelle Annäherung, er begrüßte auch die sexuelle Gelegenheit. Beide Jungen spielten ungehemmt mit den Genitalien des anderen. Als der andere rasch eine Erektion bekam und ejakulierte, war C überrascht, denn er hatte nie dieses Erlebnis gehabt. Er war gleichzeitig fasziniert von dem Erlebnis seines Freundes und verwirrt, daß er nicht das gleiche tun konnte. Er versuchte viele Male, für sich allein zu masturbieren, immer bemüht, eine Erektion und eine Ejakulation zu erzwingen, aber er hatte selten eine vollständige Erektion und nie eine Ejakulation. C wurde zunehmend besorgt über einen, wie er meinte, weiteren Beweis physischer Schwäche, vergleichbar damit, von der Statur her nicht bei Wettspielen herausragen zu können.

Die Jungen setzten ihre sexuellen Zusammenkünfte fort, wobei der Freund immer schnell ejakulierte. C wurde immer ängstlicher, als er nicht ejakulieren konnte, und verlor durch die Sorge über sein sexuelles Können bald fast seine ganze Fähigkeit, eine Erektion zu bekommen oder zu behalten. Jedoch lernte er, Genuß daran zu finden, wenn er seinen Partner befriedigte.

Einmal besuchte C in den Ferien den Jungen zu Hause und lernte von einem seiner Freunde Fellatio. Er verbrachte die Ferien dort und praktizierte mit den Jungen täglich Fellatio. Dabei hatte er an dem Vorgang viel Vergnügen, obwohl er selten eine Erektion bekam. Obgleich die zwei Jungen mehrere Male zu helfen versuchten, konnte C weder auf Manipulation noch auf Fellatio reagieren.

Danach waren C's Interessen und Aktivitäten homosexuell orientiert. Er war im College sexuell ziemlich aktiv. Er nahm seinem Partner gegenüber stets eine dienende Rolle ein und gestattete nie eine Berührung seiner Genitalien, denn er fürchtete, seine Unfähigkeit, eine Erektion zu bekommen oder zu behalten, würde erkannt und diskutiert werden.

Selten wurde er mit Mädchen bekannt. Mit 23 Jahren hatte er eine fehlgeschlagene sexuelle Episode, als ein Mädchen anfing, mit seinen Genitalien zu spielen, während er sie von einem Symphoniekonzert nach Hause fuhr. Es gab keine Erektion, und er traf das Mädchen nie wieder.

Zu der Zeit, als C das College abschloß und als Buchhalter in das Geschäftsleben eintrat, war C ein aktiver, kontaktfreudiger Homosexueller. Er besuchte öfter Homosexuellenlokale und hatte eine große Zahl von gelegentlichen sexuellen Partnern. Er manipulierte die Männer ungezwungen, praktizierte routiniert Fellatio, war hin und wieder der passive Teil bei rektalem Verkehr und fühlte sich recht zufrieden.

Mit 29 Jahren schließlich traf er einen fünf Jahre älteren Mann, mit dem er gesellschaftlich verbunden war, und der seit sechs Jahren aktiver Homosexueller war. Dieser Mann erzählte eine Vorgeschichte von einer gescheiterten Ehe aufgrund sexueller Verweigerung durch die Ehefrau und war nach der Scheidung homosexuell aktiv geworden.

C und sein Parner hatten fast zwei Jahre lang zusammen gelebt, als sie zu der

Therapie kamen. Sie hatten zwei andere therapeutische Hilfsmöglichkeiten aufgesucht in der Hoffnung, C könnte mit seinem Partner anders sexuell interagieren lernen als in der dienenden Rolle. In beiden Fällen war ihnen die Behandlung versagt und kein Hinweis auf eine andere Möglichkeit psychotherapeutischer Unterstützung gegeben worden.

Als C und sein Partner die Therapie aufnahmen, hatte C nie zuvor als Reaktion auf irgendeine Form sexueller Stimulation ejakuliert, mit Ausnahme nächtlicher Ergüsse. Diese ereigneten sich, wie berichtet wurde, etwa alle sieben bis zehn Nächte und wiederholten sich in dieser Häufigkeit seit ihrem Beginn, als C 15 Jahre alt war.

Was nicht vom Partner oder anfangs vom Forschungsteam wahrgenommen worden war, war das Ausmaß der Leistungsängste C's als sexuell disfunktionaler Mann und seine lähmende Angst, daß seine sexuelle Disfunktion allgemein bekannt werden könnte. Er hatte alle diese Ängste gut verborgen. C hatte früher jede Möglichkeit einer festen Beziehung vermieden, nicht, weil er die Wärme und Sicherheit einer solchen Partnerschaft nicht wollte oder brauchte, sondern aus Angst, daß seine Disfunktion, wäre sie erst einmal in der Beziehung entdeckt, in seiner Peer Group allgemein bekannt werden könnte.

Seine sexuelle Täuschung hatte ihn natürlich in eine fast unlösbare Situation gebracht. Seine ganze sexuelle Erfahrung, nämlich die sexuellen Dienens, war seiner homosexuellen Bezugsgruppe als Rolle eigener Wahl dargestellt worden. Immer wieder vertiefte er den Standpunkt, daß er Genuß daran hatte, einen Partner durch Manipulation oder Fellatio zu befriedigen – und so war es auch –, daß er selbst aber kein wirkliches Bedürfnis danach hatte, von seinem Partner befriedigt zu werden. Dies war wohl kaum die Wahrheit, aber ein gutes Täuschungsmanöver. Was er seiner Zielgruppe nicht eingestand, waren die während oder nach einem sexuellen Beisammensein immer wiederkehrenden Schmerzen in der Leistengegend und den Testikeln. Oft hatte er flehentlich nach einem befreienden Ausweg aus seinen verborgenen sexuellen Spannungen gesucht. Wenn er versuchte zu masturbieren, und das war häufig der Fall, konnte er meist keine vollständige Erektion bekommen oder beibehalten. Seine Furcht vor einem Versagen und einem möglichen Bekanntwerden war stets zu groß, als daß er einem gelegentlichen Partner erlaubt hätte, Manipulation oder Fellatio zu versuchen.

Erst als die feste Beziehung einige Monate bestand, offenbarte C den Grad seiner sexuellen Disfunktion seinem Partner. Dieser versuchte dann geschickt und mit einem überraschenden Maß an Originalität, C zu befriedigen, aber ohne Erfolg. Als über ein Jahr verging und die feste Beziehung sexuell einseitig blieb, entwickelten sich Anzeichen einer Überbelastung in der sozialen Interaktion der beiden Männer. C's Partner hatte wiederholt vorgeschlagen, C solle sich wegen seiner Disfunktion behandeln lassen, und C hatte sich ebenso standhaft geweigert.

Schließlich nahm der Partner die Position ein, daß C entweder Hilfe suchen müsse oder er (der Partner) würde es bedauern, die Beziehung beenden zu müssen. Der

Partner war sich nur zu klar über die zerstörerische Wirkung, die ein konstanter Grad an sexueller Disfunktion oder Unzufriedenheit auf eine Beziehung haben kann, denn er nahm an, eine hochgeschätzte Ehe aus diesem Grund verloren zu haben. Er wollte ihre Beziehung nicht in Streit oder Bitterkeit enden sehen und hätte eine in Ruhe beschlossene Trennung lieber gesehen als die Entwicklung der üblichen Konsequenzen anhaltender Spannungen durch C's sexuelle Disfunktion.

C akzeptierte schließlich die Tatsache, daß sein Partner in seiner Forderung, er solle Hilfe suchen, von äußerster Härte blieb. Wie erwähnt, wandte sich C an zwei andere Therapiemöglichkeiten, die ihn nicht zur Behandlung annehmen wollten, ehe das Paar Behandlung durch das Institut suchte und erhielt.

Die Therapieprobleme kreisten fast ausschließlich um C's Leistungsängste. Seine Furcht vor einem öffentlichen Bekanntwerden seiner Disfunktion war ziemlich gemildert durch sein Gefühl der Sicherheit in der Beziehung, sein eigenes freiwilliges Eingeständnis sexueller Täuschung und die durch seinen Partner so häufig erklärte uneingeschränkte Zuneigung. Die bei weitem wichtigste positive Kraft für den therapeutischen Fortschritt war jedoch die freie, offene Kooperation von C's festem Partner.

C's Leistungsängste hatten sich so stark festgesetzt, wie dies nur je bei einem der vom Therapieteam behandelten Klienten der Fall war. Die bei der Behandlung von Leistungsängsten auftretenden Probleme sind in Kapitel 12 diskutiert worden. Anfangsstadien von auf sinnliche Wahrnehmung konzentrierten Erlebnissen riefen bei C hochgradige Ängste hervor, besonders dann, wenn der Partner an der Reihe war, C's Körper zu berühren und obwohl die Geschlechtsteile auf Anweisung der Therapeuten nicht berührt werden durften.

C gab wiederholt an, daß er sehr gern den Körper seines Partners berührte, aber starke Angst verspürte, wenn der Partner sich ihm näherte. Sein eingefahrenes Verhaltensmuster widerstand heftig jeder Änderung. Aber innerhalb eines Zeitraums von vier Tagen wurde Vertrauen aufgebaut und Wohlgefühl bei allgemeiner Körperberührung. Dann wurde zu gegenseitiger Berührung der Genitalien ermutigt. Erst gelang es C nicht, eine Erektion zu bekommen, als die Berührung der Genitalien mit den Händen erlaubt war, aber innerhalb von 48 Stunden erlebte er mehrmals vollständige, allerdings nicht anhaltende Erektionen. C litt zu dieser Zeit auch an testikularer Kongestion und fühlte sich äußerst unwohl vor Schmerzen in der Leistengegend.

Zu Anfang der zweiten Therapiewoche, während einer langsamen, nicht beanspruchenden Manipulation durch seinen Partner, ejakulierte C plötzlich durch einen teilweise erigierten Penis. Er hatte kein Gefühl der Unvermeidbarkeit der Ejakulation erlebt. Nach zwei weiteren Tagen war die Sicherheit der Erektion ziemlich gefestigt, obwohl die Anschwellung des Penis nicht voll entwickelt war. Als nächstes reagierte C mit einem Orgasmus auf die Stimulation durch Fellatio, und schließlich am zwölften Tag der Therapie war er imstande, bis zum Orgasmus zu masturbieren.

In beiden Fällen erlebte er das Gefühl der Unvermeidbarkeit der Ejakulation. Zu dieser Zeit hatte er auch vollständige Erektionen, die aber von kurzer Dauer waren. Als die Therapie abgeschlossen war, erfüllte C die Kriterien eines sexuell funktionalen männlichen Homosexuellen.

Die folgenden Monate setzten C und sein Partner die effektive soziale und sexuelle Gemeinschaft fort, und C reagierte sexuell mit zunehmender Sicherheit. Seine Leistungsängste kehrten gelegentlich wieder, aber sowohl C als auch sein Partner konnten sicher mit diesen gelegentlichen Rückfällen fertig werden.

Etwa ein Jahr nach der akuten Behandlungsphase versuchte C mit einem anderen männlichen Homosexuellen aus seinem Bekanntenkreis in Beziehung zu treten, während sein Partner außerhalb der Stadt war. Das sexuelle Erlebnis folgte auf einen gemeinsam bei Alkohol verbrachten Abend, und C gelang es nicht, eine Erektion zu bekommen. Der zufällige Partner verspottete C, als er in letzter Minute Zuflucht zu seiner Praxis der sexuellen Täuschung nahm, indem er versuchte, zu seiner dienenden Rolle zurückzukehren.

C war durch das Erlebnis gebrochen. Alle Leistungsängste kehrten verstärkt wieder durch die erneute Furcht vor einem Bekanntwerden. Er hatte Angst, sein zufälliger Partner würde seine Sexualstörung ihren gemeinsamen Freunden weitersagen. C verlor jede Fähigkeit, mit seinem festen Partner sexuell zu verkehren, beendete die Beziehung und ließ diesem Schritt den Rückzug von sozialen Kontakten mit jedem Mitglied seiner festen homosexuellen Bezugsgruppe folgen. Er behielt weiter die Fähigkeit zu masturbieren und benützte diese Fähigkeit häufig zur Befreiung von sexuellen Spannungen. C lehnte ein Angebot des Instituts zu einem neuen Aufenthalt zur Behandlung seiner Leistungsängste ab und verweigerte kurz darauf jede weitere Kooperation bei Folgemaßnahmen.

Obwohl die Beschwerde primärer Impotenz während der akuten Behandlungsphase behoben wurde und die darauffolgenden Maßnahmen zeigten, daß ungefähr ein Jahr später der disfunktionale Zustand fast vollständig revidiert war, wird dieser Fall als Behandlungsfehlschlag angesehen. Da C nicht effektiv reagieren konnte, als er die erste Gelegenheit wahrnahm, mit einem zufälligen homosexuellen Partner sexuell zu verkehren, läßt sich die Therapie kaum als ganz effektiv bezeichnen.

Das Ausmaß von C's Leistungsängsten, wie es sich während der Therapie herausstellte, überraschte das Forschungsteam. Es wurden alle Bemühungen unternommen, diese Ängste zu neutralisieren. Der feste Partner war weitgehend für die anfänglichen Behandlungsfortschritte verantwortlich, aber weder Kooperation durch den Partner noch therapeutische Anleitung konnten die überwältigende Wiederkehr von C's Leistungsängsten und Furcht vor Bloßstellung nach seinem Versagen unter einem Leistungsdruck, der sexuellen zufälligen Treffen männlicher Homosexueller innewohnt, wirksam verhindern. Besonders unglücklich war natürlich die Tatsache, daß er seinen ersten Freundversuch nach einem alkoholisierten Abend unternahm. Unter solchen Umständen kann und wird jeder Mann, ob homosexuell oder heterosexuell, aufgrund der pharmakologischen Eigenschaften von Alkohol als Dämpfer auf das zentrale Nervensystem häufig keine Erektion bekommen oder beibehalten, unabhängig von früherer sexueller Erfahrung. C's Rückzug aus der Realität, wie er durch seine Verhaltensweise nach dem Trauma der zufälligen sexuellen Episode bewiesen wurde, läßt nicht nur vermuten, daß seine Leistungsängste nicht adäquat behandelt worden waren, sondern daß darüber hinaus in einem signifikanten Maß eine zugrundeliegende Psychopathologie existierte, die während der akuten Phase der Therapie nicht erkannt worden war. Das therapeutische Interesse an der Effektivität seiner sexuellen Leistung und seine emotionale Stabilität wurden mit C am Telefon diskutiert, er lehnte es jedoch trotz der Versicherung völliger und fortgesetzter Kooperation durch seinen Partner ab, zur Therapie zurückzukehren.

Bedauerlicherweise erlauben Raumschwierigkeiten keine detaillierten Schilderungen der Fälle der zwei übrigen primär impotenten homosexuellen Männer. Dieses Material wird in anderen Veröffentlichungen vorgelegt werden. Da jedoch keine früheren Berichte vorliegen, die diese sexuelle Disfunktion wiedergeben, werden relevante Teile der Fallgeschichten zusammengefaßt. Trotz ihrer gänzlich verschiedenen Hintergründe bestehen gewisse Parallelen im Lebensstil.

Fallberichte: Primäre Impotenz

D und E waren psychosexuell ebenso schwer gehandicapt wie die drei Männer, deren Hintergrund beschrieben wurde. Sie hatten noch einen zusätzlichen Nachteil. Keiner der Männer hatte je genügend persönliche Sicherheit erlangt, um einer regulären Arbeit nachzugehen oder sich selbst zu unterhalten. Der 28jährige D wurde ganz von seiner Familie unterhalten, während E, 34 Jahre alt, eine unbedeutende Tätigkeit nach der anderen verrichtete, bis er schließlich eine feste homosexuelle Beziehung mit einem Partner einging, der ihn aushalten konnte. Sowohl D als auch E hatten als Teenager schwere sexuelle Traumata erlebt. D stammte aus einem orthodoxen jüdischen Elternhaus mit einem unerbittlich strengen aber ruhigen Vater und einer dominierenden Mutter. Das Thema Sex war in diesem Elternhaus vollkommen inakzeptabel. Unter seinen Gleichaltrigen war er sowohl homosexuellen wie heterosexuellen Erlebnissen ausgesetzt. Überwältigt von Angst und Schuld während dieser experimentellen Episoden, gelang es D nicht, sexuell effektiv zu reagieren. Er nahm an, daß sein Unvermögen, sexuell zu reagieren, lediglich die Vergeltung für seine Sünden der sexuellen Vergnügungen wäre.

Als E zehn Jahre alt war, starb sein Vater. Seine Erziehung war alltäglich. Es gab wenig Interesse an einem akademischen Abschluß. Die Familie gehörte zu der Gruppe mit niedrigem Einkommen, und es gab keine religiöse Unterweisung. Mit 14 war er zur Rolle sexuellen Dienens durch seinen Stiefvater und einen 22jährigen Halbbruder verführt worden. Dem Jungen wurde Manipulation und Fellatio beigebracht, und er wurde in die passive Rolle bei rektalem Geschlechtsverkehr gezwungen. Niemals halfen ihm seine Verführer, sexuell zu funktionieren, und als er im Alter von 19 Jahren persönliche Erleichterung in einer zufälligen homosexuellen Bekanntschaft suchte, war er unfähig zu reagieren. Aus Furcht vor Leistungsstörungen und darauffolgender allgemeiner Bloßstellung, kehrte er zu seiner dienenden Rolle zurück.

Die alles überlagernde sexuelle Frustration führte sowohl D als auch E zu einer fast vollständigen Aufgabe jedes Gedankens an eine sozial verantwortliche maskuline Rolle in der Gesellschaft. D wurde ebenso stringent ungesellig wie offenkundig weichlich im Verhalten wie physischen Handeln, während E sich in Alkohol und Drogen geflüchtet hatte.

In beiden Fällen hatten die Männer Glück, Beziehungen zu Männern aufzubauen, die sich um sie kümmerten, sie als ernstlich benachteiligte Personen betrachteten und äußerst bereitwillig waren, in jeder Weise daran mitzuarbeiten, daß sie sexuelle Fähigkeiten erwarben.

Primäre Impotenz ist überwältigend zerstörerisch für den betroffenen Mann, egal ob er homosexuell oder heterosexuell orientiert ist. Er wird nicht nur stark sexuell frustriert, sondern erreicht auch kaum genug emotionale Reife, um in einer männlichen Rolle in der Gesellschaft zu agieren. Da ein impotenter Mann keinerlei Art psychosexueller Unterstützung für seine erzwungene Keuschheit besitzt, überwiegen seine sexuellen Frustrationen wahrscheinlich bei weitem die der Männer, die willentlich Keuschheit als Lebensweg einschlagen. Das dem primär impotenten Homosexuellen innewohnende Ausmaß an sexueller Frustration wird verstärkt durch die Tatsache, daß er normalerweise ein Leben führt, in dem offene sexuelle Aktivität ihn umgibt oder überwältigt, denn in einer sexuell dienenden Rolle wird der männliche Homosexuelle konstant durch sein Muster physischer Interaktion mit sexuell funktionalen Männern stimuliert.

Aber vielleicht gibt es einen Silberstreif am Horizont. Vielleicht ist der deprimierendste Einfluß, dem der primär impotente homosexuelle oder heterosexuelle Mann früher ausgesetzt war, beseitigt worden. Diese Männer wurden psychosexuell schwer traumatisiert, indem sie gezwungen wurden, den populären Gedanken zu akzeptieren, daß nichts getan werden könne, um ihrem schweren Handicap einer Sexualstörung abzuhelfen. Zum Glück wurde diese unerbittliche Last wirkungsvoll neutralisiert und zum großen Teil beseitigt durch die Behandlungsprogramme, die in diesem Land in den letzten zehn Jahren entwickelt wurden.

Sekundäre Impotenz

49 homosexuelle Männer wurden wegen sekundärer Impotenz während der zehnjährigen klinischen Forschungsperiode von dem Forschungsteam behandelt. 15

dieser Männer standen für die Folgemaßnahmen fünf Jahre lang nach Beendigung der akuten Behandlungsphase zur Verfügung (vgl. Tabelle 1, Kapitel 13).

Die wesentlichen ätiologischen Einflüsse, die diese Männer von voller Funktion zu verschiedenen Niveaus von Erektionsunsicherheit führten, waren primär psychosozialer Natur. Zwei Männer hatten in ihrer Geschichte offensichtlich physische Traumata (einschließlich eines Falles einer sexuellen Attacke, gefolgt von brutalen Schlägen) erlebt, die bei den betroffenen Männern zu sekundärer Impotenz führten. Zusätzlich hatten zwei Männer physische Unzulänglichkeiten, die wahrscheinlich zu ihrer erworbenen Impotenz beitrugen.

Natürlich weist sekundäre Impotenz bei Homosexuellen viele der traumatischen, psychosozialen Aspekte auf, die bei der primären Impotenz beschrieben wurden. Die drei Befürchtungen, nämlich Ablehnung einer Behandlung, Versagen der Behandlung und vor allem Bekanntwerden des sexuell disfunktionalen Zustands bei den Gleichgestellten sind bei dem sekundär impotenten homosexuellen Mann gleichermaßen vorhanden.

Darüber hinaus gibt es jedoch zusätzliche Gesichtspunkte, die sowohl für homosexuelle als auch für heterosexuelle Männer gelten, die sich früher eines Musters erfolgreicher sexueller Interaktion erfreuten. Unabhängig von der Geschlechtsrollenpräferenz kommt ihnen kaum der Gedanke, sie könnten irgendwann eine Sexualstörung bekommen, wenn die Effektivität der sexuellen Funktion zu einem integralen Bestandteil ihrer Lebensweise geworden ist. Dennoch können auf dem Höhepunkt erfolgreicher sexueller Leistung Einflüsse auftreten oder sogar von dem Mann mit in Gang gesetzt werden, die ihn in kürzester Zeit zur Impotenz führen.

Der vielleicht wichtigste zusätzliche Gesichtspunkt, den sekundäre Impotenz mit sich bringt, ist eine zusätzliche Leistungsangst – die der Unbeständigkeit der Symptomauflösung. Dieser Gesichtspunkt wird von früher primär impotenten Männern kaum beschrieben.

Hat der primär impotente Mann seinen disfunktionalen Zustand einmal geändert, schenkt er diesem Grad an Negativismus bei Erwägungen zur sexuellen Leistung kaum Beachtung. Seine Tendenz ist, das Glück der Behebung seiner Impotenz zu akzeptieren und sich ganz den sexuellen Möglichkeiten mit dem Partner seiner Wahl hinzugeben, mit weit weniger Angst vor der Zukunft als Freude an der Gegenwart.

Nicht so der sekundär impotente Mann. Seine Leistungsängste konzentrieren sich nicht nur auf die Gegenwart, er ist ebenso pessimistisch wegen seiner Zukunft (s. Kapitel 12). Obwohl die Heilung der Impotenz, sobald sie sich zeigt, mit Entzükken begrüßt wird, mäßigt er sofort sein ungezügeltes Vergnügen durch Angstvorstellungen hinsichtlich der Zukunft. Seine Argumentation folgt einem weitverbreiteten Muster. Letztlich war er in der Vergangenheit funktionstüchtig gewesen. Wenn er also von zuverlässigen sexuellen Fähigkeiten zu einer bedrohlichen Sexualstörung kommt, danach geheilt, wieder anfangen konnte, sexuell aktiv zu werden, warum sollte sich der Zyklus nicht wiederholen können?

Daher erlebt der sekundär impotente Mann eine konstante Mischung von Leistungsängsten und wird, ob nun homosexuell oder heterosexuell, zum Zuschauer im eigenen Bett. Bei einer Interaktion mit jeglichem Partner beobachtet er angstvoll den Grad seiner eigenen Erektion, nicht die körperlichen Reaktionen des Partners. Selbst wenn eine ganz erfolgreiche sexuelle Episode erlebt wird, macht er sich sofort Gedanken über sein funktionales Potential für »das nächste Mal«. Dem sekundär impotenten Mann, beschäftigt mit der Angst vor der Unbeständigkeit der sexuellen Leistungsfähigkeit, verleiht ein erfolgreiches sexuelles Erlebnis wenig Sicherheit für die nächste sexuelle Gelegenheit.

Aber eine weitere, diesmal positive Perspektive wird häufiger bei sekundärer als bei primärer Impotenz beobachtet. Der sekundär impotente Mann, homosexuell oder heterosexuell, ist sich normalerweise seiner maskulinen Rolle in der Gesellschaft weit sicherer. Obwohl das Auftreten einer sexuellen Disfunktion eine vernichtende Wirkung hat, werden Männer schließlich üblicherweise nicht in ihren Teenagerjahren oder zu Beginn ihres zweiten Lebensjahrzehnts sekundär impotent. Sie haben mehr Möglichkeiten, Vertrauen in das Potential ihrer männlichen Rolle in der Gesellschaft zu entwickeln und sich beruflich wie sozial zu etablieren, weil ihre sexuelle Funktionsstörung ihnen meist nicht als Mühlstein um den Hals hängt, wenn sie noch in den Entwicklungsjahren sind. Judd Marmors oft zitierter Aphorismus, daß »ein impotenter Mann, ein impotenter Mann« ist, betrifft weit häufiger den primär als den sekundär impotenten Mann.

Eine erfolgreiche Behandlung sekundär impotenter homosexueller Männer hängt wesentlich davon ab, ob der disfunktionale Mann und das Forschungsteam volle Kooperation des festen oder gelegentlichen Partners erreichen können. Die Leistungsängste des impotenten Mannes und seine gleichzeitige Zuschauerrolle bei sexuellem Austausch können weit wirksamer bekämpft werden, wenn der funktionale Partner bereitwillig und gern mit seinem oder ihrem benachteiligten Partner zusammenarbeitet.

Fallbericht: Paar 3

F war 42 Jahre alt, als er mit dem Partner, den er seit neun Jahren hatte, beim Institut um Zulassung zum Therapieprogramm bat. Er kam aus einem notleidenden, unausgeglichenen Elternhaus. Als er sieben war, wurde seine schwerkranke Mutter ins Krankenhaus eingeliefert und ließ ihn und seine fünfjährige Schwester zurück. Die Mutter starb eineinhalb Jahre später. Sein Vater war ein vorbestrafter, offensichtlich unsicherer Mann, der mit den Anforderungen der familiären Situation nicht zurecht kommen konnte. Während F's Teenagerjahren bestand im wesentlichen ein totaler Mangel an elterlicher Kontrolle oder Führung. Seine Erinnerung an das Elternhaus bestand aus einer Folge von weiblichen Ganztags- oder Teilzeithilfen und einem Vater, der vergeblich versuchte, die Kontrolle über die von seinem Sohn rasch ausgenützte soziale Freiheit zu behalten. Es existierten kein Erziehungskonzept und kein bestimmter religiöser Einfluß.

Schon früh hatte F mit Drogen, Alkohol und Kleinkriminalität zu tun. Als er 13 Jahre alt war, wurde er von der Frau eines Nachbarn in sexuelle Aktivitäten eingeführt und nahm danach wahllos sexuelle Möglichkeiten mit gleichaltrigen und vielen älteren Frauen wahr. Als F 18 war, wurde er wegen eines Raubüberfalls auf ein Lebensmittelgeschäft eingesperrt und zu drei Jahren Gefängnis verurteilt. Binnen zehn Tagen nach seinem Haftantritt diente er älteren Zelleninsassen entweder durch Fellatio oder durch die passive Rolle bei rektalem Geschlechtsverkehr. Er masturbierte regelmäßig, erhielt jedoch keine Möglichkeit, anders als in der dienenden Rolle sexuell mit den Insassen zu verkehren. Als er nach etwas über einem Jahr aus dem Gefängnis entlassen wurde, fand er eine Arbeit als Weißbinder. Innerhalb von wenigen Jahren hatte er einen eigenen Vertragsservice und stand finanziell gut da.

Nach seinem Gefängnisaufenthalt hatte F keinen Kontakt mehr zu seinem Vater oder seiner Schwester.

Seine sexuelle Kooperation mit anderen Gefängnisinsassen hatte sich zuerst unter Androhung körperlicher Strafe entwickelt, blieb jedoch weiter eine Quelle der Annehmlichkeit. Seine sexuelle Aktivität nach der Entlassung aus dem Gefängnis schloß unterschiedslos sowohl homosexuelle als auch heterosexuelle Kontakte, immer mit gelegentlichen Partnern, ein. Als er Ende 20 war, verringerte sich sein Interesse an heterosexuellen Bekanntschaften, und er begann mit einer Reihe kurzer homosexueller Beziehungen. Mit 32 schloß er sich seinem Partner zu einer festen Beziehung an.

Nach dem ersten Jahr ihrer Bekanntschaft begann F, ohne daß es sein Partner wußte, gelegentliche sexuelle Erlebnisse zu suchen, meist mit homosexuellen und hin und wieder mit heterosexuellen Partnern. Während einer der zufälligen heterosexuellen Bekanntschaften versagte er sexuell zum erstenmal. Er hatte ein Mädchen in einer Bar aufgelesen und war mit in ihre Wohnung gegangen. Im Bett merkte er, daß er kein echtes Interesse an sexueller Aktivität hatte, und eine Erektion blieb aus. Er versuchte, eine Erektion zu erzwingen, aber er konnte nicht reagieren. F geriet in Panik, nahm Zuflucht zu sexueller Täuschung, indem er Krankheit heuchelte, zog sich an und ging schnell weg. Er gab die Schuld an seinem Versagen dem Mädchen, und es war das letzte Mal, daß er sich auf eine heterosexuelle Interaktion einließ.

Obwohl er seine sexuelle Betätigung auf seinen Partner und gelegentlich auf einen zufälligen Partner einschränkte, fing er zunehmend an, sich über seine Erektionsfähigkeit Sorgen zu machen. F fragte sich, ob dieser Vorfall von Erektionsschwäche wirklich nur daran gelegen habe, daß er mit einem Mädchen zusammen gewesen war, oder ob er sich in einer homosexuellen Konstellation wiederholen könnte. Das war sechs Monate, bevor er wieder versagte, erneut bei einer Zufallsbekanntschaft aus einer Bar, aber diesmal war es ein Mann.

Danach engte F seine sexuelle Aktivität auf seine feste Beziehung ein. Trotz seiner selbstauferlegten Treue wurden seine Leistungsängste und die Zuschauerrolle in solchem Ausmaß immer stärker, daß er seit fast drei Jahren nahezu völlig impotent war, ehe die Behandlung am Institut in die Wege geleitet wurde.

F war extrem ängstlich und augenscheinlich emotional instabil, als er als Klient aufgenommen wurde. Sein Partner erwies sich als äußerst kooperativ bei der Therapie und bewies starke Hingabe an die Beziehung. Der Partner machte sich, während er sich in F's disfunktionalen sexuellen Zustand einfühlte, zudem Gedanken wegen F's zunehmenden akuten Depressionen. F war so sehr mit seinem eigenen disfunktionalen Zustand beschäftigt, daß seine ebenso starke Zuneigung zu seinem Partner in der ersten Behandlungswoche nicht voll erkannt wurde.

F machte bei der Therapie rasche Fortschritte. Seine Leistungsängste verringerten sich beträchtlich, und seine Zuschauerrolle war bald neutralisiert. Die akute Behandlungsphase des Paares war in acht Tagen beendet. Sie blieben vier Jahre lang unter Beobachtung ohne erneute Erwähnung eines Wiederauftretens von Erektionsschwäche, mit Ausnahme eines Versagens nach einem feuchten Abend. F war durch diese Episode nicht verwirrt. Er hielt sich einfach an die therapeutischen Ratschläge, die er erhalten hatte, um seine Leistungsängste zu neutralisieren, und durch die Mithilfe seines Partners reagierte er weiterhin sexuell mit Vertrauen.

F's wiederholte Anfälle von Depression sind nicht gänzlich aufgedeckt worden. Die Häufigkeit ihres Auftretens wurde merklich verringert, F hat keine Schwierigkeiten sexuell zu reagieren, auch nicht während einer Depression.

Dies ist der Fallbericht eines Mannes, der ursprünglich vollkommen heterosexuell war. Er wurde fakultativer Homosexueller während eines einjährigen Gefängnisaufenthaltes und blieb nach seiner Freilassung abwechselnd homosexuell und heterosexuell. Im Laufe der Zeit wurde seine homosexuelle Neigung vorherrschend. Die Angst vor einer Sexualstörung, die ihn schließlich im homosexuellen Austausch stark hinderte, war ursprünglich auf ein sexuelles Versagen bei einer zufälligen heterosexuellen Gelegenheit zurückzuführen. Als die Leistungsängste erst einmal durch das heterosexuelle Versagen ausgelöst waren, verbreiteten sie sich zusammen mit der Zuschauerrolle langsam auch auf die Hinwendung zur Homosexualität. F's emotionale Instabilität machte ihn wahrscheinlich zu einem leichten Opfer schwächender Leistungsängste.

Der ungebundene männliche Homosexuelle befindet sich in einer bedrohlichen psychosexuellen Situation. Er führt ein Leben voll sexuellen Risikos. Von einem zufälligen Partner zum nächsten ziehend, bringt er sich ständig in die Situation, auf Verlangen funktionieren zu müssen. Die Homosexuellen-Bars, die Partnerwerbung auf öffentlichen Toiletten, zwingen einen Mann dazu, auf ein sofortiges sexuelles Verlangen reagieren zu müssen.

Die subjektiv geschätzten Stimuli, die notwendig sind, um diese schwierige funktionale Anforderung zu erfüllen, kommen von der Grundidee »Das Gras ist grüner auf der andern Seite des Hügels...«, von einem ständigen Strom neuer

Gesichter und Körper. Für unterschiedliche Dauer ist eine Vielzahl von Partnern oft ein ausreichendes sexuelles Tonikum für die meisten Männer, um auf Herausforderung durch sofortigen Sex zu reagieren.

Viele homosexuelle Männer verbringen in der Tat ein angenehmes Leben in einem scheinbar unendlichen Strom gelegentlicher sexueller Partner und funktionieren sexuell weiter gut. Bei vielen anderen jedoch tritt eine Übersättigung auf, und damit kommt es zur zwingenden psychosexuellen Notwendigkeit, Interesse zu erzwingen, Erektionen zu bekommen, objektiv eine Intensität sexueller Anteilnahme zu beweisen, die subjektiv einfach nicht besteht. Da Männer Erektionen einfach nicht erzwingen können, sind dies Zeitpunkte, zu denen der Erektionsvorgang sich verlangsamt, Angst sich einschleicht, die vollständige Versteifung des Penis schwankt, Leistungsängste zunehmen, und sich der Erektionsprozeß allmählich verschlechtert. Der folgende Bericht betrifft einen solchen Fall.

Fallbericht: Paar 4

G war bei Beginn der Therapie 29 Jahre alt. Sein Partner, ein 32jähriger Mann aus dem gleichen homosexuellen Bekanntenkreis, hatte G sowohl deshalb bei der Behandlung begleitet, um ihm einen Gefallen zu tun, als auch in der Erwartung, eine Lernmöglichkeit zu erhalten.

G war ein Einzelkind; sein Vater war bei einem Unfall umgekommen, als der Junge zwei Jahre alt war. Die Mutter hatte offenbar genug Geld, um sich und ihren Sohn zu unterhalten. Sie verheiratete sich nicht mehr.

G's Erziehung war insofern erfolgreich, als er die volle Unterstützung durch seine Mutter hatte, die einen akademischen Abschluß unterstützte. Er hatte gute Zeugnisse und eine Anzahl von Interessen außerhalb des Lehrplans. Der religiöse Hintergrund der Familie lag im Katholizismus, aber das Interesse an Religion war wenig ausgeprägt.

Kindheit und Jugend verliefen im wesentlichen ohne besondere Ereignisse. G beschrieb keinen turbulenten Haushalt, obwohl er erwarten konnte, daß ein gelegentlicher männlicher Besucher die Nacht mit seiner Mutter verbringen würde. Manche Männer blieben sogar einige Wochen lang.

Nach dem Stadium der »Doktorspiele« hatte G sein erstes wirkliches sexuelles Erlebnis mit einem Mädchen aus der Nachbarschaft. Sie war drei Jahre älter als der 15jährige. Sie schloß sich ihm offen bei sexuellen Spielen an, bei denen er lernte, eine Ejakulation zu bekommen, wenn sein Penis richtig manipuliert wurde. Nach ein paar Wochen hatten sie regelmäßig Geschlechtsverkehr.

Mit 16 war G ein offensichtlich wohlangepaßter junger Mann mit vielen Freunden und Freundinnen. Sein gesellschaftliches Dasein kreiste mehr um die Gleichaltrigen an seiner High School als um seine Familie. Als er mit 16 seinen Führerschein erhielt, unterstand G nicht mehr der mütterlichen Autorität.

G war Betreuer in einem Sommerlager, als er die erste homosexuelle Annäherung erlebte. Den Schritt dazu unternahm ein anderer Betreuer, der an der High School der Sport-Champion war. Nach ein paar Gläsern Bier führten die Jungen gegenseitige Masturbation durch, was einige Tage später zur Beteiligung an einem Erlebnis mit Partnermanipulation führte. Obwohl es G's erstes homosexuelles Erlebnis war, fühlte er sich sowohl durch die physische Aktivität als auch durch das Gefühl der Wärme und Stärke, das von seinem Partner ausging, sehr stimuliert. Er hatte diese Gefühle bei der Freundin aus der Nachbarschaft nicht verspürt.

Seine heterosexuellen und homosexuellen Partnerschaften gingen aktiv ein Jahr lang weiter und jede führte zu weiteren sexuellen Partnern.

G schloß zwei Jahre College ab, interessierte für das Theater und begann unter Schauspielern zu leben und zu arbeiten. Die sexuellen Möglichkeiten waren offenbar grenzenlos, aber G beschränkte sich freiwillig auf homosexuelle Erlebnisse.

Es gab keinen Hintergrund starker mütterlicher Dominanz, sozialen oder sexuellen Traumas, religiöser Orthodoxie oder auch nur Ablehnung von Heterosexualität. G fand einfach, daß er die homosexuellen Beziehungen vorzog.

Er ging häufig in Homosexuellenlokale und suchte sexuelle Gelegenheiten bei anderen jungen Männern aus der Theaterwelt. Es gab sporadische heterosexuelle Episoden, aber diese waren zunehmend seltener. Mit 27 schließlich bekannte sich G offen zur Homosexualität. Er bewegte sich ungezwungen zwischen gelegentlichen Partnern und ergriff weder die Möglichkeit, in einer festen Beziehung zu leben, noch sprach er den Wunsch danach aus.

Zu Beginn seines 28. Lebensjahrs bemerkte G, daß er sexuelle Anteilnahme zu erzwingen schien. Seine konstante Schar gelegentlicher Partner wurde zunehmend unattraktiv, und freiwillig senkte er die Frequenz neuer Partner von mindestens zweimal wöchentlich auf vielleicht einmal in zwei Wochen. Seine Erektionen entwikkelten sich zunehmend langsamer, schienen nicht ganz vollständig zu sein und gingen hin und wieder während sexueller Aktivität verloren.

G machte sich immer mehr Gedanken über seine Funktionsfähigkeit. Obwohl er kaum Interesse hatte, verstärkte er seine sexuellen Kontaktaufnahmen. Innerhalb eines kurzen Zeitraums ereignete sich ein sexueller Vorfall, bei dem es G völlig mißlang, eine Erektion zu bekommen. Als Folge dieses traumatischen Erlebnisses stieg das Ausmaß seiner Angst bedrohlich, und er stoppte jede homosexuelle Aktivität.

In dem Gefühl, er würde vielleicht besser in einer heterosexuellen Umgebung reagieren, lud G ein Mädchen, das er flüchtig kannte, ein, das Wochenende mit ihm zu verbringen. Wieder blieb jede Erektion aus, während er damit kämpfte, sich in eine aktive sexuelle Rolle zu zwingen.

Nach diesem Erlebnis fürchtete G, sowohl bei homosexuellen als auch bei heterosexuellen Kontakten zu versagen. Sexuelle Täuschung kam ins Spiel, und er fing an, »sich auf seine Karriere zu konzentrieren«, und sexuelle Möglichkeiten anderen zu überlassen. Er wurde depressiv und suchte medizinische Unterstützung. Gegen die Depressionszustände wurden Medikamente verabreicht, aber es gab keinen Versuch, seine Impotenz zu beheben. Es hieß, daß seine sexuelle Funktion sich wahrscheinlich verbessern würde, wenn sich seine Stimmung wieder hob. Seine Stimmung reagierte auf die Medikation, seine sexuelle Funktion nicht.

G nahm zum Institut Kontakt wegen einer Behandlung auf. Man sagte ihm, daß eine Behandlung möglich wäre, er müßte jedoch einen Partner nach seiner Wahl als Begleitung zu der Therapie mitbringen. G wählte zögernd einen Mann, der einwilligte, zu einer Zeit, die beiden gut paßte, sein Partner bei der Therapie zu werden. Dies war vier Monate später. Bis dahin versuchten beide mehrere Male sexuell zu verkehren, aber ohne Erfolg auf G's Seite.

Bei der Therapie wurden G's Leistungsangst und seine Zuschauerrolle weitgehend neutralisiert, seine homosexuelle Orientierung gefestigt und seine emotionale Sicherheit wieder verstärkt. G's Partner war in der ersten Therapiewoche sehr kooperativ, wurde aber in der zweiten unruhig und zunehmend weniger beteiligt. Das Paar wurde am zehnten Tag der Behandlung entlassen.

Bei der Entlassung wurde G spezifisch vor den möglichen Komplikationen bei einer Fortsetzung seines flüchtigen sexuellen Lebensstils gewarnt. Es wurde vorgeschlagen, daß er in regelmäßiger sexueller Aktivität mit seinem Partner bleiben sollte, bis er eine dauerhaftere Verbindung aufgebaut hätte. Der Partner versprach volle Kooperation. Die Bereitschaft zur Mitarbeit dauerte etwa drei Wochen, bis die Männer nach einem Streit ihre Beziehung beendeten.

G nahm Kontakt zum Personal des Instituts auf und bat um Rat. Wieder wurde ihm vorgeschlagen, eine dauerhafte Beziehung aufzunehmen. Die Unausweichlichkeit steigender Leistungszwänge, die durch flüchtige sexuelle Episoden erzeugt wird, wurde diskutiert.

Während der akuten Behandlungsphase hatte G die Möglichkeit einer festen Beziehung mit einem speziellen Mann aus seiner Bekanntschaft beschrieben, und nach der Konsultation des Instituts beeilte er sich, eine derartige Beziehung zustande zu bringen. Er hatte bei seinen Bemühungen Erfolg. Durch die Stärke der wachsenden emotionalen Bindung an seinen neuen Partner konnte G sexuell wirksam und zuversichtlich reagieren.

Aber binnen vier Monaten nach Aufnahme der Beziehung begann G erneut auf Männerfang zu gehen, und seine Erektionsunsicherheit trat wieder auf. G stellte fest, daß er in seiner festen Beziehung sexuell aktiv werden konnte, aber nicht bei sexuellen Gelegenheiten mit einem zufälligen Partner. Sehr bald wurde die feste Beziehung gefährdet, weil er seinen Hang zum Männerfang nicht aufgeben konnte oder wollte und sein Partner eine solche Freiheit nicht schätzte. Durch wiederholtes Versagen bei der Forderung nach sofortiger sexueller Leistung bei flüchtigen Kontakten wurde G's Erektionssicherheit allmählich zerstört. Fünf Jahre nach der Teilnahme am Behandlungsprogramm in St. Louis berichtete G, daß er gelegentlich bei einer flüchtigen sexuellen Möglichkeit aktiv sein konnte, fast immer jedoch eine dienende Rolle einnahm. Er versuchte nie wieder, eine andere dauerhafte homosexuelle Beziehung aufzubauen, auch unternahm er keinen neuen Versuch zu heterosexueller Interaktion. Dies ist der Fall eines Mannes, der als Teenager erfolgreich sowohl homosexuell wie heterosexuell reagierte und schließlich freiwillig eine homosexuelle Orientierung wählte. Es gab keine ätiologischen Faktoren, die sich als wesentlicher Einfluß auf die Wahl seines Lebensstils ausgewirkt hätten. Seine Erektionsunsicherheit mag sich ursprünglich aus sexueller Übersättigung entwickelt haben, und während diese in der akuten Therapiephase behoben wurde, konnte er seine Erektionssicherheit nicht wieder erlangen. Wahrscheinlich hätte er seine sexuelle Aktivität unbeschränkt fortsetzen können, hätte er sich entschieden, seine sexuelle Partnerschaft zu unterstützen, aber trotz des sicheren Wissens, daß er mit seiner Zukunft als sexuell effektive Person spielte, konnte er seinen kontaktfreudigen Lebensstil mit den dazugehörigen schweren sexuellen Leistungsanforderungen nicht aufgeben.

Natürlich ist G ein Behandlungsfehlschlag. Entweder hatte das Forschungsteam die Notwendigkeit einer Lebensweise, die um eine feste Beziehung kreiste, zu wenig betont, oder G war unzulänglich motiviert, um eine solche Beziehung zu halten. In seiner relativ zwangfreien Umgebung hätte er die beste Chance gehabt, sexuell wirksam aktiv zu bleiben.

Gelegentliche Impotenz

Drei homosexuelle Männer wurden zusammen mit ihren Partnern wegen gelegentlicher Impotenz behandelt. Einer der Männer war ein fester Partner, die zwei anderen unregelmäßige. Einer der gelegentlich impotenten Männer war auch sexuell aversiv. Aus den drei Kategorien von Impotenz ist der gelegentlich impotente Mann bei weitem am wirksamsten zu behandeln. Wie sich erwarten läßt, sucht der gelegentlich impotente Mann selten professionelle Hilfe auf. Als die Vorgeschichten aufgenommen wurden, lieferten die Männer ein Zeugnis ihres Widerstrebens gegen eine Behandlung. Jeder der Männer gab an, daß ein gelegentlich impotenter homosexueller Mann leicht erfolgreiche sexuelle Täuschung praktizieren (vgl. Kapitel 12) und ein vollkommen befriedigendes Geschlechtsleben führen könne. In jedem der drei Fälle ereignete sich ein spezifischer Vorfall oder entwickelte sich ein zusätzliches sexuelles Leiden, ehe sich der sexuell gehandicapte Mann genug gedrängt fühlte, eine Behandlung aufzusuchen.

Fallbericht: Paar 5

H war 36 (Kinsey-Skala 5) und sein sexuell funktionaler Partner 32 Jahre alt (Kinsey-Skala 6), als sich das Paar beim Institut um Behandlung von H's gleichzeitiger Leiden gelegentlicher Impotenz und sexueller Aversion bewarb. Die beiden Männer hatten seit etwa vier Jahren in einer festen Beziehung gelebt. Ein Problem, das, wie die beiden Partner gemeinsam erklärten, ihre Freiheit der sexuellen Äußerung stark beeinträchtigte, zwang sie zur Behandlung. Das Institut war die vierte potentielle Hilfsmöglichkeit, die von dem Paar aufgesucht wurde. Ihnen war bisher eine Behandlung verweigert und kein Hinweis auf andere Möglichkeiten, qualifizierte Hilfe zu finden, gegeben worden.

H neigte seit seiner Teenagerzeit zu homosexueller Orientierung. Er war der jüngste von drei Kindern aus einer Mittelschichtfamilie mit bibeltreuem protestantischen Hintergrund. Er erinnerte sich nicht, daß sein Vater und seine Mutter irgendeine emotionale Anteilnahme füreinander bewiesen hätten, aber ihm war vollkommen klar, daß seine Eltern ganz einem Leben verbunden waren, das um ihre Kirche kreiste. Er bezeugte keine besondere emotionale Bindung an einen der beiden Elternteile, schätzte jedoch ihre Religiosität sehr. Auch zwischen ihm und seinen Geschwistern gab es keine besonders enge Beziehung. Sein Bruder war vier, die Schwester zwei Jahre älter. Die Geschwister waren als Heranwachsende gesellschaftlich stark eingeschränkt, da die ganze Familie strikt dem kirchlichen Dogma folgte.

Im Alter von ungefähr zwölf Jahren begann H zu masturbieren. Als er 13 war, beteiligte er sich häufig an Gelegenheiten zu mutueller Masturbation, manchmal mit zwei und ab und zu auch bis zu fünf gleichaltrigen Jungen. Obwohl H in der Schule gut vorankam, im Basketball-Team der High School spielte und bei der Schulbühne mitmachte, war er selten an geselligen Zusammenkünften beteiligt. Er führte diese ungesellige Stellung sowohl auf elterliche Kontrolle als auch auf einen Mangel an eigenem Interesse zurück. Am liebsten war ihm männliche Gesellschaft. H konnte sich nicht an eine Situation erinnern, die bei ihm ein Gefühl der Angst vor weiblichen Bekanntschaften hervorgerufen hätte. Sein erklärter Standpunkt war, daß er nie Mädchen abgelehnt hatte; er hatte einfach kein Interesse an ihnen.

H's erste offen homosexuelle Interaktion ereignete sich im letzten Jahr an der High School. Er verbrachte die Nacht bei einem Freund, der öfter an mutueller Masturbation in den früheren Jahren teilgenommen hatte. In dieser bestimmten Nacht folgten die Jungen dem etablierten Muster mutueller Masturbation, bald jedoch manipulierte jeder der Jungen mehr den Partner als sich selbst. Jeder Junge ejakulierte mit Leichtigkeit. Anscheinend genossen sie das Erlebnis, denn sie fuhren während des restlichen akademischen Jahres bei ihren Treffen mit Partnermanipulation fort.

H verbrachte zweieinhalb Jahre am College. Dort war er mäßig homosexuell aktiv und beschränkte seine sexuelle Aktivität auf die etablierten Muster mutueller

Masturbation oder Partnermanipulation. Er verweigerte seine Kooperation bei jeder anderen Art stimulierender Aktivität. Er verließ das College und nahm eine feste Arbeit an, die es notwendig machte, von zu Hause fortzuziehen. Die einzige starke Verbindung, die er von seiner früheren Lebensweise beibehielt, kam durch seine Mitgliedschaft in der Kirche zustande. Im College und danach, als er die unabhängige Existenz eines Erwachsenen führte, wurde seine religiöse Bindung intensiver. Seine unbedeutende Beziehung zur Familie beschränkte sich bald auf sporadische Besuche in den Weihnachtsferien.

H hatte eine Anzahl gesellschaftlicher Gelegenheiten zur Interaktion mit Frauen, während er im College war, von denen er aber alle bis auf eine ausschlug. Mit einem Mädchen verabredete er sich dreimal. Am dritten Abend gingen sie in ihr Zimmer, trieben sexuelle Spiele und hatten Geschlechtsverkehr. Er erlebte kein Gefühl des Vergnügens bei dieser Episode und empfand auch kein Gefühl der Ablehnung. Der Vorfall blieb für ihn im wesentlichen bedeutungslos, und er verabredete sich nie wieder mit dem Mädchen. Er führte diese Episode als sein einziges heterosexuelles Treffen an, konstatierte aber auch, daß er wegen der gewonnenen Erfahrung froh war, Geschlechtsverkehr gehabt zu haben. Es schien für ihn keinen plausiblen Grund für eine Wiederholung zu geben.

Seine sexuelle Aversion fing an, als er geschäftlich eine Woche in einer anderen Stadt verbrachte. Er war einsam und sexuell erregt. Daher begann er, in Bars auf Männerfang zu gehen – etwas, das er nie zuvor gemacht hatte. Eines Abends trank er mehr als sonst und schloß sich einer Männergruppe an, die aus jener Bar wegen einer privaten Feier in eine Wohnung ging. H beschrieb, daß er bei seinem ersten Erlebnis mit Fellatio ein Gefühl hatte, durch Gruppenzwang genötigt zu sein, einen Penis zu akzeptieren, obwohl er leugnete, daß es irgendeine versteckte oder reale Bedrohung durch physische Vergewaltigung gegeben habe. Sobald er den Penis im Mund fühlte, ekelte es ihn sehr und er übergab sich. Sein zufälliger Partner wurde von dem Vorfall abgestoßen, und sein Gastgeber forderte ihn auf, die Wohnung zu verlassen.

Nach diesem Erlebnis fühlte sich H zunehmend ängstlicher in bezug auf künftige homosexuelle Aktivitäten, aus Furcht, daß Fellatio gefordert würde. Er versuchte diese sexuelle Technik noch viermal im nächsten Jahr, immer mit der sofortigen Reaktion von Ekel und zweimal mit Brechreiz. Er ekelte sich nicht nur, wenn er selbst Fellatio auszuüben versuchte, sondern er verlor auch rasch jede Erektion, wenn sich ihm andere Männer oral näherten. H ejakulierte niemals als Reaktion auf Fellatio. Das Handicap eines sexuell unangenehmen Verhaltensmusters verringerte die Zahl seiner homosexuellen Partner merklich, da Fellatio eine beständig angewandte Interaktionstechnik war. Er überredete eine Anzahl Männer, die sexuelle Aktivität auf Partnermanipulation einzuschränken, weigerte sich aber immer, wenn orale Stimulation oder rektale Penetration vorgeschlagen oder auch nur gewünscht wurden. Bald war für ihn der bloße Gedanke an eine mögliche orale oder rektale Penetration schon genug, um Angst hervorzurufen.

H zog sich von zufälligen auf feste homosexuelle Beziehungen zurück, um sich vor Wünschen nach Fellatio oder rektalem Geschlechtsverkehr zu schützen. Anders als bei den anderen beiden Männern, die wegen gelegentlicher Impotenz vom Forschungsteam behandelt wurden, war er keine ausreichend dominante Persönlichkeit, um seine sexuellen Einschränkungen seinen zufälligen Partnern erfolgreich aufzuzwingen und dennoch ihr sexuelles Interesse weiter aufrechtzuerhalten. Er versuchte ab und zu sexuelle Täuschung, war aber nicht sonderlich erfolgreich. Sein offensichtlicher Grad an Angst, wenn Fellatio gewünscht wurde, alarmierte seine sexuellen Partner. Es ist eine Sache, Interesse an einer speziellen sexuellen Technik zu leugnen, und eine andere, Alternative zu verlangen, und eine ganz andere, ängstlich oder gar angeekelt zu sein, wenn eben diese sexuelle Technik vorgeschlagen wird.

Im Laufe der Jahre beeinträchtigte H's zunehmende Angst vor Fellatio allmählich auch seine Fähigkeit, auf Partnermanipulation zu reagieren. Anfangs fand er es schwierig, auf die Manipulation eines Partners an seinem Penis zu reagieren. Danach fühlte er sich angeekelt, wenn ein Partner als Reaktion auf seine Manipulationsbemühungen ejakulierte. Nach kurzer Zeit ververursachte der Anblick einer anderen Samenflüssigkeit als seiner eigenen bei ihm Angst und mitunter Ekel.

Mit 32 schloß sich H mit einem 28jährigen Mann zu einer Beziehung, die angenehm und dauerhaft werden sollte, zusammen. Die Männer hatten vieles gemeinsam. Keiner der beiden war eine dominante Persönlichkeit. Sie vertraten einen ähnlichen Geschmack bei Musik und Literatur, und jeder hatte etwa das gleiche Einkommensniveau. Aber am wichtigsten war für beide die Tatsache, daß sie Mitglieder der gleichen Kirche waren. Tatsächlich hatten sie sich zum erstenmal bei einer von der Kirche geförderten gesellschaftlichen Veranstaltung getroffen. H's sexuelles Bedürfnisniveau kam einmal in zehn Tagen oder alle zwei Wochen zur Sprache. Dieser Umfang sagte H außerordentlich zu, denn zu der Zeit, als die beiden Männer sexuelle Partner wurden, konnte H lediglich mutuelle Masturbation auf dem Gebiet der sexuellen Interaktion akzeptieren, und er gestattete sich nicht mehr den Anblick der Ejakulation seines Partners. Etwa einmal wöchentlich masturbierte H für sich.

Zwei Jahre lang erwies sich dieses Muster sexuellen Austauschs für beide Männer als akzeptabel. Dann begann der Partner ein zunehmendes Bedürfnis nach der Wärme persönlicher Kontakte beim sexuellen Austausch auszudrücken. Als H versuchte, auf diese Wünsche seines Partners nach Partnermanipulation oder Fellatio zu reagieren, es aber nicht konnte, ohne extrem ängstlich zu werden, suchte der Partner gelegentlich sexuelle Gelegenheiten außerhalb der Beziehung. Diese Außenaktivität war der Ursprung großer Betroffenheit für H; er willigte ein, fachliche Hilfe erstens für seine sexuelle Aversion und weiter für seine gelegentliche Impotenz zu suchen.

Als erster Behandlungsschritt wurden Maßnahmen zur Desensibilisierung angesetzt, die darauf abzielten, ein Gefühl der Zufriedenheit mit Samenflüssigkeit zu schaffen. Nachdem dies gelungen war, ging der nächste Schritt dahin, das lähmende Ausmaß der Angst, die H bei jedem Vorschlag von Fellatio verspürte, zu beseitigen. Als der übertriebene Grad der Angst ebenfalls neutralisiert war, konnte Fellatio unter rascher Abnahme des Ekelgefühls ausgeübt werden. Schließlich wurden H's Befürchtungen vor einem Mißlingen der Erektion, wenn sein Partner bei ihm Fellatio durchführte, ebenfalls durch die Techniken, die auf Behandlung von Leistungsängsten abgestimmt waren (vgl. Kapitel 12), zum Verschwinden gebracht.

H sprach auf die Behandlung an und reagierte gut auf Partnermanipulation und Fellatio, als die akute Phase der Behandlung beendet war.

Zwei wichtige Hilfsmittel waren ausschlaggebend für H's Behandlungsfortschritt. Erstens war sein Partner äußerst kooperativ während der beanspruchenden akuten Phase des Behandlungsprogramms. Zweitens fanden beide Männer gemeinsam Kraft in ihrer aktiven religiösen Überzeugung. Sie spürten, daß die von beiden geteilten religiösen Interessen in ihre belastete Beziehung die wichtigen Faktoren der Stabilität und Sicherheit brachten.

H und sein Partner wurden fünf Jahre lang nach der akuten Behandlungsphase weiter verfolgt. Hin und wieder erlebte H einen erneuten Angstzustand bei sexueller Interaktion und mußte eine bestimmte Episode beenden. Aber im Lauf der Zeit und mit der verständnisvollen und fortgesetzten Unterstützung seines Partners traten die Angstmomente immer seltener auf. Die Beziehung zwischen H und seinem Partner blieb während der gesamten Folgezeit stabil und produktiv.

Dies ist der Fall eines Mannes von Mitte 30, der eine feste homosexuelle Beziehung von über vierjähriger Dauer durch eine fortschreitende Aversion gegenüber sexueller Interaktion ungünstig beeinflußte. Es gibt keine Vorgeschichte, die als ätiologischer Hintergrund für seine homosexuelle Orientierung verwendet werden könnte. Er erinnerte sich einfach nicht daran, jemals das geringste sexuelle oder soziale Interesse an Mädchen gehabt zu haben. Der Beweis für familiären Einfluß war eine aktive orthodoxe reiligiöse Überzeugung, in der er anhaltende Unterstützung fand. H's positive Reaktionen auf die Behandlungsmaßnahmen waren zum großen Teil auf die volle Unterstützung bei der Therapie durch seinen Partner zurückzuführen.

Diskussion

Die Häufigkeit sexueller Disfunktion bei Männern aus der homosexuellen Bevölkerungsgruppe ist nicht bekannt. Aus einer ganzen Reihe legitimer Gründe, die in Kapitel 12 beschrieben sind, war es homosexuellen Männern verhaßt, wegen Impotenz oder sexueller Aversion klinische Behandlung aufzusuchen. Doch ist eine adäquate Behandlung wegen ihrer sexuellen Disfunktion mit einer Erfolgsquote möglich, die man höher ansetzen kann als bei der entsprechenden Behandlung heterosexuell orientierter Männer, die in »Human Sexual Inadequacy« (1970) angegeben ist.

Der homosexuelle Mann hat immer gewisse Vorteile dadurch, daß er mit einem gleichgeschlechtlichen Partner interagieren kann. Es bestehen ein Gefühl der Identifikation und ein Maß an subjektiver Einsicht für Leistungsängste, die notgedrungen fehlen, wenn ein sexuell disfunktionaler Mann mit einem Partner des anderen Geschlechts verkehrt. Zudem gibt es nicht den inhärenten Leistungsanspruch auf eine Erektion, die ausreicht, um in die Vagina einzudringen, wie ihn die Kultur immer von dem sexuell aktiven heterosexuellen Mann fordert. Angenommen, die männlichen Partner leben in festen Beziehungen, wird dem Homosexuellen in unserer Kultur normalerweise bedeutend weniger Leistungsdruck auferlegt als dem männlichen Heterosexuellen.

Im Gesundheitswesen ist eine veränderte Einstellung zunehmend erkennbar. Psychotherapeutische Hilfe steht seit kurzem sexuell disfunktionalen homosexuellen Männern und Frauen in ein paar Kliniken zur Verfügung. Homosexuelle haben jeden Grund, dieses Maß an Unterstützung im Gesundheitsbereich zu erwarten.

Die Statistiken des Instituts über Fehlschläge bei den Behandlungsprogrammen für homosexuelle Disfunktionen bei Männern werden in Kapitel 17 vorgelegt.

14

Störungen der Sexualfunktionen bei weiblichen Homosexuellen

25 lesbische Paare wurden wegen sexueller Disfunktion während des zehnjährigen klinischen Programms vom Institut behandelt. Bei 23 von diesen Paaren klagte nur eine der Partnerinnen über sexuelle Disfunktion. Es waren sieben primär orgasmusunfähige, 13 gelegentlich orgasmusunfähige und drei situationsbedingt orgasmusunfähige Frauen. Es kamen auch zwei Paare, bei denen beide Partnerinnen orgasmusunfähig waren. Das erste Paar bestand aus einer primär orgasmusunfähigen Lesbierin mit einer Partnerin, die gelegentlich orgasmusunfähig war. Das zweite Paar setzte sich zusammen aus einer gelegentlich orgasmusunfähigen Lesbierin und einer Partnerin, die situationsbedingt orgasmusunfähig war. So wurden insgesamt 27 homosexuelle Frauen vom Forschungsteam wegen Orgasmusunfähigkeit behandelt. Sechs von 27 orgasmusunfähigen Frauen klagten auch über sexuelle Aversion und wurden deshalb behandelt (siehe Tabelle 2, Kapitel 12).

Unter den 23 lesbischen Paaren mit nur einer sexuell disfunktionalen Partnerin waren 16 feste und sieben gelegentliche Partnerinnen, von denen alle sexuell funktional waren. Die zwei Paare, bei denen jede der Partnerinnen als orgasmusunfähig angegeben wurde und beide behandelt werden wollten, lebten in dauerhaften festen Beziehungen (siehe Tabelle 2, Kapitel 12).

Die Annahme, daß dieses Kapitel einen Behandlungsansatz über Orgasmusunfähigkeit darstellt, wäre korrekt. Die Annahme, daß es einfach nur ein weiterer Bericht ist, wäre falsch. Es gibt keinen vorangegangenen Bericht über die Behandlung einer Serie von orgasmusunfähigen homosexuellen Frauen in einem klinischen Programm von zehnjähriger Dauer. Es hat auch keinen früheren Bericht über eine fünfjährige Folgezeit bei orgasmusunfähigen lesbischen Klientinnen, nachdem die akute Behandlungsphase abgeschlossen war, gegeben (siehe Tabelle 1, Kapitel 14).

Die 25 lesbischen Paare, die über einen Zeitraum von zehn Jahren an das Institut kamen, stellen kaum eine reiche Praxis dar. Dennoch bleibt die Tatsache, daß dieses kleine Muster dessen, was ein unglaublich frustrierter Teil unserer Gesellschaft sein muß, den Mut fand, qualifizierte Hilfe zu suchen. Falls diese gesellschaftliche Bewegung weitergeht und durch die stetig wachsende Zahl an Stärke wie auch an Vertrauen die Anerkennung ihres Bedürfnisses seitens der Gesundheitsberufe gewinnt, wird dieser Trend in der Tat einen beachtlichen Durchbruch auf dem Gebiet der Gesundheitsfürsorge darstellen. Die Frustrationen homosexueller Frauen rühren nicht nur daher, daß sie sich mit der Zwangslage ihrer Sexualstörungen zufriedengeben, sondern auch von einem weitverbreiteten Grundgedanken innerhalb der Gruppe der Homosexuellen, daß es keine Stelle gibt, an die sich sexuell disfunktionale Männer und Frauen wenden könnten, oder niemanden, den sie wegen ihrer sexuellen Leiden um Hilfe bitten könnten.

Die Häufigkeit von Orgasmusunfähigkeit unter der lesbischen Bevölkerung der Vereinigten Staaten ist ein völliges Geheimnis, aber die Zahlen sind wahrscheinlich bemerkenswert. Angemerkt sei, daß trotz einer Anzahl von Publikationen zu dem Thema auch kein sicheres Wissen über die tatsächliche Häufigkeit von Orgasmusunfähigkeit bei heterosexuellen Frauen besteht. Wir wissen jedoch, daß Orgasmusunfähigkeit bei Heterosexuellen weitverbreitet genug ist, um Millionen von Frauen zu betreffen.

Trotz mangelnder Unterstützung durch Forschungsergebnisse, ist es wahrscheinlich korrekt zu vermuten, daß die Häufigkeit anorgasmischer Zustände bei dem homosexuellen Teil der weiblichen Bevölkerung niedriger liegt als bei dem heterosexuellen. Falls eine solche Diskrepanz in der Häufigkeit von Orgasmusunfähigkeit besteht, und es besteht in der Tat weniger Orgasmusunfähigkeit in den homosexuellen als in den heterosexuellen weiblichen Populationen, so ist diese vermutlich auf die Kombination zweier Faktoren zurückzuführen. Erstens erlegt die Kultur der heterosexuellen Frau merklich größere Leistungsanforderungen auf, nämlich mit orgastischen Zuständen beim Geschlechtsverkehr zu reagieren, was, wie Kapitel 6 zeigte, eine schwierigere Reaktion ist als bei manipulativen Arten von Stimulation. Zweitens hat das Institut divergierende Definitionen von Orgasmusunfähigkeit bei Heterosexuellen und Homosexuellen aufgestellt (vgl. folgenden Abschnitt). Falls eine Divergenz in der Häufigkeit der Orgasmusunfähigkeit bei den beiden weiblichen sexuellen Präferenzen besteht, so glaubt das Forschungsteam *nicht*, daß dies eine Unterscheidung in der physiologischen Kapazität der Frauen, auf effektive sexuelle Stimuli zu reagieren, darstellt.

Definitionen

Die primär orgasmusunfähige Lesbierin wurde vom Institutspersonal definiert als Frau, die nie als Reaktion auf die Techniken der Masturbation, Partnermanipulation oder Cunnilingus einen Orgasmus erreichte. Die gelegentlich orgasmusunfähige Frau wurde definiert als eine Frau, die auf eine oder zwei dieser drei Stimulationstechniken mit einem Orgasmus reagierte, aber nie auf alle drei. Die Definition einer situationsbedingt orgasmusunfähigen Frau spiegelt eine Frau wider, die mindestens einmal auf jede einzelne der drei Arten von Stimulation mit einem Orgasmus reagierte, aber selten einen orgastischen Zustand sexueller Erregung erreichte, während sie auf irgendeine Form sexueller Stimulierung reagierte.

Es sei daran erinnert, daß das Institut den disfunktionalen Zustand für homosexuelle und heterosexuelle Männer und Frauen unterschiedlich definiert, wegen ihrer etablierten Variationen sexueller Aktivität. Wenn man es von diesem Blickpunkt betrachtet, sollte ein größerer Unterschied in der Häufigkeit des Zustand der Orgasmusunfähigkeit zwischen homosexuellen und heterosexuellen Frauen liegen. Zum Beispiel wenn eine heterosexuelle Frau auf Masturbation, Partnermanipulation und Cunnilingus mit einem Orgasmus reagiert, würde sie immer noch als gelegentlich anorgasmisch bezeichnet werden, wenn sie nicht früher auf Geschlechtsverkehr mit einem Orgasmus reagierte. Andererseits würde die homosexuelle Frau, die in ihrer Geschichte einen Orgasmus bei Masturbation, Partnermanipulation und Cunnilingus hatte, als voll funktionale Frau angesehen. Wenn diese Definitionen akzeptiert werden, stellt es keine Überraschung dar, daß das Auftreten von Orgasmusunfähigkeit bei heterosexuellen Frauen häufiger als bei homosexuellen ist.

Klinische Population

Im ersten Jahr der klinischen Untersuchung kamen nur zwei gelegentlich orgasmusunfähige Lesbierinnen mit ihren Partnerinnen, von denen eine zur Kategorie der festen und die andere zu den zufälligen gehörte, zur Therapie. Im zweiten Jahr wurde eine primär orgasmusunfähige Lesbierin mit ihrer festen Partnerin behandelt. Es war das einzige disfunktionale homosexuelle Paar, das das Forschungsteam in dem ganzen Jahr behandelte. In der Tat war das Institut in den nächsten acht Jahren gewiß nicht mit Bewerbungen für eine Behandlung überlaufen. Es wurden nur zwei bis vier disfunktionale lesbische Paare jährlich behandelt (Tabelle 14–1).

Lesbische Paare bewarben sich aus verschiedenen Großstadtgebieten und aus

Tabelle 14–1

Orgasmusunfähigkeit weiblicher Homosexueller; Verteilung pro Jahr über die zehnjährige klinische Kontrollperiode

Art der Orgasmusunfähigkeit	Jahr der Behandlung										
	1.	2.	3.	4.	5.	6.	7.	8.	9.	10.	Insgesamt
Primär	0	1	1	2	0	2	1	0	0	1	8
Gelegentlich	2	0	3	1	2	1	2	2	2	0	15
Situationsbedingt	0	0	0	1	0	0	1	1	0	1	4
Insgesamt	2	1	4	4	2	3	4	3	2	2	27
											(1968–1977)

akademischen Zentren im Gebiet der gesamten Vereinigten Staaten und Kanadas um Behandlung. Wie zuvor bei den homosexuellen Paaren berichtet worden ist, die sich um Behandlung sexueller Disfunktionen bemühten (vgl. Kapitel 13), stammte das Wissen der lesbischen Paare über die Behandlungsprogramme des Instituts aus der mündlichen Weitergabe innerhalb der homosexuellen Gemeinschaft selbst.

Alle an der Therapie teilnehmenden Paare kamen aus eigener Initiative. Von den 27 behandelten orgasmusunfähigen Lesbierinnen hatten 14 bei anderen zuständigen Stellen um Behandlung nachgesucht, und elf waren abgelehnt worden. Von diesen elf Frauen war acht die Behandlung durch mehr als eine Einrichtung der Gesundheitsfürsorge verweigert worden. Jede der drei sexuell disfunktionalen Lesbierinnen, die früher bereits eine Therapie wegen Orgasmusunfähigkeit angefangen hatten, war ohne einen Partner behandelt worden, und jede dieser Frauen hatte ihr Therapieprogramm als unzufriedenstellend beendet. Keine der Frauen war von einer der konsultierten medizinischen Autoritäten auf eine andere Institution zur Behandlung hingewiesen worden (vgl. Tabelle 6, Kapitel 12).

Diese Statistiken wurden hier erneut aufgeführt, um die Tatsache zu unterstreichen, daß sich in der Vergangenheit sexuell disfunktionale lesbische Frauen mit der gleichen Furcht vor gesellschaftlicher Ablehnung abfinden mußten, die homosexuelle Männer verfolgte, wenn sie eine Behandlung ihrer Sexualstörungen in Betracht zogen. Sexuell disfunktionale Lesbierinnen fürchten – aus gutem Grund –, daß sie nicht für eine Therapie akzeptiert werden, wenn sie schließlich ihren Mut zusammenraffen und sich um psychotherapeutische Unterstützung bemühen. Sie neigen auch zu Skepsis gegenüber der prozentualen Chance, ein beliebiges Behandlungsprogramm mit Erfolg abzuschließen, unabhängig davon, welche Techniken angewandt werden. Obwohl sie weit weniger Angst als homosexuelle Männer gegenüber dem Problem aufweisen, fürchten Lesbierinnen traditionellerweise, daß ihre Homosexualität durch die konsultierte fachliche Autorität oder durch deren Angestellte der Öffentlichkeit enthüllt wird.

Es gibt auch die verschiedenen sexuellen Leistungsängste, mit denen umgegangen werden muß, ob sie nun kulturell oder physiologisch erzeugt worden sind. Allein schon auf Grund der Stichprobe der homosexuellen wie der heterosexuellen Frauen, die in den letzten zehn Jahren vom Institut behandelt werden wollten, läßt sich beurteilen, daß die Angst der disfunktionalen Frauen in unserer Kultur, ob sie in der Lage sein werden, in sexuell effektiver Weise zu reagieren, in jedem Jahr zunimmt. Es gibt natürlich das klassische Beispiel des universellen Einflusses des gedruckten Wortes auf kulturell erzeugte sexuelle Leistungsängste. Ehe die Hunderte von Berichten, die zum allgemeinen Gebrauch in den letzten zehn Jahren freigegeben wurden, nachdrücklich darauf hinwiesen, daß jede Frau das angeborene Recht hat, ihrer Sexualität effektiv Ausdruck zu verleihen, waren die Ängste der Frauen, bei einem sexuellen Austausch zu versagen, längst nicht so lähmend wie heute. Natürlich ändern sich die Zeiten – wie auch die Einstellungen – und nicht immer nur zum Besseren hin.

Diese Feststellung darf nicht so gedeutet werden, als sollte das Geburtsrecht jeder Frau, ein effektiv reagierendes sexuelles Wesen zu sein, geleugnet werden. Weit gefehlt. Das Forschungsteam ist vollkommen der Auffassung, daß jede Frau das Privileg effektiver sexueller Ausdrucksform besitzen sollte. Es besteht auch kein Problem mit der begleitenden Behauptung, daß sexuelle Freiheit von beiden Geschlechtern gleichermaßen geteilt werden sollte. Das Problem resultiert aus den Vorurteilen, die von der allgemeinen Öffentlichkeit unvermeidlich damit verbunden werden, sobald diese Vorstellungen erst einmal weithin akzeptiert sind. Man könnte es auch so formulieren: Die Kultur bringt es jetzt mit sich, daß eine orgasmusunfähige Frau weniger als eine Frau ist.

Wo haben wir diese Worte schon einmal gehört? Sie ähneln bemerkenswert der psychologisch niederschmetternden kulturellen Beschuldigung, daß ein impotenter Mann eigentlich kein richtiger Mann sei. So hört jetzt jede Frau mit immer größerer Lautstärke den gleichermaßen verheerenden kulturellen Vorwurf, daß sie letztlich keine Frau sei, wenn sie eine sexuelle Funktionsstörung habe. Wenn dieser Maßstab weiblicher Verunglimpfung zufällig kombiniert wird mit der kulturellen Last der Wertlosigkeit, die häufig mit einem unfruchtbaren Zustand assoziiert ist, können die Zwänge überwältigend werden. Während es vielleicht gerade solch einen absurden Grad öffentlichen Spotts brauchen mag, um die orgasmusunfähige Lesbierin zur Behandlung zu bringen, ist es äußerst unglücklich, daß sie jetzt in die Behandlung die zusätzliche Last einer kulturell auferlegten Furcht, ausgesät durch die populäre Presse, mitbringen muß, nämlich, daß sie weit weniger eine Frau ist als ihre ohne Schwierigkeit zum Orgasmus kommende Schwester. Auf Grund gängigen kulturellen Einflusses kann »Ein impotenter Mann ist ein impotenter Mann« leicht abgewandelt werden in die Aussage, daß eine sexuell disfunktionale Frau in der Tat eine disfunktionale Frau ist.

Die orgasmusunfähige Frau muß nicht nur dem kulturell überkommenen Vorurteil, daß sie nicht wirklich eine Frau im wahren Sinne des Wortes ist (was immer das auch sein mag), sondern sie muß auch einer anderen, der Orgasmusunfähigkeit innewohnenden Befürchtung ins Auge blicken. Es ist die angstvolle Frage: »Werde ich meinen Partner voll befriedigen können, wenn ich nicht effektiv reagiere?« Diese Ängste sind bei disfunktionalen homosexuellen wie heterosexuellen Frauen gleichermaßen konstant vorhanden. Diese Furcht, die feste Partnerin zu verlieren, falls sie durch das Unvermögen der disfunktionalen Person beständig frustriert wird, wurde von einem höheren Prozentsatz orgasmusunfähiger Lesbierinnen als impotenter männlicher Homosexueller ins Feld geführt, obwohl Anteilnahme am Partner natürlich von beiden Geschlechtern ausgedrückt wurde.

So wird die Freiheit der sexuellen Ausdrucksweise, jahrelang gesellschaftliches Vorrecht der Männer in unserer Kultur, jetzt von den Frauen geteilt. Unglücklicherweise kommt mit der sexuellen Freiheit als sofortige logische Folge eine weitere sexuell ausgerichtete Gefahr, in diesem Fall die verheerendste aller sexuellen Ängste, nämlich die Angst um die eigene physiologische Fähigkeit, effektiv zu reagieren.

Eine ins einzelne gehende Betrachtung männlicher oder weiblicher sexueller Leistungsängste und die begleitenden Zuschauerrollen wurden im Kapitel 12 vorgelegt. Obwohl der impotente homosexuelle Mann primär als Beispiel verwendet wurde, läßt sich die Diskussion genauso auf die orgasmusunfähige Lesbierin anwenden und wird daher nicht wiederholt.

Beide orgasmusunfähigen homosexuellen Paare, die die Therapie mit einer disfunktionalen Partnerin anfingen, werden in den Einzelheiten betrachtet. Zusammengenommen bieten die beiden Paare Einblicke in die sexuellen Disfunktionen primärer, gelegentlicher und situationsbedingter Orgasmusunfähigkeit.

Ehe die Fallberichte vorgelegt werden, sollte ein Vergleich zwischen den sexuell disfunktionalen homosexuellen männlichen und weiblichen Populationen gezogen werden. Wenn eine disfunktionale Lesbierin die Therapie begann, gab es einen wesentlichen Unterschied zwischen ihrem Vorgehen bei der Behandlung und dem des disfunktionalen männlichen Homosexuellen. Im allgemeinen waren die orgasmusunfähige Lesbierin und ihre Partnerin während des Therapieprogramms wesentlich kooperativer als die männlichen Homosexuellen und ihre Partner. Die lesbischen Paare tendierten nicht nur dazu, therapeutische Vorschlage gewissenhafter zu befolgen, sondern sie kommunizierten auch weit offener und wahrscheinlich ehrlicher mit den Therapeuten.

Fallbericht: Paar 6

J war 29 Jahre alt (Kinsey-Skala Rang 6), als sie sich an das Institut zur Behandlung primärer Orgasmusunfähigkeit wandte. Ihre feste Partnerin K wünschte Behandlung gelegentlicher Orgasmusunfähigkeit, die weiter durch die Existenz sexueller Angst kompliziert wurde. K war 31 Jahre alt, rangierte auf Platz 4 der Kinsey-Skala und hatte eine vier Jahre alte Tochter. Als die beiden Frauen zur Therapie kamen, bestand ihre Beziehung seit fast drei Jahren.

J beschrieb ihre Kindheit als ereignislose, aber glückliche Zeit. Sie hatte eine Menge Freunde, sowohl Jungen als auch Mädchen. Es gab keine Präferenz für den einen Elternteil gegenüber dem andern, und sie fühlte sich auch nicht als bevorzugtes oder abgelehntes Kind.

J kam aus einer finanziell abgesicherten Familie. Rückblickend beurteilte sie ihre Eltern als gutangepaßte, gut erzogene Leute, die behaglich zusammenzuleben schienen, obwohl sie nicht meinte, daß sie uneingeschränkt einander zugetan waren. Ihr war bekannt, daß ihr Vater eine zufällige Bekanntschaft außerhalb der Ehe genossen hatte, und eine Zeitlang, als sie etwa 16 war, hatte sie vermutet, daß ihre Mutter in etwas ähnliches verwickelt wäre. Ihr religiöser Hintergrund war der jüdische Glaube, aber die Familie beschränkte die religiöse Anteilnahme auf ein Minimum. J's formale Erziehung schloß die Graduierung an einem der bekannten Colleges für Mädchen ein. Nach dem College hatte sie eine Laufbahn bei einer Bank eingeschlagen und gehörte zu den jüngeren leitenden Angestellten in einer großen Bank in einer Stadt im Osten der USA, als sie zu der Therapie kam. Zu dieser Zeit waren beide Eltern tot und sie war finanziell unabhängig.

J konnte sich keine andere als die homosexuelle Orientierung ins Gedächtnis zurückrufen. Sie war im Alter von zehn Jahren von ihrer Schwester zu masturbieren gelehrt worden, und obwohl sie eine angenehme Reaktion beschrieb, hatte sie keine Orgasmuserlebnisse. Nachdem sie mit zwölf Jahren angefangen hatte zu masturbieren, begann ihre Schwester Episoden mit Partnermanipulation mit ihr. J fand schnell heraus, daß es viel angenehmer war, ihre Schwester zu stimulieren als von ihr stimuliert zu werden. Sie freute sich, wenn ihre Schwester einen Orgasmus erlebte (J wußte zu jener Zeit nicht, was das war) und näherte sich ihrer Schwester häufig, nur um zu sehen, was passierte. Sie hatte kein Gefühl des Verlustes, wenn »es« ihr nicht passierte.

Als ihre Schwester anfing, mit Jungen zu gehen, verringerten sich die Gelegenheiten zu sexuellen Spielen rasch und hörten bald ganz auf. J wandte sich dann Gleichaltrigen zu. Sie beschrieb, wie sie durch ihre eigenen aggressiven Bemühungen Möglichkeiten zu »Spielen« schuf. Während ihrer High-School-Jahre hatte sie zwei Freundinnen, mit denen sie jeweils mindestens einmal pro Woche sexuellen Kontakt hatte. Keine der Freundinnen war physisch attraktiv oder hatte Rendezvous. Beide Mädchen wurden offenbar mit J's Hilfe multiorgastisch. Sexuelle Aktivitäten waren auf Partnermanipulation beschränkt. Auch hier zog J wieder ihr sexuelles Vergnügen daraus, ihre Freundinnen zu manipulieren; sie fühlte sich einfach sexuell nicht sehr erregt, wenn sie sie stimulierten.

J war ein attraktives, großes Mädchen mit einer guten Figur. Sie war mäßig aktiv in Sport und machte bei Wettspielen in Tennis und Golf mit. Aber sehr zum Leidwesen ihrer Mutter hatte sie einfach kein Interesse an sozialen Kontakten zu Jungen. Während ihrer ganzen Zeit an der High School bestand die Summe ihrer offenen sexuellen Erfahrungen mit Jungen aus drei Vorfällen mit Brustspielen und einem Erlebnis mit Penismanipulation. Der Junge ejakulierte, durchnäßte das Kleid, das das Mädchen anhatte, und danach traf sie fünf Jahre lang keine Verabredungen mehr.

J machte ihren ersten und letzten Versuch eines Geschlechtsverkehrs während ihres letzten Jahrs im College. Sie ging mehrere Male mit einem älteren, geschiedenen Mann aus, der einer ihrer Lehrer war. Mehr aus Neugier als aus irgendeinem anderen Grund, stimmte sie zu, eine Nacht mit ihm zu verbringen. Die ganze sexuelle Episode war von Anfang an reizlos, denn sie wurde in ein schäbiges Motelzimmer gebracht, und als die Nacht vorüberging, fand sie das Erlebnis immer weniger attraktiv. In jedem der drei Fälle ejakulierte der Mann, ehe er zur Penetration ansetzen konnte. Wieder empfand sie ein Gefühl der Beschmutzung durch die Samenflüssigkeit. Sie konnte nicht auf die Manipulationsversuche des Mannes reagieren, und rückblickend lehnte sie die Episode nicht nur als wenig wertvoll ab, sondern auch als ein sexuelles Erlebnis, an dem sie wenig Interesse hatte. Danach hielten sich ihre Verbindungen zu Männern gänzlich im Rahmen gesellschaftlichen Austauschs.

Während der Collegezeit hatte J drei Freundinnen (davon war eine ein Jahr ihre Zimmergenossin), mit denen sie sexuelle Kontakte unterhielt. Ihr sexuelles Interesse erschöpfte sich darin, mit ihren Partnerinnen zu spielen und sie zu befriedigen. Sie wurde recht vertraut mit manipulativen Techniken und Cunnilingus. Obwohl sie ihren Partnerinnen jede Freiheit ließ, sich ihr zu nähern und sie zu stimulieren, wie sie es wünschten, war sie selten sexuell stark erregt und hatte nie einen Orgasmus. Sie versuchte oft zu masturbieren, blieb aber weiterhin erfolglos. J war schließlich völlig überzeugt, daß sie unfähig sei, einen Orgasmus zu erleben und daß ihre sexuelle Befriedigung nur aus der Erregung und Befriedigung ihrer Partnerinnen kommen könne, wobei sie deren orgastische Erlebnisse als Ersatzbefriedigung genießen konnte. Gewiß fiel die höchste Stufe ihrer sexuellen Erregung mit der Beobachtung ihrer Partnerinnen beim Orgasmus zusammen.

J's am häufigsten verwendete Phantasiemuster kreisten um die geistige Vorstellung von wild erregten Frauen, die sie um sexuelle Befriedigung anflehten. Sie phantasierte auch, daß sie verheiratete Frauen verführte, wobei sie eine Anzahl von Personifikationen herstellte, und von denen jede heftig protestiert, sie wünsche keine homosexuellen Erlebnisse, die aber nicht die Macht hatten, ihrer Annäherung zu widerstehen.

Zu keiner Zeit übernahm J maskulines Gehabe oder nahm eine offenkundig dominante Rolle bei ihren sexuellen Partnerinnen an. Sie ermutigte ihre Partnerinnen, sich ihres Körpers mit ebenso viel sexueller Freiheit zu bedienen, wie sie es mit dem Körper der anderen tat. Sie betrachtete sich einfach als eine Frau mit dem ständigen sexuellen Handicap der Unfähigkeit, als sexuelle Reaktion einen Orgasmus zu erlangen, und die in homosexueller Interaktion soviel Freude zu finden suchte, wie nur möglich.

J traf K als Mitglied einer lesbischen sozialen Gruppe. Die beiden Frauen empfanden offensichtlich eine starke gegenseitige Zuneigung, denn J zog innerhalb von drei Monaten in K's Wohnung.

K's Geschichte war verwickelter. Sie war das einzige Kind in einer Familie mit knappen finanziellen Mitteln. Sie erinnerte sich, daß sie ihrer Mutter sehr nahestand und sich irgendwie vor ihrem Vater fürchtete. Darüber hinaus erinnerte sie sich an keine schweren Kindheitsprobleme. Ihre Eltern ließen sich scheiden, als sie 13 war. Ihre Mutter gehörte der katholischen Konfession an, ihr Vater war Protestant. Nach der Scheidung lebte sie zwei Jahre mit ihrer Mutter zusammen, die starb, als sie 15 war. Von da an bis zum Abschluß der High School komplizierte sich ihr Leben durch kurze Besuche bei Verwandten oder Freunden der Familie und längere Besuche bei ihrem Vater, der in der Nähe lebte und sich wieder verheiratet hatte. Sie verachtete ihre Stiefmutter, die, wie sie fühlte, sie völlig ablehnte.

Als sie älter wurde, hatte K viele Freunde. Offensichtlich war sie ein attraktiver Teenager, hatte regelmäßig Rendezvous und genoß ihre Interaktion mit und ihre Anziehungskraft auf Jungen. Mit 13 fing sie an zu masturbieren, mit 14 masturbierte sie zum erstenmal bis zum Orgasmus, und mit 15 begann sie mit aktiven Sexspielen mit Jungen. Nachdem ihre Mutter gestorben war, lebte K ohne soziale Kontrolle, verabredete sich mit wem und wann sie wollte und ging aus, solange sie Lust hatte. Es gab viele Erlebnisse genitaler Manipulation, bei denen ihre Partner häufig ejakulierten, und sie war sexuell hochgradig stimuliert, hatte aber keinen Orgasmus. Sie pflegte nach solchen Erlebnissen normalerweise zu Hause zu masturbieren, um sich von ihren sexuellen Spannungen zu befreien.

K war eine 16jährige High-School-Schülerin im zweiten Jahr, als sie ihr erstes Erlebnis mit Koitus auf dem Rücksitz im Auto eines Freundes hatte. Es folgten viele solche Erlebnisse mit vielen verschiedenen Jungen. Immer war sie sexuell erregt, aber nie orgastisch. Sie entdeckte, daß ihre Stiefmutter einen empfängnisverhütenden Schaum benützte und begann, das gleiche Produkt regelmäßig zu verwenden. Offenbar benützte K Sex primär als Mittel, sich mit jemandem zu identifizieren, in diesen Fällen mit ihren männlichen Gleichaltrigen. Nachdem ihre Mutter tot, der Vater erfolgreich durch die Stiefmutter isoliert und die wenigen Verwandten oder Freunde der Familie augenscheinlich ihrer ungezügelten Promiskuität gegenüber indifferent waren, brauchte sie das Gefühl, irgendwo hinzugehören, und sie bezahlte willig den Preis dafür. Während des zweiten Schuljahrs und in den Anfangsjahren an der High School bestand immer Nachfrage nach ihr, da die Jungen sie herumreichten. Zu jener Zeit war sie offensichtlich gern bereit, sich herumreichen zu lassen, denn sie erhob kaum einmal einen Einwand und Sex war ein Bestandteil von fast jedem Treffen.

Im Sommer vor ihrem letzten Jahr an der High School ging sie abends mit einem Jungen aus, den sie nie zuvor getroffen hatte, und bald schlossen sich ihnen vier andere Jungen an, die für sie auch Fremde waren. K verbrachte mit den fünf Jungen die Nacht in einem Sommerhaus. Zuerst ängstigte sie sich, als die Jungen darauf bestanden, daß sie mit ihnen zusammen Gruppensex machen solle und als sie nicht auf ihre tränenreiche Bitte, nach Hause zu dürfen, eingingen. Dann war sie bestürzt im Schlafzimmer, sowohl wegen ihrer erzwungenen Nacktheit wie durch die Anforderung, vor Publikum sexuell zu handeln. Aber nachdem sie das, was – wie sie rückblickend feststellt – wirklich nur Scheinwiderstand war, geboten hatte, verbrachte sie offenbar den Rest der Nacht als kooperativer sexueller Partner. Nachdem sie wiederholt Geschlechtsverkehr ausgeübt hatte, wurde sie von der Gruppe mit Fellatio bekanntgemacht. Als die Gruppe ihr sexuelles Verhalten von Geschlechtsverkehr auf Fellatio änderte, war sie überwältigt von dem Gefühl, benützt zu werden.

Dies war ein Gefühl, das sie bei ihren Episoden mit vielen verschiedenen Jungen noch nie erlebt hatte. Zuzuhören, was die Jungen zu sagen hatten, als sie zusahen, wie sie mit ihren Freunden Fellatio ausübte, hatte sogar noch einen größeren Effekt auf ihr Gefühl persönlicher Entwürdigung. Trotz des Traumes der verbalen Erniedrigung und der Erschöpfung durch langanhaltende physische Aktivität war sie sexuell sehr erregt, als die Jungen sie nach Hause brachten. Das Erlebnis von Fellatio hatte sie mehr erregt als Geschlechtsverkehr es je konnte. Sie erinnerte sich, daß sie am nächsten Tag mehrmals masturbierte, um sich von ihren Spannungen zu befreien, aber ihre sexuelle Erregung schien immer wieder zurückzukehren.

Obwohl sie wochenlang kaum an etwas anderes dachte, hatte sie kein Verlangen, Vergeltung für die Gruppensex-Affäre zu suchen. Stattdessen änderte K nach dem Erlebnis vollkommen ihren Lebensstil. Obwohl sie erst 17 war, war sie reif genug zu erkennen, daß das bißchen an Ruf, das ihr geblieben sein mochte, bei ihren männlichen und weiblichen Gleichaltrigen ruiniert war, wenn sich die Nachricht von ihrem Erlebnis mit Gruppensex erst einmal herumsprechen würde, und das würde sie. Sie befürchtete auch, daß sie schwanger sein könnte, denn es war kein Verhütungsmittel verwendet worden. Sechs Wochen zusätzlicher Angst vergingen, ehe sie ihre Menstruation hatte. Viele Jungen wollten sich mit ihr verabreden. K lehnte immer ab. Sie wechselte an eine andere Schule in der Stadt über, wohnte bei ihrem Vater, tolerierte seine Ehefrau und schloß die High School ab.

K begann mit 19 allein zu leben. Sie besuchte eine Sekretärinnenschule, zog in eine andere Stadt und fand einen Job in einer Stenotypistinnen-Gemeinschaft, die für eine Versicherungsgesellschaft arbeitete. Obwohl sie recht attraktiv war, lehnte sie fast alle geselligen Treffen mit Männern ab. Sie beschränkte ihre Aktivitäten auf das Zusammensein mit den Frauen, die sie bei der Arbeit traf.

Ihr erstes homosexuelles Erlebnis hatte K mit einer Frau in den Vierzigern, die für die gleiche Gesellschaft arbeitete. Nachdem sie mehrmals gemeinsam zum Lunch und einmal zum Dinner gingen, bei dem K der Frau von vielen ihrer früheren Erlebnisse mit Männern erzählte, wurde sie eingeladen, ein Wochenende mit der Frau zu verbringen. Als sie die Einladung annahm, dachte sie daran, daß an sie sexuell herangetreten werden könnte und war entschlossen, auf eine solche Gelegenheit zu reagieren, wenn sie sich entwickeln würde. Das war der Fall. K, die sich über ein Jahr lang sexuell frustriert gefühlt hatte, reagierte auf die manipulative Annäherung der Frau mit dem ersten Orgasmus, den sie je erlebt hatte, ausgenommen durch Masturbation.

Die nächsten zwei Monate lang war sie stets bei der Frau, wann immer sie sich treffen konnten. Ihr Sexspiel schien nicht über Partnermanipulation, auf die beide Frauen voll reagierten, hinauszugehen. Eines Abends übte die Frau Cunnilingus aus, und K wurde ziemlich ängstlich, etwas angeekelt und konnte nicht mitmachen. Sie erinnerte sich lebhaft an das Gefühl, benützt zu werden, von der Nacht her, als sie mit einem Jungen nach dem andern Fellatio ausgeführt hatte. Die Bekanntschaft endete nach einem weiteren Monat, weil K sich konstant weigerte zu cunnilingieren. Sie bewegte sich jedoch gesellschaftlich weiter innerhalb der homosexuellen Gruppe, in die sie durch die Frau eingeführt worden war.

Als K 23 war, hatte sie auf dem Heimweg von der Weihnachtsfeier ihrer Gesellschaft Geschlechtsverkehr im Auto eines der verheirateten Angestellten der Firma. Es war die erste heterosexuelle Aktivität, die sie seit der Nacht mit Gruppensex erlebt hatte. Sie wurde schwanger. Als die Schwangerschaft bestätigt wurde, konfrontierte sie den Mann damit, der ihr seine Unterstützung während der Schwangerschaft zusagte.

Sie verließ die Firma und zog in einen anderen Teil des Landes, bekam eine ähnliche Arbeit und bekam das Baby – ein Mädchen – nach einer normalen Schwangerschaft und Entbindung.

K hatte nie mehr ein weiteres sexuelles Erlebnis mit einem Mann. Ihre gesellschaftlichen und sexuellen Aktivitäten waren gänzlich lesbischen Kontakten gewidmet, die sie an ihrem neuen Wohnort schnell aufbaute. Sie masturbierte regelmäßig, manipulierte ihre Partnerinnen, wurde von ihnen häufig bis zum Orgasmus manipuliert, lehnte aber weiterhin Cunnilingus ab.

Im Laufe der Zeit schwelgte sie häufiger in ihren Phantasien der Pseudonotzucht-Szene ihres Gruppensexerlebnisses. Während sie die Fellatio-Episoden von neuem in den Einzelheiten durchlebte, wurde sie normalerweise etwas ängstlich, aber gleichzeitig fühlte sie sich auch sexuell so sehr erregt, daß sie sich die Szene regelmäßig in ihre Phantasie zurückrief, wenn sie masturbierte.

Aber ihre Angstgefühle, die mit Gedanken an oralen Sex verbunden waren, nahmen zu und wurden bald aus ihrer heterosexuellen Vergangenheit transferiert und auf ihre aktuellen homosexuellen Erlebnisse übertragen. Sie konnte sich mit einer flüchtigen Partnerin treffen, es genießen, und rechtzeitig sexuelle Spiele beginnen, oder dabei mitmachen, wurde aber nach ein oder zwei sexuellen Erfahrungen mit einer neuen Partnerin ängstlich und befürchtete, daß Cunnilingus gewünscht oder ausgeübt werden würde. Eine Zeitlang nahmen ihre Ängste in einem solchen Maße zu, daß sie anfing, alle körperlichen Annäherungen außer muteller Masturbation abzulehnen, ein Verhalten, das wenige ihrer älteren lesbischen Bekanntschaften als befriedigendes Muster sexueller Interaktion akzeptieren wollten. Obwohl ihr gesellschaftliches Leben fast ausschließlich auf lesbische Gruppen beschränkt war, die sie organisieren oder leiten half und in denen sie lebenswichtige psychosoziale Unterstützung fand, gab es wenig sexuelle Interaktion mit den einzelnen Gruppenmitgliedern. J und K trafen sich bei einer solchen geselligen lesbischen Zusammenkunft. Die Frauen waren gegenseitig voneinander angezogen und begannen sofort, viel Zeit zusammen zu verbringen. Nach drei Wochen hatten sie einander bereits von ihrem Hintergrund, ihrer sexuellen Geschichte, und von ihren sexuellen Disfunktionen und Ängsten erzählt. Da J viel Freude an K's Tochter hatte, und kein anderes Hindernis im Weg stand, beschlossen die zwei Frauen, zusammen zu leben. Keine der

Frauen hatte zuvor in einer solchen Wohngemeinschaft gelebt. J reagierte auf die neue Beziehung, indem sie ihre finanzielle Unabhängigkeit mit K und ihrer Tochter teilte.

In vollem Wissen über K's negative Gefühle übernahm J eine total zurückhaltende sexuelle Rolle und ließ K die Gangart bestimmen. Trotz ziemlich starker Angst genoß es K ihrerseits doch, in J's Gegenwart zu masturbieren, selbst wenn J nicht in der gleichen Art erfolgreich reagieren konnte, mochte sie sich auch bemühen wie sie wollte. Innerhalb von sechs Monaten hatte K in ihrer Beziehung genügend Sicherheit erlangt, daß sie J manipulative Techniken gestatten konnte, was J offensichtlich sehr gefiel, und auf die K ungehemmt reagiert, obwohl sie immer noch Augenblicke der Angst hatte. Sie hatten rund drei Jahre in einer stabilen, sicheren Beziehung zusammengelebt, ehe sie zu der Therapie kamen.

Die zwei Frauen nahmen die Behandlung auf, weil sie fest überzeugt waren, daß sie den Rest ihres Lebens gemeinsam verbringen wollten. Sie drückten die Hoffnung aus, J würde sexuell voll reagieren können und K ihre Ängste wegen Cunnilingus verlieren und auf diese Form sexueller Annäherung reagieren können.

Die Therapie richtete sich zuerst auf K's sexuelle Angst. Zu Beginn schien die Angst von geringerer Bedeutung, besonders hinsichtlich der Fortschritte, die K bereits mit J's Mithilfe gemacht hatte, aber im Verlauf der Therapie wurde ersichtlich, daß K sich immer noch in einem wirklichen Konflikt befand.

K war tatsächlich in einer Zwickmühle. Sie hatte sich als Frau durch ihr Gruppensex-Erlebnis mit den Jungen total abgewertet gefühlt, dennoch war sie objektiv genug, um einzusehen, daß sie praktisch durch ihre schrankenlose Promiskuität eine offene Einladung zu einem derartigen Erlebnis erteilt hatte. Da sie Fellatio vor ihrer Pseudo-Notzucht-Episode nicht erlebt hatte, hatte oraler Sex für sie den physischen Aspekt ihrer vollständigen Erniedrigung angenommen. Jedoch konstatierte sie auch, daß sie während und direkt nach dem Erlebnis mit Fellatio sexuell stark stimuliert worden war, und daß sie leicht von neuem stimuliert wurde, indem sie das Erlebnis in der Phantasie beim Masturbieren wiedererlebte. Sie war extrem ängstlich geworden, wenn Cunnilingus gewünscht wurde, weil sie spürte, daß sie sexuell durch das Erlebnis so erregt sein könnte, daß dies eine Rückkehr zu ungehemmter Promiskuität, diesmal lesbischen Ursprungs, erzwingen könnte. Und natürlich sah sie weitere Erniedrigung voraus. Sie wußte, daß sie von den Teenagern mißbraucht worden war, und sie empfand die Bedrohung, daß eine Reaktion oder das Anregen von Cunnilingus sie in die gleiche Lage bringen würde, nämlich von Frauen benützt zu werden. Sie wollte nicht, daß ihre weiblichen Freunde sie als leichtes Ziel ansehen, wie es die Jungen getan hatten.

K empfand kein Gefühl des Bedauerns in bezug auf ihre Schwangerschaft. Sie hatte das sexuelle Erlebnis als eins der Dinge gewertet, die nicht hätten passieren sollen, aber geschehen waren, und hatte keine anderen Forderungen an den Vater gestellt als mäßige finanzielle Unterstützung. Sie hörte sogar auf, um Unterhalt für das Kind zu bitten, als J finanziell großzügig war. Zur Zeit der Therapie war dem Mädchen nicht mitgeteilt worden, wer ihr Vater war, noch erhielt sie irgendeine Information über ihn, außer daß er und K dauernd getrennt lebten.

Erst als das Schuldgefühl, das von der jahrelangen Promiskuität herrührte, weitgehend neutralisiert war, wurde K ermutigt, ihre oralen Sexphantasien einzusetzen, erst bei Masturbation, dann während der Partnermanipulation durch J, und schließlich gleichzeitig mit J's Ausübung von Cunnilingus. K's sexuelle Ängste waren bald neutralisiert, und sie reagierte frei auf J, unabhängig von der Art der Stimulation. Sie berichtete während der Nachbetreuung, daß sie – während ihre Freiheit der sexuellen Reaktion zunahm – weniger Gebrauch von ihrem Phantasiemuster machte.

J reagierte gut auf die Methode der Annäherung durch Konzentration auf sinnliche Wahrnehmung, trotz ihres früheren Mangels an Beteiligung an sexueller Aktivität. Sie war für gewöhnlich in einer gewaltsamen oder fordernden Weise behandelt worden und hatte die gleiche Verhaltensweise selbst angewendet, wenn sie versuchte zu masturbieren. Wenig Zeit war für Ermutigung aufgewendet worden, und es hatte auch kein hoher Grad an Identifikation mit ihren Partnern bestanden, ausgenommen als Sexualobjekte. Sie war jetzt ganz der Beziehung mit K hingegeben und freute sich offen, daß sie bei der Erlösung K's von den selbstauferlegten Einschränkungen ihrer Angst vor oralem Sex eine aktive Rolle spielen konnte.

J stellte fest, daß sie nach der ersten Woche der Therapie zunehmend sexuell erregter wurde, in dem Umfang wie sie und K sich mit der Lösung von K's Angst beschäftigten. Eines Abends, unmittelbar nachdem K erst Cunnilingus gestattet und dann mit einem Orgasmus darauf reagiert hatte, masturbierte die durch die Beobachtung von K's orgastischem Erlebnis stark erregte J ohne sonderliche Schwierigkeit bis zum Orgasmus. Es war ihr erstes orgastisches Erlebnis, und ihre Grundvorstellung, daß sie unfähig sei, einen Orgasmus zu erreichen, war erschüttert. Bald reagierte sie auf K's manipulative Annäherung. Schließlich, gerade am Ende der zweiwöchigen akuten Behandlungsphase, begann K bei J Cunnilingus durchzuführen, und J reagierte beim zweiten Versuch multiorgastisch.

Beide Frauen verließen die Behandlung voller Vertrauen in ihre sexuelle Reaktionsfähigkeit und überließen sich ganz der zunehmenden Befriedigung ihrer Beziehung. Sie freuten sich auf ein reiches Leben miteinander und schienen damit beschäftigt zu sein, K's Tochter sowohl ein sicheres Zuhause als auch alle sozialen und die Erziehung betreffenden Möglichkeiten zu geben. Sie beabsichtigten, offen mit dem Mädchen über ihre eigene Beziehung zu reden, wenn sie reif genug war, sie zu verstehen.

Der Weg dieses lesbischen Paars wurde fünf Jahre lang verfolgt. Ihre Beziehung bestand als eine Quelle gegenseitiger Sicherheit fort. Ihre Muster sexueller Interaktion blieben für beide Frauen weiterhin stimulierend und befriedigend. Jede der Frauen bestritt, daß noch irgendein Interesse an sexuellen Erfahrungen mit anderen Partnern bestünde. Die Tochter erhielt auf eigenen Wunsch und mit K's Einwilligung keinen Zugang zu ihrem Vater. Die Beziehung zwischen J und K wurde mit der Tochter in den Einzelheiten besprochen.

Nach der Behandlung beschlossen die zwei Frauen, ihre Energien für soziale Wohlfahrt aufzuwenden. Sie wurden regelmäßig bei solchen Bemühungen eingesetzt und erweiterten ihren gesellschaftlichen Horizont auf männliche wie auf weibliche Freunde. Sie handeln nunmehr gemeinsam mit einer Anzahl verheirateter Paare, für die ihre eigene Beziehung ein offenes Buch ist.

Dies ist eine Studie über zwei einander eng ergebene lesbische Frauen, von denen jede in die Beziehung die Stärken einbrachte, die der andere Partner brauchte. Beide Frauen reiften psychosozial wie psychosexuell in der Wärme und Sicherheit dieser Beziehung. Ihre Antwort auf das Behandlungsprogramm war positiv.

Das zweite lesbische Paar, das sich an das Institut wegen Behandlung von Orgasmusunfähigkeit wandte, und bei dem beide Partnerinnen sexuell disfunktional waren, wird ebenfalls in Einzelheiten beschrieben, und die Behandlungskonzepte und -techniken werden diskutiert.

Fallbericht: Paar 7

L war 44 Jahre alt und gelegentlich orgasmusunfähig (Kinsey-Skala Rang 3). Sie hatte neun Jahre lang in einer festen lesbischen Beziehung mit ihrer Partnerin M, die 41 war (sie nahm auf der Kinsey-Skala Rang 5 ein) und situationsbedingt orgasmusunfähig, gelebt. L hatte zwei Kinder, eine 21jährige Tochter und einen Sohn von 19 Jahren. Sie war zweimal verheiratet, einmal sechs Jahre (in denen beide Kinder geboren wurden) und einmal sieben Monate lang. Dies war die einzige feste lesbische Beziehung, die L erlebt hatte und die zweite derartige Beziehung für M.

L war in eine Familie hineingeboren worden, die väterlicher- wie mütterlicherseits reich begütert war. Die Familie war protestantischer Konfession mit obligatorischem Kirchenschulbesuch bis zum Alter von zwölf Jahren und einer Familien-Anwesenheitsliste in der Kirche, die sich auf religiöse Feiertage beschränkte. Ihre Eltern wurden geschieden als sie 16 war. L beschrieb keine enge Beziehung zu ihrem Vater, weder als Kind noch später als Erwachsene. Sie nahm an, daß er nur ein oberflächliches Interesse an ihr als Person hatte. Sie hatte einen fünf Jahre älteren Bruder, der mit 20 bei einem Autounfall getötet wurde. Nach der Beschreibung hatte er keinen bedeutenden Einfluß auf ihr Leben. Sie schien weder zu ihrem Vater noch zu ihrer Mutter in enger Bindung zu stehen.

L war ein ziemlich attraktives Mädchen mit einer extrovertierten Persönlichkeit. Ihre Ausbildung schloß High School und zwei Jahre College ein.

L nahm in sehr frühem Alter Gefühle in der Beckengegend wahr. Sie konnte sich nicht daran erinnern, wann sie zum erstenmal masturbierte, aber sie erinnerte sich deutlich, daß ihre Mutter zwei- oder dreimal mit ihren Genitalien gespielt hatte, als sie noch im Vorschulalter war, unter dem Vorwand ihr zu helfen, sich »gut zu waschen«. Es war ein Spiel, das L offenbar genießen lernte, auf das sie sich freute, und das sie mit ihren eigenen Versuchen zu masturbieren nachahmen wollte. L konnte sich auch nicht erinnern, wann sie zum erstenmal einen Orgasmus hatte, glaubte aber, es sei mit fünf oder sechs Jahren gewesen. Ihre ganze Teenagerzeit hindurch masturbierte sie normalerweise mindestens einmal und manchmal zweimal pro Tag. Die Intensität ihrer Reaktion schien nach dem Einsetzen ihrer Menstruation gegen Ende des 13. Lebensjahres zuzunehmen.

Als sie mit 14 Sexspiele mit Jungen anfing, war sie ganz kooperativ, erlebte aber nicht die sexuelle Befriedigung, die sie jahrelang durch Masturbation genossen hatte. Die Jungen erschienen ihr beim Sexspiel immer schwerfällig. Sie wurde wohl sexuell erregt, mußte aber warten, bis sie allein war, um durch Masturbation Befriedigung zu erlangen. Geschlechtsverkehr erlebte sie erstmals mit 17, und sie blieb weiterhin sexuell aktiv während lose aufrechterhaltener Bekanntschaften mit sieben Männern, bis sie mit 22 heiratete. Trotz der verschiedensten sexuellen Bemühungen hatte sie nie bei einem der Männer, die sie vor ihrer Ehe kannte, einen Orgasmus.

Sie war sechs Jahre lang verheiratet und ließ sich von ihrem Ehemann primär deshalb scheiden, weil sie niemals sexuell befriedigt worden war. Ihr Mann litt unter vorzeitigem Samenerguß, und er ließ während der ganzen Ehe nie einen Beweis oder Ausdruck seines Interesses an den sexuellen Bedürfnissen seiner Ehefrau erkennen. L hatte keine Zeit, während des Geschlechtsverkehrs, der nach ihrer Schätzung normalerweise eine Minute oder weniger dauerte, zu reagieren, und sie gelangte auch nie zu orgastischer Befriedigung durch andere stimulative Praktiken ihres Ehemanns. Erst als die Schritte zur Scheidung eingeleitet waren, erfuhr der Ehemann, daß seine Frau sexuell schwer frustriert gewesen war. Sie hatte ihr Bedürfnis nicht nur nicht mitgeteilt, sondern sie hatte auch bei vielen sexuellen Episoden orgastische Befreiung vorgetäuscht.

L hatte ihr fast tägliches Muster der Befriedigung durch Masturbation während ihrer ganzen Ehe beibehalten, außer als sie schwanger war. Sie fand den Zustand der Schwangerschaft derart sexuell stimulierend, daß sie gewöhnlich zwei- bis dreimal masturbierte. Sie hatte immer für sich allein masturbiert und ihren Ehemann völlig im unklaren über ihr sexuelles Bedürfnisniveau und ihre Mittel zur Befriedigung dieses Bedürfnisses gelassen.

Nach der Scheidung beschäftigte sich L mit einer Reihe von Liebhabern, aber es gelang ihr nicht, bei ihnen sexuell orgastisch zu reagieren. Sie heiratete drei Jahre nach ihrer Scheidung ein zweites Mal. Bei dieser Heirat revidierte L ihr früheres nicht kommunikatives Verhaltensmuster und erzählte ihrem künftigen Ehemann nach der Devise »Ehrlich währt am längsten« davon, was sie als ein stark ausgeprägtes sexuelles Bedürfnis ansah. Sie erzählte ihm auch von ihrem Mangel an sexueller Befriedigung während ihrer ersten Ehe. Trotz ihrer lobenswerten Ehrlichkeit hätte der Zeitpunkt ihrer Enthüllung nicht schlechter gewählt sein können. Vielleicht bekam der zweite Ehemann von Anfang an Angst bei dem Gedanken, eine Frau mit einem überwältigenden sexuellen Bedürfnis zu heiraten, das er möglicherweise nicht befriedigen konnte. Er wurde zehn Tage nach der Hochzeit impotent, als trotz all seiner Bemühungen L immer noch keine orgastische Befreiung erlangt hatte und sie ganz offen angefangen hatte, in seiner Anwesenheit zu masturbieren. L ließ sich nach sieben Ehemonaten von ihm scheiden, eine Entscheidung, mit der er offensichtlich voll übereinstimmte.

Es gab noch zwei kurze, sexuell frustrierende Affären für L, die dann bewußt jede sexuelle Interaktion mit Männern beendete. Sie behielt ihr tägliches Masturbationsmuster bei, das sie jetzt angenehm steigerte, indem sie sich vorstellte, wie sie trotz ihrer Einwände von verschiedenen Frauen ihrer Bekanntschaft, einschließlich ihrer Mutter, manipuliert wurde.

L fand, daß ihre ungelösten sexuellen Frustrationen ihre Persönlichkeit veränderten und sie gesellschaftlich unruhig machten. Es war augenscheinlich, daß ihre Brauchbarkeit als Mutter gefährdet war, daher traf sie einen überlegten Beschluß, ihre Lebensweise vollständig zu ändern.

Als sie 32 war, entschied sich L mit Bedacht, sich in eine homosexuelle Interaktion einzulassen. Es hatte kein vorangegangenes sexuelles Verhältnis mit Frauen gegeben, außer dem Muster genitaler Stimulation durch ihre Mutter, als sie ein Kind war. Jedoch hatte sie zwei Ehen und eine Anzahl von Liebhabern durchlebt und nie auf irgendeine sexuelle Annäherung durch einen Mann orgastisch reagiert. Als einziges etabliertes Mittel sexueller Befriedigung masturbierte sie immer noch täglich. Sie beschrieb die Gründe, sich einer homosexuellen Richtung zuzuwenden, mit folgenden Worten: »Ich fühlte, daß ich nichts zu verlieren hatte.«

Nach ihrer Entscheidung, eine homosexuelle Interaktion zu versuchen, ging sie bewußt in eine Homosexuellenbar und ließ sich »anmachen«. Sie reagierte sofort mit einem orgastischen Zustand auf Partnermanipulation, aber nicht auf Cunnilingus. Aber auch so war sie entzückt über ein solches Maß an Reaktion bei ihrem ersten lesbischen Erlebnis.

In den nächsten drei Jahren ging L weiter auf Kontaktaufnahme in lesbische Bars, bis sie mit vielen Partnerinnen sexuell verkehrt und eine Vielzahl verschiedener sexueller Bemühungen ausprobiert hatte; aber sie reagierte nur auf manipulative Spiele mit einem Orgasmus. Schließlich ermüdete sie der flüchtige Sex und sie fing an, nach der sozialen Stabilität einer festen Beziehung zu suchen. Als L 35 Jahre alt war, traf sie M im Haus einer verheirateten Freundin.

M, die 32 war, als sie L traf, hatte mit dem persönlichen Handicap, das sie als vollständigen Mangel an sexuellem Interesse beschrieb, gelebt. Ihre Geschichte war fast das exakte Gegenteil von L's. Mit ihr gemeinsam hatte sie nur die Tatsache, daß ihr familiärer Hintergrund finanziell gesichert war, aber hier endete auch jede wirkliche Ähnlichkeit.

M war das einzige Kind in einer streng protestantischen Familie. Die Religion war das Zentrum der sozialen Welt der Familie. Die Familie hielt täglich lange Zusammenkünfte zum Gebet ab, und das Leben war sozial durch kirchliches Dogma strukturiert. M erfuhr erst, als sie über 20 war, daß ihre Mutter ihren Vater gezwungen hatte, ihr Haus wegen vermeintlichen Ehebruchs zu verlassen (was er bestritt) , als M sieben Jahre alt war. M konnte sich nicht daran erinnern, daß ein anderer Mann außer aus dem engsten Familienkreis je ins Haus gekommen wäre. Als sie zwölf war, erzählte ihre Mutter ihr von der Menstruation und von Sex zur selben Zeit. Beides wurde als Bürde des Weibes dargestellt. Sex wurde auch als etwas Böses, etwas, das nur Männer brauchten und für Frauen natürlich nur zur Fortpflanzung Tragbares, beschrieben.

M glaubte alles, was ihr die Mutter sagte. Obwohl sie nicht genau wußte, was Sex war, da ihre Mutter bei den Einzelheiten des Themas ziemlich vage geblieben war, wuchs sie in der Angst vor Jungen auf, die alle, wie sie wußte, Sex wollten.

M durchlief die High School und das College als gute Studentin, aber sie hatte keine weiteren gesellschaftlichen Kontakte. Sie war ein übergewichtiges Mädchen, eine introvertierte Persönlichkeit, die sich als unattraktiv betrachtete.

Kurz vor Ende ihres ersten Jahrs am College starb M's Mutter mit 44 Jahren an Peritonitis (Bauchfellentzündung), hervorgerufen durch eine illegale Abtreibung. Nach Angaben der Ärzte war die Mutter mindestens im vierten Monat schwanger. Sie fand nie heraus, wer die Abtreibung durchgeführt hatte oder wer für die Schwangerschaft verantwortlich war.

Wie erwartet, war dies ein überwältigend schockierendes Ereignis in M's im wesentlichen farblosem und freilich ereignisarmem Leben. Die Nachricht von der Todesursache verbreitete sich schnell im gesellschaftlichen Bekanntenkreis der Familie und durch Assoziation wurde M dazu gebracht, sich fast so schuldig wegen der Sünden ihrer Mutter zu fühlen, als wäre sie diejenige gewesen, an der eine Abtreibung durchgeführt worden war. Sie beschloß, niemals sexuelle Erfahrungen mit Männern zu machen, weil der Preis, der dafür bezahlt werden mußte, offensichtlich zu hoch war.

Dieser Beschluß hielt ungefähr zwei Wochen an. M kehrte äußerst deprimiert ins College zurück, und wurde eines Abends, als sie ziellos über den Campus ging und offen weinte, von einem Mann angehalten, der in ihrer Klasse war und sie fragte, ob er helfen könne. Sie wurde davon völlig überrascht, erzählte ihm ihre Geschichte und verliebte sich prompt, während sie Kaffee tranken. M verfolgte den Mann konstant, bis er Notiz von ihr nahm. Sie reagierte auf seine Beachtung mit rasch wachsendem sexuellen Interesse, bis sie zwei Wochen, nachdem sie sich kennengelernt hatten, die Nacht in seinem Zimmer verbrachte. Obwohl sie nie zuvor irgendeine Art sexueller Erfahrung gehabt hatte, bekam M bei der Manipulation und beim Geschlechtsverkehr einen Orgasmus, wobei sie diese beiden sexuellen Aktivitäten zum erstenmal erlebte. Sie war überwältigt von der Intensität und Annehmlichkeit ihrer Gefühle und mehr als bereit zu weiterem Experimentieren, als der Mann ihr in der nächsten Nacht sagte, daß er verlobt sei und in sechs Wochen heiraten würde.

M zog sich sofort auf all die sexuellen »Du sollst nicht«, die ihr ihre Mutter beigebracht hatte, zurück. Diese eine Nacht war alles an sexueller Erfahrung, die sie mit einem Mann hatte. Je mehr sie sich gesellschaftlich verwickelte, desto weniger war sie an irgendeiner Form sexueller Aktivität interessiert. Nach dem College arbeitete sie unregelmäßig, reiste viel und lebte allein, bis sie ganz zufällig eine Frau traf, die sie am College gekannt hatte und die vor kurzem in ihre Umgebung gezogen war. Diese Frau war auch alleinstehend, und die zwei Frauen hatten einige soziale Kontakte miteinander.

Nach kurzer Zeit schlug M, um ihre Einsamkeit zu bekämpfen, der Frau vor, die Wohnung mit ihr zu teilen. Ehe sie einzog, erklärte die Frau M, daß sie eine Lesbierin sei. Es machte M nichts aus; sie war sich aber nicht ganz sicher, was eine Lesbierin sei, und im übrigen hatte sie sowieso kein Interesse an Sex.

Nach einigen gemeinsamen Monaten brachte die Frau, wieder mit M's Einwilligung, eine gelegentliche Freundin über Nacht oder über das Wochenende mit nach Hause. Obwohl M die Schlafzimmergeräusche deutlich hörte, erinnerte sie sich nicht daran, sich sexuell erregt zu haben oder auch nur neugierig geworden zu sein. Eines Abends, nachdem sie mehr als ein Jahr zusammen gelebt hatten, kam die Frau in einer direkten sexuellen Annäherung offen in M's Bett. Trotz aller Versuche seitens der Frau war M nicht zugänglich.

In den nächsten paar Wochen lehrte die Frau M einiges über weibliche Anatomie und wie man eine andere Frau stimuliert. Danach kooperierte M und befriedigte ihre Partnerin, wenn diese ihr sexuelles Bedürfnis ausdrückte, indem sie in M's Bett kam. Mutuelle Versuche, einander zu befriedigen, kamen etwa einmal im Monat vor. Bei diesen Vorfällen war die Partnerin normalerweise ganz zugänglich, M jedoch nicht. Während dieser Zeit versuchte M auf Vorschlag der Partnerin und ihren genauen Anweisungen folgend zum erstenmal im Leben Masturbation und hatte einen Orgasmus.

Nach orgastischen Ereignissen in zwei weiteren Fällen jedoch verlor M das Interesse an Masturbation. In den verbleibenden zwei Jahren, die das Paar zusammenlebte, hatte M einmal bei Cunnilingus und zweimal bei Manipulation einen Orgasmus. Beide Frauen stimmten überein, daß M einfach einen niedrigen Grad an sexuellem Interesse habe.

Das Paar trennte sich, weil die Gesellschaft, für die die Frau arbeitete, sie in eine andere Stadt versetzte. Nachdem sie durch die angedeutete Beziehung eine Freundin besessen hatte, war M jetzt mit einem noch stärkeren Gefühl sozialer Isolation allein.

Nach dem Tode ihrer Mutter und der einen mit heterosexuellem Sex verbrachten Nacht lag M's einziges konstant ausgedrücktes Interesse in der Religion. Offensichtlich wurden die wenigen homosexuellen Erfahrungen mit ihrer Zimmergefährtin in ihrem Denken nicht mit sexueller Sünde gleichgesetzt, oder sie wurden zumindest nicht als so sündig angesehen wie die Unbesonnenheit ihrer Mutter oder ihre eigene Episode auf dem Campus. Nachdem ihre Freundin in eine andere Stadt gezogen war, verbrachte M fast ein Jahrzehnt in einem sozialen Vakuum ohne männliche, nur mit ein paar weiblichen Bekanntschaften, von denen die meisten verheiratet waren, und die sie alle von kirchlichen Anlässen her kannte. M berichtete von keiner irgendwie gearteten sexuellen Aktivität während dieser Zeit. Sie masturbierte nicht und hatte auch keine sexuellen Phantasien oder Träume.

M traf L eines Abend im Haus einer verheirateten Frau, die sie durch ihre kirchlichen Aktivitäten kennengelernt hatte.

Was die beiden Frauen auf den ersten Blick anziehend fanden, konnte keine von ihnen sagen, aber sie traten sofort in sozialen Kontakt. In kurzer Zeit fühlten die beiden Frauen starke Zuneigung füreinander, obwohl sie völlige Gegensätze waren, was gesellschaftliches Bewußtsein, sexuelle Erfahrung, Welt- und Menschenkenntnis betraf.

L fand M's gesellschaftliche und sexuelle Naivität vollständig unbegreiflich, äußerst anziehend und sexuell sehr stimulierend. Für M war der Wechsel weit dramatischer, L brachte Licht in ihre Welt. Sie »verliebte sich« wieder, diesmal bei einer vielversprechenden, sicheren Beziehung.

M fing an, lange Wochenenden mit L in deren Haus zu verbringen und lernte L's Kinder kennen, die zu der Zeit schon fast Teenager waren. Die gemeinsame gesellschaftliche Welt der Frauen erschien besser abgesichert, als sie herausfanden, daß sie in mancher Hinsicht den gleichen Geschmack und so viele gleiche Bedürfnisse hatten.

Obwohl L durch ihre neue Freundin sexuell sehr stark angezogen wurde, zögerte sie, sich M zu nähern, aus Furcht, sie könnte sich von ihr abwenden. Beide Frauen kamen überein, daß M dieses Problem löste. Eines Abends, als sie ein Wochenende zusammen verbrachten, fragte M L ganz einfach, ob sie ihr bei ihren sexuellen Empfindungen helfen könnte. Nachdem sie M's sexuelle Vergangenheit kannte, war L froh über M's Antrag, bestand jedoch darauf, daß jede ihre Freude an der anderen haben sollte. Bei ihrem ersten gemeinsamen sexuellen Erlebnis reagierte L offen auf Manipulation, aber M konnte das nicht. Nach dem sexuellen Zusammentreffen an diesem Wochenende vereinbarten die Frauen, zusammen in L's Haus zu leben.

M reagierte auf ihre neue Umgebung mit einem Gefühl sexueller Hingabe. Sie befriedigte L fast täglich durch Manipulation, hatte jedoch keinen Erfolg mit vielen Versuchen von Cunnilingus. Obwohl auch L ohne Zurückhaltung auf M zuging, wurde M selten bis zu orgastischen Zuständen erregt und gab an, daß sie vielleicht ein- oder zweimal im Jahr einen Orgasmus hatte. Sie hatte jedoch keine bewußten Empfindungen sexueller Frustration und genoß die Empfindung physischen Wahrnehmens und vor allem die physische Nähe beim Schlafen mit L gründlich.

Beide Frauen lebten offen, aber ruhig innerhalb ihres homosexuellen Bekanntenkreises. L's Kinder akzeptierten M unumwunden. Die meisten Freunde L's wurden auch M's Freunde. M bedauerte nur, daß sie so wenige Bekannte und keine Freunde mit L teilen konnte.

Die zwei Frauen entschlossen sich, die Therapie aufzunehmen, um die Dimensionen ihrer Beziehung zu erweitern. L wollte auf Cunnilingus reagieren können, und M wollte so offen und frei sexuell reagieren können, wie sie es bei L so viele Male gesehen hatte.

Es machte kaum Schwierigkeiten, L dabei zu helfen, daß sie ihr Ziel der orgastischen Befriedigung durch Cunnilingus erreichte. Sie hatte reale Leistungsängste entwickelt und wurde sofort zum Zuschauer, wenn Cunnilingus durchgeführt werden sollte, etwas, das sie niemals tat, wenn sie manipuliert wurde oder etwa bei Masturbation. Mit M's bereitwilliger Mithilfe wurde L's gelegentliche Orgasmusunfähigkeit in der ersten Therapiewoche behoben.

M war problematischer. Jahrelang war sie von Gefühlen der Unwürdigkeit überflutet worden. Ihre soziale Unsicherheit spiegelte sich in ihren Sexualstörungen wider. M hatte das Standardmuster freiwilliger sozialer Isolation angenommen, das häufig von solchen unsicheren Männern oder Frauen angewendet wird. Sie war der Typus, der kaum gesellschaftliche Risiken eingeht oder enge persönliche Bindungen und daher selten von Beziehungen enttäuscht wird, die nicht befriedigend heranreifen. Ihr Verhaltensmuster, keine persönliche Beteiligung bei sozialem Austausch zu wagen, wiederholte sich darin, bei sexueller Interaktion ebenfalls keine persönliche Anteilnahme zu riskieren. Wenn sie »sexuell nicht das mindeste fühlte«, zog sie sich nur sinnlich zurück, um sich vor der Enttäuschung sexuellen Mißgeschicks zu schützen.

Der Schlüssel zur Therapie lag darin, bei M die Erinnerung wieder wachzurufen, wie offen zugänglich sie in der einen Nacht mit ihrem Klassenkameraden gewesen war. Hier identifizierte sie sich mit der Person, war völlig zuversichtlich und vertrauensvoll und gab ihr letztes. Auf ihr Gefühl völliger Hingabe gestützt, war sie sexuell offen zugänglich, selbst wenn es ihr erstes heterosexuelles Erlebnis war. Als sie herausgefunden hatte, daß ihr Gefühl der Hingabe unangebracht war, hatte sie nicht den Mut, einem anderen Mann oder einer Frau zu trauen, bis L in ihr Leben trat. Stattdessen hatte sie versucht, ihr Gefühl einer Persönlichkeitsstörung in dem Meer von Sicherheit, das ihr ihre religiöse Überzeugung bot, zu ertränken.

Da sie freiwillig einen wesentlichen Beitrag zu ihrer gegenwärtigen Beziehung geleistet hatte, indem sie sich ihr gesellschaftlich ohne Rücksicht überließ, sollte sie sich jetzt sexuell mit dem gleichen Vertrauen hingeben. Wenn sie sich denken konnte, daß sie sich sexuell ebenso hingeben würde wie sozial, würde ihr Grad an sexuellem Interesse unvermeidlich zunehmen, und ihre Fähigkeit, auf sexuelle Stimuli zu reagieren, würde wahrscheinlich dem gleichen Muster folgen.

Es gab natürlich noch eine zusätzliche psychosoziale Hürde zu überwinden. Sollte M sich vollkommen frei in einer dauerhaften lesbischen Beziehung einbringen, mußte ihr »Sex-ist-Sünde«-Hintergrund direkt angegangen werden. Sie mußte mit der unvermeidlichen Kollision zwischen den Dogmen ihrer Religion und dem gewählten Lebensstil fertig werden. M traf ihre freie Entscheidung für die Beziehung weit bereitwilliger als die Therapeuten unter den gegebenen Umständen es für möglich gehalten hätten.

M hatte kaum Schwierigkeiten, den Gedanken zu akzeptieren, daß ihr freiwilliger Entschluß, gesellschaftlich ein Leben für sich zu führen, sich in ihrem sexuellen Leben widerspiegelte. Sie begann allmählich, auf L's ruhige, zurückhaltende sexuelle Bemühungen zu reagieren. Sie hatte während der Therapie einmal bei manipulativer Stimulierung und ebenfalls einmal bei Cunnilingus einen Orgasmus.

Während der Folgezeit berichtete M von zunehmender sexueller Beteiligung als Reaktion auf L's beharrliche aber unaufdringliche Versuche, und binnen sechs Monaten erreichte sie ein Stadium von etwa zwei Orgasmen wöchentlich. Sie genoß auch sehr die Gewißheit, daß L täglich sexuelle Befriedigung erlangte, indem sie eine Vielzahl verschiedener stimulierender Praktiken anwandte.

Diese zwei Frauen führen heute ein produktives Leben in einer für beide immer wertvoller werdenden Beziehung. Sie sind mit allgemeinen Widerständen gegenüber ihrem Status fertig geworden und haben sie zu einem beachtlichen Teil neutralisiert durch ein offenes Eingestehen ihrer Beziehung, ohne es jedoch ihren Bekannten aufzunötigen. M trägt zu den sexuellen wie sozialen Aspekten der Beziehung viel mehr bei, seit sie mit L in einen für beide befriedigenden Austausch treten kann.

Diskussion

Die 23 Paare, die wegen Orgasmusunfähigkeit bei einer disfunktionalen und einer sexuell voll zugänglichen Partnerin behandelt wurden, unterlagen den gleichen allgemeinen psychotherapeutischen Maßnahmen, die in der Behandlung der zwei oben erwähnten Paare angewendet wurden. Wie in Kapitel 13 berichtet, wird eine in die Einzelheiten gehende Diskussion der psychodynamischen Begleitumstände getrennt veröffentlicht werden. Momentan möge es genug sein festzustellen, daß die notwendigen technischen Vorschläge für eine effektivere sexuelle Interaktion mit der Kooperation der funktionalen Partnerin verknüpft sind. Aber weit wichtiger: die Künste der Kommunikation werden nicht nur gelehrt, sondern auch strapaziert; psychosoziale Sperren werden direkt angegangen und Ängste soweit wie möglich neutralisiert. Leistungsängste und Zuschauerrollen werden identifiziert, mit dem Paar diskutiert und wieder primär durch die Kooperation des funktionalen Partners behandelt.

Die sexuell disfunktionale homosexuelle Frau hat einen bemerkenswerten Vorteil gegenüber der ähnlich disfunktionalen heterosexuellen Frau. Sie hat die hinzukommende kulturelle Anforderung orgastischer Reaktion während des Geschlechtsverkehrs nicht. Potentiell ist es weniger fordernd für eine Frau, einen Orgasmus bei Masturbation, Partnerstimulation und Cunnilingus zu haben, wenn die Glans Klitoris oder der Schaft durch direkte manuelle oder orale Maßnahmen stimuliert werden, als beim Geschlechtsverkehr, wenn der Schaft der Klitoris normalerweise nur indirekt durch die Spannung der labia minor durch das übliche Reizmuster stimuliert wird. Wie in Kapitel 6 gezeigt, mißlingt es sexuell zugänglichen Frauen häufiger bei koitaler Interaktion – verglichen mit anderen Formen sexueller Stimulierung –, ein orgastisches Niveau zu erreichen. Daher sollte, wenn sexuell disfunktionale homosexuelle Frauen mit im wesentlichen den gleichen Techniken wie sexuell disfunktionale heterosexuelle Frauen behandelt werden, die Quote mißglückter Behandlungen in Relation zur Leichtigkeit, einen Orgasmus zu erreichen, bei disfunktionalen homosexuellen Frauen niedriger liegen – und sie liegt niedriger. Die Statistiken über Fehlschläge, die die Behandlung lesbischer Disfunktion betreffen, sind in Kapitel 17 wiedergegeben.

Zum erstenmal wird der medizinischen Öffentlichkeit ein weitreichendes klinisches Programm zur Behandlung sexueller Disfunktion bei Lesbierinnen vorgelegt. Dieses Programm ist nur der erste Schritt zu einer neuen Dimension der Gesundheitsfürsorge. Psychotherapeuten haben die Verantwortung, der von sexuell disfunktionalen Frauen ausgesprochenen Bitte um Hilfe zu entsprechen, gleichgültig, ob die Frauen homosexuell oder heterosexuell orientiert sind.

Wenn einer Frau nichts anderes übrig bleibt, als weiter auf unbestimmter Basis sexuell disfunktional zu bleiben, kann sie in absehbarer Zeit sehr wohl psychosozial disfunktional werden, denn die Kultur setzt die von den Frauen in jüngster Zeit erworbene sexuelle Gleichberechtigung mit einer Forderung nach effektiver sexueller Leistung gleich. Es wird immer offensichtlicher, daß der Zwang zu sexueller Leistung geradeso auf homosexuell wie auf heterosexuell ausgerichtete Frauen hinzielt. Deshalb kann es sich die Zivilisation nicht länger leisten, die sexuell disfunktionale homosexuelle Frau zu ignorieren.

15

Unzufriedenheit bei homosexuellen Männern

Die homosexuell orientierten Männer, die das Institut aufsuchten, um therapeutisch heterosexuelles Sexualverhalten zu erlangen oder zurückzuerlangen, wurden im Kapitel 12 anhand der Tabellen 12–3 und 12–4 beschrieben. 54 Männer wurden während der klinischen Beobachtungsperiode von zehn Jahren zusammen mit ihren festen oder gelegentlichen heterosexuellen Partnern behandelt (vgl. Tabelle 2, Kapitel 15). 31 dieser Männer waren verheiratet und kamen zusammen mit ihren Frauen zur Therapie, zwei, die in langfristigen heterosexuellen Beziehungen lebten, wurden als verheiratet aufgeführt, 21 Männer wurden mit zufälligen Partnerinnen behandelt.

Die Begriffe »Konversion« und »Reversion« wurden vom Institut verwendet, um auf die Bedingungen früherer hetero- und homosexueller Erfahrungen hinzuweisen. Männer oder Frauen, die den Wunsch nach voller Heterosexualität zum Ausdruck brachten und dabei über wenig oder gar keine Erfahrung verfügten (Kinsey-Skala 5 oder 6), wurden unter »Konversion«, also dem Erlangen von Heterosexualität, eingestuft. Andererseits wurde der Wunsch nach »Reversion«, also dem Zurückerlangen der Heterosexualität, identifiziert, wenn der Grad der früheren heterosexuellen Erfahrungen abnehmend zwischen dominant und beträchtlich rangierte (Kinsey-Skala 2 bis 4).

Therapeutische Hilfeleistung für den homosexuell orientierten Mann oder die Frau ist seit Jahrzehnten ein integraler Bestandteil der psychotherapeutischen Praxis. Einige der veröffentlichten Behandlungsresultate waren akzeptabel, andere nicht. Viele Schwierigkeiten traten in der Behandlung homosexueller Männer und Frauen auf, die eine Änderung der sexuellen Präferenz wünschten, aber der größte Stolperstein, der die höchste Mißerfolgsquote bei jedem Behandlungsprogramm verursacht, betrifft Probleme der Einstellung sowohl des Therapeuten als auch der sexuell unbefriedigten Männer und Frauen.

Wenn es dem Therapeuten nicht gelingt, eine objektive persönliche Haltung gegenüber dem Thema Homosexualität zu entwickeln und zu stabilisieren, dann ist die Änderung der sexuellen Präferenz schon bei Beginn der Therapie gefährdet. Nicht selten betrachteten Therapeuten vor Beginn einer Behandlung die Homosexualität als angeborene Anomalie, als eine schwere Neurose oder sogar als physische Krankheit. Kurz, sie bestanden häufig darauf, den Bewerber um eine Reversion oder Konversion wegen eines physisch, psychologisch oder sozial-pathologischen Zustands, dessen klinische Existenz niemals belegt worden ist, zu behandeln. Diese Flucht vor vitaler, beruflicher Neutralität unter dem Schutzmantel einer kulturellen Norm hatte gewöhnlich seinen Grund in dem Versuch des Therapeuten, dem Klienten sein oder ihr soziales oder sexuelles Wertsystem aufzuzwingen. Wie in Kapitel 12 festgestellt, ist es die grundlegende Position des Instituts, daß der Therapeut als Vertrauensperson nicht das Privileg hat, dem Klienten seine oder ihre Wertsysteme aufzuzwingen, gleichgültig, ob der Klient homo- oder heterosexuell orientiert ist.

Bei der Therapie heißt der *modus operandi* des Instituts identifizieren, ergründen und dann offen die positiven und negativen Beiträge diskutieren, die die sozialen und sexuellen Wertsysteme des Klienten zu seinem oder ihrem Lebensstil leisten. Falls eine Änderung im Wertsystem des Klienten erforderlich ist, um den Therapieprozeß entweder voranzutreiben oder zu begleiten, muß die Änderung innerhalb der psychosozialen Restriktionen erreicht werden, die der Bezugsrahmen des Klienten auferlegt – und dieser Bezugsrahmen braucht durchaus nicht mit dem des Therapeuten übereinzustimmen. Ein sorgsam entworfenes Behandlungsprogramm hat die beste Aussicht auf langfristigen Erfolg, wenn es den Klienten in die Lage versetzt, effektiv innerhalb der umfassenden aber gewohnten Restriktionen seiner oder ihrer Wertsysteme zu leben. Natürlich sollten eingefahrene Verhaltensmuster abgeändert werden, wenn es notwendig ist, die grundlegenden Wertsysteme des Klienten zu einem neuen Bild (dem des Therapeuten) wieder aufzubauen. Denn ist das Behandlungsprogramm einmal beendet, wird man kaum von einem positiven Behandlungsresultat sprechen können, wenn der Klient durch gebieterische Dominanz gezwungen wurde, sich an das soziale und sexuelle Wertsystem des Therapeuten anzupassen und danach zu leben.

Ein wichtiger Faktor bei der Behandlung ist natürlich die Einstellung des Bewerbers. Der Grad an Motivation des Klienten ist immer schwierig zu bewerten, und er ist besonders schwer festzustellen, wenn der ausgesprochene Wunsch nach einer Änderung des etablierten Verhaltensmusters ein kontroverses Gebiet umfaßt. Das Forschungsteam machte einen entschiedenen Versuch, den Motivationsgrad für eine Änderung der sexuellen Präferenz bei jedem Bewerber zu identifizieren. Wenn die Motivation des Klienten in Frage gestellt ist, sind die Möglichkeiten eines positiven therapeutischen Resultats merklich reduziert.

Motivierende Faktoren

Mit welchen Methoden stellt das Institut die Eignung für eine Behandlung fest? Wie bestimmt der Therapeut den Grad der Motivation für eine Änderung der sexuellen Präferenz beim Klienten? Wie geht der Therapeut mit dem Klienten um, dessen Motivation zweifelhaft ist?

Vieles wurde aus den Pionierarbeiten anderer Fachleute auf diesem Gebiet gelernt. Nach Berücksichtigung ihrer Ergebnisse beschloß das Forschungsteam, dem Inhalt der verbalen Bekundungen von Interesse an einer Änderung der sexuellen Präferenz relativ geringe Bedeutung beizumessen. Es ist so leicht für irgendeinen Homosexuellen, auf psychosoziale Zwänge zu reagieren, indem er behauptet und zu diesem Augenblick auch glaubt, daß er vollkommen auf Heterosexualität festgelegt ist, aber es ist weit schwieriger, ständig an einer heterosexuellen Lebensweise festzuhalten, wenn die psychosozialen Zwänge weitgehend neutralisiert oder sogar durch den Gang der Zeit oder ein adäquates Therapieprogramm beseitigt sind.

Statt des Versuchs, das Ausmaß der Motivation von Klienten bloß aus dem Inhalt eines direkten Interviews zu bestimmen, schien es weit besser, die der vorgegebenen Motivation zugrundeliegenden Faktoren zu untersuchen. In dem Maß wie die Erfahrung wuchs, entwickelten sich Kriterien, um diese Faktoren auszuwerten.

Wenn die Motivation für eine Änderung der sexuellen Präferenz sich nur in offensichtlicher Reaktion auf soziale Bedrohung entwickelte, fühlte sich das Forschungsteam nicht sicher, was die Aussichten auf ein dauerhaftes therapeutisches Resultat betraf, und war deshalb besonders vorsichtig bei der Auswahl der Klienten. Wenn die ausgesprochene Motivation für einen Wechsel durch sozial oder beruflich bedrohliche Situationen gefördert wurde, wurden die betreffenden Männer und Frauen nicht so sehr danach beurteilt, was sie sagten, sondern wie sie mit ihren kulturell ausgelösten Ängsten umgingen. Zum Beispiel wurden Personen in solch verletzbaren Berufen wie Lehrer an höheren Schulen oder image-bewußte Personen des öffentlichen Lebens weit mehr nach ihrem Verhalten als Reaktion auf die bedrängende Situation als nach dem Inhalt ihrer Äußerungen beurteilt. Dementsprechend wurde die Dauer der Zeit zwischen dem bestimmten Bedürfnis des Klienten nach einem Wechsel der sexuellen Präferenz und dem ersten Kontakt zu einer medizinischen Autorität zu einem wichtigen Kriterium bei einer Beurteilung des Motivationsgrades. Suchte das psychosozial bedrohte Individuum oder Paar fachliche Hilfe innerhalb von drei Monaten oder weniger nach der ersten Andeutung öffentlicher oder beruflicher Bloßstellung, wurde angenommen, daß die Motivation für einen Wechsel stärker sei als bei Männern oder Frauen, die sechs Monate oder länger zögerten, ehe sie irgendeine Hilfe aufsuchten. Viele von denen, die gezögert hatten, verbalisierten ihre Motivation für eine Änderung in den höchsten Tönen, aber sie hatten in der Tat einer solchen Veränderung eben nicht sofortige Priorität eingeräumt. Mit anderen Worten, wenn die primäre Motivation zur Änderung einer Geschlechtspräferenz direkt von einer vermuteten Notwendigkeit sozialen oder beruflichen Überlebens hergeleitet wurde, schien eine bessere Chance auf Zusammenarbeit mit dem Klienten zu bestehen, wenn die Bitte um Hilfe relativ rasch an das Institut herangetragen worden war. Wenn jedes andere Mittel, mit der Situation fertig zu werden, zur Anwendung kam, ehe sich der Betreffende der Alternative stellte, die er für die unattraktivste, aber letztlich zwangsläufig notwendige ansah, hatten die Therapeuten wenig Hoffnung, die angestrebte Konversion oder Reversion würde ein dauerhaftes Resultat ergeben.

Natürlich wurden noch zahlreiche andere Faktoren bei der Bewertung der Motivation für eine Änderung der sexuellen Präferenz berücksichtigt. Hin und wieder drückte ein Bewerber offene Unzufriedenheit mit seiner Homosexualität aus. Als Reaktion auf eine bemerkenswerte Menge unglücklicher sexueller oder sozialer Erfahrungen sprachen ein paar Klienten nicht nur den Wunsch aus, ihre sexuelle Orientierung zu ändern, sondern sie wollten relativ sicher gehen, daß der Wechsel der Rollen-Präferenz von Dauer sein würde. Diese wenigen Männer und Frauen (es waren 7) hatten gewöhnlich einen gewünschten heterosexuellen Partner (es waren 6) bereit, mit dem sie in einer festen Beziehung zu leben strebten. Sie waren zu dem Schluß gekommen, daß eine willkürliche Änderung der sexuellen Präferenz auf eigene Faust, ohne adäquate psychotherapeutische Unterstützung, ein unnötiges Risiko für die neue Beziehung bedeuten würde. Sie waren auch von dem Gedanken geleitet, daß sie von ihrem Lebensgefährten einen höheren Grad an Unterstützung und Zusammenarbeit erwarten könnten, wenn dieser über die frühere homosexuelle Orientierung des Bewerbers und, wenn möglich, auch über einige der Ursachen dafür voll informiert wäre.

Paare, deren Motivationsfaktoren das genaue Gegenbeispiel boten, erschienen ebenfalls als Bewerber für eine Therapie zur Reversion. Das Gegenstück zu den ungebundenen Paaren, die freiwillig psychotherapeutische Unterstützung zur Änderung ihrer sexuellen Präferenz suchten, bevor sie eine Ehe eingingen, waren Paare, deren bestehende Ehen durch die sexuelle Ambivalenz eines Partners bedroht waren.

Die meisten männlichen und weiblichen Bewerber mit einer schlecht funktionierenden heterosexuellen Bindung gaben zu, wesentliche homosexuelle wie heterosexuelle Erfahrung vor der Heirat gehabt zu haben. Der Ehepartner war nur selten vor der Heirat über die Ambivalenz der sexuellen Präferenz des Gefährten informiert worden und hatte diese entweder durch Zufall (ein wirklich traumatisches Mittel der Erleuchtung) bemerkt oder war durch Verdachtsmomente aus dem merklich veränderten Verhaltensmuster des Partners dahintergekommen.

In den meisten Fällen war das sofortige Bedürfnis des Paares auf Unterstützung für die Beziehung gerichtet, aber es wurde auch die Erwartung ausgedrückt, daß die Person mit der dualen Präferenz zu einer vollständigen heterosexuellen Neigung zurückgebracht wird. In diesen Fällen wurde der Faktor Motivation primär nicht nach der Bekundung von Interesse an einer Therapie, sondern nach dem Interaktionsmuster mit den Therapeuten bewertet.

Wenn die Bitte nach einer Änderung der sexuellen Präferenz nachdrücklich von dem heterosexuellen Partner vorgetragen wurde und von der Person mit dualer Präferenz nur beiläufig bestätigt wurde oder diese sogar nur zögernd darauf einging, widerstrebte es den Therapeuten, das Paar zur Behandlung zu akzeptieren. Gelegentlich gab es bei einem Bewerber mit dualer Präferenz den gezielten Versuch, das Behandlungsprogramm als Tarnung zu verwenden. Zum Beispiel traten mehrere Paare zu einer Behandlung um Reversion an, bei denen der sexuell ambivalente männliche Partner vor seiner Frau dies und das sagte, mit dem Therapeuten allein aber etwas ganz anderes. Wenn solche selbstentlarvenden Sätze, wie »Natürlich werde ich ab und zu eine Gelegenheit brauchen, mit meinen Freunden zusammen zu sein« oder »Ich will 95prozentig heterosexuell sein« privat gegenüber dem Therapeuten ausgesprochen wurden, wurde die Behandlung der Paare abgelehnt. Das Institut vertrat den Standpunkt, daß die männlichen Bewerber das Recht hätten, jede Haltung einzunehmen, die sie wünschten, und ihr sexuelles Wertsystem auszudrükken wie sie konnten, nicht aber das Privileg hätten, das Behandlungsprogramm des Instituts als Möglichkeit zu benützen, um ihre Ehefrauen irrezuführen. Man muß sich immer vergegenwärtigen, daß der Partner des Bewerbers in der Therapie den gleichen Anspruch und das gleiche Recht auf Schutz hat.

Erfahrungsgemäß war die Therapie zur Reversion selten erfolgreich, wenn der Betroffene ein Behandlungsprogramm unter Zwang durch einen Ehegatten oder mit dem ausgesprochenen Gedanken, eine völlige Reversion sei weder möglich noch restlos gewünscht, beginnt. Wenn jedoch der Partner mit dualer Präferenz eingangs spezifische Sorge um die Beziehung bewies und dann persönlich um Hilfe für eine Eingrenzung der sexuellen Präferenz bat und dies ohne ausgesprochene Einschränkungen, war das Forschungsteam gern bereit, das Paar zur Therapie zuzulassen.

Am häufigsten fragwürdig war die Motivation bei der Gruppe der ungebundenen homosexuellen Männer, die sich mit ihren gelegentlichen weiblichen Partnerinnen um eine Therapie zur Konversion oder Reversion bemühten. Es war extrem schwierig, innerhalb dieser Gruppe die motivierenden Faktoren festzustellen. Die ungebundenen Männer hatten mit ihren gelegentlichen Partnerinnen nur die Faktoren sexueller Neugier und offensichtlicher Freiheit von persönlicher Bindung gemein.

Bei der Bewerbung dieses Typs eines ungebundenen homosexuellen männlichen Bewerbers wurde dem, was bei der Bitte um Behandlung gesagt wurde, nicht viel Bedeutung beigemessen. Statt dessen beschäftigte sich das Forschungsteam weit mehr damit, durch eine Betrachtung des bei einem Therapieerfolg möglichen Gewinns die Motivation zu beurteilen. War der potentielle Gewinn für den Bewerber groß genug, um ihn oder sie zur Mitarbeit bei der Therapie zu motivieren? Welcher positive Gewinn ließ sich aus einer erfolgreichen Behandlung voraussehen, wenn der Bewerber nicht offensichtlich durch soziale Zwänge bedrängt war und keine homosexuelle Disfunktion oder Unzufriedenheit aufwies? Da eine dauerhafte Bindung an den zufälligen weiblichen Partner nicht angestrebt wurde, konnten die motivierenden Faktoren einer beabsichtigten oder gar sicheren Beziehung außer acht gelassen werden.

Einige der Männer interessierten sich einfach dafür, Vertrauen in heterosexuelles Agieren zu entwickeln, so daß ihre sexuellen Möglichkeiten eine breitere Basis erhielten. Mit zwei Ausnahmen wurden Männer mit dieser Art Motivation nicht zur Therapie zugelassen.

Die ungebundenen männlichen Bewerber, die mit ihren gelegentlichen weiblichen Partnerinnen für die Therapie ausgewählt wurden, hatten zusätzlich zu ihrem Grundgedanken an einen definitiven Gewinn durch den Schritt in eine volle heterosexuelle Bindung noch einen gemeinsamen Motivationsfaktor. Sie hatten den gemeinsamen Faktor der Angst – der Angst vor Besitzansprüchen in einer heterosexuellen Rolle. Ob die Änderung der Präferenz von einem Bewerber mit dem Kinsey-Wert 2 und umfangreicher vorangegangener heterosexueller Erfahrung gewünscht wurde, oder von einem mit dem Kinsey-Wert 6, der keine Erfahrung aufwies, alle zur Therapie zugelassenen Männer hatten die gleiche Angst, sie könnten unfähig sein, nach ihren homosexuellen Erfahrungen mit ihren ausgewählten Partnerinnen effektiv zu reagieren. In der Tat hatten einige der Männer vor der Behandlung Geschlechtsverkehr versucht und waren im allgemeinen bei heterosexuellem Austausch erfolglos gewesen.

Es trifft wahrscheinlich zu, daß Leistungsängste viel mehr homosexuell orientierte Männer von dem Wagnis heterosexueller Interaktion abhalten als das Institut erkannte, auch wenn die Männer offen danach gefragt wurden. Möglicherweise stimmt das Gegenteil gleichermaßen. Leistungsängste und soziale Ächtung engen viele Männer völlig auf eine heterosexuelle Lebensweise ein, die – würde beides wegfallen – vielleicht mit homosexuellen Möglichkeiten experimentieren würden.

Es gab natürlich auch die gelegentlich ausgesprochenen Motivationsfaktoren für eine Rollenänderung, die gerade durch ihre Eigenartigkeit die Therapeuten zu einer Übernahme der Verpflichtung reizten. Beispielsweise wurde ein Mann akzeptiert, der als Heterosexueller primär impotent war. Er hatte geheiratet, konnte aber die Ehe nicht vollziehen. Er hatte sexuellen Kontakt bei anderen Frauen versucht und versagt und sich dann homosexueller Interaktion als Selbsterhaltungsmaßnahme zugewendet. Nachdem er vier Jahre später von seiner ihm immer noch verbundenen Ehefrau als homosexuell identifiziert worden war, erbat er Hilfe, um sowohl seine etablierte homosexuelle Neigung zu neutralisieren als auch sexuelle Funktionsfähigkeit als Heterosexueller zu erzielen.

Es gab auch eine Frau mit dem Wert 6 der Kinsey-Skala, die als Homosexuelle primär orgasmusunfähig gewesen war und, nachdem sie elf Jahre als sexuell aktive aber völlig frustrierte Homosexuelle gelebt hatte, entschieden feststellte, daß Homosexualität ihr nichts zu bieten habe. Sie erklärte, daß sie in einer heterosexuellen Beziehung mit einem Partner leben und sexuell auf orgastischem Niveau mit ihm verkehren wolle. Das Forschungsteam war nicht nur von ihrer erklärten Motivation für einen Wechsel, sondern auch von dem Doppelaspekt der fachlichen Möglichkeiten beeindruckt. Hätte sie Unterstützung bei der Entwicklung sexueller Fähigkeiten als Lesbierin verlangt, wäre solche Hilfe gern geboten worden. Statt dessen richtete sich ihre spezifische Bitte auf therapeutische Hilfe bei der Änderung ihres sexuellen Wertsystems, und sie wurde ebenso gern akzeptiert.

Es gab auch Wünsche wegen einer Reversionstherapie, die auf dem simplen Faktor einer offen ausgedrückten Neugier nach Erfahrung mit heterosexueller Interaktion basierten, und auch diese wurden akzeptiert.

Schließlich gab es vier Paare, bei denen der früher homosexuelle männliche Partner (Kinsey-Werte 5 oder 6) durch eine tiefgehende Neigung zu einer Person des anderen Geschlechts motiviert und ernsthaft interessiert war, physiologisch die psychosozial gefestigte Beziehung zu vollziehen, selbst wenn der Vollzug schon versucht und wiederholt mißglückt war. Diese Paare wurde zu einer Konversionstherapie angenommen.

Es soll noch gesagt werden, daß es eine Anzahl anderer Kriterien zur Bestimmung von Motivation gibt, die nicht öffentlich publik gemacht werden können. Eine Veröffentlichung dieser Kriterien würde die Abschirmmaßnahmen des Instituts, die in den letzten elf Jahren entwickelt wurden, gefährden. In Zukunft werden für jedes individuelle klinische Programm während es aufgebaut wird, um homosexuelle Unzufriedenheit bei Männern oder Frauen zu behandeln und in dem Maße wie es Erfahrungen liefert, eigene Prüfungskonzepte und -maßnahmen entwickelt. Methoden zur Überprüfung der Motivation sind aber nicht annähernd so wichtig wie die *Tatsache*, daß Bewerber für die Behandlung homosexueller Unzufriedenheit wegen der Motivation geprüft werden müssen, um die Mißerfolgsquote bei der Therapie auf einigermaßen niedrigem Niveau zu halten. Natürlich muß unabhängig davon, wie fest eingeführt die Auslesemaßnahmen auch immer sein mögen, ein bestimmter Spielraum bei der Auswahl der Klienten dem Urteil des Therapeuten belassen bleiben.

Die Aufteilung der Fälle von Konversion und Reversion wird in Tabelle 1 gezeigt. Insgesamt 45 männliche Homosexuelle wurden zu einer Reversionstherapie und neun männliche Homosexuelle zu einer Konversionstherapie über einen Zeitraum von zehn Jahren hinweg akzeptiert. Die Verteilung der Fälle während dieses Zeitraums wird in Tabelle 2 angegeben. Mit Ausnahme der ersten beiden Jahre wurden etwa sechs Fälle homosexueller Unzufriedenheit bei Männern jährlich behandelt. Die Behandlungsergebnisse werden in Kapitel 17 vorgelegt.

Abgelehnte Bewerbungen

Männliche Bewerber für eine Änderung der sexuellen Präferenz werden nach ihren Kinsey-Werten in Tabelle 15–1 identifiziert. Angegeben sind auch die Zahlen der Bewerber in den gleichen Präferenz-Kategorien, deren Behandlung vom Institut abgelehnt wurde. Die Quote der abgelehnten Bewerber lag etwa bei 23 %. Die Männer, deren Behandlung abgelehnt worden war, wurden auf andere Therapiemöglichkeiten hingewiesen; zuvor wurde ihnen aber eine vollständige Erklärung sowohl über den Entscheidungsmodus des Instituts als auch für die speziellen Gründe der Ablehnung gegeben.

16 homosexuellen Männern und ihren weiblichen Partnerinnen (zwei feste und 14 gelegentliche) wurde die Behandlung wegen sexueller Unzufriedenheit innerhalb der zehnjährigen Kontrollperiode verweigert (vgl. Tabelle 15–1). Es gab verschiedene Gründe, weshalb die Teilnahme an dem Behandlungsprogramm abgelehnt wurde, aber der häufigste Grund für die Weigerung (neun Bewerber) war die

Tabelle 15–1

Unbefriedigte homosexuelle Population
(Bewerber insgesamt, N = 70; akzeptierte Bewerber, N = 54)

	Kandidaten für Reversion			Kandidaten für Konversion		
Bewerber	Kinsey 2	Kinsey 3	Kinsey 4	Kinsey 5	Kinsey 6	Gesamtzahl
Zahl der Bewerber*	2	15	40	9	4	70
Anzahl der Abgelehnten**	0	4	8	3	1	16
Anzahl der Akzeptierten	2	11	32	6	3	54
						(1968–1977)

* Es bewarben sich keine Männer mit dem Wert 1 der Kinsey-Skala.
** Gesamtquote der Ablehnungen 22,8 Prozent.

Tabelle 15–2

Unbefriedigte homosexuelle männliche Population (N = 54): Verteilung nach Jahren der zehnjährigen klinischen Kontrollperiode

Therapie von Unzufriedenheit	Behandlungsjahr 1.	2.	3.	4.	5.	6.	7.	8.	9.	10.	Insgesamt
Reversion	3	2	6	4	5	7	3	5	6	4	45
Konversion	0	2	1	1	0	1	2	0	1	1	9
Insgesamt	3	4	7	5	5	8	5	5	7	5	54
											(1968–1977)

klinische Entscheidung des Forschungsteams, daß der homosexuelle Bewerber für eine Änderung der sexuellen Präferenz zu wenig Motivation erkennen ließ. Einige der Grundsätze, durch die das Team zu solchen Entscheidungen kam, wurden bereits in diesem Kapitel beschrieben.

Zwei der männlichen Bewerber wurden als psychotisch diagnostiziert und an andere Behandlungsmöglichkeiten verwiesen. Drei anderen wurde die Therapie verweigert, weil ihre weiblichen Partner als schwer neurotisch (2) oder psychotisch (1) betrachtet wurden. Die verbleibenden zwei Bewerber wurden abgelehnt, als sich herausstellte, daß sie während des Auswahlprozesses falsche Informationen lieferten.

Aller Wahrscheinlichkeit nach kamen Fehler sowohl bei der Zulassung als auch bei der Ablehnung von Bewerbungen für eine Behandlung vor. Um eine Beständigkeit bei dem Zulassungsverfahren sicherzustellen, wurden die Entscheidungen, ob jemand zugelassen oder abgelehnt wurde, während des gesamten zehnjährigen Kontrollzeitraums von der gleichen Person getroffen. Die Möglichkeit eines persönlichen Vorurteils wurde dabei in Kauf genommen.

Das Problem der Ablehnung einer Behandlung schwer leidender homosexueller Männer durch medizinische Stellen wurde am Beispiel der disfunktionalen homosexuellen Männer bereits ausführlich diskutiert (Kapitel 13). Das gleiche Problem existierte (obwohl in geringerem Umfang) für sexuell unbefriedigte homosexuelle Männer. Von den 54 homosexuellen Männern, die von dem Institut zur Therapie angenommen wurden, hatten 36 schon früher bei anderen Autoritäten des Faches wegen ihrer Klagen über sexuelle Unzufriedenheit um Behandlung nachgesucht (vgl. Tabelle 5, Kapitel 12). 21 der 36 Männer war die Behandlung versagt worden, zehn von den 21 Männern öfter als einmal. Überraschenderweise war nur einer der 21 abgelehnten Männer auf eine andere Therapiemöglichkeit hingewiesen worden. 15 Männer waren anderswo zur Behandlung akzeptiert worden, aber zwölf davon hatten diese Behandlung als unzulänglich beendet. Drei Männer befanden sich in einer aktiven Therapie, als sie sich beim Institut um Behandlung bemühten, und wurden von ihren Therapeuten freigestellt.

Es muß zugegeben werden, daß ein bestimmtes Ausmaß an Voreingenommenheit aus mindestens zwei Gründen in diesen Statistiken enthalten ist: Erstens kamen homosexuelle Männer, die Erfolg hatten und andernorts behandelt wurden, nicht zum Institut; zweitens geben diese Zahlen ein Bild der Ablehnung durch die Medizin, das heute wahrscheinlich schon zum Teil überholt ist.

Das Vorurteil der medizinischen Fachwelt war nicht augenfällig, wenn statt disfunktionaler männlicher Homosexueller unbefriedigte männliche Homosexuelle Hilfe suchten. Da dieses Thema bereits im einzelnen diskutiert wurde (vgl. Kapitel 13), besteht kein Grund für weitere Ausführungen.

Als Beispiele für die aufgetretenen klinischen Situationen werden repräsentative Fallberichte vorgelegt. Sie werden kurz einzeln diskutiert und dann in den Grundzügen zusammengefaßt. Eine ins einzelne gehende Diskussion therapeutischer Techniken ist als gesonderte Veröffentlichung vorgesehen.

Es wurde nicht versucht, im Detail den allgemeinen Hintergrund oder den psychosexuellen Status der weiblichen heterosexuellen Partner zu beschreiben, obwohl dies einen wesentlichen Bestandteil der Beziehungen darstellte, die vom Personal des Instituts behandelt wurden. Wenn jedoch spezielle Informationen über den weiblichen Partner nötig sind, um das klinische Bild zu vervollständigen, werden sie aufgeführt.

Fallbericht: Paar 8

N war ein 37jähriger Mann (Kinsey-Wert 4), der seit sieben Jahren als unabhängiger Homosexueller gelebt hatte, als er zur Therapie kam. Er war früher zwei Jahre lang verheiratet gewesen und wegen einer Sexualstörung geschieden worden. Er war ein Anwalt, dessen Karriere bedroht war durch Gerüchte, daß er »Mädchen nicht mag«, und er suchte therapeutische Hilfe, um sich wieder heterosexuell zu orientieren.

N war das jüngste von drei Kindern einer Familie mit wenig oder keinem finanziellen Rückhalt. Er konnte seine Kindheit nur als eine Zeit ständiger Unruhe beschreiben. Er konnte sich an Prügel von seinem Vater, der Bergmann in einem Kohlebergwerk war, erinnern. Sein Vater war Alkoholiker und zu Hause ein unkontrollierbarer Tyrann. N beschrieb seine Mutter als eine Frau, die nur lebte, um die Familie zu kleiden, zu ernähren und passiv zu schützen, und der es nicht immer gelang, diese Aufgaben zu erfüllen. Furcht vor dem Ehemann und Vater beherrschte das Elternhaus.

N's Geschwister waren ein sechs Jahre älterer Bruder und eine 17 Monate ältere Schwester. Er hatte wenig Kontakt zu seinem Bruder, der nach zwei Jahren High School in den Bergwerken zu arbeiten begann und mit 18 heiratete. Seine Beziehung zu seiner Schwester war weit enger. Sie teilten die Unsicherheiten des Elternhauses und konnten einander etwas Trost geben. Er fühlte sich verlassen, als sie mit 16 heiratete, um aus dem Haus zu kommen.

N konnte sich nicht an eine einzige religiöse Anleitung erinnern. Er war nie in einer Kirche gewesen.

Immer schien N von den Gleichaltrigen durch zwingende Notwendigkeit getrennt. Als er größer wurde, nahm er nach der Schule Gelegenheitsarbeiten an, so daß seine Möglichkeiten für Geselligkeiten stark eingeschränkt waren. Da seine Mutter ebenfalls arbeitete, wurde die Schwester für den Großteil der Hausarbeit als verantwortlich betrachtet. Sowohl N als auch seine Schwester wurden wiederholt geschlagen, wie N erklärte, schon für kleinere Vergehen, und seine Mutter wurde einer Reihe körperlicher Züchtigungen unterworfen, die N wie seine Schwester schwer traumatisierten.

Nachdem der ältere Bruder das Elternhaus verlassen hatte, begann der Vater eine offene inzestuöse Beziehung mit N's Schwester trotz ihrer Einwände und der ihrer Mutter. Etwa ein Jahr später heiratete die Schwester überstürzt und ließ N allein zu Hause zurück.

N arbeitete weiter in Teilzeitjobs, während er die High School besuchte, um zum Unterhalt der Familie beizutragen. Seine Schulzeugnisse waren ausgezeichnet, und mit Hilfe des Direktors erhielt er ein Vollstipendium an einer staatlichen Universität. Er arbeitete sich durch die Universität und – wieder mit einem Vollstipendium – auch durch die juristische Fachausbildung. Sobald er sein Studium aufgenommen hatte, wohnte er nie mehr zu Hause. Seine Mutter starb, als er im ersten Jahr der juristischen Fachausbildung war.

N's gesellschaftliches Leben in den Jahren vor seiner Graduierung war praktisch nicht vorhanden. Er arbeitete ständig in Teilzeitjobs, um seine Miete und sein Essen bezahlen zu können, und war stark mit seiner Ausbildung beschäftigt. Seine Studienerfolge waren herausragend, und er graduierte fast an der Spitze in einer Klasse von vielen hundert Studenten.

N begann mit ungefähr 13 Jahren zu masturbieren und setzte dies mit einer Häufigkeit von ein- oder zweimal wöchentlich während seiner Teenagerzeit fort. Im letzten Jahr an der Universität befaßte er sich mit einem Mädchen, das mit ihm zusammen einem Teilzeitjob nachging. Als sie die Initiative ergriff, Interesse erkennen ließ und die Gelegenheit schuf, begann ihre sexuelle Beziehung. N hatte Mädchen nicht abgelehnt, sondern er hatte einfach wenig Zeit für sie gehabt, als er aufwuchs. Ehe er dieses Mädchen kennenlernte, hatte er nie eine Verabredung, ein Mädchen geküßt oder irgendeine Form sexueller Erfahrungen mit Männern oder Frauen gewonnen.

N's soziales und sexuelles Verhalten bei seinem ersten Mädchen war verständlicherweise etwas schwerfällig und merkwürdig, aber da er sich nicht überwinden konnte, seinen jungfräulichen Zustand einzugestehen, wurde er von seiner Partnerin leicht falsch verstanden. Er hatte keine Vorstellung von weiblicher Anatomie oder von irgendeiner Art sexueller Interaktion. Da das Mädchen recht erfahren war, zumindest im Vergleich zu ihm, dauerte es nicht lange, bis sie seine sexuellen Bemühungen kritisierte. Zuerst schlug sie Alternativen vor und dann, als ihre Vorschläge offensichtlich auf taube Ohren stießen, erklärte sie N, daß er sexuell »nichts tauge«. Bald darauf beendete sie die Beziehung.

N hatte gelegentliche sexuelle Erlebnisse mit anderen Frauen während seiner Fachausbildung und zwei Jahre lang nach seiner Graduierung, aber fast alle waren von der Art, die nur eine Nacht dauert. Als er 26 war, fühlte sich N von einer Sekretärin in der juristischen Praxis, in der er ein junger Mitarbeiter war, angezogen. Nach sechsmonatiger Bekanntschaft heirateten sie. Die sexuellen Aspekte der ersten paar Ehemonate waren in etwa eine Wiederholung seines ersten sexuellen Erlebnisses. Wieder gestand er seine tiefe Unkenntnis weiblicher sexueller Bedürfnisse nicht ein. Seine Frau fing an, sich zu beschweren, daß er sie verletze, ihr nicht genug Zeit lasse, nicht wisse, was ihr gefiele, nur an seiner eigenen Befriedigung interessiert sei usw. Wahrscheinlich waren alle Klagen gerechtfertigt. Schließlich gab es eine wütende Szene, in der N erfuhr, daß er einfach nicht wüßte, wie er mit einer Frau umzugehen hätte. Seine Frau erklärte ihm, sie habe »es satt, wie eine Hure benützt zu werden«. Diese Feststellung rief sofort Erinnerungen an den häufig in betrunkenem Zustand erfolgten Mißbrauch seiner Mutter und Schwester durch seinen Vater wach.

Als das Paar das nächste Mal Geschlechtsverkehr versuchte, verlor N kurz nach der Penetration die Erektion, da er an die Beschuldigung seiner Frau, er würde sie wie eine Hure benützen, denken mußte. Innerhalb von zwei Monaten verlor N das bißchen sexuelles Vertrauen, das er noch besessen hatte. Es kamen keine Erektionen mehr vor, außer wenn er masturbierte. N's Frau ließ sich von ihm nach zweijähriger Ehe scheiden, weil er sexuell nicht mehr aktiv sein konnte. Er bestand darauf, daß der Scheidungsgrund »Unverträglichkeit« lauten müsse, und war tatsächlich erleichtert, aus seiner angsterzeugenden Lage freizukommen. Er versuchte nie wieder heterosexuellen Verkehr, ehe er die Therapie aufnahm.

Die nächsten zwei Jahre masturbierte N regelmäßig, hatte kein anderes sexuelles Erlebnis und vergrub sich in seiner Karriere; er machte auch keinen Gebrauch von irgendwelchen Möglichkeiten, gesellschaftliche Erfahrung zu sammeln.

Als er 30 war, lernte N einen acht Jahre älteren Mann kennen, der im Geschäftsleben erfolgreich war. Der Mann wurde bald sehr freundlich und achtete darauf, daß N eine Gelegenheit bekam, eine ganze Menge juristischer Geschäfte zu erledigen, die ihm sonst nicht zugeflossen wären. Dieser Mann war verheiratet, gleichzeitig aber ein sehr aktiver Homosexueller. Er verführte den sexuell naiven N einfach. Dieser Prozeß begann mit ausgedehnten Diskussionen von sexuellen Problemen, ging weiter mit mutueller Masturbation und binnen zwei Monaten bis zu Partnermanipulation und Fellatio. N lehnte analen Geschlechtsverkehr beharrlich ab.

Die Homosexualität bot für N gänzlich neue sexuelle Aussichten. Er wurde nicht mehr beschuldigt, ein unzulänglicher sexueller Partner zu sein. Wenn die Männer zusammen waren, meist war das in N's Wohnung, wurde Sex rasch begonnen und ebenso schnell und effektiv beendet. N war von seiner homosexuellen Orientierung völlig befriedigt und hatte keine heterosexuellen Interessen. Die Beziehung dauerte sieben Jahre, in denen N's Karriere sich mit Hilfe seines Freundes günstig entwikkelte.

Zuletzt verbreiteten sich jedoch Gerüchte, zwar nicht speziell über die beiden Männer, wohl aber über die Tatsache, daß N nie Interesse an Frauen ausdrückte. Der Mann, der zu diesem Zeitpunkt voll auf N's Karriere eingeschworen und besorgt über den politischen Aspekt dieser Gerüchte war, entschied, daß er und N nun nicht mehr in einer aktiv sexuellen Beziehung stehen sollten, und bestand darauf, daß N sich um soziale und auch sexuelle Kontakte zu Frauen kümmern sollte. Das versuchte N auch, jedoch blieb er erfolglos. Er vollzog lebhaft die sexuellen Mißerfolge seiner mißglückten Ehen und seiner ersten sexuellen Beziehungen nach. Wenn es N auch gelang, Frauen auf einer zwanglosen sozialen Ebene mit einem gewissen Wohlgefühl zu treffen, wurde er von extremen Ängsten gepackt, wenn sich Situationen ergaben, in denen er mit einer Frau allein war.

Als N sich heterosexuellen Kreisen näherte, versuchten verschiedene Frauen offen, ihm sexuelle Kontakte zu ermöglichen. Diese Möglichkeiten erschienen N jedoch viel zu bedrohlich. Schließlich begann sich eine verwitwete Frau, Ende Vierzig und finanziell unabhängig, deren Bekanntschaft er zunächst durch seinen homosexuellen Partner gemacht hatte, für N zu interessieren. Nach kurzer Zeit meinten N und sein Freund, daß sie ins Vertrauen gezogen werden könnte. So wurde ihr die ganze Geschichte von N's fehlgeschlagenen heterosexuellen Erfahrungen, seinem absoluten Fehlen an sexuellem Know-how und seiner sich daraus ergebender homosexuellen Orientierung mitgeteilt. Als N sie dann um Hilfe und Unterstützung bat, war sie gern dazu bereit, mit ihm an dem Therapie-Programm des Instituts für unbefriedigte Homosexuelle als gelegentliche Partnerin teilzunehmen.

N wurde für die Behandlung akzeptiert, weil er seine sexuelle Ambivalenz ehrlich zum Ausdruck brachte, die Bedrohung seiner beruflichen Karriere erkannte und dann freimütig offenbarte, daß er, seit er davon überzeugt war, wie unbefriedigend heterosexuelle Möglichkeiten für ihn waren, große Ängste vor einem heterosexuellen Leben hatte. Er spürte, daß er aufgrund seiner Leistungsangst nicht objektiv zwischen zwei sexuellen Präferenzen entscheiden konnte.

Dieser Fall ist repräsentativ für eine Anzahl von Männern, die aufgrund ihrer Zuwendung zu homosexuellen Partnern nun überzeugt waren, daß, aus welchen Gründen auch immer, für sie keine Hoffnung auf ein effektives Funktionieren in der heterosexuellen Rolle bestand. Der wichtigste Schritt in der Therapie vor der Determinierung einer positiven Motivation zur heterosexuellen Funktion ist das volle Verständnis für die Gründe der homosexuellen Orientierung. In diesem Fall mußte N aus psychologischer Notwendigkeit homosexuell werden, aber er stand zunächst unter dem Druck seines offensichtlichen Versagens den zwei Frauen gegenüber, zu denen er einst eine kontinuierliche Verbindung auch auf sexuellem Gebiet im Sinn hatte. Er kehrte anfangs mit großer Zurückhaltung zur Heterosexualität zurück, aber sein Vertrauen zu heterosexueller Interaktion wurde durch die volle Kooperation der älteren Partnerin im Therapie-Programm aufgebaut.

Fallbericht: Paar 9

Q war 33 Jahre alt (Kinsey-Skala 3), seit vier Jahren verheiratet und hatte ein Kind. Zu dem Zeitpunkt, als er um Behandlung nachsuchte. Er und seine Frau suchten psychotherapeutischen Rat, einmal, um das Traumatische ihrer Beziehung zu überwinden, und zum zweiten, um seine ambisexuelle Rolle in eine heterosexuelle zu verwandeln.

Q stammt aus der Mittelschicht. Sein Vater war 42, seine Mutter 39, als er geboren wurde. Er war Einzelkind. Offenbar haben sich die Eltern wirklich bemüht, ihr Alter zu kompensieren, was dabei herauskam war jedoch das absolute Fehlen persönlicher Wärme. Wenn Q nach seinen Kindheitserinnerungen gefragt wurde, wiederholte er immer, daß er nie besondere Nähe zu einem Elternteil gefühlt habe. Als er heranwuchs, fühlte er sich zwar geliebt, aber irgendwie abseits und völlig abgetrennt von der Beziehung der Eltern zueinander. Er verbrachte nicht viel Zeit mit seinen Eltern zuhause, da sein Vater außerordentlich viele Geschäftsreisen unternahm, auf denen die Mutter ihn begleitete. Dennoch beschrieb Q nie ein Gefühl von Einsamkeit, noch erinnerte er sich, sich ausgeschlossen gefühlt zu haben. Offenbar gelang es den Eltern doch, Gefühle von Wärme und Geborgenheit zumindestens darzustellen, denn Q beschrieb eine unproblematische, glückliche Kindheit.

Die Familie war protestantisch, der Religion wurde jedoch keine besondere Aufmerksamkeit geschenkt.

Obwohl Q Einzelkind war, hatte er viele Peer-Group-Kontakte. Als er älter wurde, ermunterten seine Eltern ihn, andere Jungen bei sich übernachten zu lassen und sich wiederum von ihnen zum Übernachten einladen zu lassen. Er begann mit zwölf Jahren zu masturbieren und mit 14 praktizierte er mutuelle Masturbation mit zwei verschiedenen Jungen an Wochenenden.

Seine ersten heterosexuellen Erfahrungen machte er auch im Alter von 14 Jahren. Sie beschränkten sich auf Küsse und Anfassen der Brüste. Da seine Eltern laufend abwesend waren, hatte Q viel Freiraum, um seine Erfahrungen zu entfalten. Den ersten Koitus mit einer Gleichaltrigen erlebte er mit 16. Q erinnert sich an seine High-School- und College-Jahre als recht unabhängige und sexuell sehr aktive Zeit. Er reagierte auf homosexuelle und heterosexuelle Kontakte gleichermaßen. Sie entwikkelten sich für ihn ohne gesellschaftliche Bedenken und sexuellen Vorbehalt.

Nach seiner College-Graduierung begann er mit Hilfe seines Vaters seine berufliche Karriere. Er wohnte im eigenen Apartment, war frei in sozialen Kontakten und offen in seiner Haltung zur Sexualität. Er kam mit vielen Männern und Frauen in Kontakt, die gleichfalls ohne sexuelle Vorbehalte lebten. Es gab auch Erfahrungen mit Gruppen-Sex. Q genoß jedoch nicht unbedingt diese Form der sexuellen Ausdrucksweise, er zog die private Atmosphäre sexueller Interaktionen vor.

Er kam beruflich gut voran, und mit 28 lernte er die Tochter einer der Partner der gleichen Firmenbranche kennen. Sie hatte vor zwei Jahren das College beendet, war 24, gläubige Katholikin und Jungfrau. Diese zwei Menschen gingen eine enge Beziehung miteinander ein. Sie waren ständig zusammen. In gegenseitigem Einverständnis beschränkten sie ihre sexuellen Kontakte auf Manipulation, und als sie dann neun Monate später heirateten, war die Braut immer noch Jungfrau. Während der Verlobung versagte Q sich selbst alle sexuellen Beziehungen, außer zwei homosexuellen Kontakten.

Nach der Hochzeit wurde die sexuelle Interaktion zwischen Q und seiner Frau abgegrenzt. Seine Frau hielt ihre sexuellen Aktivitäten streng unter der Kontrolle ihres strengen Urteils darüber, was sexuell akzeptabel war und was nicht. Solch eine Situation hatte Q noch nie kennengelernt, und er wußte nicht, wie er mit seinen Gefühlen umgehen sollte. Noch hatte Q mehr als zwei Jahre keine außerehelichen Beziehungen, bis seine Frau im Krankenhaus wegen einer drohenden Fehlgeburt behandelt wurde. Für den Rest der Schwangerschaft bestand die dauernde Gefahr einer Fehl- oder Frühgeburt, und Geschlechtsverkehr wurde von den Gynäkologen untersagt. Für Q's Frau war das gleichbedeutend mit einem Verbot jeglicher sexueller Ausdrucksformen, auch von nicht koitalen Kontakten.

Q suchte außereheliche sexuelle Kontakte, und zwar ausschließlich homosexuelle Beziehungen. Offenbar rationalisierte er auf merkwürdige Weise seine eheliche Treue damit, daß er keine andere Frau anrührte, aber er hatte keine Hemmungen, sich anderen Männern zu nähern. Nach einer erfolgreichen Geburt übernahm Q's Frau voll ihre neue Mutterrolle, und er setzte seine homosexuellen Aktivitäten fort. Auch nachdem er mit seiner Frau wieder sexuelle Beziehungen aufgenommen hatte, verzichtete er nicht auf weitere homosexuelle Erfahrungen.

Einer von Q's besten Freunden, ein Arbeitskollege, war offen homosexuell. Die beiden Männer hatten einige schöne gemeinsame homosexuelle Erlebnisse. Eines abends, als sie nach der Arbeit in Q's Büro zusammen waren, erschien unerwartet Q's Frau, die ihren Mann nach den Überstunden mit einer Einladung zum Abendessen überraschen wollte.

Fast drei Monate lebten Q und seine Frau nach diesem Vorfall in ihrem Heim in getrennten Räumen. Dann, nachdem seine Frau wochenlang religiös in sich gegangen war, wollte sie sich mit Q aussöhnen, wenn er sich voll und ausschließlich zum ehelichen Verkehr bekenne. Das war ein Versprechen, von dem Q meinte, daß er es nicht halten könne. Wenn er auch sich selbst keine anderen sexuellen Erlebnisse zubilligte, fühlte er sich doch um so mehr zu homosexuellen Kontakten hingezogen. In den nächsten fünf, sechs Monaten hatte er eine Reihe vom homosexuellen Episoden. Nach jeder empfand er heftige Schuldgefühle, aber es drängte ihn dennoch, weiter seine homosexuellen Interessen zu verfolgen.

Schließlich erkannte er, daß er sich entscheiden müsse. Im Laufe eines langen Wochenendes teilte er seiner Frau in ruhiger Atmosphäre mit, daß er nicht nur unfähig sei, sein Versprechen, nur ehelich sexuell zu verkehren zu erfüllen, sondern er schilderte ihr auch die sexuellen Details seines ganzen Lebens. Darüber hatte er früher nie mit ihr gesprochen.

Beide zogen ernsthaft Trennung oder Scheidung in Betracht, aber beide Eheleute fühlten sich doch voll mit ihrer Beziehung verbunden. So entschlossen sie sich, zur Rettung ihrer Ehe eine Therapie zu suchen, und kamen zum Institut.

Beide, Q und seine Frau, konstatierten, daß sie in erster Linie Rat suchten, um ihr Familienleben zu erhalten, während Q selbst speziell auch nach einer Behandlung suchte, um eine ausschließlich heterosexuelle Orientierung aufzubauen. Q's Frau bot sich zur bedingungslosen Kooperation bei dem Therapie-Programm an.

Das Vertrauensverhältnis und die hohe Bereitschaft dieser Klienten boten dem Therapeutenteam Innovationsmöglichkeiten. Q wollte ein vollkommenes heterosexuelles Verhältnis zu seiner Frau, gestand aber freimütig ein, daß seine homosexuelle Erfahrungen für ihn viel erfüllender waren als die meisten seiner heterosexuellen Episoden, die er sich in Erinnerung rufen konnte. Dies kam besonders zum Ausdruck, als er mit seiner uninformierten, unerfahrenen und sexuell sehr gehemmten Frau die sexuelle Beziehung einging.

Der Erfolg der Therapie hing entscheidend davon ab, ob das gemeinsame Bett zum wichtigsten kommunikativen Reiz für beide Partner werden konnte. Q's Frau wurde vom Institut informiert, daß auch sie an der Therapie teilnehmen solle. Denn wenn eine Beziehung bestehen sollte, ging es darum, daß jeder der beiden Partner sein sexuelles Wertsystem zu Gunsten des andern verändern muß. Es wurde Frau Q erklärt, daß die Therapeuten ihr in keiner Weise Angst vor dem Austausch von Sexualität machen wollten, sondern daß es darauf ankam, daß sie besonders einfühlsam auf die Bedürfnisse ihres Mannes einging. Es wurde hervorgehoben, daß für eine erfolgreiche sexuelle Interaktion zwischen Mann und Frau zwei Faktoren nötig sind: Der erste Faktor ist das Vertrauensverhältnis, aus dem die psychosoziale Sicherheit jedes Einzelnen zu der Beziehung resultiert. Der zweite Faktor besteht in der genauen Kenntnis, die jeder Partner von den Wünschen des anderen hat, im Erkennen der Bedeutung dieser Wünsche und im Ausmaß der Erfüllung dieser Bedürfnisse. Frau Q erwies sich hier nicht nur als begabte, sondern auch als äußerst kooperative Lernende. Sie gab offen zu, daß ihre Heirat der wichtigste Aspekt ihres Lebens war, und daß keine sexuellen Hemmungen, wie eingefleischt sie auch sein mögen, ihr den Weg zu einer funktionierenden Partnerschaft sperren können.

Da Q tatsächlich keine frühe Erfahrung mit der potentiellen Tiefe sexueller Lust, die aus einer vertrauensvollen heterosexuellen Gemeinsamkeit hätte entstehen können, gemacht hatte, sollte er mit seiner Frau ohne Vorurteile gegenüber ihrer früheren sexuellen Rigidität zusammen sein. Seine unerfahrene aber höchst aufnahmefähige Frau überzeugte ihn schnell, daß er seine Ehe als Lebensweg wünschte. So wie sich ihre gegenseitige sexuelle Annehmlichkeit steigerte, wuchs auch die kommunikative Basis dieser Beziehung. Zum ersten Mal erlebten Q und seine Frau sich unbeschwert, ohne Vorbehalte und Hemmungen.

Im folgenden konnte Q berichten, daß er das Vertrauen zu seiner Frau und seiner Familie behalten habe. Er arbeitete ständig an der Verbesserung ihrer sexuellen und sozialen Kommunikation und damit am Bestand seiner Ehe. Und seine Frau bemühte sich um dasselbe Ziel.

Das Heraussuchen sexueller Präferenzen war ein relativ geringes Problem. Die homosexuelle Orientierung von Q war offensichtlich nicht schwerwiegend. Die persönliche Interpretation seiner Frau von der Ausübung einer Religion war mindestens ebenso problematisch. Glücklicherweise konnte sich dieses Problem leichter lösen, da Q's Frau selbst herausfand, daß ihre starre Auffassung von Religion genau wie die ambisexuelle Orientierung ihres Mannes eine intakte Beziehung behinderte.

Dieser Fall soll zeigen, daß es vorkommen kann, daß die Therapeuten sich nicht speziell mit den homosexuellen Beziehungen des Klienten auseinandersetzen müssen, wenn es ihnen gelingt, das Problem im richtigen Zusammenhang zu sehen. Nicht Q's homosexuelle Orientierung erforderte eine therapeutische Auseinandersetzung, sondern die potentielle Stärke der gemeinsamen Beziehung mußte unterstützt und positiv beeinflußt werden. Und jeder therapeutische Erfolg hing davon ab, wieweit das Ausmaß dieser Beziehung vorangetrieben werden konnte. Als Q dann wahrnahm, was ihm die Beziehung zu seiner Frau bedeutete, neutralisierte er seine homosexuelle Neigung von sich aus.

Fallbericht: Paar 10

R war 30 Jahre alt (Kinsey-Skala 6), als er zur Therapie ins Institut kam. Er wurde zur Behandlung zusammen mit seiner Frau, mit der er seit 18 Monaten verheiratet war, aufgenommen. Sie hatten geheiratet, ohne daß R seine frühere sexuelle Neigung verheimlicht hatte, aber es war für sie unmöglich, die Ehe zu vollziehen. R's familiärer Hintergrund war von Unsicherheit und Trauma geprägt. Er war das dritte und letzte Kind (alles Knaben) einer mittelständischen Familie. Seine beiden Brüder waren elf und acht Jahre älter. Als Jüngster konnte er sich daran erinnern, entweder überflüssig zu sein, oder im Weg zu stehn. Zuneigung oder Austausch von Zärtlichkeiten zwischen seinen Eltern hatte er nie beobachtet, auch fühlte er sich seiner Mutter oder seinem Vater nie besonders nahe. Seine beiden älteren Brüder waren auch nicht gerade dazu angetan, Bindung oder Hoffnung zu geben. R hatte wirklich eine einsame Kindheit.

Als er elf war, starb sein Vater, und seine Mutter heiratete wieder, als er 14 war. Zu dieser Zeit gingen die Brüder von Zuhause weg, und R war mehr oder weniger tatsächlich Einzelkind. Im Laufe beider Ehen war R's Mutter ständig mit einer ehrenamtlichen Tätigkeit beschäftigt. R erinnerte sich, daß seine Mutter tagsüber kaum und abends nur unregelmäßig zu Hause war. R's Stiefvater begleitete sie zu ihren abendlichen Treffen und sozialen Aktivitäten oder er blieb mit R zu Hause.

R war eine introvertierte Persönlichkeit, mit geringen sozialen Interessen und keinem Gefühl von sozialem Wohlbefinden. Er hatte wenige Freunde oder Freundinnen während der Schulzeit. Er las viel, interessierte sich sehr für Musik, vor allem spielte er Klavier, und er bekam die besten Zensuren und Zeugnisse.

R's Familie war orthodox jüdischen Glaubens und aktives Mitglied einer konservativen Synagoge. Innerhalb dieser Umgebung hatten R's Eltern sich kennengelernt, angefreundet und geheiratet.

Als R 15 war, zeigte sein Stiefvater ihm, wie man masturbiert, und kurz darauf kam es zwischen beiden sowohl zu gegenseitiger Masturbation als auch zur Partner-Manipulation. Sie setzten diese Interaktion ein bis zweimal wöchentlich fort, bis R die High School beendete. Innerhalb dieser Zeit hatte R keine sozialen Kontakte mit Mädchen, noch konnte er sich erinnern, an ihnen interessiert gewesen zu sein.

Als R aufs College ging, waren die Kontakte zu seinem Stiefvater auf gelegentliche Wochenenden oder Ferien beschränkt, so daß R sich andere homosexuelle Möglichkeiten suchte. Seine Suche war erfolgreich, und ermutigt von diesen positiven Erfahrungen entwickelte er volles Vertrauen zur Homosexualität, als er das College verließ. Wenn er es brauchte, suchte er die entsprechenden Bars und öffentlichen Toiletten auf. Er genoß Fellatio voll und ganz, und gelegentlich ließ er auch anale Kontakte an sich zu. Er selbst versuchte anale Penetrationen nie.

R hatte verschiedene berufliche Stellungen, zwei verlor er, als seine als krankhaft bezeichnete homosexuelle Neigung bekannt wurde. Mit 26 beschloß er, weiter an seiner akademischen Laufbahn zu arbeiten, eine Forschungsarbeit in Psychologie zu übernehmen, und nahm erfolgreich an einem Graduiertenprogramm innerhalb eines Stipendiums teil.

Soziale Auseinandersetzungen mit Frauen blieben unerheblich. Wenn er meinte, daß Tarnung nötig wäre, nahm er Frauen zu Dinners oder anderen gesellschaftlichen Ereignissen mit, aber er ging nie über einen Gute-Nacht-Kuß hinaus. Um sich selbst vor irgendwelchen sexuellen Anforderungen zu schützen, hatte er nie mehr als zwei Verabredungen mit derselben Frau.

Als R 28 war, traf er eine junge Frau von 23, die ebenfalls eine sehr begabte Pianistin war. Sie fanden soviel Gemeinsamkeiten, daß R freudig seine »Zwei-Verabredungen-Regel« brach. Kurz gesagt, R und die junge Frau verliebten sich ineinander. Aber immer, wenn sie nachdrücklich auf sexuellen Kontakten bestand, verweigerte er diese ebenso nachdrücklich. Nach ungefähr drei Monaten ständiger Freundschaft, sexueller Hoffnung und Rückzug, konfrontierte ihn die junge Frau mit der Feststellung, daß sie ihn liebe, aber meine, daß er homosexuell sei, und sie bat ihn, da er nun wisse, daß sie ihn heiraten wolle, sich behandeln zu lassen.

Überwältigt von diesem Ausbruch an Wärme und Vertrauen, etwas, das R noch nie in seinem Leben erlebt hatte, erzählte er der Frau die Details seiner sexuellen Entwicklung und Neigung. Nun war es an dieser Frau, ihm aus ihren sexuellen Erfahrungen mit vier verschiedenen Männern zu berichten. Nach dieser Aussprache beschlossen die beiden, ihr Problem selbst zu lösen.

Obwohl sie zehn Monate zusammen und dann 18 Monate als Ehepaar lebten, konnte R trotz aller Bemühungen von seiten seiner Frau keine Erektion erreichen oder durchführen, die es möglich gemacht hätte, die Ehe zu vollziehen.

Das Paar wandte sich an das Institut. Als R zur Therapie aufgenommen wurde, war er ein funktionierender Homosexueller und ein primär impotenter Heterosexueller. Seine Frau beschrieb sich selbst als voll funktionsfähige Frau.

Vom therapeutischen Gesichtspunkt aus war es unglücklich, daß das Paar versucht hatte, das Problem selber zu lösen. Nicht nur, daß ihnen das nicht gelungen war; nach wiederholten Mißerfolgsepisoden, in denen seine Frau immer wieder versucht hatte, eine Erektion bei ihm zu forcieren, bekam R ernsthafte Leistungsängste und entwickelte eine konstante Erwartungshaltung bei jeder sexuellen Gelegenheit. Unabhängig davon hatte auch seine Frau Angst vor seiner Leistungsfähigkeit bekommen, seine Leistungsängste übernommen und ihre eigene Erwartungshaltung bestätigt.

Auch hatte R begonnen, sich negativ an den Männern, mit denen seine Frau früher sexuell aktiv gewesen war, zu messen, obwohl er sie nie kennengelernt hatte. R wurde nicht nur eifersüchtig, sondern er entwickelte auch regelrechte Minderwertigkeitsgefühle bezüglich seiner sozialen Rolle als Mann. Er hatte sich nie zuvor so unzulänglich gefühlt.

Zu Beginn der Behandlung wurde versucht, dem negativen Einfluß des koitalen Versagens bei der Selbstbehandlung entgegen zu wirken. Beide wurden mit der Erfahrung: im Mittelpunkt steht das sinnliche Wahrnehmen, vertraut gemacht. Als sich ihre nonverbale Kommunikation verbesserte, kam das Konzept, den Körper des anderen für das eigene Vergnügen und nicht zur Erregung der Sexualität des Partners zu verwenden, voll bei R's Frau an. Sie lernte, damit aufzuhören, immer eine Erektion bei R zu forcieren. Und er lernte es auch, nicht daran zu denken. Er machte sich mit den Grundlagen weiblicher Anatomie vertraut, mit der Physiologie der weiblichen Sexualität und mit weiblichen psychosexuellen Bedürfnissen. Diese Informationen wurden durch die Mitarbeit seiner Frau erweitert und intensiviert. Im Zusammenhang mit seinen Leistungsängsten hatte R noch weitere Ängste, mit denen sich die Therapie auseinandersetzen mußte. Er ängstigte sich vor dem sexuell Unbekannten seit Beginn seiner Ehe. Nachdem seine Ängste vor den sexuellen Reaktionen der Frau abgebaut waren, konnte er seine Leistungsängste zufriedenstellend neutralisieren, und beide Partner konnten ihre Zuschauerrollen aufgeben. Frau R war der vitale Teil in der gemeinsamen Therapie. Sie gab sich alle erdenkliche Mühe, Information und Interaktion zu unterstützen, fand dabei niemals R's homosexuelle Orientierung lächerlich und machte sich auch nie über seine totale heterosexuelle Unerfahrenheit lustig. Durch diese Haltung seiner Frau konnte R seine Eifersucht und seine sexuellen und persönlichen Minderheitsgefühle schnell abbauen.

R wurde nie bewogen, heterosexuell zu werden. Es wurde ihm nur versichert, daß er es werden könne, wenn es ihm in der Übergangssituation sinnvoll genug erschiene. Und R gelangte tatsächlich zur Heterosexualität. Seit dem zehnten Therapietag gelang zufriedenstellender Geschlechtsverkehr. Das weitere Leben dieses Paares verlief ohne Zwischenfälle. Die Familie hat Kinder, R ist erfolgreich in seiner Berufslaufbahn als klinischer Psychologe, und beide Partner betrachten ihre Ehe als ausgefüllt.

Offensichtlich ist diese Geschichte eine Ausnahme in der Regel von sexueller

Partnerschaft zwischen einem ausgesprochen homosexuellen Mann (Kinsey-Skala 6) und einer ausgesprochen heterosexuellen Frau (Kinsey-Skala 0). Wie schon betont wurde, hängen die Möglichkeiten, heterosexuell zu werden oder wieder zu werden, nicht nur von dem Grad der subjektiven Motivation zur Konversion oder Reversion ab, sondern von der Aussicht auf Belohnung für die erbrachte Leistung.

Um nicht die Illusionen aufkommen zu lassen, daß die Behandlung männlicher sexueller Unzufriedenheit immer so gut ausgeht, soll eine kurze Beschreibung eines völligen Versagens in dieser Kategorie folgen:

Fallbericht: Paar 11

S war 28 (Kinsey-Skala 6), als er mit seiner gelegentlichen Partnerin zur Behandlung in die Klinik kam. Er wurde aufgenommen, weil er psychotherapeutische Hilfe bei seinem Bemühen zur Erlangung der Heterosexualität suchte.

S war das mittlere von drei Kindern einer Familie. Er hatte zwei Schwestern, eine drei Jahre ältere und eine, die zwei Jahre jünger war. Die Mutter hatte die Familie voll unter Kontrolle. Seinen Vater beschreibt S rückblickend als passiv und unfähig. Er verdiente genug für einen angemessenen Lebensstandard, wurde dafür jedoch von der Familie im wesentlichen ignoriert. Die Religionszugehörigkeit der Familie war katholisch. Die Mutter war in der Kirche sehr aktiv, während der Vater selten an Gottesdiensten teilnahm.

S konnte sich an seine Kindheit nicht mit irgendeinem freundlichen Gefühl erinnern. Er war übergewichtig und ungeschickt und hatte eine intensive Abneigung zu jedem physischen Kontakt. Seine Mutter kleidete ihn sorgfältig und ermahnte ihn ständig, daß er seine Kleider nicht schmutzig machen dürfe. Er wurde ständig von den Jungen in seinem Alter verhöhnt, sie nannten ihn »Weichling«, worauf er sich von sozialen Kontakten mit männlichen Gleichaltrigen zurückzog.

S verbrachte seine Kindheit im ständigen Glauben an seine Berufung zum Priestertum. Auf einmal jedoch, nach seinem ersten High-School-Jahr, nahm er von der Idee, ein Leben durch eine religiöse Bindung zu prägen, Abstand. Während dieser Zeit bekam er immer mehr Angst vor freundschaftlichen Kontakten zu männlichen Altersgenossen, heimlich jedoch bewunderte er die Muskeln der Fußball-Stars. Er wurde als »Elfe« etikettiert, lange bevor ihm die Zweideutigkeit dieses Wortes bewußt war. Er hatte tadellose Manieren, seine Lehrer lobten ihn für seinen Fleiß und seine Schulleistungen waren kläglich.

Mit Ausnahme der Freundinnen seiner Schwestern kannte er kein Mädchen. Als er die High School beendet hatte, besaß er keinerlei sexuelle oder auch nur soziale Erfahrungen. So ähnlich verlief auch sein erstes College-Jahr. Dann beschloß er, zum Fernsehen zu gehen, und schaffte es, einen Job im Produktionsbereich zu bekommen. Nach einem Jahr begann seine berufliche Laufbahn aufwärts zu gehen.

Mit 16 versuchte er zum ersten Mal zu masturbieren. Er hatte keinen Erfolg, und obwohl er sich laufend bemühte, war er nicht in der Lage, erfolgreich zu masturbieren, bis zu dem Zeitpunkt kurz nach seiner High-School-Graduierung. Er hat sich nie während seiner Schulzeit einem Jungen oder einem Mädchen sexuell zu nähern gewagt, noch hatte er irgendwelche Annäherungen wahrgenommen.

Als S 22 war, fühlte er sich stark von einem jungen Mann seines Alters angezogen, der ebenfalls ernsthafte Schwierigkeiten mit sozialen Kontakten während seiner Schulzeit hatte. Die beiden Männer füllten offensichtlich die Lücken im Leben des anderen. Nach einem Jahr enger Freundschaft näherte sich der Freund nachts S und manipulierte ihn bis zur Ejakulation. S genoß diese Erfahrung sehr, und nach drei Monaten lebten die beiden Männer zusammen. Sie setzten ihre sexuellen Aktivitäten nahezu täglich fort, und beide waren sehr erfreut über die Freundschaft und das Gefühl von Nähe, das beide früher nie erfahren hatten.

Etwa eineinhalb Jahre, nachdem S und sein Freund sich zu dem Zusammenleben entschlossen hatten, nahm S auch zu anderen Männern sexuelle Kontakte auf. Es wurde über keine sexuellen Schwierigkeiten berichtet, noch äußerte sein Freund irgendwelche Einwände; denn auch er genoß diese sexuelle Freiheit. Beide Männer fühlten, daß sie eine Menge sozialer Kontakte vermißt hatten, während sie auf der Schule waren, und hatten nun einen Nachholbedarf an sexuellen Erfahrungen.

Als S 27 war, versuchte er, sich einem jungen Mitarbeiter zu nähern, und dieser Mann benachrichtigte den Firmen-Chef. S hatte große Angst um seinen Arbeitsplatz. Er verleugnete alle homosexuellen Absichten, und um das zu unterstützen, entwickelte er ein regelrechtes Verabredungs-Muster mit den jungen Damen in seiner Firma. Diese Veränderung in seinem sozialen Verhalten bestimmte seine ersten sozialen Erfahrungen mit Frauen. Als einmal eine Frau ihm offen sexuell gegenübertrat, wurde er von großer Angst gepackt. Nicht nur, daß er keine Erektion hatte, sondern S bekam auch einen regelrechten Angst-Anfall.

Es wurde ihm klar, daß er professionelle Behandlung brauchte, und er suchte das Institut auf. Es war S's einfache Schlußfolgerung, daß er heterosexuelle Funktionen lernen müsse, um sozial und beruflich bestehen zu können. Außerdem litt er unter seinem Mangel an heterosexuellen Erfahrungen. Als er die Therapie zur Erlangung der Heterosexualität aufsuchte, wurde ihm von Seiten des Instituts erklärt, daß man Homosexuelle ohne Partnerin nicht behandeln würde. Hinzugefügt wurde, daß die Erfahrungen gezeigt hätten, daß die Möglichkeit regelmäßiger sexueller Aktivitäten nach der akuten Therapie-Phase gegeben sein müsse; eine Kooperation mit einer Partnerin, die sich nur auf die akute Behandlungsphase beschränkte, hätte nur geringen Wert.

So beschloß S, ein offensichtlich heterosexuelles Leben zu führen, sich jedoch wenn möglich vor sexuellen Annäherungen zu schützen, bis er eine kooperative Partnerin gefunden haben würde, der er vertrauen konnte. Er hatte auch einige homosexuelle Kontakte, aber er ging sie weit weg von seinem Berufsort ein. Die Suche nach einer Therapie-Partnerin, mit der er auch danach sexuell aktiv sein konnte, dauerte fast ein Jahr. Als S 28 war, kam er wieder zur Therapie zusammen mit der Partnerin seiner Wahl. Die Ernsthaftigkeit seiner Suche nach einer geeigneten Partnerin überzeugte das Untersuchungsteam, und er wurde zur Therapie angenommen.

Die akute Behandlungsphase war völlig erfolglos. S hatte keinerlei Beziehungen zu heterosexuellen Aktivitäten, und er wurde schon bei dem Gedanken an irgendeine sexuelle Interaktion mit einer Frau von Angst gepackt. Es war ihm völlig klar, daß er nie zum Geschlechtsverkehr fähig sein würde, und er konnte sich da sicher selbst richtig einschätzen. Obwohl seine Partnerin voll und ganz mitarbeitete, gelang S während der akuten Therapiephase nie eine Erektion. Seine Leistungsängste reduzierten sich nicht, eher nahmen sie im Laufe der Behandlung zu. Zusätzlich zu der sexuellen Disfunktion entwickelte er eine ernsthafte Abneigung gegenüber dem weiblichen Körper. Diese Abneigung schien ebenfalls während der Therapie zu wachsen. Das Programm wurde daher nach der ersten Woche der zweiwöchigen akuten Phase beendet. Es war offensichtlich klar geworden, daß es ein Fehler war, zu versuchen, S zu heilen. Die Aufgabe der Folge-Behandlung war nun, seine psychosexuelle Stabilisierung zu ermöglichen.

Das Problem wurde mit S lange diskutiert. Der Fehler des Untersuchungsteams wurde offen zugestanden, und es wurde herausgefunden, daß er seine Persönlichkeit viel eher stabilisieren kann, wenn er sein psychosexuelles Wohlbefinden als Homosexueller erlangt, als wenn er sich als potentieller Heterosexueller stark ängstigt und seiner Aversionen nicht Herr wird. Es gab keine Indikation zur therapeutischen Unterstützung seines Status als Homosexueller, aber es wurde ihm eine Kurzzeit-Therapie vorgeschlagen, die ihm helfen sollte, die psychosozialen Verunsicherungen, die aufgrund des Fehlers einer Konversions-Therapie entstanden waren, zu überwinden. S akzeptierte diesen Vorschlag.

S kehrte zur Homosexualität zurück, und seine Ängste verschwanden. Er folgte bestimmten Anregungen, weniger offen in seinem sexuellen Werben zu sein und seine heterosexuellen Sozialkontakte auf das Maß zu reduzieren, daß für seinen beruflichen Erfolg notwendig war. Mit diesen klar definierten aber geringen Änderungen in seinem Lebensstil konnte er sich vor heterosexueller Unterdrückung schützen und hatte von nun an keine sozialen oder beruflichen Schwierigkeiten. Wenn auch S's Motivation, seine sexuelle Präferenz zu ändern, groß war, waren doch seine Angst zu versagen und seine Aversion gegenüber dem weiblichen Geschlecht größer. Seine hochgradige Angst vor einer heterosexuellen Vereinigung war von dem Untersuchungsteam beim Aufnahmegespräch nicht richtig erkannt worden. Die Therapie hätte gar nicht erst vorgenommen werden sollen. Statt dessen hätte S eine Beratung gebraucht, die ihm Hilfestellung für sein soziosexuelles Verhalten als Homosexueller gegeben hätte.

Dieser typische Fallbericht über einen ausgesprochen homosexuell orientierten Mann (Kinsey-Skala 6) wurde geschildert, um das Auseinanderstreben der sexuellen

Orientierungen in unserem Kulturkreis zu verdeutlichen. Es gibt eine Menge ausgesprochen heterosexueller Männer (Kinsey-Skala 0), die bei dem Gedanken, mit einem anderen Mann sexuelle Kontakte eingehen zu müssen, Angstzustände bekämen; und es gibt eben auch eine Menge von Männern, die wie S bei dem Gedanken an sexuelle Interaktion mit einer Frau in Schrecken versetzt werden. Niemals sollte jemand unter einem solchen existenzbedrohenden Druck sexuelle Beziehungen aufnehmen.

Diskussion

Eine kurze Diskussion der generellen Grundsätze, die eine Therapie der Erlangung oder Wiedererlangung der Heterosexualität betreffen, ist notwendig. Selbstverständlich muß jeder Fall individuell gesehen und der therapeutische Aspekt gründlich und häufig erörtert werden. Das gilt nicht nur für den Beginn der Behandlung, sondern auch für den Verlauf des ganzen Therapie-Programms. Ohne diese Flexibilität innerhalb der Therapie wäre die Behandlung der homosexuellen Unzufriedenheit in hohem Maße zum Scheitern verurteilt.

Es gibt da einige grundlegende »don'ts«, also Dinge, die bei der Therapie zur Erlangung oder Wiedererlangung der Heterosexualität in keinem Falle gemacht werden dürfen, die der Therapeut fest verinnerlicht haben sollte, ungeachtet seines Grades an Flexibilität.

Der Therapeut muß sich ständig dessen bewußt sein, daß es jede Menge guter Gründe für jeden einzelnen gibt, etwas gegen seine homosexuelle Veranlagung zu unternehmen. Das mag z. B. eine reale oder vermutete Bedrohung von sozialer Ablehnung sein, oder eine ständige Angst um die Sicherung des Arbeitsplatzes. Natürlich müssen die Gründe für das Bedürfnis nach Konversion oder Reversion definiert werden, dabei sollten aber nie die ersten sexuellen Erfahrungen der betreffenden Personen außer acht gelassen werden. Seine Sexualität als Homosexueller ist seine ständige sichere Substanz. Falls ein Therapeut ihm nahelegt, daß Homosexualität eine nicht akzeptable Lebensweise unter psychologischen Aspekten sei, bedeutet das für ihn, der mitten drin ist, sein sexuelles Wertsystem zu verändern. Bei seiner Hinwendung zur Heterosexualität muß er alle Brücken hinter sich abbauen. Er steht unter dem Eindruck, daß er in dieser Therapie erfolgreich sein *muß*, und zwar jetzt unmittelbar, oder sein weiteres Leben kann ihm nur wenig oder gar nichts mehr bieten. Die Verunglimpfung der Homosexualität seitens des Therapeuten bedeutet für einen Menschen, der schon schwer unter seiner Angst vor effektiver Heterosexualität leidet, einen unerträglichen Zugzwang.

Bei starker Motivation und wenn ein kooperativer weiblicher Partner vorhanden ist, wird die Reversion zur Heterosexualität dann am ehesten gelingen, wenn es auch gelingt, die Sperre zur heterosexuellen Interaktion zu neutralisieren oder abzubauen. Wenn der Wirkungsgrad der sexuellen Funktion sich einmal erhöht, muß es dem Mann auch überlassen sein, seine eigene Entscheidung über seine sexuelle Präferenz zu treffen. Wenn er einfach wahrnimmt, daß er nun zwei Wege offen hat, kann er für sich selbst entscheiden, welcher Weg der erfolgversprechendere ist. Diese Möglichkeit einer nicht repressiven Entscheidung verspricht weit mehr Beständigkeit als jedes Bestehen auf einer Therapie mit dem Ziel der Reversion oder Konversion, die von dem »Alles-oder-nichts«-Druck geprägt ist. Ein Wechsel der Geschlechtsrolle hat viel mehr Erfolgschancen, wenn er das Ergebnis einer Entscheidung des Klienten ist, als wenn der Therapeut ihn auferlegt.

Was für alle Männer gilt, gilt besonders für den homosexuellen Mann: Es macht ihm all das Angst, was er nicht kennt und nachvollziehen kann, oder er fühlt sich unsicher in Situationen, in denen er einen Mangel an Kenntnis und Erfahrung spürt. Das heißt, daß die Therapeuten in ruhiger und beruhigender Weise dem Mann den weiblichen Körperbau und ihre Sexualpsychologie erklären und jede Antwort geben müssen, die über Fragen der weiblichen psychosexuellen Einstellung offen sein mag. Diese Informationen kommen bei den Klienten besser an, wenn der Therapeut eine Frau ist.

Die Rolle der weiblichen Partner bei der Therapie der Erlangung oder Zurückerlangung von Heterosexualität von Männern ist schwierig. Der Therapeut muß auch immer an die seelische Beeinflussung und an das Trauma, dem diese Frauen ausgesetzt sind, denken. Ihre Kooperation bei der Therapie erfordert ein hohes Ausmaß an Verständnis für die Behandlung. Das ist auch einer der wichtigen Gründe, warum die festen oder gelegentlichen Partnerinnen über den jeweiligen Hintergrund der Homosexualität ihrer Partner Bescheid wissen sollten. Wenn die Frau das einmal weiß, hat sie nicht die übliche Erwartung bezüglich der sexuellen Erfahrungen des Partners, noch irgendeine spezielle Erwartungshaltung an ihre Befriedigung oder an die sexuelle Leistung zu Beginn der Beziehung oder zu Anfang der gemeinsamen Therapie. Jedoch muß der Therapeut jeden Fall individuell behandeln. Wenn sich der historische Hintergrund des Partners, ohne entscheidend für den Verlauf der Behandlung zu sein, traumatisch auf die Beziehung auswirken würde, ist es nötig, die Behandlungsstrategie zu modifizieren.

Zusammengefaßt: während der Therapie zur Erlangung oder Wiedererlangung der Heterosexualität ist die frühere Sexualität des Mannes nicht bestimmend. Er soll sich in dieser Zeit nie zwischen Homosexualität und Heterosexualität entscheiden müssen. Nur wenn sich seine psychosexuellen Sperren glaubhaft neutralisiert oder sogar abgebaut haben und nur wenn er sich in seinen sexuellen Funktionen wirklich heterosexuell verhält, kann er ermutigt werden, seine Entscheidung für seine sexuelle Orientierung zu treffen. Nachdem er die Gelegenheit hatte, das Pro und Contra beider sexuellen Präferenzen zu erwägen, stehen die Therapeuten als Berater zur Verfügung. Sie werden dabei jedoch nie den Klienten zu einer Präferenz-Entscheidung drängen.

Als Ergebnis dieser Behandlungs-Prinzipien sind dann auch einige Männer wieder zur Homosexualität zurückgekehrt, einige blieben in ihren sexuellen Funktionen ambivalent, jedoch die meisten Männer haben sich nach dieser Behandlung für heterosexuelle Beziehungen entschieden und sind anscheinend bei dieser Entscheidung geblieben (vgl. Kapitel 17).

Partnerschaft in der Therapie

Seit Jahrzehnten hat sich die Therapie von Reversion oder Konversion der sexuellen Präferenz immer an der unmittelbaren Zweierbeziehung zwischen Klient und Therapeut orientiert. Im allgemeinen waren die Ergebnisse weniger als zufriedenstellend; verwertbares kann man jedoch von jenen lernen, die als Pioniere auf diesem Gebiet ihre Ergebnisse veröffentlichten.

Die therapeutische Auffassung des Instituts unterscheidet sich signifikant von den herkömmlichen Techniken. Wie schon mehrmals betont, wurde nie ein homosexueller Mann oder eine homosexuelle Frau der Behandlung zur Erlangung oder Rückerlangung der Heterosexualität unterzogen, ohne daß ein *gegengeschlechtlicher Partner* diese Therapie mitunterstützte. Diese Frauen und Männer haben einen erheblichen Anteil an dem Erfolg der therapeutischen Behandlung.

Wenn der Homosexuelle die Vorschläge des Therapeuten unverzüglich in die Praxis umsetzen kann, wenn Kommunikationstechniken innerhalb und außerhalb des Schlafzimmers praktiziert werden können, wenn soziale und sexuelle Fehlleistungen korrigiert werden können, Leistungsängste relativiert, Lebenserfahrungen partizipiert werden, dann reduziert sich die Fehlerquote in der Behandlung entsprechend deutlich.

Die gelegentlichen oder festen Partner des anderen Geschlechts handeln als psychosoziale Stützen, und wenn sie ganz kooperativ mit dem Partner sind, schaffen sie eine gelöste repressionsfreie sexuelle Atmosphäre. Wenn die Partner die Probleme der Klienten richtig kennen, wird ein erheblicher Teil der vielfachen Leistungsängste abgebaut. Dies sind jene Ängste, die auftauchen, wenn sexuell enttäuschte Menschen versuchen, ihre Leistungsprobleme vor den Partnern oder Partnerinnen zu verbergen.

Potentielle Schwierigkeiten mit den Therapie-Partnern, die dennoch auftauchen, haben zwei verschiedene Ursachen:

1. Die Partner können sich selbst als Therapeuten fühlen. Das Therapeutenteam muß sich darum kümmern, daß dies nicht eintritt. Der enttäuscht Homosexuelle braucht einen Partner, der ihm im Bett Wärme und Hilfe vermittelt, und keinen Antreiber.

2. Man muß außerdem ständig im Auge behalten, daß ein gelegentlicher Partner, der gerade für die zwei Wochen der intensivsten Therapie-Phase mitarbeitet, nur von

geringem therapeutischen Wert ist. Wenn natürlich sofort ein anderer Partner gefunden wird, kann gewöhnlich eine zufriedenstellende Übertragung erfolgen. Aber eigentlich sollte, wenn der homosexuelle Klient beginnt, sich erfolgreich heterosexuell zu orientieren, keine bemerkenswerte Unterbrechung der sexuellen Möglichkeiten für die Zeit von mindestens zwei bis drei Monaten erfolgen.

Zusammenfassung

Dieser Bericht über die Behandlung von 54 homosexuellen Männern, die zur Heterosexualität gelangen oder zurückgelangen wollten, wurde detailliert wiedergegeben. Repräsentative Fallstudien sind zugänglich gemacht worden. Spezielle Fall-Darstellungen und allgemeine Erörterungen der Probleme sowohl der Klienten als auch der Therapeuten wurden dargestellt. Die statistischen Ergebnisse des klinischen Behandlungsprogramms für homosexuelle Unzufriedenheit bei Frauen und Männern sind im Kapitel 17 zu finden.

16
Unzufriedenheit bei homosexuellen Frauen

Während der zehnjährigen klinischen Kontroll-Periode wurden dreizehn homosexuell orientierte Frauen vom Institut zur Behandlung ihrer sexuellen Unzufriedenheit aufgenommen. Drei Frauen mit der Kinsey-Skala 5 und 6 waren Konversions-Kandidatinnen, während die restlichen zehn Frauen, die aufgrund ihrer Geschichte nach der Kinsey-Skala zwischen 3 und 4 rangierten, als Bewerberinnen für eine Therapie zur Reversion in Frage kamen (vgl. Tabelle 16–1).

Dreizehn ist in der Tat eine geringe Zahl von Klienten, die im Zeitraum von zehn Jahren behandelt wurden. Insgesamt waren es nur 16 Frauen, die eine Therapie wünschten. Faktisch ist die Zahl der Frauen, die eine Behandlung anstrebten so klein, daß das Forschungsteam nur ungern allgemein gültige Aussagen darauf gründet. Während der gleichen Zeit wurden viermal so viele homosexuell unbefriedigte Männer behandelt.

Die Tatsache, daß so wenige Frauen die Behandlung ihrer homosexuellen Unzufriedenheit suchten, wirft eine Reihe von Fragen auf: Widerstrebt homosexuellen Frauen eine Therapie mehr als Männern, wenn sie die Umkehr zur Heterosexualität in Erwägung ziehen? Haben homosexuelle Frauen überhaupt ein geringeres Interesse an Heterosexualität als homosexuelle Männer? Und wenn lesbische Frauen sich zur Heterosexualität entschließen, nehmen sie dann einfach heterosexuelle Verhältnisse auf, ohne therapeutische Unterstützung in Anspruch zu nehmen?

Es gibt keine definitiven Hinweise, keine genauen Antworten auf die Frage, weshalb ein geringerer Prozentsatz von aktiven homosexuellen Frauen im Vergleich zu aktiven homosexuellen Männern beschließt, heterosexuell zu werden. Vielleicht sind bei ihnen die Widerstände gegen eine fachliche Beratung größer. Es gibt einige bescheidene Hinweise als Antwort auf die Frage, warum Lesbierinnen lieber ohne professionelle Unterstützung versuchen, heterosexuell zu werden.

Eine mögliche Antwort wäre, daß die Frauen aus eigener Erkenntnis zur Heterosexualität gelangen wollen, auch wenn sie beträchtliche Schwierigkeiten erwarten.

Jede der dreizehn Frauen, die aufgrund ihrer sexuellen Unzufriedenheit behandelt wurden, hatte spezielle Probleme: Neun der zehn Frauen, die für die Therapie zur Reversion aufgenommen wurden, hatten deutliche sexuelle Disfunktionen während früherer heterosexueller Erfahrungen (vgl. Tabelle 12–3, Kapitel 12) erlebt. Fünf der Frauen waren sexuell aversiv bei ihren ersten heterosexuellen Kontakten. Insgesamt waren zwei Frauen, sowohl bei homosexuellen als auch bei heterosexuellen Interaktionen aversiv, bevor sie die Therapie zur Reversion aufsuchten. Obwohl die Klientin mit der Kinsey-Skala 5, die eine Therapie zur Erlangung der Heterosexualität verlangte, während ihrer ersten heterosexuellen Erfahrungen disfunktional war, hatte sie zu wenige heterosexuelle Kontakte, um sie als heterosexuell disfunktional bezeichnen zu können.

Jede Frau, die das Institut während eines aktiven Versuchs, zur Heterosexualität zu gelangen, zur Beratung aufsuchte, hatte ihre Geschichte von frühen heterosexuellen Disfunktionen, sexuellen Aversionen, oder auch eine Kombination beider Enttäuschungen im Zusammenhang mit Heterosexualität. Es war dann keine Überraschung, daß diese Frauen psychotherapeutischen Rat suchten, als sie sich entschlossen, zu einer heterosexuellen Orientierung zu gelangen oder zurückzukehren.

Der Status der Ehe war ebenfalls ein Faktor, der die Frauen bewog, für ihre Reversions-Bestrebungen fachliche Hilfe zu suchen. Sechs der Frauen waren verheiratet und eine Frau lebte seit sieben Jahren in einer Mann-Frau-Beziehung. Sie wurde der Einfachheit halber als verheiratet geführt. Vier dieser sieben verheirateten Frauen waren in jeder Form heterosexueller Aktivität aversiv und alle sieben waren heterosexuell disfunktional. Alle Frauen waren seit zwei bis neun Jahren homosexuell aktiv. Das erklärt, daß die zehn Frauen während ihrer Bemühungen nach Reversion psychosexuelle therapeutische Maßnahmen suchen.

Eine der drei Frauen, die eine Therapie zur Konversion wünschte, eine Frau mit Kinsey-Skala 6, hatte elf Jahre lang als sexuell aktive Lesbierin gelebt, war während dieser Zeit jedoch primär orgasmusunfähig. Sie meinte schließlich, daß Homosexualität ihr sexuell nichts zu bieten hätte, fand einen Mann, mit dem sie leben wollte, und suchte therapeutischen Rat. Natürlich hatte sie Angst, daß sie auch in heterosexuellen Interaktionen nicht sexuell befriedigt reagieren könne.

Jede der beiden anderen Frauen, die Konversion anstrebten, hatten ein ausgesprochen lesbisch ausgerichtetes Sexualleben. Eine Frau (Kinsey-Skala 5) hatte fünf frühe heterosexuelle Episoden erlebt, innerhalb derer sie sich selbst als ängstlich und gelegentlich angeekelt erlebte; dazu ihr Kommentar, daß sie während des Verkehrs »nichts fühlte«. Die andere Frau (Kinsey-Skala 6) hatte zweimal beschlossen, Koitus auszuprobieren, jedoch beide Male wandte sie sich ab, bevor der Mann in sie eindrang, und klagte über Schwäche und Ekel. Mit dem Hintergrund der hochgradigen Angst ihrer wenigen ersten heterosexuellen Begegnungen suchten diese Frauen Hilfe, indem sie die Therapie zur Konversion in Angriff nahmen. Jede Frau begab sich mit einem männlichen Partner ihrer Wahl zur Behandlung.

Diese geringe Zahl an Untersuchungspersonen sagt aus, daß homosexuelle Frauen, wenn sie nicht unter sexuellen Problemen entweder während ihren ersten heterosexuellen Erfahrungen oder im Laufe homosexueller Beziehungen leiden, wohl kaum kompetente Beratung suchen, wenn sie sich zu einer Änderung ihres Rollenverhaltens entschließen.

Noch ein anderer Faktor ist dafür entscheidend, daß eine Veränderung von der

Lesbierin zur Heterosexualität ungefährlicher ist, als Konversion und Reversion bei homosexuellen Männern: Die Lesbierin ist nicht so unmittelbar und zwingend einer Leistungsangst unterworfen, wenn sie freiwillig ihre sexuelle Orientierung ändern will. Mag sie auch Angst haben, furchtsam sein und vielleicht sogar aversiv, so wird sie doch die Veränderung ihrer sexuellen Verhaltensmuster kaum mit solch lähmender Angst vor der unvermeidlichen Spannung verbinden.

Selbst die Frauen, um die es in diesem Bericht geht, die alle beträchtliche heterosexuelle Enttäuschungen hinter sich hatten, zeigten keine hochgradigen Leistungsängste.

Im allgemeinen geraten männliche Homosexuelle, unabhängig davon, wie effektiv sie als Homosexuelle sexuell reagiert haben, unverzüglich in einen kulturbestimmten Leistungsdruck, wenn sie sich auf einen heterosexuellen koitalen Kontakt einlassen. Wenn ein Mann, mit dem realistischeren Konzept des Homosexuellen, daß er nur wenig für die sexuelle Funktionsfähigkeit seines Partners verantwortlich ist, sich zur Heterosexualität entschließt, gerät er in den kulturspezifischen Leistungsdruck, der besagt, daß in erster Linie der Mann die Verantwortung für die Erwiderungen sexueller Reaktionen bei der Frau trägt. Unter diesen psychosexuellen Ansprüchen können sich Erektionsschwierigkeiten einstellen. Daher werden homosexuelle Männer bei dem Wunsch nach Konversion oder Reversion zur Heterosexualität noch mehr den therapeutischen Rat benötigen als Frauen.

Motivationsfaktoren

Für die kleine Gruppe von Lesbierinnen, die im Institut Hilfe zur Veränderung ihrer sexuellen Präferenz suchten, gab es den Faktor des sozialen Druckes. Bei homosexuellen Männern spielte die Furcht vor der öffentlichen Aufdeckung ihrer Homosexualität oder die gleichzeitige Bedrohung ihrer beruflichen Sicherheit eine Rolle. Bei Frauen liegen die Dinge anders. Ihre soziale Unterdrückung beruht vor allem auf der kulturellen Rolle der Frau, die ihre Bestätigung durch die Heirat findet. Sieben der dreizehn Frauen, die wieder heterosexuell werden wollten, waren verheiratet, und jede dieser verheirateten Frauen stellte fest, daß ihr Wunsch nach einer Veränderung der früheren sexuellen Orientierung darauf beruhte, eine feste eheliche Beziehung wieder aufzubauen oder zu unterstützen. Interessanterweise befürchtete nur eine der Frauen das Bekanntwerden ihrer Homosexualität in der Öffentlichkeit. Lesbierinnentum wird für gewöhnlich entweder freimütig zugegeben oder leicht vor der Allgemeinheit verborgen.

Die übrigen motivierenden Faktoren unter den unverheirateten Frauen waren völlig individueller Art. Eine Frau war um die Sicherheit ihres Arbeitsplatzes besorgt. Sie war nie in der Öffentlichkeit als Lesbierin identifiziert worden, war jedoch von der Angst beherrscht, daß sich ihre homosexuelle Orientierung allgemein herumsprechen könnte. Eine andere Frau empfand ganz einfach, daß Homosexualität ihr nichts zu bieten habe und wollte einen Versuch mit Heterosexualität machen. Wieder eine andere Frau entwickelte eine starke Bindung an einen heterosexuellen Mann und wünschte trotz schwerer Aversionen bei früheren heterosexuellen Erfahrungen eine Reversion, um mit diesem Mann in einer festen Beziehung leben zu können.

Abgelehnte Bewerbungen

Bei drei Frauen, die sich wegen Rückkehr zur Heterosexualität an das Institut wandten, wurde die Behandlung abgelehnt (Tabelle 1). Eine der Frauen (Kinsey-Wert 2) wurde als psychotisch diagnostiziert und auf eine entsprechende Behandlung verwiesen. Die Frau mit dem Kinsey-Wert 3 brauchte in der Tat keine psychotherapeutische Hilfe, um mit dem Mann, zu dem sie eine feste Beziehung hatte, zur Heterosexualität zurückzugelangen.

Sie hatte den festen Wunsch nach einem Erfolg ihrer angestrebten Ehe und war von einer besorgten Familie, die mit ihrer früheren Ambivalenz in bezug auf sexuelle Präferenz wohlvertraut war, dazu gedrängt worden, sich um eine Behandlung zu bemühen. Sie wurde wegen ihrer familiär verursachten Ängste beraten und akzep-

Tabelle 16–1

Unbefriedigte weibliche homosexuelle Population
(Bewerber insgesamt, N = 16; akzeptierte Bewerber, N = 13)

	Anwärter auf Reversion			Anwärter auf Konversion		
	Kinsey-Wert 2	Kinsey-Wert 3	Kinsey-Wert 4	Kinsey-Wert 5	Kinsey-Wert 6	Insgesamt
Bewerber insgesamt*	1	3	9	1	2	16
Abgelehnte Bewerber**	1	1	1	0	0	3
Akzeptierte Bewerber	0	2	8	1	2	13
						(1968–1977)

* Unter den Bewerbern waren keine Frauen mit dem Kinsey-Wert 1.
** Durchschnitt der Ablehnungen 18,8 %.

tierte den Standpunkt des Therapeuten-Teams, daß eine weitere Therapie nicht wirklich angezeigt sei. Als sich die dritte Frau (Kinsey-Wert 4) um Behandlung bewarb, war sie in einen schwerwiegenderen Persönlichkeitskonflikt mit ihrer seit acht Jahren festen lesbischen Partnerin verwickelt. Sie hatte einen Mann, den sie kaum kannte, als Partner ausgewählt und erbat Unterstützung, um zur Heterosexualität zu gelangen. Während der Untersuchung wurde offensichtlich, daß sie ihrer lesbischen Partnerin fester als dem Mann verbunden war. Bei ihr wurde eine Behandlung mit dem Ziel der Reversion abgelehnt. Statt dessen wurde eine Beratung für das unglückliche lesbische Paar eingerichtet, und sie konnten ihren Persönlichkeitskonflikt lösen. Diese Frau war im Grunde in ihre Homosexualität gut eingefügt, und sobald dies festgestellt war, ermutigte das Therapeuten-Team sie, weiter bei ihrer sexuellen Präferenz zu bleiben.

Von den dreizehn homosexuellen weiblichen Bewerbern, die zur Behandlung sexueller Unzufriedenheit angenommen wurden, hatten fünf bereits bei anderen Institutionen um eine Therapie nachgesucht. Zwei der Frauen war die Behandlung abgeschlagen worden, einer der beiden war die Behandlung schon bei anderen Gelegenheiten verweigert worden. Keine von ihnen wies man auf eine andere therapeutische Einrichtung hin. Drei der dreizehn Frauen hatten eine Behandlung durchgemacht, aber alle drei beendeten ihre Therapieprogramme mit unbefriedigenden Resultaten (vgl. Tabelle 6, Kapitel 12). Diese Zahlenangaben sind nicht so nachteilig wie die in den Kapiteln 13, 14 und 15 vorgelegten, tragen aber auch dazu bei, die in vorangegangenen Diskussionen vom Institut eingenommene Position bezüglich des kulturellen Vorurteils im Gesundheitswesen zu unterstützen.

Die Verteilung der Fälle weiblicher Homosexueller mit Beschwerden über sexuelle Unzufriedenheit über den Zeitraum von zehn Jahren hinweg ist der Tabelle 16–2 zu entnehmen.

Wie in der Tabelle angegeben, standen acht der dreizehn Frauen nach Beendigung der zweiwöchigen akuten Behandlungsphase fünf Jahre lang für Folgemaßnahmen

Tabelle 16–2

Unbefriedigte weibliche homosexuelle Population (N = 13): Aufteilung nach Jahren innerhalb des zehnjährigen klinischen Kontrollzeitraums

Therapie der Unzufriedenheit	Behandlungsjahr										
	1.	2.	3.	4.	5.	6.	7.	8.	9.	10.	Insgesamt
Reversion	0	2	1	1	2	0	1	2	1	0	10
Konversion	0	0	1	0	1	0	1	0	0	0	3
Insgesamt	0	2	2	1	3	0	2	2	1	0	13

(1968–1977)

zur Verfügung. Ein statistischer Überblick über die therapeutische Resultate, die in der akuten Behandlungsphase erzielt wurden und die Probleme von Rückfälligkeit während der fünfjährigen Folgeperiode werden in Kapitel 17 dargestellt.

Therapeutische Vorgehensweise

Als Beispiele für die beachtlichen Unterschiede bei den Problemen, vor denen der Therapeut steht, wenn er auf die Bitte sexuell unbefriedigter homosexueller Frauen um Unterstützung zur Reversion oder Konversion zur Heterosexualität eingeht, werden zwei Fallberichte vorgelegt. Im Anschluß daran werden die einzelnen Fälle kurz diskutiert und allgemeine therapeutische Konzepte erörtert. Wie bereits in den Kapiteln 13, 14 und 15 erklärt, wird eine in die Einzelheiten des therapeutischen Prozesses gehende Diskussion in einer eigenen Veröffentlichung vorgelegt werden.

Der allgemeine Hintergrund und spezifische Details zum psychosexuellen Status der beiden männlichen heterosexuellen Partner werden nicht dargelegt. Wenn spezifische Informationen über den männlichen Partner nötig sind, um das klinische Bild zu vervollständigen, werden sie gegeben.

Fallbericht: Paar 12

T war eine 31jährige Frau (Kinsey-Wert 6), die sich mit der Bitte um fachliche Unterstützung bei ihrem Versuch, zur Heterosexualität zu gelangen, an das Institut wandte. Sie trat die Therapie mit einem Partner ihrer Wahl an, den sie zu heiraten hoffte, wenn die angestrebte Therapie zur Konversion Erfolg hatte. T hatte elf Jahre lang das Leben einer aktiven Lesbierin geführt und war immer noch primär orgasmusunfähig. Sie entschied sich freiwillig, da Homosexualität ihr wenig zu bieten hatte und weil sie aktiv männliche Gesellschaft suchte. Seit zehn Monaten war sie mit dem Mann ihrer Wahl bekannt, als sie die Therapie begann.

T kam aus einer mittelständischen Familie mit bescheidenen finanziellen Verhältnissen. Sie war ein Einzelkind. Ihre Mutter und ihr Vater führten nach T's Worten eine langweilige Ehe. Offensichtlich gab es wenig soziale Kontakte. Ihr religiöser Hintergrund war der Protestantismus, und ihre Eltern nahmen an der Kirche maßvoll aktiv Anteil. Sobald die erforderlichen Jahre des Sonntagsschulbesuchs vorüber waren, vermied T jede weitere religiöse Beteiligung.

T beschrieb ihren Vater als wärmer und verständnisvoller als ihre Mutter. Sie hatte auch das Gefühl, daß die Mutter der disziplinierende, der Vater hingegen offenbar der großzügigere Elternteil war. Woran sich T mehr als an irgendetwas anderes aus ihrer Kindheit erinnerte, war die Tatsache, daß sie sich an keine einzige spontane Demonstration von Zuneigung zwischen ihren Eltern erinnern konnte. Selbst flüchtige Abschieds- und Begrüßungsküsse wurden nicht ausgetauscht. Sie konnte sich auch an keinen physischen Kontakt mit ihrer Mutter erinnern. Sie erinnerte sich wohl, daß sie einige Male bei ihrem Vater auf dem Schoß saß, aber das war selten der Fall.

T konnte sich bis zu ihrem 15. Lebensjahr nicht an wesentliche sexuelle Interessen erinnern. Sie versuchte einige Male zu masturbieren, aber obwohl es »sich gut anfühlte«, hatte sie keinen Orgasmus. Sie hatte gelegentlich Verabredungen mit Jungen während der High-School-Zeit, aber sie gestattete keine sexuelle Aktivität, die über Küssen und Streicheln der Brust hinausging, was sie beides nicht besonders stimulierend fand. Sie war eine durchschnittlich erfolgreiche Studentin, ziemlich beliebt unter den Gleichaltrigen, aber sie war kein »Mitmacher«.

Nachdem T die High School abgeschlossen hatte, lebte sie über ein Jahr lang von Gelegenheitsarbeiten und entschied sich dann für eine Sekretärinnenausbildung. Sie lebte in einer kleinen Stadt, daher wurden Vorbereitungen getroffen, daß T in eine Großstadt in einem anderen Bundesstaat zu einer Tante ziehen konnte, um dort während der Ausbildung zu wohnen. Die Tante war Ende 30, war nie verheiratet gewesen, hatte eine gute Stelle, eine schöne Wohnung und eine ganze Reihe Freunde, die fast alle weiblich waren.

T arbeitete jeden Tag hart in der Schule und genoß ihre neue Freiheit. Ihre Tante war gesellschaftlich sehr aktiv und hatte stets entweder Freunde in der Wohnung oder ging abends aus. T freute sich über die warme gesellschaftliche Aufnahme, die ihr mehrere Freunde ihrer Tante bewiesen.

Als T die Sekretärinnenausbildung beendet hatte, bot die Tante ihr die Wohnung zur Mitbenützung an, solange sie auf der Suche nach einer Stelle war oder zu bleiben wünschte. T nahm ihr Angebot an, fand bald eine Arbeit, erklärte sich bereit, einige der Ausgaben zu teilen und fühlte sich ganz zu Hause.

Zuvor hatte T nicht einen Gedanken an die Tatsache verschwendet, daß mindestens einmal wöchentlich eine der Freundinnen über Nacht bei ihrer Tante blieb. Da es sich um eine Wohnung mit zwei Schlafzimmern handelte, nahm T an, daß die Freundin deshalb bei ihrer Tante schlief, weil sie (T) das andere Schlafzimmer einnahm.

Eines Tages stürzte T, bekam Rückenschmerzen und wurde von ihrer Tante massiert. Es war eine willkommene Linderung der Schmerzen. Als die Massagen an den nächsten zwei Abenden jedoch wiederholt wurden, empfand T ein zunehmendes sexuelles Vergnügen daran. Ihre Lubrikation wurde so stark, daß sie fürchtete, ihre Tante würde es bemerken. T war einverstanden, daß die Rückenmassagen noch eine Woche oder zehn Tage fortgesetzt wurden. Eines Abends ging die Tante sanft, aber entschieden zu genitaler Manipulation über, obwohl T versuchte, Einwendungen zu machen. T wurde von dem Erlebnis sexuell stark erregt, hatte aber keinen Orgasmus. Nach kurzer Zeit zeigte sie sich für die Rückenmassage erkenntlich und reagierte auf die sorgfältigen Anweisungen ihrer Tante, indem sie sie zum Orgasmus manipulierte.

T freute sich, als sie die orgastischen Reaktionen ihrer Tante beobachtete. Ihre Tante versicherte ihr, sie würde in Kürze einen ähnlichen Grad sexueller Reaktion erreichen, aber das trat nie ein.

T lebte über zwei Jahre lang mit ihrer Tante zusammen, ehe sie das Bedürfnis nach Unabhängigkeit spürte. Sie zog in eine eigene Wohnung. Ihr soziales Leben schloß weiter die Frauen ein, denen sie durch ihre Tante vorgestellt worden war, und von denen die meisten Lesbierinnen waren. In der Zurückgezogenheit ihrer Wohnung traf sie diese Frauen gesellschaftlich und akzeptierte die, mit denen sie sexuell verkehren wollte. Während sexueller Aktivitäten war sie immer stark erregt, hatte aber nie einen Orgasmus, gleich welcher Art oder Dauer die stimulativen Bemühungen durch ihre Freundinnen waren. Sie versuchte wiederholt zu masturbieren, aber ohne orgastische Reaktion.

T wurde stets sexuell frustriert. Nachdem eine Frau äußerte, daß sie (T) lange brauche, ehe es ihr »käme«, fing sie an, den Orgasmus vorzutäuschen, indem sie sich so verhielt, wie sie ihre Tante und ihre Freundinnen als Reaktion auf ihre Stimulation erlebt hatte. Im Lauf der Zeit lief ihr Verhaltensmuster darauf hinaus, sexuelle Täuschung rasch anzuwenden. Dies geschah, um die Zeit abzukürzen, die ihre gelegentlichen Freundinnen damit verbringen mußten, sie zu stimulieren, da sie wußte, sie würde nicht orgastisch reagieren können.

T lebte etwa elf Jahre lang als sexuell aktive Lesbierin, ohne je orgastische Befriedigung zu erreichen. In den letzten drei Jahren dieses Zeitraums wurde sie zunehmend unruhiger. Zusätzlich zu ihren dauernden sexuellen Frustrationen empfand sie ihr gesellschaftliches Dasein als eingeengt.

Während des Zeitraums von elf Jahren bestanden T's heterosexuelle Erfahrungen aus ein paar Verabredungen mit mehreren, unterschiedlichen Männern. Bei sexuellen Annäherungen versteinerte sie und wollte nicht kooperieren. Mit ihrem Mangel an sexuellem Vertrauen zog T nicht viele Männer an, und diejenigen, die sie gelegentlich doch für sich gewann, zogen sich rasch zurück, nachdem sie sexuell abgelehnt worden waren.

Schließlich beschloß T im Alter von 30 Jahren, ihre gewohnten lesbischen sozialen Strukturen aufzugeben und sich so lange in heterosexuelle Gesellschaft zu begeben, wie es nötig sein würde, um sich eine objektive Ansicht über den heterosexuellen Lebensstil zu bilden. Die Suche nahm einige Monate in Anspruch und brachte einige sexuell sehr beängstigende Momente, ehe sie einen Mann Ende 30 traf, der vor kurzem geschieden worden war und sich sofort zu ihr hingezogen fühlte. Er hatte zwei Kinder, die bei der Mutter lebten.

Bald verbrachte das Paar seine ganze Zeit miteinander. Nachdem eine Reihe sexueller Annäherungsversuche unternommen und abgewehrt worden waren, drückte der Mann seine Betroffenheit aus. T beschloß, ein Risiko einzugehen, erzählte dem Mann, daß sie Jungfrau sei und stimmte dann zu, ein Wochenende mit ihm zu verbringen. Sie erzählte ihm nicht von ihrer lesbischen Neigung. An diesem

Wochenende war der Mann, der ihre Angst merkte und sie auf den Verlust der Jungfernschaft bezog, so sanft wie möglich, aber er konnte nicht penetrieren. T war ziemlich verwirrt, als der Mann nach dem langandauernden Vorspiel ejakulierte.

Als die Beziehung auf dem Spiel stand, ging T ein noch größeres Risiko ein, erzählte dem Mann ihre vollständige Geschichte und erbat seine Mithilfe beim Wechsel ihrer sexuellen Orientierung. Der Mann, der zu dieser Zeit ganz auf T festgelegt war, bot jede nur mögliche Hilfe an. Das Paar versuchte an zwei weiteren Wochenenden, seine Beziehung sexuell zu vollziehen, blieb aber ohne Erfolg. T störte es immer mehr, wenn der Mann ejakulierte, und bei dem letzten Vorfall empfand sie Ekel.

Bei ihrem dritten Fehlschlag fragte T den Mann, ob er sich ihr bei einer Behandlung im Institut anschließen würde. Er stimmte ohne Vorbehalt zu.

Bei Beginn der Therapie war T eine primär orgasmusunfähige Frau, die auch einen mäßig schweren Grad an Vaginismus aufwies. Zudem beschrieb sie ihren Ekel vor Samenflüssigkeit.

Der große Vorteil für die Therapeuten war natürlich bei der Behandlung der kooperative, hingebungsvolle, sexuell erfahrene Mann. Er war T zugetan und gab an, er wolle sie unabhängig vom Ausgang des Therapieprogramms heiraten, obwohl T ihn nur heiraten wollte, wenn die Behandlung erfolgreich verlief.

Mit T's voller Zustimmung wurde der Mann mit den letzten elf Jahren von T's Leben völlig vertraut gemacht. Zuerst fand er es sehr schwer zu glauben, daß sie als Lesbierin nie eine vollständige Reaktion gezeigt hatte, er war jedoch äußerst aufgeschlossen dafür, den beabsichtigten Wechsel der sexuellen Präferenz auf jede mögliche Art zu unterstützen.

Die Therapie begann damit, T's Aufmerksamkeit auf die Annäherung ihrer Tante durch die Rückenmassage zu lenken, und sie wurde in allen Einzelheiten befragt. Was hatte Gefallen erweckt? War sie neugierig oder ängstlich gewesen? Falls ja, wovor und wann? Wie löste sie ihre Konflikte?

Die ganze Geschichte lief darauf hinaus, daß ihr die Rückenmassagen sehr gefallen hatten, daß sie sexuell stark erregt war, verwirrt von der Stärke ihrer sexuellen Empfindungen, dann aber verängstigt, als ihre Tante darauf bestand, mit ihren Genitalien zu spielen. Sie fühlte sich beschämt und schuldig, daß sie daran Gefallen gefunden hatte und fühlte sich moralisch schwach, als sie fortfuhr, bei wiederholten Annäherungen mitzumachen. T. wurde offensichtlich sehr ängstlich, als sie dazu gedrängt wurde, sich ihrer Tante körperlich zu nähern, aber sie war offen interessiert, als ihre Tante rasch multiorgastisch reagierte und das Erreichen des Orgasmus offen verbalisierte.

Nach dieser Information wurde T in eine auf sinnliche Wahrnehmung konzentrierte Therapie (sensate-focus therapy) mit voller Kooperation durch den Mann eingeführt. Eingangs wurden die Genitalien beider Partner als verbotene Zonen erklärt. T's Wiederkehr sinnlicher Freude begann mit der Verwendung des Körpers ihres Partners zu ihrem eigenen Vergnügen und indem sie dem Partner erlaubte, mit ihrem Körper zu seinem Vergnügen umzugehen.

Als Vertrauen und Freude an sinnlicher Konzentration erreicht worden waren, wurden die Genitalien in die Berührungen eingeschlossen, und der Vaginismus wurde so behandelt wie in »Die sexuelle Reaktion« (1970) beschrieben. Erst führte T und dann auch ihr Partner die Plastik-Dilatoren in abgestuften Größen ein, bis der ungewollte vaginale Spasmus überwunden war.

Der gesamte Prozeß der Neutralisierung sowohl ihrer Abneigung gegen Samenflüssigkeit als auch ihres Vaginismus nahm zehn Tage in Anspruch, in denen T und ihr Partner allmählich ihren Grad gemeinsamer sexueller Beteiligung durch geduldige Annäherungsschritte an die Genitalien verstärkten. Am Nachmittag des zehnten Tages, nachdem T die Einführung der vaginalen Dilatoren beendet hatte, lag sie auf dem Bett und ruhte sich aus. Es gab zu dem Zeitpunkt keinerlei sexuelle Aktivität, aber plötzlich erlebte sie ihren ersten Orgasmus. Sie hatte Angst, wußte nicht, was mit ihr geschehen war, war jedoch glücklicherweise mit einem sexuell erfahrenen Mann zusammen, der annahm, die Anzeichen eines Orgasmus wahrzunehmen. T weinte, als ihr später von der weiblichen Therapeutin versichert wurde, sie habe ganz einfach ihr Geburtsrecht sexuellen Ausdrucks erlebt.

In jener Nacht näherte sich T versuchsweise ihrem Partner sexuell und hatte zum erstenmal ohne jede Mühe Geschlechtsverkehr. Sie reagierte am nächsten Tag auf Manipulation mit einem Orgasmus und hatte etwa drei Wochen nach Beendigung der akuten Behandlungsphase Orgasmus beim Geschlechtsverkehr.

Obwohl der Mann laut Definition als zufälliger Partner eingestuft werden mußte, da das Paar keine formale Bindung eingegangen war, hatte sein Verhalten gegenüber T bei weitem nichts Zufälliges an sich. Er war ruhig, zuversichtlich und einfühlsam. Ohne seine völlige Bereitschaft zur Mitarbeit wäre ein positives therapeutisches Resultat äußerst unwahrscheinlich gewesen.

Neben ihrem äußerst kooperativen Partner kam für T Unterstützung zu ihrer geänderten Rollenpräferenz von der weiblichen Therapeutin. Jeder Schritt des Behandlungsprogramms wurde im einzelnen erläutert. Fragen danach, was gesucht werden sollte und was gewonnen werden konnte, wurden in Einzelheiten beantwortet. Ängste wurden analysiert, Befürchtungen erklärt und weibliche Anatomie und sexuelle Reaktionsmuster wiederholt diskutiert. T's Leistungsängste, sowohl homosexueller wie heterosexueller Art, wurden direkt angegangen. Mit ihren Problemen von Vaginismus und Abneigung gegen Samenflüssigkeit befaßte sich ebenfalls primär die Therapeutin.

Während das Behandlungsprogramm fortschritt, stellte eine Einübung in die Kunst der Kommunikation kein Problem für das Paar dar, besonders nachdem die Schlafzimmer-Aspekte des kommunikativen Austauschs so gut geglückt waren. Der männliche Therapeut war dafür verantwortlich, den männlichen Partner über die Einzelheiten der Behandlungsfortschritte zu informieren, Verhaltensvorschläge zum komplexen Übergangsprozeß T's zu machen, Behandlungsfortschritte zu beurteilen und in dem Maß, wie das Therapieprogramm sich entwickelte, zu erziehen und zu erklären. Es wurde jede Anstrengung unternommen, den männlichen Partner als effektiven Bestandteil in die Therapie einzubeziehen. Es wurde auch darauf geachtet, sicherzustellen, daß er nicht zu einem dritten Therapeuten wurde.

Verständlicherweise könnte die Debatte in diesem Fall sich darauf konzentrieren, ob T jemals völlig homosexuell orientiert war. Wie dies in den meisten Fällen von Reversion und in einigen Fällen von Konversion anzutreffen ist, ließen sich für beide Seiten gute Argumente finden. Einerseits hatte T bei vielen Gelegenheiten sexuell frei mit einer Reihe von Frauen interagiert, jede Art homosexuell ausgerichteter physischer Annäherung verwendet und darauf reagiert. Sie hatte es gründlich genossen, ihre weiblichen Partner zu befriedigen, und wurde von dem Vorgang sexuell erregt. Jahrelang hatte sie sich gesellschaftlich ausschließlich mit einer lesbischen Orientierung beschäftigt und kein Interesse an männlicher Gesellschaft gezeigt. Sie hatte sexuell niemals auf Männer reagiert. Sie hatte männliche Gesellschaft sozial reizlos gefunden und in ein paar Fällen sogar sexuell bedrohlich. In der Tat hatte sie Vaginismus und Abneigung gegen Samenflüssigkeit entwickelt.

Andererseits war sie ruhig aber sicher zu homosexueller Aktivität verführt worden und hatte niemals sexuell vollständig auf Frauen reagiert. Nach elf Jahren hatte sie eine weiblich ausgerichtete Gesellschaft offen abgelehnt und freiwillig heterosexuelle Erfahrung gesucht.

In jedem Fall wählte T letztlich die Heterosexualität und hatte trotz ihrer Unerfahrenheit extrem Glück in der Wahl des Mannes, mit dem sie ihr Leben teilen wollte.

Informationen aus der Folgezeit belegen, daß T sexuell ohne Schwierigkeiten reagiert. Das Paar hat geheiratet, und T hat ihr erstes Kind. Sie äußert nicht das geringste Interesse an homosexueller Aktivität.

Fallbericht: Paar 13

V war eine 32jährige Frau (Kinsey-Wert 4), die seit über drei Jahren verheiratet war, als sie zur Therapie kam. Ihr Ehemann begleitete sie nur widerstrebend bei der Therapie, weil er fühlte, daß die Beziehung an ihrem Ende angelangt war. Er begann die Therapie nur, um seiner Frau einen Gefallen zu erweisen.

V's Familiengeschichte war die eines turbulenten Elternhauses. Sie erinnerte sich, daß ihre Eltern niemals zu irgendeinem Thema gleicher Meinung zu sein schienen. Als junges Mädchen erhielt sie oft widersprüchliche Äußerungen von ihren Eltern und stellte auch fest, daß ihrem Bruder, der drei Jahre jünger war, unterschiedliche Anweisungen gegeben wurden. Ihr Vater verbrachte zunehmend längere Zeiträume außer Haus, und als V zwölf war, reichte er die Scheidung ein und heiratete eine andere Frau. Er traf seine Kinder nach der Scheidung und Wiederheirat selten. Zwei Jahre später zog er in einen anderen Landesteil und unterhielt kaum weiteren

Kontakt außer einer minimalen finanziellen Unterstützung. Es gab keinen feststellbaren religiösen Einfluß in dem Elternhaus.

V's Mutter begann zu arbeiten, häufig bei zwei Stellen gleichzeitig. V wurde mit dreizehn die Aufsicht über die Wohnung und den Bruder übertragen. Da die Hausarbeit und die Sorge für den Bruder ihre Möglichkeiten von Geselligkeit während der High-School-Zeit stark einengten, ließ V normalerweise Freundinnen in ihr Haus kommen. Ohne Aufsicht herrschte dort unbeschränkte sexuelle Freiheit. V und zwei ihrer Freundinnen zeigten einander häufig, wie sie masturbierten und fingen bald an, einander zu manipulieren.

V genoß die Sexspiele sehr und fuhr zusätzlich fort, häufig allein zu masturbieren. Sie erinnerte sich nicht, wann sie den ersten Orgasmus hatte, zeigte aber eine vollständige Reaktion während der Spielepisoden. In der Tat war während ihrer an Geselligkeit armen Jahre Masturbation ihre hauptsächliche Vergnügungsmöglichkeit und wurde mindestens täglich ausgeübt.

V war ein attraktives Mädchen. Wenn sie einmal eine Verabredung mit einem Jungen traf und Petting erlaubte, konnte der Junge sie nie so befriedigen wie sie selbst oder ihre beiden Freundinnen. Mit 16 erlebte sie ihren ersten Geschlechtsverkehr. Es geschah nicht nur unvorhergesehen, sondern auch unerwünscht. Vorausgegangen war ein Petting, bei dem sie sexuell nicht erregt worden war. Plötzlich führte der Junge gewaltsam seinen Penis in ihre Vagina ein und ejakulierte. Sie fühlte etwas physischen Schmerz, war aber eher wütend als verletzt. Ihre Wut wurde jedoch zu Angst als sie blutete und die Blutung in der Nacht anhielt. Am nächsten Morgen, als ihr Bett von Blut durchtränkt war, erzählte sie ihrer Mutter, was geschehen war. Sie wurde ins Krankenhaus gebracht, und eine kleine blutende Stelle des verletzten Hymens wurde genäht.

Die Art der Verletzung war unbedeutend. Das Trauma war es nicht. Ihre aufgebrachte Mutter konfrontierte nutzloserweise die Eltern des Jungen damit, als Folge jedoch verbreitete sich die Nachricht von dem Vorfall bald unter ihren Gleichaltrigen. Sie war völlig verwirrt und beschloß, »dies« nie wieder geschehen zu lassen. Es geschah nicht mehr – viele Jahre lang.

Nach dieser Episode lehnte V alle Verabredungen ab, bis die Jungen aufhörten zu fragen. Mit 17 trat sie mitten im ersten Jahr aus der High School aus und fing an, Gelegenheitsarbeiten anzunehmen. Nachdem sie die High School verlassen hatte, verkehrte sie gesellschaftlich nur mit den Frauen, die mit ihr zusammen arbeiteten. Sie wurde sexuell aggressiver, lernte sorgsam auszuwählen und hatte normalerweise mindestens eine Freundin, mit der sie sexuell verkehren konnte.

Als V 20 Jahre alt war, lebte sie in einer Pension, sorgte selbst für ihren Lebensunterhalt und suchte, wenn es nötig war, Homosexuellenlokale wegen sexueller Partner auf.

Als sie älter wurde, begann sie drei verschiedene, dauerhafte lesbische Beziehungen, die bemerkenswert lange andauerten. In jedem der Fälle fühlte sie sich zu

Beginn der Beziehung zu der anderen Frau ganz hingezogen. Die kürzeste Beziehung dauerte ungefähr sechs Monate, die längste über vier Jahre.

Während dieser Zeit bestanden die meisten sozialen Beziehungen, die sie zu Männern unterhielt, aus solchen zu homosexuellen Männern. Doch sie erinnerte sich, daß zwei verschiedene halbherzige Versuche, mit einem Mann Geschlechtsverkehr zu haben, erfolglos waren; sie konnte aus Angst, verletzt zu werden und wieder zu bluten, nicht kooperieren. Die beiden Fiaskos ließen bei ihr noch weniger Interesse an sexuellem Verkehr mit Männern übrig. Als V 28 Jahre alt war, traf sie einen jüngeren Angestellten in der Fabrik, in der sie arbeitete. Ihre Beziehung war erst ein paar Wochen lang rein gesellig und dann, mit wirklicher Besorgnis auf seiten V's, offen sexuell. Der Mann konnte, wenn er Geschlechtsverkehr versuchte, nicht penetrieren. V berichtete ihm von ihrem traumatischen koitalen Erlebnis als Teenager, aber nicht von ihrer lesbischen Neigung. Der Mann schlug vor, einen Arzt aufzusuchen, und V erklärte sich einverstanden. Sie erfuhr, daß es keinen physischen Grund gab, weshalb sie nicht Geschlechtsverkehr haben könnte. Wieder versuchte das Paar den Koitus, aber der Mann konnte immer noch nicht penetrieren. Sie versuchten, die Beziehung zu beenden, stellten aber bald fest, daß sie zu stark voneinander angezogen waren. Daher entschieden sie, daß das Sexuelle sich bessern würde, wenn sie sich Zeit ließen.

Sie heirateten sechs Wochen später. Es dauerte weitere vier Wochen, bis die Ehe vollzogen werden konnte. Während der ersten drei Ehemonate hatte V jedesmal extreme Angst, wenn sie Geschlechtsverkehr hatten. Sie empfand keinen richtigen Schmerz, da aber ihre Lubrikation schwach war, folgte daraus eine starke vaginale Reizung. V stellte fest, daß sie hoffte, jeder Akt von Geschlechtsverkehr würde rasch zum Ende kommen. Sie empfand wenig sexuelle Stimulierung, und nach wenigen Monaten benützte sie regelmäßig künstliche Lubrikation und hatte physisch beim Geschlechtsverkehr eine vollkommen passive Rolle eingenommen. Sie masturbierte allein häufig, aber dies schien keine ausreichende Erleichterung ihrer sexuellen Spannungen zu bringen.

Ihr Mann, der wahrnahm, daß V beim Geschlechtsverkehr wenig sexuelles Vergnügen empfand, versuchte häufig, sexuelle Befriedigung durch Manipulation oder Cunnilingus zu bewirken, aber diese Versuche halfen auch nichts.

V war sexuell schwer frustriert und fing nach sechsmonatiger Ehe an, hin und wieder Homosexuellenlokale zu besuchen. Jedesmal, wenn sie eine kooperative Frau als Partner hatte, wurde sexuelle Befriedigung leicht erreicht, und V war vollauf befriedigt.

Die Ehe dauerte auf diese Weise etwa drei Jahre lang fort. V war häufig deprimiert, und die Intervalle zwischen den sexuellen Episoden des Ehepaars wurden zunehmend länger.

Rund vier Monate, ehe um Therapie ersucht wurde, wurde V von einem Freund ihres Ehemanns gesehen, wie sie die Wohnung einer bekannten Lesbierin betrat, und dieser erzählte ihm von dem Vorfall. Als sie damit ruhig konfrontiert wurde, gab V nicht nur den Vorfall offen zu, sondern sagte ihrem Ehemann dann, daß sie völlig einer lesbischen Orientierung anhinge. Sie willigte in die Scheidung ein und man trennte sich.

Einen Monat später bat V ihren Mann, sie bei der Behandlung zu begleiten, damit sie lernen könnte, sexuell als heterosexuelle Frau zu agieren. Sie sagte, sie fürchte, außerstande zu sein, ihren lesbischen Status zu ändern, daß sie sich aber auch insofern gehandicapt fühle, daß ihr keine Wahl bliebe, denn sie hatte keine befriedigende heterosexuelle Erfahrung gehabt.

Mit Widerstreben stimmte der Ehemann zu, V zu begleiten, als eine letzte Geste für eine Ehe, die seiner Meinung nach in gegenseitigem Einverständnis beendet worden war. Obwohl die Therapeuten befürchteten, daß der Mann nicht zu völliger Mitarbeit bereit sein könnte, wurde V's Bitte, daß sie, wenn sie homosexuell orientiert sein sollte, sie es nach ihrer Wahl und nicht durch einen Mangel sein wollte, als ausreichende Motivation angesehen, daß das Institut das Paar zur Behandlung annahm.

Zuerst machte das Therapieprogramm keine befriedigenden Fortschritte. Wie befürchtet, zeigte sich der Ehemann nicht völlig kooperativ. Trotz der Vorschläge und Appelle der Therapeuten schien er die Schritte nur eben zu durchlaufen. V, die dies fühlte, reagierte auf seine stilisierten sexuellen Annäherungen ebensowenig wie je zuvor. Kurz vor dem Ende der ersten Woche der Therapie, nachdem vorangegangene Versuche, dieses Muster zu ändern, sich als erfolglos herausgestellt hatten, wurde das Paar direkt damit konfrontiert. Es wurde vor die Wahl gestellt, entweder V die Freiheit der Wahl, die sie suchte, zu ermöglichen oder sich vom Behandlungsprogramm zurückzuziehen.

Danach wurde der Ehemann weit kooperativer, und V, die das Entscheidende an ihrer Lage erkannte, änderte sichtlich ihre psychosexuellen Verhaltensweisen fast über Nacht. Das Paar verbrachte Stunden damit, über sein früheres Leben zu reden – etwas, das sie bisher nie getan hatten –, und V ergriff die Initiative, ihrem Mann zu zeigen, was ihr gefiel. Sie machte eine Reihe von Vorschlägen zur Verbesserung seiner sexuellen Techniken; wiederum etwas, zu dem sie früher nie den Mut aufgebracht hatte. Sie hatte immer befürchtet, daß er die Frage stellen würde, woher sie ihre sexuelle Routine hätte, wenn sie ihm bei seinen sexuellen Bemühungen Belehrungen gab. Er erwies sich als gelehriger Schüler, denn V hatte bei Manipulation zwei Tage später einen Orgasmus.

Dieser Durchbruch gefiel V und entzückte ihren Mann. Es war das erste Mal, daß er seine Frau sexuell beteiligt gesehen hatte und daß eine vollständige sexuelle Reaktion erfolgte. Sein Bild von V war das einer anfangs irgendwie ängstlichen und in der Folge völlig passiven sexuellen Partnerin gewesen, die nur darauf bedacht war, ihre sexuellen Pflichten zu erfüllen, wie es eine »gute« Ehefrau sollte. Er erzählte V, wie sehr er sich durch ihr sexuelles Verhaltensmuster abgelehnt gefühlt habe. Sie hatte keine Ahnung davon, daß er sich durch ihre »Bringen wir's hinter uns«-Haltung als Person beleidigt gefühlt hatte.

Ihre Gefühle von Ablehnung waren nicht gegen ihn als Person gerichtet gewesen, sondern gegen seine sexuelle Schwerfälligkeit im Vergleich zu ihren lesbischen Partnerinnen. Er natürlich hatte keine Ahnung von der Tatsache, daß er in direkter sexueller Konkurrenz lebte, erst recht nicht von der Art der Konkurrenz.

Nach dem Erlebnis des Orgasmus durch Manipulation konnten V's Leistungsängste und Zuschauerrollen, die früher ständige Begleiter beim Geschlechtsverkehr gewesen waren, mit einiger Hoffnung auf therapeutische Abhilfe angegangen werden.

Innerhalb von 48 Stunden fühlte sich V beim Geschlechtsverkehr wohl, entwikkelte gute Lubrikation und »fühlte etwas«. Als die Therapie endete, hatte V regelmäßig durch Manipulation Orgasmen, gelegentlich durch Cunnilingus, und reagierte beim Geschlechtsverkehr angenehm.

Das Paar reiste eine Woche später zusammen ab. Ihre sexuelle Beteiligung hat sich für beide Partner weiterhin als zufriedenstellend erwiesen. V hat nur gelegentlich bei Geschlechtsverkehr einen Orgasmus, ergriff jedoch häufig die Initiative und spielt eine sehr aktive Rolle. Ihr Ehemann steht ihren Wünschen nach sexueller Befriedigung stets empfänglich gegenüber. Mitunter benötigt er Anleitung, wenn er sich ihr sexuell nähert. Sie erteilt sie offen, und er akzeptiert sie dankbar. V stellt fest, daß sie kein Interesse an weiteren lesbischen Erlebnissen habe. Da die gesamte fünfjährige Folgezeit noch nicht abgeschlossen ist, können in dieser Hinsicht noch keine endgültigen Schlüsse gezogen werden.

Dieser Fallbericht wurde als ziemlich repräsentativ für die Mehrheit der Frauen, die das Institut bei der gewünschten Reversionstherapie um Hilfe baten, ausgewählt. Acht der dreizehn Bewerber, die zur Therapie akzeptiert wurden, hatten den Präferenzwert 4 der Kinsey-Skala. Es gab eine Vorgeschichte mit bemerkenswert vielen heterosexuellen Erfahrungen, aber für gewöhnlich wurden sie von den beteiligten Frauen als geringwertig angesehen oder waren in Wirklichkeit eine Serie traumatischer Ereignisse. Es gab beträchtliche Unterschiede darin, ob lesbische Gelegenheiten als sexueller Ausweg erfahren worden waren, oder ob ein lesbisches Interesse vorlag, als die heterosexuellen Aspekte des Lebens der Frauen sexuelle und soziale Enttäuschungen zur Folge hatten.

Diskussion

Im allgemeinen reagierten die Frauen, die zur Heterosexualität zurückzukehren suchten, bei vorangegangener sexueller Erfahrung nicht auf heterosexuell orientierte Stimuli oder lehnten sie völlig ab. Dieser Mangel an heterosexueller Reaktionsfähigkeit wurde durch eine Vielzahl von Faktoren hervorgerufen. Die am häufigsten festgestellten Faktoren waren: (1) psychosoziale Ablehnung durch eben die Männer, an denen die Frauen interessiert gewesen waren; (2) Mangel an ausreichender sexueller Erfahrung des Mannes, um der Frau effektive sexuelle Möglichkeiten zu bieten; (3) offensichtliches Desinteresse auf seiten des Mannes, seinen weiblichen Partner sexuell zu befriedigen; (4) sexueller Gebrauch des weiblichen Partners durch den Mann mit wenig oder keiner Rücksicht auf entweder persönliche oder sexuelle Bedürfnisse; (5) langanhaltender physischer oder psychologischer Mißbrauch der Frau und (6) entweder Mangel an sexuellem Interesse seitens des Mannes oder beabsichtigtes Vorenthalten sexueller Gelegenheiten vor der Frau als Mittel der Bestrafung.

Natürlich gab es viele andere ätiologische Faktoren, die zur Ablehnung einer heterosexuellen Rolle führten. Die Rolle als Lesbierin wurde als vorteilhafter beschrieben. Die Frauen berichteten, daß sie nicht nur sexuell stimulierender, sondern auch psychosozial befriedigender sei. Alle Frauen aus dieser Untersuchung berichteten, daß sie weit mehr Freiheit zur Selbstentfaltung während ihrer Ausrichtung auf eine lesbische Neigung hin empfanden.

Die Therapie für diejenigen, die zur Heterosexualität zu gelangen oder zurückzugelangen wünschten, war primär darauf ausgerichtet, jeder weiblichen Probandin etwas von den Möglichkeiten zur Selbstentfaltung zu bieten, die sie bei ihren Erfahrungen in lesbischer Gesellschaft schätzen gelernt hatte. Durch eine Verbesserung der kommunikativen Fähigkeiten beider Partner wurde die Fähigkeit der Frau, sich als Individuum auszudrücken, entweder entfaltet oder verstärkt, je nach den psychosozialen Wertvorstellungen, die in der Beziehung vorher existierten. Handelte es sich um eine feste Beziehung, wurde die Frau für gewöhnlich durch die veränderte Aufnahmefähigkeit ihres Ehemanns enorm ermutigt. War es eine zufällige Beziehung, freute sich die Frau über die Möglichkeit, gehört zu werden, völlige Freiheit zur Selbstentfaltung zu erhalten und bald auch kommunikativen Austausch zu praktizieren.

Die Betonung der potentiellen Vorteile der Frauenrolle sowohl als ganzer sozialer als auch als effektiver sexueller Partner ist der Grundstein einer effektiven Reversionstherapie. Sie gibt dem weiblichen Klienten die Freiheit, seine sozialen und sexuellen Wertsysteme in einer heterosexuellen Partnerschaft genauso auszudrükken wie in einer homosexuellen Beziehung.

In der Therapie wurden die möglichen psychosozialen Vorteile und die spezifisch psychosexuellen Möglichkeiten der Beziehung, die in die Behandlung eingebracht wurden, hervorgehoben. Sowohl Männer wie Frauen reagierten positiv auf die kontrollierten Erziehungsprogramme des Instituts. Die Männer hatten kaum einen Bezugsrahmen zur Einschätzung der psychosexuellen Bedürfnisse der Frau. Die Frauen kämpften üblicherweise mit einem Hintergrund unangenehmer heterosexueller Erfahrung, und ihre negativen sexuellen Eindrücke mußten neutralisiert und die üblichen »Männer-sind-alle-gleich«-Vorstellungen ausgeräumt werden.

Eine weiter ins einzelne gehende Diskussion über die Vorteile, mit einem Paar zu arbeiten, wenn einer der beiden eine Behandlung wegen sexueller Unzufriedenheit sucht, ist überflüssig. Es ist auch nicht weiter notwendig, die genauen Vorteile herauszuarbeiten, die ein aus beiden Geschlechtern zusammengesetztes Team bietet. Diese Diskussionen wurden den Fachleuten des Gesundheitswesens früher in anderen Veröffentlichungen vorgelegt und in vorangegangenen Kapiteln dieses klinischen Abschnittes wieder überprüft. Es möge genügen festzustellen, daß aus einem klinischen Blickpunkt der Einsatz eines aus beiden Geschlechtern gemischten Teams bei der Behandlung von Problemen homosexueller Unzufriedenheit oder homosexueller Disfunktion eine wesentliche Verbesserung gegenüber anderen therapeutischen Vorgehensweisen darstellt.

Die meisten homosexuellen Frauen, die um Unterstützung bei ihren Bemühungen, zur Heterosexualität zu gelangen oder zurückzugelangen, baten, entschieden sich für eine dauernde heterosexuelle Beziehung, wenn innerhalb der Beziehung ihr Status als der eines Partners, nicht nur als eines Lieferanten sexueller Dienstleistungen, gefestigt werden konnte. Wenn die Frauen, die Hilfe beim Versuch einer Reversion oder Konversion wünschten, psychosozial wie psychosexuell zufriedengestellt wurden, behielten sie normalerweise eine heterosexuelle Lebensweise bei.

17
Klinische Statistiken

Vom akademischen Standpunkt betrachtet, ist kein Forschungsprogramm als abgeschlossen anzusehen, besonders wenn es neue klinische Konzepte und Techniken mit sich bringt, ehe die Forscher den Fachleuten des Gesundheitswesens einen detaillierten Bericht vorgelegt haben. Als integraler Bestandteil dieses Berichts sind eingehende Erörterungen nicht nur der Konzepte und Techniken, sondern auch der aus dem therapeutischen Vorgehen erzielten Resultate notwendig. Aus diesen Gründen wird ein kurzer statistischer Überblick der Behandlungsergebnisse bei homosexuellen Männern und Frauen mit sexueller Disfunktion oder Unzufriedenheit vorgelegt.

Bevor der Versuch einer statistischen Auswertung der Behandlungsprogramme unternommen wird, sollte die Position des Instituts in Bezug auf den Wert von Statistiken auf dem Gebiet der psychosexuellen Therapie formuliert werden. Statistiken bedeuten wenig in der physiologischen oder psychologischen Forschung, wenn der Statistiker versucht, Kategorien subjektiven Reagierens auf objektive Stimuli zu erfassen. Da der klinische Interpret nicht mit Exaktheit subjektiv eingeschätzte Punkte A, B oder C definieren kann, sind Behauptungen über statistisch signifikante therapeutische Erfolge ungerechtfertigt, sobald sie zu Schlußfolgerungen über die Wechselbeziehungen dieser Variablen benutzt werden. Andererseits sind Behandlungsfehlschläge immer von großer Bedeutung, gleichgültig vor welchem klinischen Hintergrund. Stellt sich die klinische Forschung auf die Seite des Konservatismus, indem sie bereits die leiseste Frage nach dem effektiven therapeutischen Fortschritt als Behandlungsfehlschlag deklariert, so werden Fehlerstatistiken zunehmend wichtig. Daher wird die statistische Auswertung des therapeutischen Vorgehens in den zehn Jahren der Behandlung wegen homosexueller Disfunktion oder Unzufriedenheit ausschließlich vom Gesichtspunkt der Fehlschlagsquote aus betrachtet.

Der vorangehende Absatz, ein freies Zitat aus »Human Sexual Inadequacy« (1970), wiederholt den Standpunkt des Instituts zur statistischen Auswertung von Behandlungsprogrammen, die auf Abhilfe von sexuellen Störungen beim Menschen abzielen.

Es bleiben stets zwei ungelöste Fragen offen, wenn Psychotherapeuten jeder Überzeugung bemüht sind, therapeutische Erfolge darzustellen. Erstens die Frage nach dem Erfolg bei der Behandlung einer speziellen psychosexuellen Disfunktion und zweitens die Frage nach der Urteilsfähigkeit: Wer soll der Richter über erfolgreiche Behandlung sein? Einerseits sind die Kriterien zur Beurteilung klinischen Erfolgs schlecht definiert, andererseits ist die Stellung der Autoritäten problematisch.

Der Therapeut ist die am wenigsten akzeptable Autorität zur Definition und Bemessung einer erfolgreichen Behandlung in seinem eigenen klinischen Programm. Eine unkontrollierte Voreingenommenheit ist in seinem Urteil unvermeidlich. Es besteht die Gefahr, daß er die Frage nach dem erreichten therapeutischen Ziel im Lichte dessen beurteilt, was er dem Klienten im Rahmen der Behandlungswahrscheinlichkeit darstellte.

Auch der Klient sollte nicht der einzige Richter über Erfolg oder Fehlschlag des therapeutischen Prozesses sein. Welchen wirklichen Bezugsrahmen, theoretischer oder auch klinischer Art, hat er für das Erreichen eines Ziels? Wie kann er den erforderlichen objektiven Überblick über die Effektivität des therapeutischen Programms besitzen? Wenn der Klient von der Behandlung den Mond und die Sterne erwartet und nur den Mond bekommt, wird er dann nicht von halbem Erfolg sprechen, auch wenn der Therapeut mit fachlicher Berechtigung seine therapeutische Leistung als eine gute Arbeit betrachtet?

Wenn weder der Therapeut noch der Klient fähig sind, einen vorurteilsfreien, objektiven Bericht über therapeutischen Erfolg zu bieten, wer soll dann klinische Behandlungsprogramme bewerten? Es muß und sollte den gleichrangigen Berufskollegen überlassen bleiben, das Erfolgspotential einer klinischen Behandlungsmethodologie zu beurteilen. Läßt sich das mit einiger zufriedenstellenden Übereinstimmung der Resultate wiederholen? Dies ist die Feuerprobe für neue oder abweichende klinische Programme. Daher ist es von größter Bedeutung, daß sich die vorgelegten Ergebnisse mit relativer Leichtigkeit interpretieren lassen.

Wenn die subjektiven Aspekte eines psychotherapeutischen Prozesses nicht mit statistischer Sicherheit als Behandlungserfolg interpretiert werden können (und sie können es nicht), wie steht es dann mit den Behandlungsfehlschlägen? Sind wir immer sicher über das Ausmaß und den Grad unserer Mißerfolge? *Sicher nicht* – es gibt aber für gewöhnlich mehr Übereinstimmung zwischen dem Therapeuten und dem Klienten darüber, was einen Mißerfolg im Behandlungsverlauf darstellt, als über einen Erfolg. Was einen, wie der Therapeut weiß, fast unglaublichen Fortschritt in der Behandlung darstellt, mag von dem Klienten als unbefriedigend bezeichnet werden, denn es ist »nicht das, was ich erwartete«. Was den Klienten als effektiven therapeutischen Fortschritt beeindruckt, mag die Autorität klar als im besten Fall kurzfristigen Gewinn erkennen. Aber sowohl die Autorität als auch der Klient befinden sich gewöhnlich in ziemlicher Übereinstimmung im Hinblick darauf, was entweder einen sofortigen oder langfristigen Mißerfolg ausmacht.

Aus diesen Gründen folgt das Institut dem von ihm ursprünglich, 1969, gegebenen Vorbild, als das Institut die Ergebnisse der klinischen Forschungsprogramme vorlegte, die darauf abzielten, Behandlungstechniken für heterosexuelle Störungen zu entwickeln. Die Ergebnisse der Behandlung homosexueller Disfunktion oder Unzufriedenheit werden eher in Form von Behandlungsfehlschlägen beschrieben, denn als Einschätzungen von therapeutischen Erfolgen. Es muß betont werden, daß eine Quote von 20 % Mißerfolgen der Behandlung nicht automatisch zu der Annahme berechtigt, das Therapieprogramm sei mit einer Erfolgsrate von 80 % gesegnet gewesen. Eine Fehlschlagsquote von 20 % bei der Behandlung bedeutet nur das – und nichts weiter.

Wie bei der Darstellung und Diskussion von Therapiefehlschlägen bei den heterosexuellen Behandlungsprogrammen soll auch bei den Resultaten homosexueller Behandlungsprogramme verfahren werden. Es läßt sich jedoch nur ein oberflächlicher Vergleich von Resultaten bieten, die bei der Behandlung von Männern und Frauen der beiden sexuellen Richtungen erhalten wurden, weil es zu viele klinische Variablen gab. Zum Beispiel war die Patienten-Population, die wegen homosexueller Störungen behandelt wurde weit kleiner als die Gesamtzahl der Männer und Frauen, die wegen heterosexueller Leiden in Behandlung waren. Zudem machten die der homosexuellen und heterosexuellen Orientierung inhärenten sexuellen Verhaltensmuster unterschiedliche Definitionen sexueller Disfunktionen und Unzufriedenheit notwendig (vgl. Kapitel 12). So können Ähnlichkeiten und Unterschiede zwischen den Therapieergebnissen, die von den zwei klinischen Populationen erhalten wurden, allgemein unter dem Blickwinkel selektiver Prüfung, aber nicht mit statistischer Sicherheit eingeschätzt werden.

Es gibt eine Anzahl anderer Faktoren, die bei der Analyse von Angaben über Mißerfolge bei der Behandlung in Betracht gezogen werden müssen. Die Behandlung der Leiden Homosexueller wurde natürlich erleichtert durch die jahrelange frühere klinische Erfahrung bei der Behandlung der Störungen Heterosexueller, die der Stab des Instituts gesammelt hatte. Es trifft ebenfalls ganz allgemein zu, daß mit einer Ausnahme der sexuell disfunktionale homosexuelle Mann oder die Frau kein so großes Problem bewältigen muß, um die effektive sexuelle Funktion wiederzuerlangen, wie dies beim Heterosexuellen der Fall ist. Die eine Ausnahme von dieser generellen Regel, der primär impotente homosexuelle Mann, wird im Kontext im nächsten Abschnitt diskutiert.

Statistiken der Behandlungsfehlschläge (Disfunktion)

Bei der Darstellung der klinischen Statistiken über die Behandlung disfunktionaler homosexueller Männer und Frauen wird zuerst der Prozentsatz an Fehlschlägen, die während der Anfangs- oder Schnellbehandlungsphase des Programms auftraten, betrachtet. Als zweites wird über die Häufigkeit von Mißerfolgen während der erforderlichen fünf Jahre des Folgeprogramms berichtet. Drittens wird die Gesamtfehlerquote der Behandlungen vorgelegt. Diese Statistik wurde aufgestellt, indem die Anzahl der Männer und Frauen, die Fehlschläge in der Eingangsphase hatten, zur Anzahl der Personen, die während der ersten fünf Jahre nach der Behandlung zur Disfunktion zurückkehrten, addiert wurde.

Bei der Vorlage der Behandlungsfehlschläge in der Eingangsphase stellt N die Gesamtzahl der Klienten dar, die wegen des spezifischen sexuellen Leidens behandelt wurden; F die Zahl der sofortigen Behandlungsmißerfolge bei der Schnellbehandlungsmethode und IFR den Prozentsatz der Fehlschläge in der Anfangsphase. Um Beziehungen herstellen zu können, werden die Daten in fortlaufend numerierten Gruppen zusammengefaßt.

Disfunktion bei Männern

1. *Primäre Impotenz:* N = 5, F = 0, IFR = 0 %.

Das Institut behandelte fünf primär impotente Männer während der Schnellbehandlungsphase des klinischen Programms. Trotz des Fehlens von Fehlschlägen bei der Anfangsbehandlung war es generell schwieriger, primäre Impotenz homosexueller als heterosexueller Orientierung zu behandeln. Obwohl der Homosexuelle dem Erfolgsdruck, beim Geschlechtsverkehr effektiv zu reagieren, nicht ausgesetzt ist, muß er doch als der stärker geschädigte, primär Impotente bezeichnet werden, denn nach der Definition des Instituts war er nicht einmal in der Lage, durch Masturbation eine vollständige Erektion zu erreichen, zu behalten und zu einer orgastischen Befriedigung als Reaktion auf irgendeine Form direkter sexueller Stimulation durch sich selbst oder durch einen Partner zu gelangen. Seine einzige Erfahrung mit Ejakulation (wenn überhaupt) bestand in nächtlichen Ergüssen. Der primär impotente homosexuelle Klient war nicht nur psychosexuell disfunktional, sondern ließ auch einen erheblichen Grad psychosozialer Pathologie erkennen.

2. *Sekundäre Impotenz:* N = 49, F = 4, IFR = 8,2 %.

Die Mißerfolgsrate bei der Schnellbehandlung sekundär impotenter homosexueller Männer hält sich auf einem annehmbaren Niveau. Wenn der Klient mit einem kooperierenden Partner kommt, besteht Grund zur Annahme, daß die Mißerfolgsrate bei dieser Art homosexueller Disfunktion in der Eingangsphase unter zehn Prozent gehalten werden kann. Das Ausmaß der Motivation ist bei der Behandlung sekundärer Impotenz besonders wichtig, denn es entscheidet meist darüber, ob die Impotenz in den Nachbehandlungsjahren beseitigt bleibt. Bei Männern tritt das Problem, die Funktionsfähigkeit aufrechtzuerhalten, wenn die Behandlung abgeschlossen ist, häufiger auf als die Schwierigkeit, sie in der Therapie wiederzuerlangen.

3. *Gelegentliche Impotenz:* N = 3, F = 0, IFR = 0 %.

Nur drei Fälle aus dieser Kategorie von Impotenz wurden vom Therapeutenteam behandelt. Es sollte nur selten ein Fehlschlag in dieser Kategorie homosexueller Impotenz vorkommen. Das zusätzliche Leiden sexueller Aversion, das gelegentlich diese Art männlicher Potenzstörung begleitet, ist für gewöhnlich schwieriger zu heilen als diese Art der Impotenz selbst. Die Kategorie »gelegentliche Impotenz« wurde in das heterosexuelle Behandlungsprogramm nicht eingeführt. Zu jener Zeit wurden Klienten dieser Kategorie unkorrekt als sekundär impotent bezeichnet.

4. *Unfähigkeit zur Ejakulation:* N = 0.

Obwohl diese Sexualstörung in der Gruppe der Homosexuellen existieren muß, wurde sie in den zehn Jahren der klinischen Kontrollperiode nicht angetroffen. Wäre das Problem aufgetreten, so hätte man es mit den Techniken, die ursprünglich für die Behandlung der Unfähigkeit zur Ejakulation heterosexueller Orientierung beschrieben wurden, behandelt.

Der zur Ejakulation unfähige Homosexuelle sollte nicht mit dem primär impotenten Homosexuellen verwechselt werden. Obwohl keiner der beiden bei offener sexueller Aktivität mit einem Partner einen Orgasmus erlebt, hat der Mann mit der Unfähigkeit zur Ejakulation doch die Fähigkeit, unbegrenzt Erektionen zu erhalten, der primär impotente Homosexuelle dagegen nicht. Der Mann mit der Unfähigkeit zur Ejakulation kann und wird bei der Masturbation ejakulieren, der primär impotente Mann kann es nicht.

5. *Vorzeitige Ejakulation:* N = 2, IFR = 0 %.

Die Behandlung vorzeitiger Ejakulation unter der männlichen homosexuellen Population wurde überhaupt nicht im einzelnen geboten oder diskutiert. Wie in Kapitel 12 angemerkt, litten die homosexuellen Probanden selten an vorzeitiger Ejakulation. Zu schnelle Ejakulation von männlichen Homosexuellen ist zwar ein funktionales Problem, es wurde jedoch nicht für wichtig genug erachtet, um Männer daraufhin zu behandeln. Der Beschwerde kann so leicht abgeholfen werden, daß dazu das übliche zweiwöchige akute Behandlungsprogramm nicht erforderlich ist. Die angewandten Techniken sind identisch mit denen, die zur Behandlung des funktional weit mehr gehandicapten Heterosexuellen mit vorzeitiger Ejakulation entwickelt wurden. Für gewöhnlich werden zwei oder drei Beratungssitzungen genügen, um das Problem bei einem Homosexuellen zu lösen. Das gleiche läßt sich normalerweise nicht für den Heterosexuellen mit vorzeitiger Ejakulation und seinen meist psychosexuell traumatisierten weiblichen Partner sagen.

Weil die Beschwerde kaum registriert und Abhilfe leicht bewerkstelligt wurde, ohne daß die Teilnahme an dem formalen Behandlungsprogramm erforderlich war, wird diese Disfunktion nicht weiter diskutiert. Die Behandlungsergebnisse sind auch in dem Gesamtüberblick des Instituts über Behandlungsfehlschläge nicht enthalten.

Disfunktion bei Frauen

6. *Primäre Orgasmusunfähigkeit:* N = 8, F = 1, IFR = 12,5 %.

Die schwierigsten Probleme bei der Behandlung sind der extrem niedrige Grad an Selbstachtung der Klientin, das überwältigende Gefühl von Unzulänglichkeit als Frau und natürlich ihre sexuellen Leistungsängste. Die Probleme sind gegeben, gleich ob die primär orgasmusunfähige Frau homo- oder heterosexuell orientiert ist.

Aber die primär orgasmusunfähige Lesbierin hatte eine bessere Chance auf eine vollständige Abhilfe bei ihren Symptomen als ihr heterosexuelles Gegenstück, weil von ihr nicht zusätzlich gefordert wird, beim Geschlechtsverkehr zum Orgasmus zu kommen. Bei primärer homosexueller Orgasmusunfähigkeit sollte eine niedrige Fehlschlagsquote in der Anfangsphase zu erwarten sein. Es kann jedoch eine zusätzliche Komplikation geben: Bei der geringen Zahl der Fälle primärer Orgasmusunfähigkeit des Instituts trat häufig gleichzeitig sexuelle Aversion auf.

7. *Situationsbedingte Orgasmusunfähigkeit:* N = 15, F = 1, IFR = 6,7 %.

Ein situationsbedingt orgasmusunfähiger Klient bietet etwa die gleichen Schwierigkeiten bei der Behandlung wie der primär orgasmusunfähige, aber im allgemeinen ist Beseitigung dieser Schwierigkeit leichter. Wird gleichzeitig eine sexuelle Aversion diagnostiziert, so stellt diese eine größere therapeutische Herausforderung dar als die situationsbedingte Orgasmusunfähigkeit selbst.

8. *Gelegentliche Orgasmusunfähigkeit:* N = 4, F = 0, IFR = 0 %.

Gelegentliche Orgasmusunfähigkeit bei den kleinen Gruppen lesbischer Klienten war ebenfalls häufig verbunden mit der sekundären Klage über eine sexuelle Aversion. Einen adäquaten Grad an Motivation des Klienten zur Erleichterung des Zustands gelegentlicher Orgasmusunfähigkeit und einen kooperativen Partner bei der Therapie vorausgesetzt, ist eine geringe Fehlerquote in der akuten Behandlungsphase zu erwarten.

9. *Vaginismus:* N = 2, F = 0, IFR = 0 % (nicht behandelt).

Vaginismus wurde nur in zwei Fällen als sekundäre Diagnose bei der Behandlung orgasmusunfähiger Lesbierinnen festgestellt. Die Diagnose kann nur durch Beckenuntersuchungen exakt gestellt werden. Da Vaginismus für orgasmusunfähige Lesbierinnen wenig Konsequenzen hat, wurde er nicht direkt behandelt. In beiden Fällen von homosexuellem Vaginismus waren die Frauen auch sexuell aversiv, daher richtete sich die Therapie primär gegen den aversiven Zustand. Wie bei der vorzeitigen Ejakulation der Männer, wurde auch der Vaginismus der Frauen nicht in den Gesamtbericht der Behandlungen aufgenommen.

Sexuelle Aversion

Es gab eine bemerkenswerte Häufigkeit sexueller Aversion als sekundäre Diagnose bei der Behandlung von Disfunktionen männlicher und weiblicher Homosexueller. Dieses sexuelle Problem wird jedoch nicht als Disfunktion klassifiziert. Die nachfolgend vorgelegten Statistiken geben die Häufigkeit von Therapiefehlschlägen bei der Reversion von Symptomen während des Schnellbehandlungsprogramms an. N stellt die Zahl der Fälle von diagnostizierter sexueller Aversion dar, F Mißerfolg bei der Beseitigung der Symptome und FR die Mißerfolgsrate während der Folgezeit in den zehn Jahren des klinischen Forschungszeitraums.

Die Zahlen in Klammern geben die Fälle der betreffenden Art homosexueller Disfunktion an, die als primäre Diagnose behandelt wurde.

10. *Männliche homosexuelle Disfunktion Aversion*

a) Primäre Impotenz (5): N = 1, F = 0, FR = 0 %.

b) Sekundäre Impotenz (49): N = 2, F = 0, FR = 0 %

c) Situationsbedingte Impotenz (3): N = 1, F = 0, FR = 0 %.

11. *Weibliche sexuelle Disfunktion Aversion*

a) Primäre Orgasmusunfähigkeit (8): N = 3, F = 0, FR = 0 %

b) Situationsbedingte Orgasmusunfähigkeit (15): N = 1, F = 0, FR = 0 %

c) Gelegentliche Orgasmusunfähigkeit (4): N = 2, F = 0, FR = 0 %.

Vier Fälle von sexueller Aversion bei homosexuellen Männern und sechs Fälle sexueller Aversion bei homosexuellen Frauen wurden als Sekundärdiagnosen bei der Behandlung der primären Beschwerden sexueller Disfunktion festgestellt. Es gab weit häufiger Fälle sexueller Aversion unter der sexuell disfunktionalen lesbischen Population als unter den disfunktionalen männlichen Klienten. Die aversiven Symptome wurden ohne Mißerfolge bei der Behandlung beseitigt. Da Statistiken über diese Kategorie sexueller Leiden bei der Untersuchung heterosexuell ausgerichteter sexueller Störungen, über die in »Human Sexual Inadequacy« berichtet wurde, nicht aufgeführt wurden, werden sie auch hier nicht berücksichtigt.

Gesamtstatistiken (Disfunktion)

Die Gesamtzahlen der Behandlungsmißerfolge in der Eingangsphase und die Prozentsätze der Fehlschläge in der Schnellbehandlungsphase des Therapieprogramms gegen homosexuelle Disfunktion sind unten aufgeführt. Zum leichteren Nachschlagen sind die Zahlen zunächst nach Geschlechtern getrennt und dann als insgesamt angegeben.

12. *Männliche Disfunktion insgesamt:* N = 57, 5 = 4, IFR = 7,0 %.

13. *Weibliche Disfunktion insgesamt:* N = 27, F = 2, IFR = 7,4 %.

Die Statistiken über den Prozentsatz der Fehlschläge während der Eingangsphase stützen die 21 Jahre alte Behauptung des Instituts, daß es keinen wesentlichen klinischen Unterschied bei der Gesamt-Fehlschlagsquote aus der Behandlung sexuell disfunktionaler Männer und sexuell disfunktionaler Frauen gibt. Diese Stellungnahme geht davon aus, daß das gemischte Therapeuten-Team als grundlegender Bestandteil des Behandlungsprogramms eingesetzt wird und daß die sexuell disfunktionale Person bei der Therapie von einem Partner ihrer Wahl begleitet wird. Über dieses Fehlen eines klinisch signifikanten Unterschieds zwischen den beiden Geschlechtern bei den Statistiken über Behandlungsmißerfolge wurde erstmals in »Human Sexual Inadequacy« berichtet.

14. *Disfunktion bei Männern und Frauen insgesamt:* N = 84, F = 6, IFR = 7,1 %.

Die Fehlerquote von 7,1 % in der Anfangsphase der Behandlung disfunktionaler homosexueller Männer und Frauen ist eine akzeptable Zahl. Sie sollte nicht über einen theoretisch angesetzten Wert von zehn Prozent steigen und wird wahrscheinlich auf ein Niveau von fünf Prozent gesenkt werden, wenn mehr klinische Erfahrung vorliegt. Es muß betont werden, daß diese Zahl nur die Behandlungsfehlschläge wiedergibt, die sich in der akuten Phase des Therapieprogramms entwickelten. Zu diesen Mißerfolgen der klinischen Behandlung müssen jene Fälle von Behandlungsrückschlägen hinzugezählt werden, die sich während des erforderlichen fünfjährigen Folgezeitraums ereigneten, ehe eine Quote der Behandlungsfehlschläge insgesamt für homosexuelle Disfunktion bestimmt werden kann.

Um signifikante Informationen über die Folgezeit bieten zu können, sollte eine große Anzahl von Fällen verfügbar sein, die sorgfältig ausgewertet werden können, um Quoten der Behandlungsrückschläge zu bestimmen. Das Institut kann solche Informationen zur Zeit nicht bieten. Die Schuld liegt nicht am Mangel an effektiven Folgemaßnahmen, obschon es immer Schwierigkeiten in jedem Programm dauernder klinischer Kontrolle gibt. Die grundlegende Schwierigkeit des Instituts liegt im Mangel an Zahlen. Es gab nur eine geringe Anzahl männlicher und weiblicher Bewerber für eine Behandlung homosexueller Disfunktion und Unzufriedenheit. Über den Zeitraum von zehn Jahren klinischer Kontrolle hinweg belief sich die Gesamtzahl homosexueller Männer, die wegen sexueller Disfunktion behandelt wurden, nur auf 57; die entsprechende Zahl für Frauen ist 27. Die wegen sexueller Unzufriedenheit Behandelten waren insgesamt nur 54 männliche und 13 weibliche Bewerber. Da die Probandenpopulationen klein waren, wurde jede Anstrengung darauf verwendet, adäquate Folgemaßnahmen für diejenigen Männer und Frauen aufrechtzuerhalten, bei denen es keine sofortigen Behandlungsfehlschläge gab.

Direkte Behandlungsmißerfolge wurden gleich an andere fachlich geeignete Stellen verwiesen. Da die Folgebemühungen sich möglicherweise für das neue Behandlungsprogramm des Klienten als verwirrend herausstellen konnten, wurde die Gruppe männlicher und weiblicher Klienten, deren Behandlung in der Anfangsphase fehlgeschlagen war, nicht weiterverfolgt. Zudem konnte die erhaltene Information statistisch nicht verwendet werden, da andere Behandlungsmodalitäten darin verwickelt waren.

Die unten angegebenen Statistiken beziehen sich auf die Klienten, bei denen die Behandlungserfolge umschlugen und die zu ihrem früheren sexuell disfunktionalen Zustand während der zehnjährigen klinischen Kontrollperiode zurückkehrten. Es ist wichtig, darauf hinzuweisen, daß es auch noch andere Beispiele der Rückkehr in einen früheren sexuell disfunktionalen Zustand geben mag, da die letzten Jahre der Folgezeit noch nicht abgeschlossen sind. Ebenfalls festgehalten sind die Zahlen der Männer und Frauen, die für die Folgemaßnahmen verlorengingen.

In den Gruppen 15 und 16 stellt N die Anzahl der Männer und Frauen dar, die wegen sexueller Disfunktion innerhalb der Kontrollperiode von zehn Jahren behandelt wurden. F bezeichnet diejenigen Männer und Frauen, die schon während der akuten Phase der Therapie Behandlungsfehlschläge erlitten; TR die bekannten Beispiele von Behandlungsrückschlägen während des erforderlichen Folgezeitraums von fünf Jahren und LF die Anzahl der Klienten, die für die Folgemaßnahmen in jeder einzelnen Kategorie von Disfunktionalität verlorengingen.

15. *Sexuelle Disfunktion bei Männern*

a) Primäre Impotenz: N = 5, F = 0, TR = 1, LF = 1.

b) Sekundäre Impotenz: N = 49, F = 4, TR = 1, LF = 2.

c) Gelegentliche Impotenz: N = 3, F = 0, TR = 0, LF = 0.

Ein primär impotenter Mann wurde sekundär impotent und weigerte sich, als seine akute Behandlungsphase beendet war, die Folgemaßnahmen weiter fortzusetzen.

Ein sekundär impotenter Mann erlebte die Rückkehr der früheren Erektionsstörung und lehnte jede weitere Behandlung oder Überweisung an andere Hilfsquellen ab, arbeitete jedoch mit bei den Routinemaßnahmen der Folgeperiode. Zwei sekundär impotente Männer gingen jeweils nach vier bzw. drei Jahren nach der akuten Behandlungsphase für die Folgemaßnahmen verloren. Sie berichteten von guter sexueller Funktionsfähigkeit, als zum letzten Mal mit ihnen Kontakt aufgenommen wurde.

16. *Sexuelle Disfunktion bei Frauen*

a) Primäre Orgasmusunfähigkeit: N = 8, F = 1, TR = 0, LF = 0.

b) Gelegentliche Orgasmusunfähigkeit: N = 15, F = 1, TR = 1, LF = 1.

c) Situationsbedingte Orgasmusunfähigkeit: N = 4, F = 0, TR = 0, LF = 0.

Unter den ursprünglich 27 Frauen, die wegen homosexueller Disfunktion behandelt wurden, erlebten zwei sofortige Behandlungsfehlschläge, und es gab einen Fall des Wiederauftretens der Symptome bei der Nachbehandlung, als die Frau ihren festen Partner verlor und sich zwecks sexueller Befriedigung zufälligen Partnern zuwandte. Eine gelegentlich früher orgasmusunfähige Frau ging zwei Jahre nach der Schnellbehandlungsphase für die Folgemaßnahmen verloren. Sie gab beim letzten Kontakt effektive sexuelle Handlungsfähigkeit an.

Folgemaßnahmen (Disfunktion)

Unter 57 Fällen männlicher und 27 Fällen weiblicher sexueller Disfunktion gingen nur drei homosexuelle Männer und eine Frau für die Folgemaßnahmen verloren. Nachdem insgesamt nur drei Männer und Frauen während des gesamten Beobachtungszeitraums in frühere Stadien sexueller Disfunktion zurückfielen, wäre eine signifikante Rückkehr zur Disfunktion unter den vier Fällen, die für die Folgeperiode verlorengingen, nicht zu erwarten. Die statistische Erwartung beträfe höchstens eine Person, die in Disfunktion zurückfällt. Ein zusätzlicher Behandlungsfehlschlag würde die Statistiken nicht in einem klinisch bemerkenswerten Ausmaß verändern (von 10,7 auf 11,9 %).

Als statistische Zusammenfassung sind die Prozentangaben der Therapiefehlschläge insgesamt aus der Behandlung homosexueller Männer und Frauen wegen sexueller Disfunktion in Tabelle 17–1 vorgelegt. Die gesamte Fehlschlagsquote ist eine Kombination der Fehlschläge, die sich während der akuten Behandlungsphase ereigneten, und denen, die während der erforderlichen fünf Jahre der nachfolgenden Beobachtungen nach Beendigung des Schnellbehandlungsprogramms auftraten.

Die in Tabelle 17–1 vorgelegten Programmstatistiken sind ermutigend, wenn man in Betracht zieht, daß dieses Maß an Behandlungsfehlschlägen in einem klinischen Versuchsprogramm erreicht wurde. Die große Mehrheit der Fälle wurde bei der Therapie von dem Forschungsteam behandelt. nämlich 78 von den insgesamt 81 disfunktionalen homosexuellen Paaren. Die verbleibenden drei Paare wurden von anderen vom Institut angestellten Teams behandelt.

Da frühere berufliche Erfahrungen mit solchen Behandlungsprogrammen nicht vorlagen, wurden Fehler gemacht, die sich heute nicht wiederholen würden. Über den Umgang mit Patienten wurde eine Menge gelernt. Zum Beispiel ist es weit leichter geworden, den nur schlecht verhüllten Widersprüchen zu begegnen, die der

Tabelle 17–1

Disfunktion bei homosexuellen Männern und Frauen: Statistik der Behandlungsfehlschläge

Geschlecht und Beschwerden	N	F	IFR (%)	TR	OFR (%)
Männlich					
Primäre Impotenz	5	0	0	1	20,0
Sekundäre Impotenz	49	4	8,2	1	10,2
Situationsbedingte Impotenz	3	0	0	0	0
Männer insgesamt	57	4	7,0	2	10,5
Weiblich					
Primäre Orgasmusunfähigkeit	8	1	12,5	0	12,5
Situationsbedingte Orgasmusunfähigkeit	15	1	6,7	1	13,3
Gelegentliche Orgasmusunfähigkeit	4	0	0	0	0
Frauen insgesamt	27	2	7,4	1	11,1
Männer und Frauen insgesamt	84	6	7,1	3	10,7

N = Zahl der Klienten; F = Fehlschläge in der Eingangsphase der Behandlung; IFR = Fehlerquote insgesamt während der Eingangsphase; TR = Behandlungsrückschläge; OFR = Fehlerquote insgesamt.

sekundär impotente Mann häufig gegenüber dem Therapeuten an den Tag legt, seit das vernichtende Ausmaß seiner sozialen und sexuellen Leistungsängste klar erkannt worden ist. Mindestens zwei der vier Behandlungsfehlschläge der Eingangsphase bei der Behandlung sekundärer Impotenz (vgl. Gruppe 2) hätten sich wohl vermeiden lassen. Die Therapeuten befanden sich wirklich in Schwierigkeiten, ihren lebenswichtigen Status beruflicher Neutralität angesichts bewußten Mangels an Bereitschaft zur Mitarbeit bei dem Therapieprogramm beizubehalten. Diese beruflichen Fehler wurden zu Anfang des Zehnjahreszeitraums klinischer Kontrolle gemacht. Es ist nicht anzunehmen, daß sie sich heute wiederholen würden.

Die Gesamt-Fehlerquote (10,7 %) für die Behandlung sexueller Disfunktion bei männlichen und weiblichen Homosexuellen ist vielleicht höher als sie sein sollte. Ist der disfunktionale Homosexuelle erst einmal sicher, daß er von dem medizinischen Experten offen aufgenommen wird, und besitzt er Vertrauen darin, daß sein Leiden mit hoher Wahrscheinlichkeit gelindert werden kann, sollte es eine merkliche Zunahme an Bewerbungen für eine Behandlung und eine weit bessere Kooperation der Klienten bei der Therapie geben. Folglich ist eine Abnahme der Fehlschlagsquote bei der Behandlung homosexueller Disfunktion zu erwarten. Wenn genügend professionelle Erfahrung erworben ist, kann für ähnlich aufgebaute Behandlungsprogramme mit Sicherheit eine Fehlschlagsquote von 5 bis 8 Prozent angenommen werden.

Statistiken der Behandlungsfehlschläge (Unzufriedenheit)

Die Fehlschlagsquote in der Eingangsphase während des zehnjährigen Zeitraums klinischer Kontrolle bei der Behandlung homosexueller Unzufriedenheit liegt viel höher als bei der Behandlung disfunktionaler Homosexueller. Diese höhere Fehlerquote war aus einer Reihe von Gründen erwartet worden. Es gab einen seit langer Zeit bestehenden Glauben unter den Fachleuten des Gesundheitswesens, daß der Versuch, einen homosexuellen Bewerber bei seinem vorgetragenen Wunsch, zu einer heterosexuellen Orientierung zu kommen, ein erschreckend hohes Ausmaß an Therapiefehlschlägen zur Folge hat. Es wurde auch tatsächlich festgestellt, daß unter den Männern und Frauen, die nach verschiedenen Behandlungsprogrammen zur Heterosexualität gelangten oder zurückgelangten, ein hoher Prozentsatz wieder zur Homosexualität zurückkehrte. Die Gruppe der Homosexuellen nahm diese kulturellen Grundgedanken auch an und verkündete sie freimütig.

Auch andere Haltungen oder Grundgedanken, die sowohl von Klienten als auch von Therapeuten enthüllt wurden, waren schwere Handicaps für jedes Behandlungsprogramm. Denkbare homosexuelle Klienten vermuteten ein berufliches Vorurteil auf seiten des Therapeuten, und oft genug mag solch ein Vorurteil bestanden haben. Therapeuten bekundeten ihr Vorurteil, indem sie versuchten, ihre Klienten zu einem

»besseren Leben« zu führen (Heterosexualität) oder sie gingen mit vorgefaßten Meinungen über Ursprung und Entwicklung von Homosexualität an ihre Aufgabe heran. Klienten erbaten mitunter therapeutische Hilfe bei der Änderung der sexuellen Präferenz ohne echte Motivation für einen Wechsel.

Wenn die Behandlung homosexueller Unzufriedenheit effektiv sein soll, müssen Therapeuten um einen hohen Grad beruflicher Neutralität bei der Durchführung der Behandlungsprogramme bemüht sein, und die Klienten müssen ein hohes Maß an Motivation für die Änderung ihrer sexuellen Orientierung mitbringen.

Zu Anfang dieser Diskussion über die Resultate des Behandlungsprogramms für homosexuelle Unzufriedenheit ist deutlich festzustellen, daß das Institut Statistiken über eine ausgewählte Personengruppe wiedergibt. Wie in Kapitel 12 besprochen, wurden die möglichen Klienten sorgfältig nach ihrem Grad an Motivation für eine Änderung ihrer Rolle sexueller Präferenz ausgelesen. Denn unabhängig von der Ätiologie des Verlangens nach einem Rollenwechsel haben die therapeutischen Bemühungen um eine Reversion oder Konversion ohne ausreichende Motivation seitens des Klienten merklich geringere Erfolgsaussichten. Daher wurde kein Bewerber zur Behandlung angenommen, wenn er nicht die Prüfung durch die Bewertungstechniken für die Motivation zu einer Behandlung durch das Institut, wie in Kapitel 12 beschrieben, bestanden hatte. Da es sich um ein Versuchsprojekt handelte und das Therapeutenteam ohne frühere Erfahrungen auf dem Gebiet war, ist rückblickend klar, daß sowohl bei der Annahme als auch bei der Ablehnung von Kandidaten für eine Änderung der sexuellen Rollenpräferenz Fehler gemacht wurden. Insgesamt haben sich jedoch die Auslesemaßnahmen als ausreichend effektiv erwiesen und werden von Jahr zu Jahr verbessert.

Bei der Vorlage der klinischen Statistiken über die Behandlung homosexueller Männer und Frauen wegen sexueller Unzufriedenheit wird zunächst die in der Schnellbehandlungsphase des Programms aufgetretene Fehlschlagsquote betrachtet. Danach wird über die Häufigkeit von Behandlungsrückschlägen während der erforderlichen fünf Jahre des Folgeprogramms berichtet, und dann wird die Gesamt-Fehlerrate vorgelegt.

Schließlich werden die Gesamt-Fehlerquoten der Männer und Frauen, die wegen homosexueller Unzufriedenheit behandelt wurden, kombiniert mit ähnlichen Statistiken von Klienten, die wegen homosexueller Disfunktion behandelt wurden, um damit ein gewisses Konzept der zusammengesetzten klinischen Fehlschlagsquote des zehnjährigen Behandlungsprogramms des Instituts bei homosexuell leidenden Männern und Frauen zu bieten.

17. *Klienten für Konversion:* N = 9, F = 2, IFR = 22,2 %.

Angesichts der geringen Anzahl von Klienten für eine Konversion und des rigorosen Ausleseprozesses, durch den vier Klienten ausgeschieden wurden (vgl. Tabelle 1, Kapitel 15), ist dies ein niedrigerer Prozentsatz an sofortigen Behandlungsfehlschlägen als man früheren Veröffentlichungen zu dem Thema entnehmen konnte. Wäre der Ausleseprozeß wirksamer gewesen, wäre einer der Behandlungsmißerfolge, ein Klient mit dem Kinsey-Wert 6, nicht zu der Therapie angenommen worden. Obwohl kaum ein klinischer Unterschied bei den Prozentsätzen der Fehlschläge in der Eingangsphase besteht, waren die Klienten für eine Konversion im allgemeinen weit stärker zur Mitarbeit bei der Therapie bereit als die Klienten für eine Reversion. Es wurde erwartet, daß die Ängste der Klienten für eine Konversion vor dem sexuellen Neuland gegen ihre freie Entscheidung zur Heterosexualität arbeiten würden, und dies stellte sich auch als zutreffend heraus.

18. *Klienten für Reversion:* N = 45, F = 9, IFR = 20,2 %.

Dies ist die Fehlschlagsquote der Eingangsphase, von der das Forschungsteam am meisten überrascht wurde, da nach früheren einschlägigen Berichten eine Quote von 50 bis 60 Prozent erwartet worden war. Wieder wurden die Statistiken bemerkenswert gestützt durch den Selektionsprozeß des Instituts, denn zwölf von ursprünglich 57 Kandidaten für eine Reversion wurden für das Behandlungsprogramm abgelehnt (vgl. Tabelle 1, Kapitel 15).

Die Mißerfolgsquoten der Eingangsphase sind bei männlichen Klienten für Konversion und Reversion statistisch ziemlich gleich. Vor dem Beginn des Behandlungsprogramms bewies das Forschungsteam selbst seine Voreingenommenheit durch die Annahme, daß eine Konversion für männliche Homosexuelle schwieriger sein könnte als eine Reversion. Diese Vermutung basierte auf der Tatsache, daß definitionsgemäß alle Kandidaten für eine Reversion einen signifikanten Grad an früherer Erfahrung mit heterosexueller Interaktion aufwiesen. Es wurde theoretisch angenommen, daß diese Vertrautheit mit Heterosexualität zum therapeutischen Vorteil genützt werden könnte. Was das Team bei dieser Annahme nicht in Betracht gezogen hatte, war die Tatsache, daß eine wesentliche Anzahl von Klienten für eine Reversion durch negative heterosexuelle Erfahrungen gehandicapt war. In der Tat waren etliche Klienten für eine Reversion zu einer homosexuellen Orientierung gelangt, weil ihre heterosexuellen Erfahrungen günstigstenfalls unbefriedigend und schlimmstenfalls abstoßend gewesen waren. Daher waren normalerweise frühere heterosexuelle Erfahrungen und ihre begleitenden heterosexuellen Leistungsängste eher Hürden, die der Klient für eine Reversion zu überwinden hatte, als eine Hilfe für den Behandlungsprozeß.

19. *Klienten für Konversion:* N = 3, F = 0, IFR = 0 %.

Nur drei homosexuelle Frauen unterzogen sich einer Therapie zur Konversion. Bei der Auswahl wurden keine Bewerber für eine Konversion abgelehnt (vgl. Tabelle 1, Kapitel 16). Bei keiner der drei Frauen schlug die Therapie zu effektiver heterosexueller Funktion fehl.

Es waren nicht genügend Klienten, um den Therapeuten sichere Schlüsse zu diesem Thema zu erlauben. In mindestens drei Fällen erwies sich die früher vorgetragene Auffassung, keine Frau mit dem Kinsey-Wert 5 oder 6 könnte effektiv zu einer völligen heterosexuellen Orientierung gelangen, als unzutreffend. Zum jetzigen Zeitpunkt ist ein weiterer Kommentar nicht angebracht.

20. *Klienten für Reversion:* N = 10, F = 3, IFR = 30,0 %.

Obwohl die Fehlschlagsquote der Eingangsphase hoch ist, liegt sie niedriger als bei Beginn des Programms angenommen worden war. Drei Frauen wurden aufgrund des Ausleseprozesses von der Teilnahme an den Programmen zur Reversion ausgeschlossen (vgl. Tabelle 1, Kapitel 16).

Die Therapeuten verfügen nicht über genügend klinische Erfahrung bei der Behandlung von Frauen zur Konversion oder Reversion, um eine über diesen kurzen statistischen Bericht hinausgehende fachliche Diskussion zu führen. Das Therapeutenteam erwartet, daß die Veröffentlichung dieses Materials für Frauen, die bislang nicht wagten, eine Therapie zur Konversion oder Reversion zu verlangen, einen Ansporn bieten wird.

Wie bei der Vorgeschichte der männlichen Klienten für eine Reversion, gab es auch wieder häufig frühere Erfahrungen von Mißerfolgserlebnissen auf heterosexuellem Gebiet. Auch hier waren durch solche negativen heterosexuellen Erlebnisse ursprünglich einige der Klienten für eine Reversion zur Homosexualität gekommen.

21. *Vaginismus:* N = 5, F = 0, IFR = 0 %.

Vaginismus wurde bei fünf der dreizehn Frauen, die sich um eine Behandlung homosexueller Unzufriedenheit bewarben, festgestellt. Bei einer Klientin für Konversion und vier Klientinnen für Reversion wurde Vaginismus bei der physischen Untersuchung diagnostiziert. Sie wurden ohne besondere Vorfälle und mit Hilfe der männlichen Partner ihrer Wahl in der gleichen Weise wie in Kapitel 16 und in »Human Sexual Inadequacy« beschrieben, behandelt. Dem bisherigen Berichtsmuster folgend, wird die Häufigkeit dieser sekundären Diagnose zu Vergleichszwecken dargelegt, aber nicht in die Gesamtstatistiken der Behandlungen aufgenommen.

Sexuelle Aversion

Wie bereits in den Statistiken über Disfunktion männlicher und weiblicher Homosexueller angemerkt wurde, war das Auftreten sexueller Aversion als Sekundärdiagnose bei homosexuell unbefriedigten Männern häufig und bei homosexuell unbefriedigten Frauen sogar noch häufiger. Die vorgelegten Statistiken zeigen die Häufigkeit von Therapiefehlschlägen bei der Heilung der Symptome während des Schnellbehandlungsprogramms an.

N stellt die Anzahl der Fälle diagnostizierter sexueller Aversion dar, F die Fehlschläge bei der Behandlung der Symptome und FR den Prozentsatz der Fehlschläge.

Die Zahlen in Klammern geben die Fälle jeder einzelnen Art homosexueller Unzufriedenheit an, die in den zehn Jahren des klinischen Kontrollzeitraums behandelt wurden.

22. *Homosexuelle Unzufriedenheit bei Männern*	*Aversion*
a) Klienten für Konversion (9):	N = 1, F = 1, FR = 100 %.
b) Klienten für Reversion (45):	N = 7, F = 1, FR = 14,3 %.
23. *Homosexuelle Unzufriedenheit bei Frauen*	*Aversion*
a) Klienten für Konversion (3):	N = 1, F = 0, FR = 0 %.
b) Klienten für Reversion (10):	N = 6, F = 0, FR = 0 %.

Bei diesen Statistiken ist nicht viel anzumerken. Der einzige klinische Fehlschlag bei der Behandlung einer sexuellen Aversion war im Falle einer primären Impotenz gegeben, der sich auch als Behandlungsfehlschlag bei einem therapeutischen Bemühen um Rollenänderung erwies.

Die große Häufigkeit der Diagnose sexueller Aversion sowohl bei männlichen als auch bei weiblichen Klienten wurde bei der Diskussion der Resultate der Therapie zur Reversion bei Männern kommentiert. Da diese Zahlen während des Programms für heterosexuell ausgerichtete Sexualstörungen nicht erfaßt wurden, werden die Mißerfolgsstatistiken nicht in die des Behandlungsprogramms für homosexuelle Funktionsstörungen eingeschlossen.

Statistische Zusammenfassung (Unzufriedenheit)

Die Therapiefehlschläge und die Prozentsätze der Fehlschläge in der Eingangsphase der Behandlung homosexueller Unzufriedenheit sind unten aufgelistet. Sie wurden zunächst nach Geschlechtern getrennt und dann nach der gesamten Untersuchungspopulation aufgeführt.

24. *Homosexuelle Unzufriedenheit bei Männern insgesamt:* N = 54, F = 11, IFR = 20,4 %.

25. *Homosexuelle Unzufriedenheit bei Frauen insgesamt:* N = 13, F = 3, IFR = 23,1 %.

Wieder untermauern diese Statistiken die Auffassung des Instituts, daß es kaum einen signifikanten klinischen Unterschied bei den Resultaten bei der Behandlung weiblicher und männlicher Sexualstörungen gibt. In diesem Fall lagen die Fehlschlagsquoten bei der Eingangsbehandlung männlicher und weiblicher homosexueller Unzufriedenheit im gleichen allgemeinen klinischen Bereich. Die gleiche Übereinstimmung in wesentlichen Teilen zwischen den beiden Geschlechtern bei den Fehlschlagsquoten in der Eingangsphase zeigte sich weiter vorn in dem Kapitel, als die Statistiken der Fehlschlagsquoten bei der Behandlung männlicher und weiblicher homosexueller Disfunktion vorgelegt wurden (vgl. Listen 12 und 13).
26. *Homosexuelle Unzufriedenheit bei Männern und Frauen insgesamt:* N = 67, F = 14, IFR = 20,9 %.

Eine Fehlschlagsquote von 21 Prozent in der Eingangsphase der Behandlung von stark selektierten männlichen und weiblichen Klienten für eine Therapie zur Konversion oder Reversion ist dreimal höher als die Fehlschlagsrate von 7,1 Prozent, die bei der Behandlung sexueller Disfunktion bei Männern und Frauen vorgelegt wurde, die Zahl ist aber immer noch kleiner als ursprünglich erwartet.

Auch hier muß wieder mit Nachdruck die Tatsache betont werden, daß diese Statistiken nur die Fehlschlagsquoten der Eingangsphase der Behandlung darstellen. Zu diesen Gesamtzahlen muß das statistische Vorkommen von Behandlungsrückschlägen während der Folgezeit noch hinzugezählt werden, ehe die Gesamt-Fehlschlagsquoten für homosexuelle Unzufriedenheit bestimmt werden können.

Will man adäquate Informationen über die Folgezeit erhalten, muß volle Bereitschaft zur Mitarbeit bei den Klienten, die das zweiwöchige Schnellbehandlungsprogramm durchmachten, vorhanden sein. Von dem Forschungsteam war angenommen worden, daß Männer und Frauen, die sich einer Therapie zur Änderung ihrer sexuellen Präferenz auf eigenen Wunsch unterzogen hatten und psychosexuell zu einem anderen Muster sexueller Orientierung gekommen waren, willens sein würden, anderen dabei zu helfen, den gleichen Weg zu gehen. Diese Hilfe könnte darin bestehen, daß sie gelegentlich über ihren gegenwärtigen Lebensstatus Informationen liefern, ihre Probleme beschreiben und Einblicke in ihre weitgehend veränderten Lebensverhältnisse bieten würden. Die Klienten der Konversions- und Reversionstherapien zeigten sich nicht in diesem Umfang zur Mitarbeit bereit.

Während der gesamten 14 Forschungsjahre über verschiedene Aspekte von Homosexualität war dies die einzige Gruppe, die sich zu einem hohen Prozentsatz weigerte, weiter in einem informatorischen Austausch mit dem Institut zu bleiben. Es gab eine Reihe von Gründen für den generellen Mangel an Kooperation, der bei weitem wichtigste war die Furcht vor einem Bekanntwerden der früheren Neigung.

Wie in Tabelle 3, Kapitel 12, angegeben, waren 33 von 54 Männern und 7 der 13 Frauen verheiratet oder lebten in langfristigen festen Beziehungen, als sie zur Behandlung homosexueller Unzufriedenheit erschienen. Sie kamen zusammen mit ihren Ehegatten, nicht nur, um Partnerbeteiligung und -unterstützung während der therapeutischen Bemühungen sicherzustellen, sondern auch, um die Beziehung wiederherzustellen. Gab es aber keinen sofortigen Behandlungsfehlschlag und war die Beziehung revitalisiert, wollte das Paar häufig nicht an die Vergangenheit erinnert werden. Es gab Äußerungen der Befürchtung, daß anhaltender Kontakt zum Institut frühere homosexuelle Interessen wieder entfachen könnte oder die Beziehung durch Erinnerungen an frühere traumatische Erlebnisse übermäßig belasten könnte.

Es gab auch eine offen ausgesprochene Angst vor Identifizierung. Die meisten Paare, besonders die mit Kindern, befürchteten, daß ihre frühere Beteiligung an Behandlungsprogrammen des Instituts nach außen dringen könnte. Telefonanrufe waren nicht besonders willkommen und selbst Post mit neutralen Umschlägen wurde als unerwünscht bezeichnet.

Es gab auch eine weitere Befürchtung, die vom Forschungsstab nicht vorausgesehen worden war. Diese Befürchtung äußerte sich bei Probanden, die zur Zeit der Therapie nicht in festen Beziehungen lebten. Zu dieser Gruppe gehörten 21 Männer und sechs Frauen. Eine Reihe von diesen Männern und Frauen ist nicht nur bei ihrer konvertierten oder revertierten Rolle der Heterosexualität geblieben, sondern führt eine gänzlich andere Lebensweise. Den Angestellten des Instituts ist bewußt, daß nur wenige dieser Männer und Frauen die Einzelheiten ihrer früheren homosexuellen Orientierungen den Partnern in den neuen Beziehungen anvertraut haben. Für diese Männer und Frauen stellt jede fortgesetzte Kommunikation mit dem Institut eine Bedrohung ihrer neuen Beziehung dar, und zwar insofern als sie kein Verlangen danach haben, daß ihre frühere sexuelle Präferenz auch nur rückblickend identifiziert wird.

Es gab eine ganze Reihe anderer Schwierigkeiten dabei, angemessene Folgemaßnahmen beizubehalten. Zur Überraschung des Forschungsteams erwies sich die Population bei der Konversions- und Reversionsbehandlung als weit weniger seßhaft als die homosexuell disfunktionale Gruppe. Auch war ein beträchtlicher Teil der Mitglieder dieser Gruppe während der akuten Behandlungsphase kaum kooperativ gewesen, und trotz der Tatsache, daß sie die gewünschte Präferenzänderung erreicht hatten, blieben sie nach der Behandlung ebensowenig kooperativ, wie sie es während der Therapie waren. Aus diesen Gründen erwies es sich als sehr schwierig, den Kontakt mit den Kandidaten für eine Konversion oder Reversion aufrechtzuerhalten.

Kurz, das Folgeprogramm für die 54 Männer und 13 Frauen, die auf ihren Wunsch wegen Konversion oder Reversion zur Heterosexualität behandelt worden waren, stellt statistisch gesehen das Ruinenfeld des Instituts dar. Während des Kontaktzeitraums von zehn Jahren gingen 16 der 54 Männer und drei von dreizehn Frauen für eine fortgesetzte Kommunikation mit dem Institut verloren. Im Vergleich dazu sollte angemerkt werden, daß in den gleichen zehn Jahren klinischer Kontrolle 57 homosexuelle Männer und 27 homosexuelle Frauen wegen sexueller Disfunktion behandelt wurden. Nur drei von diesen 57 Männern und eine der 27 Frauen gingen in derselben Zeit für die Folgemaßnahmen verloren.

Im wesentlichen kann den Folgemaßnahmen, zumindest so wie sie zur Zeit aufgebaut sind, kein Fehler angelastet werden. Wahrscheinlich hätte bei den Techniken der Folgezeit früher eine Änderung stattfinden sollen, um die speziellen sozialen Probleme der Konversions- und Reversionsklienten auszugleichen, aber der weitverbreitete Mangel an Kooperationsbereitschaft gerade in dieser Population war nicht vorausgesehen worden. Daher stellte sich das Forschungsteams erst langsam auf die Probleme ein, nachdem bereits eine beunruhigende Zahl von Klienten für die Folgezeit verloren war.

Die folgenden Statistiken geben den augenblicklichen Kenntnisstand des Instituts in bezug auf die Quote von Behandlungsrückschlägen an, die sich bei dem Behandlungsprogramm für homosexuelle Unzufriedenheit ergab. In den Gruppen 27 und 28 stellt N die Anzahl der Männer und Frauen dar, die Klienten für eine Therapie zur Konversion oder Reversion während der zehn Jahre des klinischen Kontrollzeitraums waren. F bezeichnet diejenigen Männer und Frauen, die während des akuten Stadiums der Therapie bereits Behandlungsfehlschläge erlitten hatten, TR die Fälle von bekannt gewordenen Behandlungsrückschlägen während der geforderten fünf Jahre Folgezeit und LF die Anzahl der Klienten, die für die Folgemaßnahmen verloren gingen.

27. *Homosexuelle Unzufriedenheit bei Männern*

a) Klienten für Konversion: N = 9, F = 2, TR = 1, LF = 2.
b) Klienten für Reversion: N = 45, F = 9, TR = 3, LF = 14.

Es gab vier bekanntgewordene Fälle von Rückkehr zum früheren homosexuellen Status. Ein Klient hatte früher den Kinsey-Wert 5, und die übrigen drei Männer wiesen die Kinsey-Werte 3 und 4 auf, ehe sie zur Reversionstherapie kamen. Alle vier Klienten, die bekanntermaßen zu ihrem früheren homosexuellen Leben zurückkehrten, waren verheiratete Männer. Da 16 Fälle für die Folgezeit verlorengingen, können weitere Fälle von Behandlungsrückschlägen angenommen werden; sie lassen sich jedoch nicht dokumentieren.

28. *Homosexuelle Unzufriedenheit bei Frauen*

a) Klienten für Konversion: N = 3, F = 0, TR = 0, LF = 1.
b) Klienten für Reversion: N = 10, F = 3, TR = 1, LF = 2.

Eine Klientin für Reversion kehrte zu ihrer früheren homosexuellen Orientierung zurück. Sie war verheiratet und hatte den Kinsey-Wert 4, als sie zur akuten Phase der Therapie erschien. Eine Klientin für Konversion und zwei für Reversion gingen für die Folgemaßnahmen verloren.

Es soll noch erwähnt werden, daß von der kombinierten Gesamtzahl von 67 männlichen und weiblichen Fällen sexueller Unzufriedenheit 52 Klienten von dem Forschungsteam und 15 von anderen Therapeutenteams des Stabs des Instituts behandelt wurden.

Als statistische Zusammenfassung des Programms gegen homosexuelle Unzufriedenheit werden die Therapie-Fehlschlagsquoten insgesamt, die aus der Behandlung homosexueller Männer und Frauen wegen sexueller Unzufriedenheit entwickelt wurden, in Tabelle 17–2 angegeben.

Tabelle 17–2

Homosexuelle Unzufriedenheit bei Männern und Frauen: Statistik der Behandlungsfehlschläge

Geschlecht und Beschwerden	N	F	IFR (%)	TR	OFR (%)
Männer					
Konversion	9	2	22,2	1	33,3
Reversion	45	9	20,0	3	26,7
Männer insgesamt	54	11	20,4	4	27,8
Frauen					
Konversion	3	0	0	0	0
Reversion	10	3	30,0	1	40,0
Frauen insgesamt	13	3	23,1	1	30,8
Männer und Frauen insgesamt	67	14	20,9	5	28,4

N = Zahl der Klienten; F = Behandlungsfehlschläge in der akuten Phase; IFR = Prozentsatz der Fehlschläge in der akuten Phase; TR = Behandlungsrückschläge; OFR = Prozentsatz der Fehlschläge insgesamt.

Folgeperiode (Unzufriedenheit)

Wie aus Tabelle 17–2 ersichtlich, gab es eine bekanntgewordene Gesamt-Fehlschlagsquote von 28,4 Prozent bei der Behandlung sexueller Unzufriedenheit bei Männern und Frauen. Dies sind jedoch irreführende Zahlen, denn 16 Männer und drei Frauen gingen für die Folgeperiode verloren. Obwohl diese Personen ohne Behandlungsfehlschlag in der akuten Therapiephase unterstützt wurden, ist zu erwarten, daß ein kleiner Teil von ihnen innerhalb des Zeitraums von fünf Jahren der Folgeperiode zu seiner früheren homosexuellen Orientierung zurückkehrt.

Die Statistiken für Männer in der Tabelle 17–2 können dafür verwendet werden, das nicht erfaßte Ausmaß von Behandlungsrückschlägen bei Männern zu schätzen. 54 Männer wurden ursprünglich wegen sexueller Unzufriedenheit behandelt, und es kam zu elf sofortigen Behandlungsmißerfolgen. Von den verbleibenden 43 Männern gingen 16 für die Folgezeit verloren. Es bleiben 27 Männer übrig, die über eine unterschiedliche Zeitdauer von einem bis zu fünf Jahren kontaktiert wurden. Vier dieser 27 Männer kehrten zu einer früheren homosexuellen Orientierung zurück. Eine gleiche Proportion von Rückschlägen (15 %) angenommen, muß erwartet werden, daß zwei oder möglicherweise drei unter den 16 für die Folgeperiode verloren gegangenen Männern zu homosexueller Aktivität zurückgekehrt sind. Nimmt man drei Männer an, die zu ihrer früheren homosexuellen Orientierung zurückkehrten, so würde sich eine Gesamt-Fehlschlagsquote bei der Behandlung homosexueller Unzufriedenheit von 33 Prozent ergeben.

Die Zahlenangaben für Frauen sind zu mager, um Mutmaßungen anzustellen. Es gab einen Fall von Rückkehr zum früheren homosexuellen Status unter den zehn Frauen, die keinen Fehlschlag in der akuten Behandlung erlebten. Aber drei der zehn Frauen gingen für die Folgeperiode verloren. Mindestens eine dieser drei verloren gegangenen Frauen dürfte vermutlich zur homosexuellen Orientierung zurückgekehrt sein. Eine solche Rückkehr würde eine Quote von 40 Prozent Behandlungsfehlschlägen insgesamt bei den weiblichen Klienten für Konversion oder Reversion ergeben.

Es bleibt jedoch noch ein weiterer Faktor zu beachten. Das Behandlungsprogramm, über das in diesem Text berichtet wird, wurde im Januar 1968 eingeleitet und im Dezember 1977 beendet. Daher verfügt zum Zeitpunkt der jetzigen Schriftlegung (Januar 1979) der Stab des Instituts erst über eine sechsjährige Folgebeobachtung. Vier Beobachtungsjahre stehen noch aus. Man kann durchaus mit weiteren Klienten rechnen, die zur Homosexualität zurückkehren. Jedoch wird eine Fehlschlagsquote von insgesamt mehr als 45 Prozent bei homosexueller Unzufriedenheit als unwahrscheinlich angesehen.

So dürftig diese Zahlenangaben erscheinen mögen, sind sie doch ermutigend. Zum erstenmal können wir einer relativ niedrigen Quote an Behandlungsfehlschlägen sicher sein. Verbesserte Maßnahmen für die Folgezeit mit verstärkter Nachbehandlung dürfte die Rückschlagsquote der Behandlungen verringern. Die herrschende Auffassung, daß sexuell disfunktionale oder unbefriedigte männliche oder weibliche Homosexuelle nicht ohne eine Gesamt-Fehlschlagsrate von 80 oder 90 Prozent behandelt werden können, ist einfach irrig.

Unabhängig von den augenscheinlichen Mängeln dieser Statistiken über die Folgeperiode zeigt die Gesamt-Fehlerquote für die Behandlung homosexueller Unzufriedenheit über den Untersuchungszeitraum von zehn Jahren hinweg ein positives Ergebnis. In großem Ausmaß können die positiven Resultate zurückgeführt werden auf die rigorosen Selektionsmaßnahmen bei den Klienten, den Einsatz entsprechender Partner des anderen Geschlechts bei der Therapie und auf die Tatsache, daß das Therapeutenteam aus beiden Geschlechtern bestand.

Abschließend soll die derzeitige Gesamt-Fehlschlagsquote für das ganze klinische Therapieprogramm zur Behandlung homosexueller Disfunktion und Unzufriedenheit betrachtet werden. In Tabelle 17–3 sind die Zahlen der beiden Behandlungsprogramme zusammengefaßt. Die zwei Programme wurden von einem Forschungsteam durchgeführt.

Tabelle 17–3

Fehlschlagsstatistik des Behandlungsprogramms

Geschlecht und Beschwerden	N	F	IFR (%)	TR	OFR (%)
Disfunktionale homosexuelle Population (Männer und Frauen)	84	6	7,1	3	10,7
Unbefriedigte homosexuelle Population (Männer und Frauen)	67	14	20,9	5	28,4
Behandelte Population insgesamt	151	20	13,2	8	18,5

N = Zahl der Klienten; F = Behandlungsfehlschläge in der akuten Phase; IFR = Prozentsatz der Fehlschläge in der akuten Phase; TR = Behandlungsrückschläge; OFR = Prozentsatz der Fehlschläge insgesamt.

Wie bei der Diskussion der Tabellen 1 und 2, Kapitel 17, festgestellt, könnten durch Verluste in der Folgeperiode und durch mögliche weitere Behandlungsrückschläge neun oder zehn zusätzliche Fehlschläge hinzukommen, wodurch sich der Gesamtprozentsatz der Fehlschläge des Programms auf etwa 25 Prozent erhöhen würde. Dies ist natürlich nur eine Mutmaßung.

Obwohl die in diesem Kapitel wiedergegebenen Statistiken von Interesse sind, lassen sie keine sicheren Schlüsse zu. Die Statistiken stützen lediglich zwei vorläufige Eindrücke: Erstens, daß die verbreitete Annahme, die Behandlung homosexueller Unzufriedenheit habe wenig Aussicht auf Erfolg, in Frage zu stellen ist. Zweitens, daß es eine reale Möglichkeit für einen Durchbruch bei der Therapie homosexueller Disfunktionen gibt.

Ausgewählte positive und negative Aspekte des gesamten Behandlungsprogramms werden in Kapitel 18 erörtert.

18
Klinische Diskussion

Die 14 Jahre dauernden Untersuchungen homosexueller Funktion und Disfunktion beim Menschen in Labor und Klinik stützten die wesentliche Prämisse des Instituts, daß Homosexualität und Heterosexualität, von einem funktionalen Gesichtspunkt aus betrachtet, weit mehr Ähnlichkeiten als Unterschiede aufweisen. Heute, viele Jahrzehnte nach dem Aufkommen der Vorstellung, daß wichtige funktionale Unterschiede zwischen den beiden sexuellen Präferenzen bestehen, gibt es immer noch den überwältigenden Meinungsdruck der öffentlichen Schande, der die Einstellung zur Homosexualität belastet. Die allgemeine Öffentlichkeit, aber auch viele Wissenschaftler, bleiben weiter überzeugt, daß es markante funktionale Unterschiede zwischen homosexuellen und heterosexuellen Männern und Frauen gibt.

Dieses kulturelle Vorurteil wurde ursprünglich aufgebracht und massiv unterstützt durch die theologische Doktrin. Das Institut hat keine Absicht, einen Streit mit der relativ genau definierten Position der Theologie zum Thema Homosexualität zu führen. Es ist nicht unsere Absicht, eine Rolle bei der Interpretation oder Ergänzung eines moralischen Urteils einzunehmen. Diese Vorrechte und ihre damit einhergehende furchteinflößende Verantwortung liegen außerhalb des Wirkungskreises einer Forschungsgruppe, die sich den psychophysiologischen Aspekten menschlicher Sexualität widmet.

Tatsächlich lieferten Interviews eine vorläufige Unterstützung für den kulturellen Grundgedanken physischer Unterschiede. Männer oder Frauen mit dem Kinsey-Wert 0 behaupteten ohne Zögern, Homosexualität habe keinen Anschein von psychosexuellem Reiz, weil »sie (Homosexuelle) anders sind«, während Personen mit dem Kinsey-Wert 6 ebenso unerbittlich jedes mögliche persönliche Interesse an heterosexueller Interaktion von sich wiesen – und zwar aus dem gleichen Grund. Unglücklicherweise interpretierten viele Personen die »Sie-sind-anders«-Doktrin leicht als physischen Unterschied in der sexuellen Reaktion. Männer und Frauen, die beide Extreme des Spektrums der Kinsey-Skala repräsentierten, gründeten ihren unbeugsamen Glauben in die Existenz physischer Unterschiede bei sexueller Interaktion ganz und gar auf kulturell hervorgerufene Eindrücke, denn sie hatten keine persönliche Erfahrung, auf die sich ihre gesellschaftlich bestärkten Ansichten stützen ließen.

Das bioethische Problem bei der Bewertung angenommener physischer Unterschiede kreiste um die Tatsache, daß die kulturellen Vorurteile bis vor 15 Jahren so mächtig waren, daß sie nicht einmal im Forschungslabor in Frage gestellt werden konnten. Daher wurden subjektive Meinungen, der Nährboden kultureller Vorurteile, durch objektiv entwickeltes Untersuchungsmaterial weder gestützt noch widerlegt. Zum Glück kann die Kultur dieses Maß an blinder Ehrerbietung angesichts der forschenden Wissenschaft nicht länger vertreten.

Wenn wir eingestehen, daß die Beurteilung der physischen Aspekte von sexueller Präferenz sich eher auf das wacklige Fundament subjektiven Eindrucks als auf relativ sichere wissenschaftliche Objektivität gründet, tritt ein weiteres und weit weniger anziehendes Muster menschlichen Verhaltens hervor, das sich als kulturelle Folgeerscheinung entwickelt hat. Um unserer persönlichen Präferenz für eine bestimmte sexuelle Orientierung mehr Ansehen zu verleihen, streiten wir nicht nur kategorisch jeden Wert des »anderen Wegs« ab, sondern wir beharren auch darauf, ihn völlig zu diskreditieren. Häufig werden Menschen, die Meinungen und Praktiken anhängen, die im Widerspruch zu unseren eigenen stehen, persönlich abgelehnt.

Inzwischen blieb die leise Stimme der Vernunft unbeachtet. Jahrzehntelang stritten Männern und Frauen mit den Kinsey-Werten 2, 3 und 4, die über eine bemerkenswerte Menge sowohl homo- als auch heterosexueller Erfahrung verfügten, dafür, daß es keinerlei Unterschied in den funktionalen Aspekten der beiden Präferenzen gäbe. Diese Personen mögen zwar einen persönlichen Hang zu homosexuellen oder heterosexuellen Begegnungen anzeigen, aber jedes kulturelle Konzept physischen Unterschieds bei der sexuellen Interaktion wurde ersetzt durch den pragmatischen Gesichtspunkt des Genusses der sinnlichen Aspekte der sexuellen Begegnung, unabhängig vom Geschlecht des Partners.

Wir sind genetisch als Mann oder Frau festgelegt und besitzen zudem die Fähigkeit zur sexuellen Funktion als Männer oder Frauen durch die physischen Möglichkeiten der Erektion und Lubrikation und die Fähigkeit zum Erreichen des Orgasmus. Diese Möglichkeiten bleiben bei heterosexueller wie bei homosexueller Interaktion in ihren Funktionen gleich. Wenn ein Mann oder eine Frau einen Orgasmus erreicht, reagiert er oder sie auf sexuelle Stimuli mit den gleichen grundlegenden physiologischen Reaktionsmustern, unabhängig davon, ob die Stimulationstechnik Masturbation, Partnermanipulation, Fellatio/Cunnilingus, vaginaler oder rektaler Koitus heißt – und auch unabhängig davon, ob der sexuelle Partner vom *gleichen* oder vom *anderen* Geschlecht ist.

Natürlich wurde die Doktrin »Sie sind anders« noch durch vieles mehr gestützt, als nur durch die Annahme sexuell unterschiedlicher Funktionsweisen von Homosexuellen und Heterosexuellen. Die Person mit dem Kinsey-Wert 0 sieht eine andere mit dem Kinsey-Wert 6 in vieler Hinsicht als verschieden an, weil sie mehr sexuelles Interesse an einem Partner des gleichen als des anderen Geschlechts bekundet.

Der Mann oder die Frau mit dem Kinsey-Wert 0, der sich mit einer Person des anderen Geschlechts als sexuellem Objekt identifiziert, tut dies auf individueller Basis. Die Identifikation dehnt sich nicht auf alle Mitglieder des anderen Geschlechts aus. In der Tat ist jemand mit dem Kinsey-Wert 0 mitunter psychosexuell einer Person des gleichen Geschlechts weit enger verbunden als einer Person des anderen Geschlechts, auch wenn das nicht immer zugegeben wird. Dem gleichen Verhaltensmuster folgen Männer und Frauen mit dem Kinsey-Wert 6, die sich oft weit stärker mit einer Person des anderen Geschlechts identifizieren als mit gleichgeschlechtlichen Bekanntschaften.

In der Mitte des Spektrums befinden sich viele Männer und Frauen (Kinsey-Werte 2, 3 und 4), die sich sowohl mit Partnern des gleichen als auch mit Partnern des anderen Geschlechts identifizieren und in ihnen gleichermaßen stimulierende sexuelle Objekte finden. Wenn sie auf diese Partner reagieren, tun sie dies in gleicher physischer Weise, unabhängig vom Geschlecht des betreffenden Partners.

Schließlich gibt es noch ambisexuelle Männer und Frauen. Diese kümmern sich einfach nicht darum, ob der Partner männlich oder weiblich ist, denn das Geschlecht des Partners ist keine wesentliche Quelle sexueller Erregung. Wie im Labor überzeugend demonstriert, reagieren Ambisexuelle unabhängig vom Geschlecht des Partners oder der Art sexueller Aktivität. Daher scheint es, daß die Doktrin »Sie sind anders« auch interpretiert wird als »Sie empfinden nicht genauso wie wir gegenüber einem potentiellen sexuellen Objekt«. Wenn diese soziale Stellungnahme »Sie sind anders« abgegeben wird, wird auch übersehen, daß es ganz normal ist, von Tag zu Tag bei einem potentiellen sexuellen Objekt anders zu fühlen. Wir neigen dazu, von anderen Personen sexuelle Konzentration auf einen Partner oder eine spezifische Art von sexuellem Objekt zu verlangen, aber nicht von uns selbst.

Über die letzten 15 Jahre hinweg ist es auch offensichtlich geworden, daß die sexuelle Orientierung des einzelnen nicht wesentlich das Problem sexueller Disfunktion ändert. Impotenz und Orgasmusunfähigkeit haben bei homosexuellen wie bei heterosexuellen Männern oder Frauen den gleichen verheerenden Effekt. Leistungsängste und Zuschauerrollen können aus jedem sexuell disfunktionalen Menschen einen sexuellen Krüppel machen, ob er homosexuell oder heterosexuell ist. Sexuelle Täuschung wird von Vertretern beider sexueller Präferenzen häufig angewendet. Daher unterstützt das Institut voll und ganz die Auffassung, daß sexuelle Disfunktionen mit den gleichen therapeutischen Prinzipien und Techniken behandelt werden müssen, unabhängig von der sexuellen Orientierung des Patienten.

Werden die therapeutischen Maßnahmen effektiv ausgeführt, so müßten die Unterschiede bei den klinischen Fehlschlagsstatistiken minimal sein. Im allgemeinen ist zu erwarten, daß es eine niedrigere Mißerfolgsquote bei der Behandlung des disfunktionalen Homosexuellen als des disfunktionalen Heterosexuellen gibt, weil der sexuell disfunktionale Homosexuelle nicht die zusätzliche Anforderung effektiver Reaktion beim Koitus hat, die der heterosexuellen Interaktion innewohnt. Um diese Feststellungen zu belegen, ist ein Vergleich der Gesamt-Fehlschlagsquoten bei der Behandlung von Disfunktion bei Homosexuellen und Heterosexuellen angezeigt.

Die Prozentsätze der Behandlungsfehlschläge insgesamt wurden zusammengetragen durch eine Kombination von akuten Behandlungsfehlschlägen und erneut aufgetretenen Disfunktionen während des erforderlichen Zeitraums von fünf Jahren nach Beendigung der akuten Behandlungsphase (vgl. Kapitel 17). Die kombinierte (Männer und Frauen) Fehlschlagsquote für die gesamte Behandlung homosexueller Disfunktion betrug etwa 12 Prozent. Die entsprechende Zahl für Heterosexuelle, die 1970 (in »Human Sexual Inadequacy«) veröffentlicht wurde, betrug etwa 20 Prozent.

Die niedrigere Gesamt-Fehlschlagsquote aus der Behandlung disfunktionaler homosexueller Männer und Frauen spiegelt nicht nur die Tatsache wider, daß eine effektive Reaktion beim Geschlechtsverkehr nicht gefordert wird, sondern auch den zusätzlichen Einfluß eines anderen wichtigen Faktors. Das Forschungsteam verfügte über den enormen Vorteil von einem Jahrzehnt klinischer Erfahrung in der Behandlung von heterosexueller Disfunktion, ehe es das Behandlungsprogramm für Homosexuelle in die Wege leitete. Vom klinischen Standpunkt aus betrachtet, war eine wesentliche Differenz zwischen den zwei geschätzten Gesamtfehlerquoten zu erwarten.

Die Therapie für sexuelle Unzufriedenheit stellt das »Ruinenfeld« bei dem Behandlungsprogramm des Instituts für sexuell leidende Homosexuelle dar. Die gesamte kombinierte (Männer und Frauen) Fehlschlagsquote wurde auf etwa 35 Prozent geschätzt (vgl. Kapitel 17). In der Tat hatte man eine signifikant höhere Fehlschlagsquote in der Behandlung homosexueller Unzufriedenheit vorausgesehen als bei der Behandlung homosexueller Disfunktion, aber der ausgeprägte Unterschied in den Fehlschlagsquoten wurde nicht erwartet. Die Gesamt-Fehlschlagsrate für homosexuelle Unzufriedenheit war etwa dreimal so hoch wie die bei sexuell disfunktionalen homosexuellen Männer und Frauen. Der schwache klinische Wert kam trotz der Tatsache zustande, daß eine sorgfältige Auslese der Klienten in jedem Fall sexueller Unzufriedenheit, der zum Therapieprogramm zugelassen wurde, stattfand.

Schätzungsweise einem von drei homosexuellen Männern und Frauen, die wegen sexueller Unzufriedenheit behandelt wurden, gelang es entweder nicht, zur Heterosexualität in der akuten Phase des Behandlungsprogramms zu gelangen oder zurückzugelangen oder sie kehrten aktiv oder theoretisch angenommen innerhalb der fünfjährigen Folgezeit zu offener homosexueller Interaktion zurück. Zum Vergleich: Etwa einer von zehn homosexuellen Männern und Frauen berichtete von einem ähnlichen Mißlingen des Therapieprogramms wegen sexueller Disfunktion (vgl. Kapitel 17).

Die erhöhte gesamte Fehlschlagsrate für die Behandlung homosexueller Unzufriedenheit ist natürlich nicht akzeptabel. Es sollte bei keiner Form der Behandlung sowohl homosexueller als auch heterosexueller Störung eine höhere Gesamtfehlerquote als 20 Prozent geben.

Ein wichtiger Faktor, der in der Vergangenheit wesentlich zu Fehlschlägen bei der Behandlung homosexueller Unzufriedenheit bei Männern beitrug, sollte sich in Zukunft als weit weniger schwierige Barriere erweisen. Es ist zu erwarten, daß sich der Grad an Kooperation mit dem therapeutischen Vorgehen bei den homosexuellen Männern, die eine Therapie zur Reversion oder Konversion wünschen, markant verbessert. Steigendes Vertrauen in die Behandlungsmodalitäten seitens der Klienten und daraus folgend höhere Bereitschaft zu klinischer Mitarbeit sollten aus zwei Quellen kommen. Erstens wird die Gruppe der Homosexuellen bald feststellen, daß verbesserte therapeutische Maßnahmen für den unbefriedigten wie für den disfunktionalen Homosexuellen zur Verfügung stehen. Diese Erkenntnis sollte ihrerseits das Vertrauen in und die Kooperation mit dem therapeutischen Vorgehen verstärken. Zweitens sollte sich auch ein besseres Verhältnis zwischen Klient und Therapeut herstellen, wenn deutliche Klarheit über die volle Übernahme der fachlichen Verantwortung durch den medizinischen Experten hinsichtlich der Behandlung homosexueller Männer und Frauen mit sexuellen Leiden herrscht.

Es gibt eine Diskrepanz zwischen Behandlungsprogrammen, an denen homosexuelle oder heterosexuelle Populationen beteiligt sind. Diese Unausgewogenheit kreist um die klinischen Probleme unbefriedigter homosexueller Männer und Frauen, die mit dem ausgesprochenen Interesse, zur Heterosexualität zu gelangen oder zurückzugelangen die Behandlung antraten (vgl. Kapitel 15 und 16). Das Problem ist, daß es keinen Aspekt des Behandlungsprogramms für die sexuell leidende heterosexuelle Population gibt, die dem Abschnitt für homosexuelle Unzufriedenheit entspricht. In den ganzen 20 Jahren, in denen das Institut heterosexuelle Männer und Frauen mit sexuellen Leiden behandelte, verlangten nur zwei Männer therapeutische Hilfe, um zur Homosexualität zu gelangen, und diese waren als Heterosexuelle primär impotent (vgl. Kapitel 13).

Trägt man dieser Diskrepanz Rechnung, so sind jene Statistiken von mehr als vorübergehendem Interesse, die einen Vergleich zwischen den gesamten Fehlschlagsquoten der Behandlungsprogramme für alle Arten heterosexueller Störungen und denen für alle Arten homosexueller Störungen bieten. Die Gesamt-Fehlschlagsquote für das Programm zur Behandlung heterosexueller Disfunktion wurde auf ein kombiniertes (Männer und Frauen) Ergebnis von etwa 20 Prozent geschätzt (»Human Sexual Inadequacy«), und die gesamte kombinierte Fehlschlagsquote für die Behandlungsprogramme wegen homosexueller Disfunktion und Unzufriedenheit wurde auf etwa 25 Prozent veranschlagt (vgl. Kapitel 17).

Notwendigerweise sind dies geschätzte Zahlen, denn, wie zuvor festgestellt, handelt es sich um eine Kombination der Anzahl akuter Behandlungsfehlschläge und der Zahl tatsächlicher und theoretischer Fehlschläge während der erforderlichen fünf Jahre des Folgeprogramms. Dennoch zeigen die Zahlen solch enge klinische Parallelen auf, daß sie den Grundgedanken der Ähnlichkeit zwischen sexuellen Funktionen und Disfunktionen der zwei sexuellen Präferenzen unterstützen.

Die Parallelität bei den Gesamt-Fehlschlagsquoten unterstreicht auch die Tatsache, daß die Behandlungstechniken, die im wesentlichen vom Konzept und Umfang her identisch waren, sich im allgemeinen bei der Behandlung der Störungen Homosexueller wie Heterosexueller gleichermaßen als effektiv erwiesen. Unabhängig von der sexuellen Präferenz des Klienten bestand das Forschungsteam auf dem Einsatz des aus beiden Geschlechtern zusammengesetzten Therapeutenteams und forderte, daß die Person mit der Sexualstörung bei der Therapie von einem Partner seiner Wahl begleitet sein müsse. Eine ins einzelne gehende Diskussion der psychotherapeutischen Prinzipien, die bei der Behandlung homosexueller Disfunktion und Unzufriedenheit durch die Methoden des gemischten Teams zugrundelagen, wird zu einem späteren Zeitpunkt veröffentlicht werden.

Hormone und Homosexualität

In den letzten zehn Jahren hat sich erneut das Forschungsinteresse an biologischen Faktoren entzündet, die für die Genetik von Homosexualität wichtig sein könnten. Da die endokrine Abteilung des Instituts unter der Leitung von Robert C. Kolodny auf diesem Gebiet aktiv war, wäre es ein Versäumnis unsererseits, wenn der gegenwärtige Stand dieser Forschungsprogramme hier nicht zusammengefaßt wiedergegeben würde.

Bei ihren Forschungen halfen den Endokrinologen die technologischen Fortschritte der radiologinalen Analysemethoden, die erstmals eine Quantifizierung verschiedener für die Reproduktion und sexuelle Funktion bedeutsamer Hormone gestatteten. Eine solche Arbeit wurde auch durch Fortschritte auf verwandten Gebieten gefördert, durch die embryologische Mechanismen sexueller Differenzierung aufgeklärt wurden – mit dem deutlicher werdenden Beweis, daß in gewissen Fällen die fötale hormonale Umgebung Personen auf bestimmte Muster sexuellen Verhaltens hin prädisponieren könnte.

Eine umfangreiche experimentelle Literatur, die hier nur kurz erwähnt wird, dokumentiert die Tatsache, daß bei einer Reihe von Tierspezies eine hormonale Manipulation während kritischer Phasen sexueller Differenzierung eine Veränderung des sexuellen Verhaltens beim ausgewachsenen Tier hervorrufen kann, die sich parallel zum homosexuellen Verhalten beim Menschen interpretieren läßt. Während es schwierig ist zu entscheiden, ob zwischen den Arten angestellte Vergleiche dieser Verhaltensweisen exakte ätiologische Einblicke liefern oder ob solche Verhaltensmuster wirklich homolog sind, gibt es zusätzliche Entdeckungen, die aus einzelnen Studien klinischer Situationen unter Beteiligung von Menschen stammen, die die aus Tierstudien gewonnenen Beobachtungen übertragbar erscheinen lassen. Diese verschiedenen Situationen, die Weibchen mit dem adrenogenitalen Syndrom einschließen (in utero hohen Niveaus von Androgen ausgesetzt), Männer mit dem Klinefelter-Syndrom (normalerweise sowohl fötal wie erwachsen gekennzeichnet durch relativen Mangel an Androgen) und Fälle von prenatalem Ausgesetztsein von exogener Hormonaufnahme (hauptsächlich Progestine und Östrogene) scheinen verbunden zu sein mit einem häufigeren Auftreten späterer Homosexualität als dies allein per Zufall vorkäme.

1970 berichtete Margolese, daß die Ausscheidung von Androsteron und Etiocholanolon im Harn bei homosexuellen und heterosexuellen Männern verschieden sei. Im gleichen Jahr berichteten Loraine und seine Kollegen, daß bei zwei homosexuellen Männern die Ausscheidung von Testosteron im Urin niedrig und bei vier homosexuellen Frauen erhöht war. Danach stellte sich durch eine Arbeit von Klodny und seinen Kollegen vom Institut (1971–1972) – begonnen mit einer gewissen Skepsis gegenüber solchen hormonalen Unterschieden bei Homosexuellen – heraus, daß die Plasma-Testosteronspiegel bei jungen Männern, die entweder ausschließlich oder fast ausschließlich homosexuell waren (Kinsey-Werte 5 oder 6), signifikant niedriger lagen als bei einer gleichaltrigen Kontrollgruppe. Die Forscher stellten vorsichtig fest: »Es gibt keinen Hinweis darauf, daß endokrine Anomalitäten sich bei der großen Mehrheit der Homosexuellen finden lassen... In der Tat muß vermutet werden, daß die niedrigeren Testosteron-Spiegel eventuell das sekundäre Resultat einer... depressiven Reaktion sein könnten, die durch den Hypothalamus von höheren kortikalen Zentren weitergegeben wurde.«

Dieser Studie folgend, erschien eine große Anzahl zusätzlicher Berichte, die beträchtliche Uneinigkeit in den Resultaten aufzeigten. Im Gegensatz zu Evans (1972) und Margolese und Janiger (1973), die jeder für sich weitere Hinweise auf veränderte Hormonstoffwechselprodukte im Urin bei homosexuellen Männern fanden, bestätigten andere diesen Unterschied nicht. Während in einem ähnlichen Fall Starká und Mitarbeiter (1975) weniger Testosteron im Kreislauf bei homosexuellen Männern als bei Kontrollen bei Heterosexuellen beschrieben und Rohde und seine Kollegen (1977) signifikant weniger freies Plasma-Testosteron bei 35 homosexuellen Männern als bei 38 heterosexuellen Männern fanden, stellten Studien durch andere Forscher – einschließlich Brodie et al. (1974), Birk et al. (1973), Friedman et al. (1977), Doerr et al. (1973, 1976), Tourney und Hatfield (1973), Pillard et al. und Barlow et al. (1974) – keine Testosteron-Unterschiede im Kreislauf bei homosexuellen und heterosexuellen Männern fest. Um die Situation noch komplizierter zu gestalten, stellten Doerr und seine Kollegen (1973) fest, daß es bemerkenswerte Unterschiede bei Oestron und Dihydrotestosteron zwischen homosexuellen und heterosexuellen Männern gab; signifikante Unterschiede in der Lutein-Hormonsekretion bei diesen gleichen Gruppen wurden auch von Doerrs Gruppe (1976), von Kolodny und seinen Kollegen (1972) und von Rohde und seinen Mitarbeitern (1977) beobachtet. Eine ähnliche Kontroverse besteht zu hormonalen Studien homosexueller Frauen, obwohl dieses Thema nicht einer ebenso intensiven Prüfung durch die Forschung unterzogen wurde.

Welche Schlüsse, Rückschlüsse können aus den vorhandenen Hinweisen gezogen werden? Erstens ist offensichtlich, daß alle diese Berichte merklich unter dem Handicap methodologischer Beschränkungen leiden, angefangen von einem relativ kleinen Umfang der Stichprobe bis zu Problemen der Intervalle der Erhebungsauswahl. Ehe diese Probleme nicht beseitigt sind, ist es schwierig, einen Hinweis mit einer gewissen Sicherheit zu bewerten. Zweitens ist klar, daß Homosexualität kein einheitlicheres Phänomen darstellt als Heterosexualität: Bis es möglich ist, spezifische Untergruppen von Homosexuellen und Heterosexuellen durch präzise Kriterien zur Klassifizierung zu unterscheiden, kompliziert die Uneinheitlichkeit, die sich durch die Grundzüge von Homosexualität kontra Heterosexualität abzeichnet – auch unterstützt durch die Uneinheitlichkeit, die bei den physiologischen und klinischen Studien über die in diesem Text berichtet wird, vorgefunden wurde – die Identifizierung wesentlicher hormonaler Unterschiede, sofern diese existieren. Drittens fällt es schwer zu glauben, daß bedeutsame Einblicke bezüglich der Ursprünge von Homosexualität erreicht werden, bevor mehr über die Ursprünge von Heterosexualität bekannt ist. Schließlich müssen wir in Anbetracht des heutigen Mangels an sicheren Informationen auf diesem Gebiet eine geistig offene Haltung beibehalten, indem wir zugestehen, daß zumindest in einigen Fällen – obschon mit Bestimmtheit nicht in den meisten – hormonale Prädispositionen mit sozialen und Umweltfaktoren zusammenwirken können, um zu einer homosexuellen Orientierung zu führen.

Es besteht wenig Anlaß zu weiteren detaillierten Stellungnahmen. Ein Anfang ist gemacht. Eine bedeutend höher entwickelte Grundlagenforschung über die Neurophysiologie der sexuellen Funktionen des Menschen ist als nächstes angebracht. Die Neuroendokrinologie der sexuellen Reaktion muß in Angriff genommen werden. Neuere und effektivere Variationen bei den Basistherapie-Methoden für sexuelle Disfunktion und Unzufriedenheit müssen entwickelt werden. Diese Methoden müssen auch mit verbesserten Ausleseverfahren bei den Bewerbern und wirksameren Maßnahmen für die Folgezeit kombiniert sein. Als Ergebnis solcher Anstrengungen bei der Forschung ist eine zunehmende Verringerung der Fehlschlagsquoten sowohl bei der Behandlung homosexuell als auch heterosexuell ausgerichteter Sexualstörungen zu erwarten.

Literatur

Es existieren bereits eine Reihe äußerst umfangreicher Bibliographien, welche die Homosexualität zum Gegenstand haben und von Martin Weinberg und Alan Bell, von Arno Karlen sowie von William Parker zusammengestellt wurden. Es ist kaum anzunehmen, daß diese Arbeiten in näherer Zukunft überholt sein werden. Deshalb ist die nachfolgende Bibliographie bewußt auf Titel eingeschränkt worden, die sich zumindest in einem Aspekt, wenn vielleicht auch nur mittelbar, auf die Untersuchungen oder die klinischen Programme des Instituts beziehen.

Da bisher keine Untersuchungen der homosexuellen Physiologie vorlagen und während der letzten Jahre nur wenige Veröffentlichungen über die Behandlung homosexueller Funktionsstörungen erschienen sind, kann es nicht wunder nehmen, daß die Zahl der direkten bibliographischen Verweise ausgesprochen gering ist. Auch für die spezifische Behandlungsmethode homosexueller Disfunktionen durch ein Team, dessen Mitglieder nicht nur dem jeweilig zu therapierenden Geschlecht angehören, findet sich in der vorliegenden Literatur keinerlei Beispiel. Mit Ausnahme der Pionierarbeit, die durch Harold Lief geleistet wurde, ist bisher auch kein klinisches Programm zur Behandlung männlicher und weiblicher Homosexueller bekanntgeworden, das sich über einen so langen Zeitraum, nämlich fünf Jahre, erstreckte.

Alles in allem läßt sich sagen, daß die unterstehend aufgeführten Veröffentlichungen, sieht man einmal von den Arbeiten über statistische Methoden und die Hormonforschung ab, zwar generell über Homosexualität handeln, andrerseits aber für das Verständnis des hier vorliegenden Textes nicht erforderlich sind. Man kann sie lediglich als ergänzende Hinweise ansehen.

Achilles, N. Development of the Homosexual Bar as an Institution. In *Sexual Deviance* (J. H. Gagnon and W. Simon, Eds.). New York: Harper & Row, 1967.

Adler, A. *The Individual Psychology of Alfred Adler* (H. L. and R. R. Ansbacher, Eds.). New York: Harper Torchbook, 1964.

Allen, C. The treatment of sexual abnormalities. *Med. Press* 210:23–25, 1943.

Allen, C. Homosexuality: The psychological factor. *Med. Press* 218:222–223, 1947.

Allen, C. *The Sexual Perversions and Abnormalities: A Study in the Psychology of Paraphilia* (2nd ed.). London: Oxford University Press, 1949.

Allen, C. On the cure of homosexuality. *Int. J. Sexol.* 5:148–150, 1952.

Allen, C. The problem of homosexuality. *Int. J. Sexol.* 6:40–42, 1952.

Allen, C. *Homosexuality: Its Nature, Causation, and Treatment.* London: Staples, 1958.

Allport, G. *The Nature of Prejudice.* Cambridge, Mass.: Addison-Wesley, 1954.

Altman, D. *Homosexual: Oppression and Liberation.* New York: Dutton, 1971.

Alverson, C. A. A minority's plea – U. S. homosexuals gain in trying to persuade society to accept them. *Wall Street Journal* July 17, 1968.

Asprey, R. *The Panther's Feast.* New York: Putnam, 1959.

Aubrey, J. *Brief Lives* (O. L. Dick, Ed.). Ann Arbor: University of Michigan Press, 1957.

Bailey, D. S. *Homosexuality and the Western Christian Tradition.* London: Longmans, Green, 1955.

Barlow, D. H., *et al.* Plasma testosterone levels and male homosexuality: A failure to replicate. *Arch. Sex. Behav.* 3:571–575, 1974.

Beach, F. A. Sex reversals in the mating pattern of the rat. *J. Genet. Psychol.* 53:329–334, 1938.

Beach, F. A. *Hormones and Behavior.* New York: Hoeber, 1948.

Beach, F. A. *Sexual Behavior in Animals and Men (Harvey Lectures,* 1948, 254–280). Springfield, Ill.: Thomas, 1950.

Beach, F. A. The descent of instinct. *Psychol. Rev.* 62: 401–410, 1955.

Beach, F. A. Factors Involved in the Control of Mounting Behavior by Female Mammals. In *Perspectives in Reproduction and Sexual Behavior* (M. Diamond, Ed.). Bloomington: Indiana University Press, 1958.

Beach, F. A. (Ed.). *Sex & Behavior.* New York: Wiley, 1965.

Beach, F. A., *et al.* Coital behavior in dogs: Effects of estrogen on mounting by females. *J. Comp. Physiol. Psychol.* 66:296–307, 1968.

Becker, H. S. *Outsiders.* New York: Free Press, 1963.

Becker, H. S. (Ed.). *The Other Side: Perspectives in Deviance.* New York: Free Press, 1964.

Becker, R. de. *The Other Face of Love* (M. Crosland and A. Daventry, Trans.). New York: Grove, 1969.

Begelman, D. A. Homosexuality and the ethics of behavioral intervention. *J. Homosex.* 2(3):213–219, 1977.

Beigel, H. G. The Meaning of Coital Postures. In *Sexual Behavior and Personality Characteristics* (M. DeMartino, Ed.). New York: Grove, 1966.

Bell, A. P., and Weinberg, M. S. *Homosexualities: A Study of Diversity Among Men and Women.* New York: Simon & Schuster, 1978.

Belot, A. *Mademoiselle Giraud, My Wife.* Chicago: Laird & Lee, 1891.

Bem, S. L. The measurement of psychological androgyny. *J. Consult. Clin. Psychol.* 42:155–162, 1974.

Bem, S. L. Sex-role adaptability: One consequence of psychological androgyny. *J. Pers. Soc. Psychol.* 31:634–643, 1975.

Bene, E. On the genesis of female homosexuality. *Br. J. Psychiatry* 3:815–821, 1965.

Bene, E. On the genesis of male homosexuality. An attempt at clarifying the role of parents. *Br. J. Psychiatry* 3:803–813, 1965.

Benson, R. O. D. *In Defense of Homosexuality.* New York: Julian, 1965.

Bergler, E. *Homosexuality: Disease or Way of Life?* New York: Hill & Wang, 1956.

Bergler, E. *1000 Homosexuals.* Paterson, N. J.: Pageant, 1959.

Bieber, I. Clinical Aspects of Male Homosexuality. In *Sexual Inversion: The Multiple Roots of Homosexuality* (J. Marmor, Ed.). New York: Basic Books, 1965.

Bieber, I., *et al. Homosexuality: A Psychoanalytic Study of Male Homosexuals.* New York: Basic Books, 1962.

Birk, L. Group therapy for men who are homosexual. *J. Sex Marital Ther.* 1:29–52, 1974.

Birk, L., *et al.* Serum testosterone levels in homosexual men. *N. Engl. J. Med.* 289:1236–1238, 1973.

Bowman, K. M., and Engle, B. A psychiatric evaluation of the laws of homosexuality. *Temple Law Q. Rev.* 29:273–326, 1956.

Brill, A. A. *Freud's Contribution to Psychiatry.* New York: W. W. Norton, 1962.

Brodie, H. K. H., *et al.* Plasma testosterone levels in heterosexual and homosexual men. *Am. J. Psychiatry* 131:82–83, 1974.

Brown, J. S. A comparative study of deviations of sexual mores. *Am. Sociol. Rev.* 17:135–146, 1952.

Burgess, E. W. The Sociologic Theory of Psychosexual Behavior. In *Psychosexual Development in Health and Disease* (P. H. Hoch and J. Zubin, Eds.). New York: Grune & Stratton, 1949.

Bychowski, G. The ego and the object of the homosexual. *Int. J. Psychoanal.* 42:255–259, 1961.

Cantor, D. J. Deviation and the criminal law. *J. Crim. Law, Criminol., Polit. Sci.* 55:441–453, 1964.

Cappon, D. *Toward an Understanding of Homosexuality.* Englewood Cliffs, N. J.: Prentice-Hall, 1965.

Caprio, F. *Variations in Sexual Behavior.* New York: Grove, 1955.

Caprio, F. S. *Female Homosexuality.* New York: Citadel, 1954.

Carpenter, E. *The Intermediate Sex: A Study of Some Transitional Types of Men and Women.* London: Allen & Unwin, 1908.

Carpenter, E. *Love's Coming of Age.* New York: Liveright, 1911.

Carrier, J. Participants in urban Mexican male homosexual encounters. *Arch. Sex. Behav.* 1:279–291, 1971.

Carrier, J. Urban Mexican male homosexual encounters: An analysis of participants and coping strategies. University of California Ph. D. Thesis, 1972.

Carrier, J. Cultural factors affecting urban Mexican male homosexual behavior. *Arch. Sex. Behav.* 5:103–124, 1976.

Carrier, J. M. »Sex-role preference« as an explanatory variable in homosexual behavior. *Arch. Sex. Behav.* 6:53–65, 1977.

Catlin, G. Illustrations of the Manners, Customs, and Condition of the North American Indians. Cited in *The Origin and Development of the Moral Ideas* (E. Westermarck). London: Macmillan, 1908.

Chang, J., and Block, J. Study of identification in male homosexuals. *J. Consult. Psychol.* 24:307–310, 1960.

Churchill, W. *Homosexual Behavior Among Males: A Cross-Cultural and Cross-Species Investigation.* New York: Hawthorn, 1967.

Clemmer, D. *The Prison Community.* New York: Holt, Rinehart & Winston, 1958.

Coates, S. Clinical Psychology in Sexual Deviation. In *The Pathology and Treatment of Sexual Deviation: A Methodological Approach* (I. Rosen, Ed.). London: Oxford University Press, 1964.

Cory, D. W. *The Homosexual in America: A Subjective Approach.* New York: Greenberg, 1951.

Cory, D. W. (Ed.). *Homosexuality: A Cross-Cultural Approach.* New York: Julian, 1956.

Cory, D. W. *The Lesbian in America.* New York: Citadel, 1964.

Cory, D. W., and LeRoy, J. P. *The Homosexual and His Society: A View from Within.* New York: Citadel, 1963.

Cotton, W. L. Role-playing substitutions among homosexuals. *J. Sex Res.* 8:310–323, 1972.

Cotton, W. L. Social and sexual relationships of lesbians. *J. Sex Res.* 11:139–148, 1975.

Croft-Cooke, R. *The Verdict of You All.* London: Warburg, 1955.

Crowley, M. *The Boys in the Band.* New York: Farrar, 1968.

Curran, D., and Parr, D. Homosexuality: An analysis of 100 male cases seen in private practice. *Br. Med. J.* 1:797–801, 1957.

Dank, B. M. Coming out in the gay world. *Psychiatry* 34:180–195, 1971.

D'Arcangelo, A. *The Homosexual Handbook.* New York: Ophelia, 1969.

Darwin, C. *The Descent of Man and Selection in Relation to Sex* (2nd ed., rev. and augm.). New York: Appleton, 1909.

Davenport, W., and Davenport, P. Sexual Patterns and Their Regulation in a Society of the Southwest Pacific. In *Sex and Behavior* (F. A. Beach, Ed.). New York: Wiley, 1965.

Davis, A. Sexual assault in the Philadelphia prisons and sheriff vans. *Trans-Action* 6(2):8–13, 1968.

Davis, K. B. *Factors in the Sex Life of Twenty-Two Hundred Women.* New York: Harper & Brothers, 1929.

Davison, G. C. Homosexuality and the ethics of behavioral intervention: Homosexuality, the ethical challenge. *J. Homosex.* 2(3):195–204, 1977.

Davison, G. C. Not can but ought: The treatment of homosexuality. *J. Consult. Clin. Psychol.* 46:170–172, 1978.

Davison, K., *et al.* A male monozygotic twinship discordant for homosexuality, *Br. J. Psychiatry* 118:675–682, 1971.

Dean, R. B., and Richardson, H. Analysis of MMPI profiles of 40 college-educated overt male homosexuals. *J. Consult. Psychol.* 28:483–486, 1964.

DeFries, Z. Pseudohomosexuality in feminist students. *Am. J. Psychiatry* 133: 400–404, 1976.

DeLuca, J. N. Performance of overt male homosexuals and controls on the Blacky test. *J. Clin. Psychol.* 23:497, 1967.

Devereaux, G. Institutionalized Homosexuality of the Mohave Indians. In *The Problem of Homosexuality in Modern Society* (H. Ruitenbeek, Ed.). New York: Dutton, 1963.

Diethelm, O. *Treatment in Psychiatry*. Springfield, Ill.: Thomas, 1950.

Dörner, G. Hormonal induction and prevention of female homosexuality. *J. Endocrinol.* 42:163–164, 1968.

Dörner, G. *Hormones and Brain Differentiation.* Amsterdam: Elsevier, 1976.

Doerr, P., *et al.* Plasma testosterone, estradiol, and semen analysis in male homosexuals. *Arch. Gen. Psychiatry* 29:829–833, 1973.

Doerr, P., *et al.* Further studies on sex hormones in male homosexuals. *Arch. Gen. Psychiatry* 33:611–614, 1976.

Donnelly, R. C., *et al.* Consensual Homosexual Acts Between Adults in Private – A Crime: A Problem for the Legislature? In *Criminal Law: Problems for Decision in the Promulgation, Invocation, and Administration of a Law of Crimes.* New York: Free Press of Glencoe, 1962.

Frumkin, R. M. Early English and American Sex Customs. In *Encyclopedia of Sexual Behavior* (A. Ellis and A. Abarbanel, Eds.). New York: Hawthorn, 1967.

Gagnon, J., and Simon, W. Homosexuality: The formulation of a sociological perspective. *J. Health Soc. Behav.* 8:177–185, 1967.

Gagnon, J., and Simon, W. Femininity in the lesbian community. *Soc. Probl.* 15:212–221, 1967.

Gagnon, J. H. Sexual Behavior: Sexual Deviation: Social Aspects. In *International Encyclopedia of the Social Sciences* (D. E. Sills, Ed.). New York: Macmillan, 1968.

Gagnon, J. H., and Simon, W. Perspective on homosexuality. *Dublin Rev.* 241:96–114, 1967.

Gagnon, J. H., and Simon, W. (Eds.). *Sexual Deviance.* New York: Harper & Row, 1967.

Gartrell, N. K., *et al.* Plasma testosterone in homosexual and heterosexual women. *Am. J. Psychiatry* 134:117–119, 1977.

Gebhard, P., *et al. Sex Offenders: An Analysis of Types.* New York: Harper & Row, 1965.

Gebhard, P. H. Situational Factors Affecting Human Sexual Behavior. In *Sex & Behavior* (F. A. Beach, Ed.). New York: Wiley, 1965.

Gebhard, P. H. The 1965 Kinsey Report: Our dangerous sex laws. *Ladies Home Journal* 82:66–67, 121, and 82:42–44, May and June, 1965.

Gebhard, P. H. Homosexual socialization. *Excerpta Medica Int. Congr. Ser.* 150:1028–1031, 1966.

Gebhard, P. H. Incidence of Overt Homosexuality in the United States and Western Europe. In *National Institute of Mental Health Task Force on Homosexuality: Final Report and Background Papers,* Publ. No. HSM 72–9116 (J. M. Livingood, Ed.). Washington, D.C.: U.S. Government Printing Office, 1972.

Geller, J. J., and Rouslin, S. A psychoanalytic view of homosexuality: An interview with Joseph J. Geller, M. D. *Perspect. Psychiatr. Care* 16(2):76–79, 1978.

Gerassi, J. *The Boys of Boise: Furor, Vice, and Folly in an American City.* New York: Macmillan, 1966.

Giallombardo, R. *Society of Women: A Study of a Women's Prison.* New York: Wiley, 1966.

Gittings, B. B. The Homosexual and the Church. In *The Same Sex* (R. Weltge, Ed.). Philadelphia: Pilgrim, 1969.

Gittings, B. B. *A Gay Bibliography.* Philadelphia: Task Force on Gay Liberation, American Library Association, 1974.

Glass, S. J., *et al.* Sex hormone studies in male homosexuality. *Endocrinology* 26:590–594, 1940.
Goffman, E. *Stigma.* Englewood Cliffs, N. J.: Prentice-Hall, 1963.
Goode, E., and Haber, L. Sexual correlates of homosexual experience: An exploratory study of college women. *J. Sex Res.* 13:12–21, 1977.
Goode, E., and Troiden, R. R. (Eds.). *Sexual Deviance and Sexual Deviants.* New York: William Morrow, 1974.
Green, R. *Sexual Identity Conflict in Children and Adults.* New York: Basic Books, 1974.
Greenblatt, D. R. Semantic differential analysis of the »triangular system« hypothesis in »adjusted« overt male homosexuals. University of California Ph. D. Thesis, 1966.
Griffiths, P. D., *et al.* Homosexual women: An endocrine and psychological study. *J. Endocrinol.* 63:549–556, 1974.
Gross, A. A. *Strangers in Our Midst: Problems of the Homosexual in American Society.* Washington, D. C.: Public Affairs Press, 1962.
Gross, M. J. Changing attitudes toward homosexuality – or are they. *Perspect. Psychiatr. Care* 16 (2):71–75, 1978.
Gundlach, R. H., and Reiss, B. F. Self and Sexual Identity in the Female: A Study of Female Homosexuals. In *New Directions in Mental Health* (B. F. Reiss, Ed.). New York: Grune & Stratton, 1968. Vols. 1 & 2.
Gunnison, F. *An Introduction to the Homophile Movement.* Hartford, Conn.: Institute of Social Ethics, 1967.
Hadden, S. B. Group psychotherapy of male homosexuals. *Curr. Psychiatr. Ther.* 6:177–186, 1966.
Hadden, S. B. Treatment of male homosexuals in groups. *Int. J. Group Psychother.* 16:13–22, 1966.
Hadden, S. B. A way out for homosexuals. *Harper's* 234:107–108, 114–120, Mar., 1967.
Hadden, S. B. Group psychotherapy for sexual maladjustments. *Am. J. Psychiatry* 125:327–332, 1968.
Hadfield, J. A. The cure of homosexuality. *Br. Med. J.* 1:1323–1326, 1958.
Hagmeier, G., and Gleason, R. Homosexuality. In *Counseling the Catholic.* New York: Sheed & Ward, 1959.
Hagmeier, G., and Gleason, R. Moral Aspects of Homosexuality. In *Counseling the Catholic.* New York: Sheed & Ward, 1959.
Hampson, J. L., and Hampson, J. G. The Ontogenesis of Sexual Behavior in Man. In *Sex and Internal Secretions* (W. C. Young, Ed.). Baltimore: Williams & Wilkins, 1961.
Harlow, H. F. Of love in infants. *Natural History* 69:19–23, 1960.
Hart, M., *et al.* Psychological adjustment of nonpatient homosexuals: Critical review of the research literature. *J. Clin. Psychiatry* 39:604–608, 1978.
Hatterer, L. J. *Changing Homosexuality in the Male.* New York: McGraw-Hill, 1970.
Hauser, R. *The Homosexual Society.* London: Bodley Head, 1962.
Havemann, E. Homosexuality in America: Scientists search for answers to a touchy and puzzling question – why? *Life* 56:76–80, June 26, 1964.
Hefner, H. M. The legal enforcement of morality. *Univ. Colo. Law Rev.* 40:199–221, 1968.
Heilbrun, A. B., Jr., and Thompson, N. L., Jr. Sex role identity and male and female homosexuality. *Sex Roles* 3(11):65–79, 1977.
Hemphill, R. E., *et al.* A factual study of male homosexuality. *Br. Med. J.* 1:1317–1323, 1958.
Hendin, H. *Black Suicide.* New York: Basic Books, 1969.
Hendin, H. Homosexuality: The psychological dimension. *J. Am. Acad. Psychoanal.* 6:479–496, 1978.
Henry, G. W. *Sex Variants: A Study of Homosexual Patterns.* New York: Hoeber, 1948.

Henry, G. W. *All the Sexes: A Study of Masculinity and Femininity.* New York: Holt, Rinehart & Winston, 1955.
Hess, E. H., *et. al.* Pupil response of heterosexual and homosexual males to pictures of men and women. *J. Soc. Abnorm. Psychol.* 70:165–168, 1965.
Hirschfeld, M. *Men and Women.* New York: Putnam,1935.
Hirschfeld, M. *The Sexual History of the World War.* New York: Cadillac, 1946.
Hirschfeld, M. *Sexual Anomalies.* New York: Emerson, 1956.
Hoffman, M. *The Gay World: Male Homosexuality and the Social Creation of Evil.* New York: Basic Books, 1968.
The homosexual: Newly visible, newly understood. *Time* 94:56–67, Oct. 31, 1969.
Homosexual wedding. *Newsweek* 70:59, July 17, 1967.
Homosexuality: Coming to terms. *Time* 94:82, Oct. 24, 1969.
Hooker, E. A preliminary analysis of group behavior of homosexuals. *J. Psychol.* 42:217–225, 1956.
Hooker, E. The adjustment of the male overt homosexual. *J. Proj. Tech.* 21:18–31, 1957.
Hooker, E. Male homosexuality in the Rorschach. *J. Proj. Tech.* 22:33–54, 1958.
Hooker, E. What is a criterion? *J. Proj. Tech.* 23:278–281, 1959.
Hooker, E. The case of El: A biography. *J. Proj. Tech.* 25:252–267, 1961.
Hooker, E. *Male Homosexual Life Styles and Venereal Disease.* Washington, D. C.: Department of Health, Education, and Welfare, 1961.
Hooker, E. Review of Hervey Cleckley's »the caricature of love«. *J. Crim. Law, Criminol., Polit. Sci.* 52:12–13, 1961.
Hooker, E. Male Homosexuality. In *Taboo Topics* (N. L. Farberow, Ed.). New York: Atherton, 1963.
Hooker, E. *The Male Homosexual* (Venereal Disease Control Informational Report No. 8). Sacramento: California State Health Department, 1964.
Hooker, E. An Empirical Study of Some Relations Between Sexual Patterns and Gender Identity in Male Homosexuals. In *Sex Research: New Developments* (J. Money, Ed.). New York: Holt, Rinehart & Winston, 1965.
Hooker, E. Male Homosexuals and Their »Worlds«. In *Sexual Inversion: The Multiple Roots of Homosexuality* (J. Marmor, Ed.). New York: Basic Books, 1965.
Hooker, E. The Homosexual Community. In *Sexual Deviance* (J. H. Gagnon and W. Simon, Eds.). New York: Harper & Row, 1967.
Hooker, E. Homosexuality. In *International Encyclopedia of the Social Sciences.* New York: Macmillan, 1968.
Hooker, E. Sexual Behavior: Homosexuality. In *International Encyclopedia of the Social Sciences.* New York: Macmillan, 1968.
Hooker, E. Parental relations and male homosexuality in patient and non-patient samples. *J. Consult. Clin. Psychol.* 33:140–142, 1969.
Hooker, E., *et al.* Problems of Sex Ethics: Homosexuality. In *Foundations for Christian Family Policy* (E. S. Genné and W. H. Genné, Eds.). New York: National Council of Churches, 1961.
Hopkins, J. H. The lesbian personality. *Br. J. Psychiatry* 115:1433–1436, 1969.
Horney, K. *New Ways in Psychoanalysis.* New York: W. W. Norton, 1939.
Howard, W. L. Sexual perversion in America. *Am. J. Derm. Genito-Urinary Dis.* 3:9–14, 1904.
Hudson, B. *Christian Homosexuality.* North Hollywood, Calif.: New Library Press, 1970.
Humphreys, L. *Tearoom Trade: Impersonal Sex in Public Places.* Chicago: Aldine, 1970.
Hunt, M. *The Natural History of Love.* New York: Knopf, 1959.
Hunt, S. P. Homosexuality from a contemporary perspective. *Conn. Med.* 42:105–108, 1978.
Hyde, M. H. *The Love That Dared Not Speak Its Name.* Boston: Little, Brown, 1970.
Jacobs, H. Decoy enforcement of homosexual laws. *Univ. Penn. Law Rev.* 112:259–284, 1963.

James, S., *et al.* Significance of androgen levels in the aetiology and treatment of homosexuality. *Psychol. Med.* 7:427–429, 1977.
Jennings, T. W., Jr. Homosexuality and Christian faith: A theological reflection. *Christian Century* Feb. 16, 1977, pp. 137–142.
Johnson, V. E., and Masters, W. H. Intravaginal contraceptive study: Phase I. Anatomy. *West. J. Surg. Obstet. Gynecol.* 70:202–207, 1962.
Johnson, V. E., and Masters, W. H. Intravaginal contraceptive study: Phase II. Physiology (a direct test for protective potential). *West. J. Surg. Obstet. Gynecol.* 71:144–153, 1963.
Johnson, V. E., and Masters, W. H. A product of dual import: Intravaginal infection control and conception control. *Pacif. Med. & Surg.* 73:267–271, 1965.
Johnson, V. E., *et al.* The Physiology of Intravaginal Contraceptive Failure. In *Manual of Family Planning and Contraceptive Practice* (2nd ed., M. E. Calderone, Ed.). Baltimore: Williams & Wilkins, 1970.
Jones, H. K. *Toward a Christian Understanding of the Homosexual.* New York: Association Press, 1966.
Judson, F. N., *et al.* Screening for gonorrhea and syphilis in the gay baths – Denver, Colorado. *Am. J. Public Health* 67:740–742, 1977.
Jung, C. G. *Collected Works* (H. Read *et al.*, Eds.). New York: Pantheon, 1953–1970.
Kallmann, F. J. Comparative twin study on the genetic aspects of male homosexuality. *J. Nerv. Ment. Dis.* 115:283–298, 1952.
Kallmann, F. J. Twin and sibship study of overt male homosexuality. *Am. J. Hum. Genet.* 4:136–146, 1952.
Kameny, F. E. Gay Is Good. In *The Same Sex* (R. Weltge, Ed.). Philadelphia: Pilgrim, 1969.
Kardiner, A., and Ovesey, L. *The Mark of Oppression.* New York: Meridian, 1962.
Karlen, A. *Sexuality and Homosexuality: A New View.* New York: W. W. Norton, 1971.
Katz, S. The homosexual next door. *Maclean's Magazine* 77:10–11, 28–30, Feb. 22, 1964.
Kauffmann, S. Homosexual drama and its disguises. *New York Times* Jan. 23, 1966.
Kauffmann, S. On the acceptability of the homosexual. *New York Times* Feb. 6, 1966.
Kaye, H. E., *et al.* Homosexuality in women. *Arch. Gen. Psychiatry* 17:626–634, 1967.
Ketterer, W. A. Venereal disease and homosexuality. *J.A.M.A.* 188:11–12, 1964.
Kinsey, A. C. Homosexuality: Criteria for a hormonal explanation of the homosexual. *J. Clin. Endocrinol.* 1:424–428, 1941.
Kinsey, A. C., *et al. Sexual Behavior in the Human Male.* Philadelphia: Saunders, 1948.
Kinsey, A. C., *et al.* Concepts of Normality and Abnormality in Sexual Behavior. In *Psychosexual Development in Health and Disease* (P. H. Hoch and J. Zubin, Eds.). New York: Grune & Stratton, 1949.
Kinsey, A. C., *et al. Sexual Behavior in the Human Female.* Philadelphia: Saunders, 1953.
Kitsuse, J. I. Societal response to deviant behavior: Problems of theory and method. *Soc. Probl.* 9:247–256, 1962.
Kolodny, R. C., *et al.* Plasma testosterone and semen analysis in male homosexuals. *N. Engl. J. Med.* 285:1170–1174, 1971.
Kolodny, R. C., *et al.* Plasma gonadotrophins and prolactin in male homosexuals. *Lancet* 2:18–20, 1972.
Krafft-Ebing, R. von. *Psychopathia Sexualis* (H. E. Wedeck, Trans.). New York: Putnam, 1965.
Krich, A. M. (Ed.). *The Homosexuals: As Seen by Themselves and Authorities.* New York: Citadel, 1954.
Lanahan, C. C. Homosexuality: A different sexual orientation. *Nurs. Forum* 15:314–319, 1976.
Lawrence, J. C. Gay peer counseling. *J. Psychiatr. Nurs.* 15:33–37, 1977.
Lemert, E. *Social Pathology.* New York: McGraw-Hill, 1951.

Leznoff, M. Interviewing homosexuals. *Am. J. Sociol.* 62:204, 1956.
Leznoff, M., and Westley, W. A. The homosexual community. *Soc. Probl.* 3:259–260, 1956.
Licht, H. *Sexual Life in Ancient Greece.* New York: Barnes & Noble, 1963.
Liddicoat, R. Homosexuality: Results of a survey as related to various theories. *Br. Med. J.* 2:1110–1111, 1957.
Liebow, E. *Tally's Corner.* Boston: Little, Brown, 1967.
Lief, H., and Mayerson, P. Psychotherapy of Homosexuals: A Follow-up Study of Nineteen Cases. In *Sexual Inversion: The Multiple Roots of Homosexuality* (J. Marmor, Ed.). New York: Basic Books, 1965.
Lief, H. I., *et al.* Psychoendocrinologic studies in a male with cyclic changes in sexuality. *Psychosom. Med.* 24:357–368, 1962.
Lim, K. S., *et al.* Role of sexual and non-sexual practices in the transmission of hepatitis B. *Br. J. Vener. Dis.* 53:190–192, 1977.
Lindner, R. M. Homosexuality and the Contemporary Scene. In *Must You Conform?* New York: Holt, Rinehart & Winston, 1956.
Linton, R. Marquesan Culture. In *The Individual and His Society* (A. Kardiner, Ed.). New York: Columbia University Press, 1939.
Littler, W. A., *et al.* Direct arterial pressure, heart rate and electrocardiogram during human coitus. *J. Reprod. Fertil.* 40:321–331, 1974.
Livingood, J. M. (Ed.). *National Institute of Mental Health Task Force on Homosexuality: Final Report and Background Papers,* Publ. No. HSM 72–9116. Washington, D. C.: U. S. Government Printing Office, 1972.
Livingstone, I. R., *et al.* The effect of luteinizing hormone releasing hormone (LRH) on pituitary gonadotropins in male homosexuals. *Horm. Metab. Res.* 10:248–249, 1978.
Löfgren, L. B. Difficulties and ambiguities in using »results« as an evaluating norm in psychiatry. *Br. J. Med. Psychol.* 33:95–103, 1960.
London, L. S. Homosexual panic with hallucinations – a case study. *Med. Times* 92:175–189, 1964.
Loraine, J. A., *et al.* Endocrine function in male and female homosexuals. *Br. Med. J.* 4:406–408, 1970.
Lorenz, K. *Evolution and the Modification of Behavior.* Chicago: University of Chicago Press, 1965.
Lowry, A. S. Entry into homosexual lifestyles: A trimodal formulation. Goddard University M. A. Thesis, 1973.
Lucas, D. S. (Ed.). *The Homosexual and the Church.* San Francisco: Mattachine Society, 1966.
Ludovici, A. Homosexuality, the law and public sentiment (commentary by C. Allen). *Int. J. Sexol.* 5:143–150, 1951–1952.

MacAlpert, L. East coast homophiles discuss the great society. *Tangents* 1:13, 1965.
McGuire, R. J., and Vallance, M. Aversion therapy by electric shock: A simple technique. *Br. Med. J.* 1:151, 1964.
McIntosh, M. The homosexual role. *Soc. Probl.* 16:182–192, 1968.
McWhirter, D. P., and Mattison, A. M. The treatment of sexual dysfunction in gay male couples. *J. Sex Marital Ther.* 4:213–218, 1978.
Magee, B. *One in Twenty: A Study of Homosexuality in Men and Women.* New York: Stein & Day, 1966.
Malthus, T. R. *On Population* (G. Himmelfarb, Ed.). New York: Modern Library, 1960.
Marcus, F. *The Killing of Sister George.* New York: Random House, 1967.
Margolese, M. S. Homosexuality: A new endocrine correlate. *Horm. Behav.* 1(2):151–155, 1970.

Margolese, M. S., and Janiger, O. Androsterone/etiocholanolone ratios in male homosexuals. *Br. Med. J.* 3:207–210, 1973.

Marks, I. M. Aversion therapy. *Br. J. Med. Psychol.* 41:47–52, 1968.

Marmor, J. (Ed.). Male Homosexuals and Their Worlds. In *Proceedings of the XIVth International Congress of Applied Psychology and Personality Research.* Copenhagen: Munksgaard, 1962. Vol. 2.

Marmor, J. (Ed.). *Sexual Inversion: The Multiple Roots of Homosexuality.* New York: Basic Books, 1965.

Marmor, J. Homosexuality, *Stud. Pers. Newsl., State Univ. Coll., Buffalo* 1(3):15–34, 1967.

Marmor, J. Homosexuality and objectivity. *S.I.E.C.U.S. Newsl.* 6(2):1, 3–4, 6, 8, 10–12, Dec. 23, 1970.

Marmor, J. Homosexuality in males. *Psychiatric Ann.* 1:44–59, 1971.

Marmor, J. »Normal« and »deviant« sexual behavior. *J.A.M.A.* 217:165–170, 1971.

Marmor, J. Notes on Some Psychodynamic Aspects of Homosexuality. In *National Institute of Mental Health Task Force on Homosexuality: Final Report and Background Papers,* Publ. No. HSM 72–9116 (J. M. Livingood, Ed.). Washington, D.C.: U.S. Government Printing Office, 1972.

Marmor, J. Homosexuality – mental illness or moral dilemma? *Int. J. Psychiatry* 10:114–117, 1972.

Marmor, J., and Green, R. Homosexual Behavior. In *Handbook of Sexology* (J. Money and H. Musaph, Eds.). New York: Elsevier/North Holland Biomedical Press, 1977.

Maslow, A. H. Love in Self-Actualizing People. In *Sexual Behavior and Personality Characteristics* (M. F. DeMartino, Ed.). New York: Grove, 1966.

Maslow, A. H. Self-Esteem (Dominance-Feeling) and Sexuality in Women. In *Sexual Behavior and Personality Characteristics* (M. F. DeMartino, Ed.). New York: Grove, 1966.

Maslow, A. H., *et al.* Some Parallels Between Sexual and Dominance Behavior of Infra-Human Primates and the Fantasies of Patients in Psychotherapy. In *Sexual Behavior and Personality Characteristics* (M. F. DeMartino, Ed.). New York: Grove, 1966.

Masters, R. E. L. *The Homosexual Revolution: A Challenging Expose of the Social and Political Directions of a Minority Group.* New York: Julian, 1962.

Masters, W. H., and Johnson, V. E. The artificial vagina: Anatomic, physiologic, psychosexual function. *West. J. Surg. Obstet. Gynecol.* 69:192–212, 1961.

Masters, W. H., and Johnson, V. E. *Human Sexual Response.* Boston: Little, Brown, 1966; deutsch: *Die sexuelle Reaktion.* Wiesbaden: Akad. Verlagsges., und Reinbek: Rowohlt, rororo sexol. 832.

Masters, W. H., and Johnson, V. E. *Human Sexual Inadequacy.* Boston: Little, Brown, 1970; deutsch: *Impotenz und Anorgasmie.* Frankfurt: Goverts.

Masters, W. H., and Johnson, V. E. *The Pleasure Bond.* Boston: Little, Brown, 1975; deutsch: *Spaß an der Ehe.* Wien-München-Zürich-Innsbruck: Molden 1970.

Mattachine Society of Washington. *Federal Employment of Homosexual American Citizens.* Washington, D. C.: Mattachine Society, 1965.

Max, L. W. Breaking up a homosexual fixation by the conditioned reaction technique. *Psychol. Bull.* 32:734, 1935.

Mead, M. Cultural Determinants of Sexual Behavior. In *Sex and Internal Secretions* (W. C. Young, Ed.). Baltimore: Williams & Wilkins, 1961.

Meyer, R. G., *et al.* A social episode model of human sexual behavior. *J. Homosex.* 2(2):123–131, 1976–1977.

Meyer-Bahlburg, H. F. L. Sex hormones and male homosexuality in comparative perspective. *Arch. Sex. Behav.* 6:297–325, 1977.

Mildvan, D., *et al.* Venereal transmission of enteric pathogens in male homosexuals: Two case reports. *J.A.M.A.* 238:1387–1389, 1977.
Moll, A. *Perversions of the Sexual Instinct: A Study of Sexual Inversion* (M. Popkin, Trans.). New York: Julian, 1931.
Moll, A. *Libido Sexualis.* North Hollywood, Calif.: Brandon House, 1966.
Money, J. Components of Eroticism in Man: Cognitional Rehearsals. In *Recent Advances in Biological Psychiatry* (J. Wortis, Ed.). New York: Grune & Stratton, 1960.
Money, J. Sex Hormones and Other Variables in Human Eroticism. In *Sex and Internal Secretions* (W. C. Young, Ed.). Baltimore: Williams & Wilkins, 1961.
Money, J. Factors in the Genesis of Homosexuality. In *Determinants of Human Sexual Behavior* (G. Winokur, Ed.). Springfield, Ill.: Thomas, 1963.
Money, J. Psychosexual Differentiation. In *Sex Research: New Developments* (J. Money, Ed.). New York: Holt, Rinehart & Winston, 1965.
Money, J. (Ed.). *Sex Research: New Developments.* New York: Holt, Rinehart & Winston, 1965.
Money, J. The genetics of homosexuality. *N.Z. Med. J.* 66:745–748, 1967.
Money, J. *Sex Errors of the Body.* Baltimore: Johns Hopkins Press, 1968.
Money, J. Sexual dimorphism and homosexual gender identity. *Psychol. Bull.* 74:425–440, 1970.
Money, J. Pubertal Hormones and Homosexuality, Bisexuality and Heterosexuality (Appendix B). In *National Institute of Mental Health Task Force on Homosexuality: Final Report and Background Papers,* Publ. No. HSM 72–9116 (J. M. Livingood, Ed.) Washington, D. C.: U.S. Government Printing Office, 1972.
Money, J. Statement on antidiscrimination regarding sexual orientation. *J. Homosex.* 2(2):159–161, 1976–1977.
Money, J. Bisexual, homosexual, and heterosexual: Society, law, and medicine. *J. Homosex.* 2(3):229–233, 1977.
Money, J., and Alexander, D. Psychosexual development and absence of homosexuality in males with precocious puberty. *J. Nerv. Ment. Dis.* 148:111–123, 1969.
Money, J., and Daléry, J. Iatrogenic homosexuality: Gender identity in seven 46, XX chromosomal females with hyperadrenocortical hermaphroditism born with a penis, three reared as boys, four reared as girls. *J. Homosex.* 1(4):357–371, 1976.
Money, J., and Ehrhardt, A. *Man & Woman, Boy & Girl: The Differentiation and Dimorphism of Gender Identity From Conception to Maturity.* Baltimore: Johns Hopkins Press, 1972.
Money, J., and Hosta, G. Negro folklore of male pregnancy. *J. Sex Res.* 4:34–50, 1968.
Money, J., and Wang, C. Human figure drawings: II. Quality comparison in gender-identity anomalies, Klinefelter's syndrome, and precocious puberty. *J. Nerv. Ment. Dis.* 144:55–58, 1967.
Morin, S. F. Heterosexual bias in psychological research on lesbianism and male homosexuality. *Am. Psychol.* 32:629–637, 1977.
Neumann, H. H. Urethritis caused by anal coitus. *Med. Aspects Hum. Sex.* 10:73–74, 1976.
Nichols, J., and Clarke, L. *I Have More Fun With You Than Anybody.* New York: St. Martin's, 1972.
Oswald, I. Induction of illusory and hallucinatory voices with considerations of behavior therapy. *J. Ment. Sci.* 108:196–212, 1962.
Ovesey, L. The homosexual conflict: An adaptational analysis. *Psychiatry* 17:243–250, 1954.
Ovesey, L. The pseudohomosexual anxiety. *Psychiatry* 18:17–25, 1955.
Ovesey, L. Pseudohomosexuality, the paranoid mechanism, and paranoia. *Psychiatry* 18:163, 1955.
Ovesey, L. Masculine aspirations in women. *Psychiatry* 19:341–351, 1956.

Ovesey, L. Fear of vocational success. *Arch. Gen. Psychiatry* 7:30–40, 1962.
Ovesey, L. Pseudohomosexuality and Homosexuality in Men: Psychodynamics as a Guide to Treatment. In *Sexual Inversion: The Multiple Roots of Homosexuality* (J. Marmor, Ed.). New York: Basic Books, 1965.
Ovesey, L. *Homosexuality and Pseudohomosexuality.* New York: Science House, 1969.
Parker, W. *Homosexuality: A Selective Bibliography of Over 3000 Items.* Metuchen, N. J.: Scarecrow, 1971.
Parsons, T. *The Social System.* New York: Free Press, 1951.
Perloff, W. H. The role of hormones in homosexuality. *Albert Einstein Med. Cen.* 11:165–178, 1963.
Pillard, R. C., Rose, R. M., and Sherwood, M. Plasma testosterone levels in homosexual men. *Arch. Sex. Behav.* 3:453–458, 1974.
Ploscowe, M. *Sex and the Law* (rev. ed.). New York: Ace Books, 1962.
Poe, J. S. The successful treatment of a 40-year-old passive homosexual based on an adaptational view of sexual behavior. *Psychol. Rev.* 29:23–36, 1952.
Pomeroy, W. B. Human Sexual Behavior. In *Taboo Topics* (N. Farberow, Ed.). New York: Atherton, 1963.
Pomeroy, W. B. Homosexuality. In *The Same Sex* (R. Weltge, Ed.). Philadelphia: Pilgrim, 1969.
Prosin, S. The concept of the lesbian, a minority in reverse. *Ladder* 6(10):5–22, 1962.
The psychoanalytic treatment of male homosexuality (Eng. abstr.). *J. Am. Psychoanal. Assoc.* 25:183–199, 1977.
Ranier, J. D., *et al.* Homosexuality and heterosexuality in identical twins. *Psychosom. Med.* 22:251–259, 1960.
Rao, C. R. *Advanced Statistical Methods in Biometric Research.* New York: Wiley, 1952.
Rees, J. T., and Usill, H. V. (Eds.). *They Stand Apart: A Critical Survey of the Problems of Homosexuality.* London: Heinemann, 1955.
Regelson, R. Up the camp staircase. *The New York Times* Mar. 3, 1968.
Reik, T. *A Psychologist Looks at Love.* New York: Farrar & Rinehart, 1944.
Reik, T. *The Psychology of Sex Relations.* New York: Farrar & Rinehart, 1945.
Reik, T. *Myth and Guilt: The Crime and Punishment of Mankind.* New York: George Braziller, 1957.
Reiss, A. J., Jr. Sex offenses: The marginal status of the adolescent. *Law Contemp. Probl.* 25:319, 1960.
Reiss, A. J., Jr. The Social Integration of Queers and Peers. In *The Problem of Homosexuality in Modern Society* (H. M. Ruitenbeek, Ed.). New York: Dutton, 1963.
Riess, B. A new psychology of women or a psychology for the new woman, active or passive. *Int. Ment. Health Res. Newsl.* 14(4):1–4, 1971.
Ritchey, M. G. Venereal disease among homosexuals (letter to the editor). *J.A.M.A.* 237:767, 1977.
Ritchey, M. G., and Leff, A. M. Venereal disease control among homosexuals: An outreach program. *J.A.M.A.* 232:509–510, 1975.
Robinson, V. *Encyclopedia Sexualis.* New York: Dingwall-Rock, 1936.
Robinson, W. J. *Woman, Her Sex and Love Life.* New York: Eugenics, 1931.
Roesler, T., and Diesher, R. W. Youthful male homosexuality: Homosexual experience and the process of developing homosexual identity in males aged 16–22 years. *J.A.M.A.* 219:1018–1023, 1972.
Rohde, W., *et al.* Plasma basal levels of FSH, LH and testosterone in homosexual men. *Endokrinologie* 70:241, 1977.
Rosen, I. (Ed.). *The Pathology and Treatment of Sexual Deviation.* London: Oxford University Press, 1964.

Rosen, I. The basis of psychotherapeutic treatment of sexual deviation. *Proc. R. Soc. Med.* 61:793–796, 1968.
Rubington, E., and Weinberg, M. *Deviance: The Interactionist Perspective* (2nd ed.). New York: Macmillan, 1973.
Rubinstein, L. H. Psychotherapeutic aspects of male homosexuality. *Br. J. Med. Psychol.* 31:74–78, 1958.
Ruitenbeek, H. (Ed.). *The Problem of Homosexuality in Modern Society.* New York: Dutton, 1963.
Saghir, M. T., and Robins, E. Homosexuality: I. Sexual behavior of the female homosexual. *Arch. Gen. Psychiatry* 20:192–201, 1969.
Saghir, M. T., and Robins, E. *Male and Female Homosexuality: A Comprehensive Investigation.* Baltimore: William & Wilkins, 1973.
Saghir, M. T., *et al.* Homosexuality: II. Sexual behavior of the male homosexual. *Arch. Gen. Psychiatry* 21:219–229, 1969.
Saghir, M. T., *et al.* Homosexuality: III. Psychiatric disorders and disability in the male homosexual. *Am. J. Psychiatry* 129:1079–1086, 1970.
Saghir, M. T., *et al.* Homosexuality: IV. Psychiatric disorders and disability in the female homosexual. *Am. J. Psychiatry* 127:147–154, 1970.
Schmerin, M. J., *et al.* Amebiasis: An increasing problem among homosexuals in New York City. *J.A.M.A.* 238:1386–1387, 1977.
Schmidt, G. Letter to the editor. *Arch. Sex. Behav.* 7:73–75, 1978.
Schofield, M. *The Sexual Behavior of Young People.* London: Longmans, Green, 1965.
Schofield, M. *Soziological Aspects of Homosexuality.* London: Longmans, Green, 1965.
Schott, W. Civil rights and the homosexual. *New York Times* Mar. 3, 1966.
Schur, E. M. Homosexuality, In *Crimes Without Victims.* Englewood Cliffs, N. J.: Prentice-Hall, 1965.
Scott, P. D. Definiton, Classification, Prognosis and Treatment. In *The Pathology and Treatment of Sexual Deviation: A Methodological Approach* (I. Rosen, Ed.). London: Oxford University Press, 1964.
Secor, N. A. A Brief for a New Homosexual Ethic. In *The Same Sex* (R. W. Weltge, Ed.). Philadelphia: Pilgrim, 1969.
Siegelman, M. Parental background of male homosexuals and heterosexuals. *Arch. Sex. Behav.* 3:3–18, 1974.
Siegelman, M. Psychological adjustment of homosexual and heterosexual men: A cross-national replication. *Arch. Sex. Behav.* 7:1–11, 1978.
Simmel, G. Soziologie. In *Behavior in Public Places* (E. Goffman, Ed.). New York: Free Press, 1963.
Simon, W., and Gagnon, J. H. The Lesbians: A Preliminary Overview. In *Sexual Deviance* (J. H. Gagnon and W. H. Simons, Eds.). New York: Harper & Row, 1967.
Simon, W., and Gagnon, J. H. (Eds.). *Sexual Deviance.* New York: Harper & Row, 1967.
Simon, W., and Gagnon, J. H. Homosexuality: The Formulation of a Sociological Perspective. In *The Same Sex* (R. W. Weltge, Ed.). Philadelphia: Pilgrim, 1969.
Socarides, C. W. *The Overt Homosexual.* New York: Grune & Stratton, 1968.
Socarides, C. W. Homosexuality and medicine. *J.A.M.A.* 212:1199–1202, 1970.
Society for Individual Rights. *The Armed Services and Homosexuality.* San Francisco: Society for Individual Rights, 1968.
Society for Individual Rights. *The Military Discharge and Employment Experiences of 47 Homosexuals.* San Francisco: Society for Individual Rights, 1969.
Sonnenschein, D. Homosexuality as a subject of anthropological inquiry. *Anthropol. Q.* 39:73–82, 1966.

Sonnenschein, D. The ethnography of male homosexual relations. *J. Sex Res.* 4:69–83, 1968.
Stahl, F., *et al.* Significantly decreased apparently free testosterone levels in plasma of male homosexuals. *Endokrinologie* 68:115–117, 1976.
Star, J. The faces of the boys in the band. A changing view of homosexuality? *Look* 33:62–68, Dec. 2, 1969.
Starká, L., *et al.* Plasma testosterone in male transsexuals and homosexuals. *J. Sex Res.* 11:134–138, 1975.
Stein, R. A. The effect of exercise training on heart rate during coitus in the post myocardial infarction patient. *Circulation* 55:738–740, 1977.
Stephan, W. G. Parental relationships and early social experiences of activist male homosexuals and male heterosexuals. *J. Abnorm. Psychol.* 82:506–613, 1973.
Stevenson, I., and Wolpe, J. Recovery from sexual deviations through overcoming non-sexual neurotic responses. *Am. J. Psychiatry* 116:737–742, 1960.
Stoller, R. J. The »bedrock« of masculinity and femininity: Bisexuality. *Arch. Gen. Psychiatry* 26:207–212, 1972.
Stow, M. Closet queens. *Vector* 7:4, 1971.
Sturgis, E. T., and Adams, H. E. The right to treatment: Issues in the treatment of homosexuality. *J. Consult. Clin. Psychol.* 46:165–169, 1978.
Sullivan, H. S. *The Interpersonal Theory of Psychiatry* (H. S. Perry and M. L. Garrel, Eds.). New York: W. W. Norton, 1953.
Swerdlow, H. Trauma caused by anal coitus. *Med. Aspects Hum. Sex.* 10:93–94, 1976.
Szasz, T., *The Myth of Mental Illness.* New York: Hoeber, 1961.
Szasz, T. *Law, Liberty and Psychiatry.* New York: Macmillan, 1963.
Szasz, T. Legal and Moral Aspects of Homosexuality. In *Sexual Inversion* (J. Marmor, Ed.). New York: Basic Books, 1965.
Szmuness, W., *et al.* On the role of sexual behavior in the spread of hepatitis B infection. *Ann. Intern. Med.* 83:489–495, 1975.

Tarnowsky, B. *Pederasty in Europe.* North Hollywood, Calif.: Brandon House, 1967.
Taylor, G. R. *Sex in History.* New York: Vanguard, 1960.
Thielicke, H. The Problem of Homosexuality. In *The Ethics of Sex* (J. W. Doberstein, Trans.). New York: Harper & Row, 1964.
Thompson, C. Changing concepts of homosexuality in psychoanalysis. *Psychiatry* 10:183–189, 1947.
Thompson, N. L., *et al.* Parent-child relationships and sexual identity in male and female homosexuals and heterosexuals. *J. Consult. Clin. Psychol.* 41:120–127, 1973.
Tiger, L. *Men in Groups.* New York: Random House, 1969.
Tourney, G., and Hatfield, L. M. Androgen metabolism in schizophrenics, homosexuals, and normal controls. *Biol. Psychiatry* 6:23–26, 1973.
Tripp, C. A. Who is a homosexual? *Soc. Prog. J. Church Soc.* 58(2):13–21, 1967.
Tripp, C. A. *The Homosexual Matrix.* New York: McGraw-Hill, 1975.
Tylor, E. *Primitive Culture.* London: Oxford University Press, 1963.
United Church of Christ, Council for Social Action. *Civil Liberties and Homosexuality: An Issue in Christian Responsibility.* Lebanon, Pa.: United Church of Christ, 1967.
United Presbyterian Church in the U.S.A. Office of Church and Society of the Board of Christian Education. *What About Homosexuality?* Lancaster, Pa.: United Presbyterian Church, 1967.
United States Department of Health, Education, and Welfare. National Institute of Mental Health. *Final Report of the Task Force on Homosexuality* (»The Hooker Report«). Oct., 1969.

Vaisrub, S. Homosexuality – a risk factor in infectious disease (editorial). *J.A.M.A.* 238:1402, 1977.
Vander Veldt, J. H., and Odenwald, R. P. Homosexuality. In *Psychiatry and Catholicism* (2nd ed.). New York: McGraw-Hill, 1957.
Vanggaard, T. *Phallos: A Symbol and Its History in the Male World.* New York: International Universities Press, 1972.
Ward, D. A., and Kassebaum, G. G. *Women's Prison: Sex and Social Structure.* Chicago: Aldine, 1965.
Watson, J. B. *Behaviorism* (rev. ed.). Chicago: University of Chicago Press, 1930.
Weinberg, G. H. *Society and the Healthy Homosexual.* New York: St. Martin's Press, 1972.
Weinberg, M., and Bell, A. (Eds.). *Homosexuality: An Annotated Bibliography.* New York: Harper & Row, 1972.
Weinberg, M. S., and Williams, C. J. *Male Homosexuals.* New York: Oxford University Press, 1974.
Welch, P. Homosexuality in America: The »gay« world takes to the city streets. *Life* 56:68–74, June 26, 1964.
Weltge, R. W. (Ed.). *The Same Sex: An Appraisal of Homosexuality.* Philadelphia: Pilgrim, 1969.
West, D. J. Parental figures in the genesis of male homosexuality. *Int. J. Soc. Psychiatry* 5:58–97, 1959.
West, D. J. *Homosexuality.* Chicago: Aldine, 1968.
West, L. J., and Glass, A. J. Sexual Behavior and the Military Law. In *Sexual Behavior and the Law* (R. Slovenko, Ed.). Springfield, Ill.: Thomas, 1965.
Westermarck, E. *The Origin and Development of the Moral Ideas.* London: Macmillan, 1908.
Westermarck, E. *The History of Human Marriage.* New York: Allerton, 1922, Vols. 1–3.
Westwood, G. *Society and the Homosexual.* New York: Dutton, 1953.
Westwood, G. *A Minority: A Report on the Life of the Male Homosexual in Great Britain.* London: Longmans, Green, 1960.
Whitam, F. L. Childhood indicators of male homosexuality. *Arch. Sex. Behav.* 6:89–96, 1977.
Whitam, F. L. The homosexual role: A reconsideration. *J. Sex Res.* 13:1–11, 1977.
White, J. Those others: A report on homosexuality. *Washington Post* Jan. 31–Feb. 4, 1965.
Wildeblood, P. *Against the Law.* London: Weidenfeld & Nicolson, 1955.
Wille, L. Chicago's twilight world – the homosexuals. *Chicago Daily News* June 20–23, 1966.
Williams, C. J., and Weinberg, M. S. *Homosexuals and the Military.* New York: Harper & Row, 1971.
Willis, S. E., II. *Understanding and Counseling the Male Homosexual.* Boston: Little, Brown, 1967.
Woetzel, R. K. Do our homosexuality laws make sense? *Saturday Rev.* 48:23–25, Oct. 9, 1965.
Wolfenden, J. *Report of the Committee on Homosexual Offenses and Prostitution.* New York: Stein & Day, 1963.
Wolpe, J. *Psychotherapy by Reciprocal Inhibition.* Stanford, Calif.: Stanford University Press, 1972.
Wolpe, J., and Lazarus, A. *Behavior Therapy Techniques.* New York: Pergamon, 1966.
Wood, R. W. *Christ and the Homosexual.* New York: Vantage, 1960.
Wysor, B. *The Lesbian Myth.* New York: Random House, 1974.
Yale Cross-Cultural Index. New Haven, Conn.: Yale University Library.
Yalom, I. D., *et al.* Prenatal exposure to female hormones. *Arch. Gen. Psychiatry* 28:554–561, 1973.
Young, W. C. (Ed.). *Sex and Internal Secretions.* Baltimore: Williams & Wilkins, 1961.

Register